杏林新语——刘松江学术经验集萃

隋博文 李 全 主 编

黑龙江科学技术出版社

图书在版编目（CIP）数据

杏林新语：刘松江学术经验集萃 / 隋博文，李全主
编. -- 哈尔滨：黑龙江科学技术出版社，2020.5（2022.5 重印）
ISBN 978-7-5719-0482-1

Ⅰ. ①杏… Ⅱ. ①隋… ②李… Ⅲ. ①肿瘤 – 中医临
床 – 经验 – 中国 – 现代 Ⅳ. ①R273

中国版本图书馆 CIP 数据核字(2020)第 069974 号

杏林新语：刘松江学术经验集萃
XINGLINXINYU：LIUSONGJIANG XUESHU JINGYAN JICUI
隋博文 李 全 主 编

责任编辑	李欣育　沈福威	
封面设计	孔　璐	
出　　版	黑龙江科学技术出版社	
	地址：哈尔滨市南岗区公安街 70-2 号　邮编：150007	
	电话：（0451）53642106　传真：（0451）53642143	
	网址：www.lkcbs.cn	
发　　行	全国新华书店	
印　　刷	北京天恒嘉业印刷有限公司	
开　　本	787 mm×1092 mm　　1/16	
印　　张	19.5	
字　　数	300 千字	
版　　次	2020 年 5 月第 1 版	
印　　次	2022 年 5 月第 2 次印刷	
书　　号	ISBN 978-7-5719-0482-1	
定　　价	158.00 元	

【版权所有，请勿翻印、转载】
本社常年法律顾问：黑龙江承成律师事务所　张春雨　曹珩

《杏林新语——刘松江学术经验集萃》编委会

主　编　隋博文　李　全

主　审　刘松江

副主编　王　浩　李　雨　初云海

编　委（按姓氏笔画顺序）

王　浩　付恒财　孙　矾　李　全

李　雨　刘　业　闫　珺　初云海

邱美玲　吴凌峰　乔　虎　张俐佳

庞雪莹　郭双双　隋博文　魏常娟

刘松江教授简介

刘松江，男，1963 年 04 月 10 日出生，黑龙江省哈尔滨市人。1986 年 07 月毕业于黑龙江中医学院（现名"黑龙江中医药大学"），毕业后在黑龙江中医学院附属医院（现名"黑龙江中医药大学附属第一医院"）肛肠科工作。1989 年任黑龙江中医学院附属医院医务科干事，其间通过考试晋级为主治医师，并于 1993 年晋升为医务科副科长。1994 年考入黑龙江中医学院中西医结合临床专业，经过三年的学习，获医学硕士学位，此其间在黑龙江中医学院附属一院介入科工作。1997 年晋升为副主任医师，并担任介入综合科副主任。2005 年 09 月晋升为主任医师，并于翌年被聘请为硕士研究生指导教师。2010 年 09 月晋升教授，于 2011 年 09 月开始攻读黑龙江中医药大学方剂学博士，拜师于国医大师段富津教授，并于 2014 年 07 月获得医学博士学位。

历任黑龙江中医药大学附属第一医院纪委书记，黑龙江中医药大学附属第一医院医疗副院长。现为黑龙江中医药大学附属第一医院科研副院长，黑龙江省中医药数据中心副主任，黑龙江省中医肿瘤诊疗中心负责人，黑龙江中医药大学附属第一医院中西医结合肿瘤实验室负责人，肿瘤科学术带头人。现兼任黑龙江省中西医结合学会肿瘤分会会长，同时担任黑龙江省民族医药学会常务副会长、世界中医药学会联合会肿瘤经方治疗研究专业委员会副会长、世界中医药学会联合会肿瘤康复专业委员会副会长、世界中医药学会联合会满医委员会副会长、中国民族医药学会肝病分会副会长、全国卫生产业企业管理协会治未病分会副会长、中国中医药研究促进会中西医结合工作委员会副主任委员、北京中西医慢病防治促进会中医肺癌防治全国专家委员会副主任委员、中国中医药信息学会中医药健康大数据分会常务理事等。

先后获得黑龙江中医药大学名中医、国家中医药管理局中医药科技成果推广项目推广专家、黑龙江省第五批名中医、黑龙江省卫生计生专业技术高层次优秀人才、首届省级"龙江名医"、黑龙江省卫生健康系统突出贡献中青年专家等荣誉。在科研领域获得黑龙江省科技技术奖三等奖、黑龙江省中医药科学技术奖二等奖、中国中西医结合学会科学技术奖一等奖等奖项。先后被评为 2007 年度全省卫生系统政风行风建设先进工作者、2008 年度全省卫生系统"关注民生、服务发展"群众最满意单位评议活动先进工作者，2009 年度全省卫生系统创建群众满意医院活动先进工作者，2010 年度全省卫生系统创建群众满意医院活动先进工作者、全省卫生信访工作先进个人，2012 年度全省卫生系统创建群众满意医院活动先进工作者，中国中医药研究促进会 2015 年全国首批专科专病建设管理先进个人，全国卫生产业企业管理协会治未病分会优秀副会长等。先后撰写《肿瘤诊断与治疗》《中医肿瘤学》《今日中医内科（下卷）》《肿瘤辨证思路与方法》等专著，发表科研论文 40 余篇，培养 30 余名研究生，其中不少学生已在单位成为本专业、本学科的领军人。

（隋博文）

前　言

医乃仁术，针药以济世，如履薄冰、如临深渊，毫发之间，生死立判，非有旷世愿力无以究医道之精微。恶性肿瘤发病日益增高，肿瘤研究方兴未艾，手术、放化疗、生物靶向等治疗诸法层出不穷，然虽有实效，仍未能遏制其势。刘松江教授临证 30 年，为黑龙江中医药大学附属第一医院肿瘤科学术带头人，省名中医，长期致力于肿瘤临床研究，其"扶正抑瘤，带瘤生存"的治癌理念具有先进性，方法具有独特优势。既发皇古义，又融会新知，取长补短，运用中西医结合诊治肿瘤，对中医肿瘤学做出了突出贡献。

本书是由其亲传弟子及具有丰富经验的中医专家整理而成，是以刘松江教授临床学术思想为中心、临床经验为重点的学术专著，既有对中西医结合治疗肿瘤的理论探讨，更有临证医案的诊室记录。挖掘先生学术财富，绝非仅为持技之流索取青囊秘术，而是在学习先生在艰苦条件下努力工作的奋斗精神；谨遵古训而不泥古的学术思想；大胆创新而不离宗的治学原则；谨守规矩而取用于巧的大将风度；善于运用传统文化对中医学进行深入研究的良好学风。录于此书，以飨同仁，旨在使其临床经验泰山擎天，学术思想碧水长流。

本书可供中医药临床、教学、科研、管理人员参考，也可供中医院校学生及中医爱好者参考使用。

（隋博文）

目　录

第一章　医家小传

刘松江，男，黑龙江省哈尔滨市人，医学博士、主任医师、教授、硕士研究生导师，省名中医、首届省级"龙江名医"、黑龙江省卫生计生专业技术高层次优秀人才、黑龙江省卫生健康系统突出贡献中青年专家等荣誉。现为黑龙江中医药大学附属第一医院副院长，黑龙江省中医药数据中心副主任，黑龙江省中医肿瘤诊疗中心负责人，黑龙江中医药大学附属第一医院中西医结合肿瘤实验室负责人，肿瘤科学术带头人。

笃学不倦，多年勤勉磨一剑

刘师出生于哈尔滨香坊区的一个普通工人家庭，母亲是一名家庭主妇，父亲为转业军人。从小爱学习、爱钻研，向往成为一名军人，时刻严格要求自己，肯下苦功夫、动手能力强，品学兼优、成绩突出。高考以丝毫之差、与理想的理工科学府和专业失之交臂，因缘际会考入黑龙江中医学院中医专业，自此开始学医之路、初识中医。本科期间，随着课程深入，对中医有了一定了解，但"中医"并未真正走入心里。参加工作以后，惊讶感叹于临床上应用中药取得的切实疗效，刘师对中医的态度和看法发生了转变。随后，刘师选择到具有挑战性的肿瘤科继续行医，他十分热爱这一科室的工作，在这里，他既可以充分发挥中医药在减轻肿瘤患者痛苦方面的优势，又可以继续进行一些具有操作性的治疗手段（如进行胸腹水穿刺治疗、介入治疗）。随着临床工作的不断深入，刘师一方面感受到中医的博大精深，一方面在面对病情复杂的肿瘤患者时，又有利用现有中医理论无法有效解决的棘手情况，因而刘师初步萌生了要拜一名中医大家为师来提升自己的中医诊治能力的想法，并开始了利用业余时间学习以考取博士的长久准备。终于在2011年，如愿考取了报考学生多、竞争压力大的国医大师段富津的博士，在入学以后，正式拜师，并积极跟诊、就疑难病例进行探讨，尤其经常交流在中医治疗肿瘤方面的学术观点，在此期间，刘师受益良多。段老说："医者，书不熟则理不明，理不明则识不清，临证游移，漫无定见，药证不合，难以奏效。"强调书熟才能明理，明理才能识清，识清才能临证自如而效著。同时要将方剂的理论与临床实践密切结合，才能体验中医学方剂理论的奇特疗效，孟子云："思则得之，不思则不得也。"这些言传身教，为刘师今后的学术突破奠定了深厚的基础。

专长肿瘤治疗，辨治独到是关键

刘师从20世纪80年代末即从事肿瘤的中西医结合临床研究工作，一直致力于临床实践，认为中医学理论必须与临床实践相结合，作为一名医者，治疗效果的重要性是第一位的。要把理论在临床实践中反复实施、验证，从中寻谋得失，才能逐渐达到得心应手的境界。经过多年的临床经验的积累，总结出治疗肿瘤疾病的基本原则："欲治肿瘤疗病疾，始终扶正为要义；癌瘤病机繁且变，扶正攻邪把身健；四诊合参辨病症，气血阴阳八纲施；癌瘤阳虚频多见，阴中求阳功效宏。"

一、欲治肿瘤疗病疾，始终扶正为要义

在癌症的发病过程中，脏腑功能失调，正气亏虚是根本原因。故治疗应以扶正为根本，以提高人体的抗病能力。然扶正是祖国医学治疗法则的精髓，所谓"扶正"即扶助正气，用调理的方法维持机体内部的自我平衡，达到抵御外邪的目的，以保持内环境的稳定。对于肿瘤疾病的患者，刘师认为扶正治疗不仅只限于中医，西医的对症治疗亦是一种治疗手段。而对于术后患者，手术的创伤、脏腑缺损、失血耗液、麻醉刺激、疼痛失眠、饮食少进，都会给病人机体带来重大的消耗和负担，因此根据手术的大小、器官损伤的程度和机体素质的好坏，可出现各种不同的症候，诸如胃肠功能失调、营卫不和、固表失司、阴津耗损、口干便秘，故临床上应根据不同症候给予辨证施治。刘师临床上常用的治法有：调理胃肠、扶正固表、养阴生津等。故而灵活运用中西医各种扶正和调理的办法，不但可以防止和减轻不良反应的发生，同时也能增强疗效，达到"祛邪又不伤正"的目的。

二、癌瘤病机繁且变，扶正攻邪把身健

临床上，对于患肿瘤疾病的患者，正气亏虚为内因，邪气内侵是外因，因此扶正治疗与祛邪治疗贯穿在肿瘤治疗的始末。"正"，就是患者机体自身的免疫功能和抗病能力；"邪"，是指肿瘤。在治疗肿瘤的过程中，既要用各种手段消灭控制肿瘤，又要注意调动机体自身的抗病能力，争取取得良好的疗效。所以在扶正与祛邪法则的具体运用时，刘师强调要认真细致地观察和分析正邪双方力量的对比情况，并根据肿瘤大小、病程、病期、体质强弱决定是以祛邪为主，还是以扶正为主，或是攻补兼施。如《医宗必读·积聚》谓："初者，病邪初起，正气尚强，邪气尚浅，则任受攻；中者，受病渐久，邪气较探，正气较弱，任受且攻且补；末者，病魔经久，邪侵凌，正消残，则任受补。"在癌症早期，肿瘤局限，癌肿较小，症状轻微或无，机体健壮，此时邪气尚浅，正气未虚，治疗宜攻邪为主。癌症至中期，肿瘤已进一步发展，肿块增大，或有转移，患者饮食减少，症状突出，机体正气消耗较重。此时，正邪交争，正虚邪实，宜采用攻补兼施之法，临床上常常以放化疗作为攻邪的重要手段，以中药扶正固本作为扶正的大法，中西医结合，可相得益彰，能取得很好的疗效。至癌症晚期，癌肿生长迅速，肿块较大且坚硬如石，全身状况明显衰弱，此时正气衰败，不耐攻伐，若一味攻伐，不但不能达到目的，反而会更伤人体正气，加速疾病的发展。因此，治疗应以扶正为主，祛邪抗癌为佐。多采用大补小攻的措施，以期迅速改善患者一般状况，增强机体抗病能力，佐以小剂抗癌之品，控制病情发展，使邪正之间的力量对比发生逆转，待体质恢复，再采用攻补兼施之法。而临床辨证过程中，针对病机，可以采取活血化瘀、清热解毒、理气散结等诸法，临床效果较好。

三、四诊合参辨病症，气血阴阳八纲施

辨证是中医学认识疾病与治疗疾病的主要方法。辨证就是以四诊八纲为主要手段，通过望、闻、问、切四诊来了解病情，综合临床各种症候表现，并运用整体辨证的理论和方法来研究疾病的病因、病机及发生、发展的规律，认识和鉴别疾病的部位、寒热、虚实以及传变转归等，然后确定治疗的大法。而辨病则为辨明疾病发生部位（病所）和性质，也就是对疾病的诊断。刘师在治疗肿瘤疾病过程中主张辨证与辨病相结合。辨证论治，审症求因是中医学的精华，中医治疗注重辨证，通过八纲辨证，可以从总体上把握人

体阴阳失调、邪正斗争的状态，把人本身的阴阳失调与外部环境结合起来，综合分析，强调因人、因时、因地制宜，因而历久弥新，是治病的利器。只有详细辨析，做到条理清楚，主次分明，才能抓住本质，否则失之毫厘、差之千里。只有辨证准确，遣方用药才能精当，由于肿瘤是一种比较顽固的疑难病，在辨证论治的基础上，将辨病与辨证相结合，才能进一步提高疗效。然而，即使是同一个患者，在疾病整个过程中，随着疾病的发展或变化，其中医辨证类型也是随阶段而不同的，所以把辨证与辨病相结合起来，不但可以纵观全局，以掌握治疗与预后，也可以横观细貌，弄清患者表现为何种症型，结合八纲辨证，了解体内的失调状态，体内气血、阴阳、脏腑、经络受损的变化，辨证施治，既照顾到整体，又注意到局部病灶，更好地发挥药物效用，才能起到更好的治疗效果。

四、癌瘤阳虚频多见，阴中求阳功效宏

《内经》云："阳化气，阴成形。"刘师认为，机体对肿瘤的反应性体现在中医理论中正是阳气的作用，阳气充盛则精神健旺，反应灵敏，阳气不足，难以抗拒寒邪的入侵，邪气由表入里，由经络进入脏腑，渐入三阴，在体内阳气最虚弱的时候变化成形，发为肿块，故肿瘤患者大多阳虚，维护阳气才能抑制肿瘤、维持生命、延长生存。只有人体内阳气充足，才能消除这些有形之邪。肿瘤的消耗，使人体有形成分快速耗损，人体阳气亏损，卫护功能下降，气、血、津液运行能力减退，加之手术的耗气伤血、放疗及化疗的不良反应也同样消耗着人体的有形成分，损耗脾肾之阳等更为明显，故刘师主张张景岳的重阳思想，肿瘤的治疗要照顾阳气，要改善患者生活质量，必须谨察阴阳之虚，深谙阴阳互化之理，"阴中求阳""阳中求阴"，阴阳并调，以平为期。如刘师在"固本消癥汤"中以"生地、麦冬、沙参"滋养肺阴，补阴生阳，阴阳共济，深谙阴阳之理，轻拨之机，实一药而多用。

消补兼施，善用专方巧治病

刘师认为肿瘤的发生大多由于人体内外环境失和，脏腑阴阳气血失调，正气亏虚，加之外邪、情志、饮食等多种因素作用于人体，出现虚、痰、瘀、毒等病理改变。然而绝大多数临床所见的恶性肿瘤患者，都存在"虚"与"实"并存的现象。对于这类患者，刘师认为攻伐过度则正气耗伤更剧，补益太过又滋腻敛邪，可以说，辨虚实是肿瘤治疗成败的关键。据此，在治疗过程中以消补兼施为基本思路，消实补虚，治疗恶性肿瘤，以达到扶正祛邪的目的，获得了较好的临床疗效。然关于"消"与"补"的选择，多参考不同肿瘤的病机特点、发展阶段及同期进行的西医治疗，并根据患者临证表现及舌脉特点，进行辨证分析。因此，准确的辨病辨证贯穿在刘师治疗肿瘤疾病的始终。如早中期肿瘤正气受损不剧，往往以邪实为主，可适当给予攻伐之品；晚期肿瘤则以正虚为疾病的主要方面，需要重点考虑留存正气。术后患者，气血大亏，以补益气血为主，则重用黄芪及参类之品；长期接受内分泌治疗者，多见肝肾阴亏，应在方剂中添加滋补肝肾的药物，如狗脊、补骨脂；放化疗者，尤其是放疗，中医属于热毒耗伤气阴，益注重益气养阴生津，选用沙参、麦冬之品，并针对放化疗可能产生的毒副反应进行预防性治疗等。然在选方中，刘师多在经方的基础上，根据患者病情随证加减。在临床上，对于大肠癌的患者，刘师发现，大多都伴有气滞、血瘀、痰凝、湿阻、便血等脾虚证的病变，晚期多脾肾两虚、阴阳双亏，而这些病变多由于脾气虚、肾阳虚所致，然肺与大肠相表里，同时要兼顾肺气的宣发肃降；故确立了培补肺脾肾、扶助正气为原则的治疗方法。刘师临床组方常常以黄芪为君药，健脾升清；以四君子汤和四神丸加减为臣，即太子参或党参配合茯

苓、白术，既补肺气又辅助黄芪健脾运化水谷精微，又取白术、茯苓利湿化痰之意，以补骨脂、肉豆蔻配伍温肾暖脾，生姜、吴茱萸温中散寒。在经方基础上，伴有气滞者，加香附、佛手、陈皮、木香、砂仁等理气健脾解郁之品；血瘀者，加桃仁、蒲黄、露蜂房、血余炭等具有化瘀不伤正气之品；肾阴不足者，加枸杞子、女贞子、二地、旱莲草等；伴有便血者，加仙鹤草、白芨、地榆等；伴有食滞者，加焦三仙、鸡内金消食运脾。从以上用药不难看出，诸药以补而不滞、散中有收、行而不散为组方原则，充分体现了刘师用药以固护脾肾为主，谨遵"肾为先天之本，脾为后天之本"的学术思想。

虫类搜剔，运用得当功妙益

虫类药的应用由来已久，早在《神农本草经》中，即收载虫类药 65 种，汉代张仲景《伤寒杂病论》记载含有虫类药的方剂多首，如著名的鳖甲煎丸、大黄䗪虫丸、抵当汤等，开虫类药临床合理运用之先河。对于患肿瘤疾病的患者，癌毒大多沉伏于里，久病入络入血，一般的行气活血难以奏效，在用行气活血药物时，要多加入昆虫类药。癌毒内结为肿瘤根本，毒邪沉伏，故用昆虫类药物借其性峻力猛以攻邪，在正气未衰之时，借其毒性以抗癌，常常可以取到较好的效果。如在肿瘤早中期常因气滞血瘀、痰湿不化、痰瘀毒聚，结而成块所致。故以昆虫类药化痰祛瘀通络，可以畅通脉络气血、减少毒邪的蕴积。因此，刘教授用善于应用动物类药治疗恶性肿瘤，目的有三：一可通；二可攻；三可补。多年的临床经验的积累，刘师经常强调在运用虫类药治疗肿瘤过程中，应当遵循传统中医学的基本原则，首先要认清病机，辨证论治，灵活发挥。每制一方切要量小而类多，既获其效又不致发生毒副反应；其次，必须详辨标本虚实的主次，结合动物类药的药性，辨证论治，或配合温阳祛寒，或配合理气活血，或配合补气益气，或配合祛瘀散结。基于此，刘师应用动物类药物并配合其他药物随证加减，治疗各种恶性肿瘤及疑难杂症，常能事半功倍，屡起沉疴。以肺癌为例，刘师认为肺癌发生、发展的关键是癌毒。肺癌邪深毒藏，非走窜血肉之品，不能直达病所，松动病根，故肺癌各个阶段的治疗均离不开攻毒。虫类毒药以攻病，借虫药血中搜逐，以攻通邪结、行滞气、破瘀消积，乃治疗积聚之要法。正如吕志连所言："治癥瘕，草木远不如灵感之物为猛，欲逐瘀消坚，通络散结，水蛭、虻虫、䗪虫等虫类药不可少。"临床上应用广泛，疗效甚好。

传承创新，融汇中西贯古今

励精图治，锐意创新，充分发挥了中医药学的特色优势，也是成为一代名医的必经之路。刘师在三十余年的医学生涯中，坚持对中医理论的不断探索和对临床经验的有效积累，同时又非常重视对现代医学的学习，主张取其所长，为我所用。每每在为学生授课时，多强调治病的前提是对基础知识的充分理解与掌握，不要局限于中医，西医的病理生理也是诊断疾病的重要部分，只有充分了解患者的病情，灵活地选方用药，才能达到满意的临床效果。正是这些学习习惯和治学经验，使刘师在继承和发展中医学术方面颇为得心应手。如刘师在治疗妇科疾病时发现，桂枝茯苓丸所治疾病范围相当广泛，不但将其用于治疗妇人癥病，并且用于治疗妇人其他疾病，疗效较为显著。凡有瘀血阻络的病症临床皆可使用，并不局限于某一疾病，只要能审症求因，把握病机，凡淤浊停滞、积聚癥块、经脉涩阻，或气血壅塞诸端，均可加减应用。如卵巢囊肿、子宫肌瘤、盆腔炎性包块等疾病。而对于妇科的肿瘤患者，常见的病机均为气滞血瘀，结合桂枝茯苓丸的行气活血、化瘀散结的功能，随着各症的不同，进行加味，灵活而准确地选方用药，这也体现了中医独特的"异病同治"理论。总之，刘师辨证论治、病症结合，从不同症状群中寻找相同的病机。

如以桂枝茯苓丸作为基础方，根据患者具体情况进行加减变化，随证治之，或改为汤剂，或增加剂量，或据证化裁，使诸药相辅相成，师于古法而不拘其用，传承创新，并采用中西医结合治疗思维方法与实践，突出了中医辨证论治的特色，在临床上取得了较好的疗效。

"读经典，做临床"是莘莘中医学子奋斗的目标，然刘师认为，除精读四大经典著作外，对历代流派中的代表性论著亦须做深入的了解，同时除对本专业外的其他临床各科也应有基本的认识，这对指导临床实践和科研是十分有益的。"盖所谓方者，谓支配剂者，谓兼定其分量标准也"，"方"是理法方药的重要组成部分，对于前人的方剂，刘师苦心钻研，从其药物组成、君臣佐使、主治功效、加减变化、煎服方法以至禁忌都认真钻研。因此，经过多年的临床经验的积累，独创了以补脾益肾、活血化瘀、行气通络为基本原则的消瘤止痛汤，治疗肿瘤患者不同时期的癌痛、治疗血虚型癌性贫血的验方健脾益肾生血汤等方剂，大大提高了临床的疗效。

刘师重视临床医案的积累与整理，门诊之余，温经典，查文献，联系临床，结合体会，摸索规律，总结出治疗肿瘤疾病的心得，并在临床效果颇佳。"才不近仙者不可为医，德不近佛者不可为医。"刘师为人正直诚恳，为医精诚仁和，德才兼备，为医者楷模。随师3年，承蒙恩师厚爱与栽培，收获良多，每感于此，三生有幸，故今以弟子之心，作恩师之传，以记恩师为人之途旅、为医之历程！

（隋博文）

第二章　学术思想

第一节　欲治肿瘤疗病疾　始终扶正为要义

一、刘松江教授讲"扶正"

癌症，是严重威胁人类健康的常见病。防治癌症已成为人们迫切的愿望和国际医学界重点研究的课题。癌症的病因虽然不尽明了，但比较一致的看法是内外因素综合作用，而起决定作用的是内因。在癌症的发病过程中，脏腑功能失调，正气亏虚是根本原因。接触同样致癌物质，凡是正气虚衰、免疫功能降低、内环境平衡失调，就较易罹病，反之发病率则较低或不发病。因此，一方面，治疗应以扶正为根本以提高人体的抗病能力，另一方面，由于致癌因素作用于人体脏腑组织器官，从而破坏了人体的阴阳平衡，进而表现出一系列的症状，故只有消除致癌因素，症状才会最终消失。

扶正是祖国医学治疗法则的精髓，所谓"扶正"即扶助正气，用调理法帮助机体内部自我平衡，达到抵御外邪，保持内环境的稳定。祖国医学《内经》中早就提出"虚者补之""劳者温之""损者益之"；"形不足者，温之以气；精不足者，补之以味"。汉代张仲景在《伤寒论》中创立了益气、补血、滋阴、温阳等著名方剂。金元时代，朱丹溪以滋阴法著称。明代张景岳力主温补法，体现了历代医家对扶正疗法的深入研究和发展。刘松江教授从80年代末即从事肿瘤的中西医结合临床研究工作，发现用手术、放疗、化疗等攻邪疗法会损伤人体的正气、降低免疫功能，不但影响治疗的进行，而且也达不到预期的效果。刘松江教授主张邪去则正自复，也是扶正的办法，如配合中西医扶正培本、纠正体内阴阳偏颇，不但会减轻不良反应，还能提高疗效。对于不宜应用攻伐的晚期癌症病人，通过扶正治疗，也能减轻痛苦、延长寿命，提高生存质量，有些病人甚至会出现奇迹般的治疗效果。另外扶正除了用补的办法外，还有针对各脏器功能的不足，用促进或互相制约、平衡调理等办法进行治疗，如用肾上腺皮质激素治疗肾上腺皮质功能不足；用绒毛膜促性腺激素治疗性功能下降和女子子宫功能性出血及习惯性流产；用六味地黄汤治疗冠心病、高血压、糖尿病；以温肾补脾药治疗成年人脑垂体减退证及肾上腺皮质功能减退证。

刘松江教授认为扶正治疗不仅只限于中医，现代西医的扶正疗法也有很多，如手术切除癌灶、解除梗阻和压迫、药物的抑制和放射摧毁癌细胞、饮食的调节、精神的武装以及其他对症治疗都是扶正的相关措施。手术、放疗、化疗都是解决疾病主要矛盾的措施，按一般规律主要矛盾解决了，次要矛盾也可迎刃而解。各种癌症在接受攻伐疗法之后，虽然会出现不良反应，但由于癌块的弃除，会减少癌组织从机体夺取大量的营养，减少癌细胞代谢的产物（癌性毒素）对机体的刺激，改变机体内部免疫功能与癌瘤的比势（晚期癌症或癌块巨大，常出现免疫麻痹），从而提高机体免疫力。再如癌瘤长在血管、神经、呼吸道、消化道、胆管、泌尿道、内分泌腺等脏器及其附近，都会出现梗阻和压迫症候。通过上述治疗，即使是仅用姑息性改道术，由于梗阻或压迫解除，管道通畅，食物能顺利通过，恢复消化吸收功能，血液、淋巴液循环通畅，胰液、胆汁排泄无阻、内分泌功能改善，病人的症状便会在某种程度上或在某些方面减轻或消失，精神上得到鼓舞，免疫功能也会相应提高，全身功能逐渐改善以至康复。所以说，手术、放疗、化疗虽然是攻的手段，但实际上是起了间接扶正的作用。正如金元时代著名医家张子和所说："先攻其邪，邪气去而正自复也，不补之中有真补。"这与《医学启蒙汇编》指出"去其所害，气血自生"的道理完全一致。至于手术、放疗、化疗出现的不良反应，只要注意选择适应证和禁忌证，在治疗过程中严密观察病情的变化，灵活掌握剂量和疗程，运用中西医各种扶正和调理的办法，不但可以防止、减轻不良反应的发生，同时也能增强疗效，达到"祛邪又不伤正"的目的。总之，只要能够祛除病患，使症状改善、机体康复，就都属于扶正的范畴。这就是中医所谓的"祛邪正自复"的原理。

二、扶正治疗的理论渊源

中医的"正气"又称"真气"和"元气"，是指人体的生理功能，相对病邪而言是指抗病和康复能力，是人体生命活动的统帅和动力。"气为血帅"，"气行血亦行"，气血调和，循经入脉，周流不息，统调营养全身，保持内环境的稳定，抵御外邪的入侵，维持了人体的健康。正如《黄帝内经》所云："精气夺则虚"，"正气存内，邪不可干"，"邪之所凑，其气必虚。"在机体正气亏虚、脏腑经络功能紊乱失常的基础上，各种致病因素才能入侵机体而发生肿瘤。隋代巢元方《诸病源候论》说："积聚由阴阳不和，脏腑虚弱，受于风邪，搏于脏腑之气所为也。"近代张元素《活法机要》曰："壮人无积，虚人则有之，脾胃虚弱，气血两衰，四时有感，皆能成积。"明代李中梓《医宗必读》亦谓："大抵气血亏损，复因悲思忧奎，则脾胃皆伤，血液渐耗，郁气而生痰……噎塞所由成也。"还指出："积之成者，正气不足，而后邪气踞之。"以上论述说明人体正气亏虚是肿瘤发病的内在因素，也是其他各种致病因素导致肿瘤发生的基础条件。正气亏虚还与年龄有一定关系，年龄愈大，正气愈亏，经络脏腑功能愈弱，肿瘤的发病率就愈高。明代张景岳《景岳全书》说："少年少见此证（噎膈），而惟中年丧耗伤者多有之。"明代申斗垣谓："癌发四十岁以上，血亏气衰，厚味过多所生。"明代赵献可在《医贯》中也指出："惟男子年高者有之，少无噎膈。"

刘松江教授认为人体正气的生成，来自脾肾两脏。中医认为肾为先天之本，脾为后天之本，肾有肾阳和肾阴之分，肾阳又称"元阳"和"命门"，命门会产生一种动力，叫"命门之火"，它能推动全身气血的循行；肾阴又叫"元阴"，主"藏精"，是储藏人体精华之脏，又担任生殖、发育及体内水分调节代谢之职能。中医所指的"肾"的功能与现代医学所指的下丘脑-垂体-肾上腺皮质、性腺有密切关系，所以肾被称为"先天之本"。

"脾"主要是指人体的消化器官，能消化水谷食物，吸收营养精微，输布全身，脾又是制造血液的源泉，全身各脏腑器官、物质的需要和能量的供应全靠脾的运化，所以脾称为"后天之本"。脾对食物的消化吸收有赖肾的"命门之火"的"蒸腾温煦"。肾功能的发挥，需要脾不断地输送营养物质来转化，所以肾气（肾阳）虚，必会导致脾阳不振。脾阳不振，会引起"肾"功能的衰退。因此，脾肾两脏在人体占有非常重要的地位。它是人体正气生发之源，是维持健康的根本。

人体的构造及其功能依赖先天禀赋和后天的给养和调理，人体正气的盛衰，与先天、后天关系极为密切。如果先天不足，或某种潜在的细微缺陷，于某阶段也会表现内虚的症候。后天之本"脾胃"有病，消化吸收失司，必会导致正气虚衰、抗邪无力，就会产生疾病。这就是《内经》所谓"邪之所凑，其气必虚"及"百病皆生于气"的观点。癌症的发生与内虚关系密切，因为气虚则血滞，气血循行受阻，塞不通，积聚成块，结而不散，即成肿瘤。张景岳说："脾胃失调的人，常有积聚之病。"现代医学观点认为癌症发生有外因和内因，外因有物理、化学、生物和营养的，内因有精神、神经、内分泌、免疫和遗传的。各种外来致癌因素都要通过体内的转化，才能作用于正常细胞，使细胞逐渐变性，最后引起遗传信息基因的突变，产生一种脱离机体制约、无限增殖的细胞——癌细胞。癌症的罹病人，大多是先天免疫功能缺陷或后天原因引起的体内防御功能的减弱，对外来致癌因子抵御不力，对出现渐变的异己细胞（癌前细胞或个别已形成的癌细胞）未能司其监视、排斥和歼灭职能。这也是中医所指"正气虚衰"的表现。

正气虚（或称内虚），由于程度和阶段的不同，可有显露的与隐蔽的两种情况存在。一种是明显阴阳偏颇，虚的征象突出，可用四诊八纲或现代医学的诊断手段定性定量地显示出来；另一种是比较隐蔽，表现在某个环节、某一腑脏、某条经络潜在着某种细微的变化，由于矛盾尚未激化，还难检测出来，这种潜在的危险，往往会招致严重的祸害。如果平时能注意预防和避免外界致癌物质的侵害，就可减少或杜绝激发癌症的因素。另一方面，及时医治容易诱发癌症的疾病（包括癌前状态和癌前病变），注意摄生和营养，合理使用脑力和体力，进行适当的体育锻炼，或做些保健气功或打太极拳，排除精神干扰，摒除杂念，这样就能使体内气血旺盛、脏腑调和（阴平阳秘）、免疫功能健全，可防止或减少癌症的发生，这就是中医所说的"正气存内，邪不可干"的原理。

三、术后扶正治疗

手术创伤，脏腑缺损，失血耗液，麻醉刺激，疼痛失眠，饮食少进，都会给病人机体带来一次重大的消耗和负担，根据手术的大小、器官损伤的程度和机体素质的强弱，可出现各种不同的症候，诸如胃肠功能失调，营卫不和，固表失司，阴津耗损，口干便秘，临床上就要根据不同症候给予辨证施治。

1.调理脾胃

有些消化道肿瘤术后，往往出现腹部胀气，大便不通，排气减少，小便不利，胃纳低下，舌苔厚浊，此乃手术干扰和破坏脏腑功能，出现脾胃枢机不转，运化消导失职。此时治疗重点应在于健脾和胃，恢复和提高被损伤的脾胃功能，增加抗病能力。刘松江教授常用自拟方"培元抑瘤汤""固本消癥汤""养正桂苓汤""人参养荣汤""健脾温中汤"等汤剂应对不同症型的癌症术后扶正调理。常常在手术后第四天起，每天1剂，每剂水煎3次，多次饮服，连服3至7剂之后，不良反应大多可以减轻或消失，同时可减少并发症，缩短住院日期。

2.扶正固表

有些病人手术后常虚汗淋漓，或动则出汗，汗后怕冷，疲乏无力，此乃术后营卫失调，固表无力，宜用益气固表的玉屏风散加减治之，如无其他夹杂的并发症，往往可以收到立竿见影的效果。常用基础方：生黄芪、防风、白术、五味子、浮小麦、牡蛎、党参、茯苓、熟地黄、白芍、甘草。水煎2至3次，每天服用1剂，连服3至5剂即可起到治疗作用。

3.养阴生津

外科手术之后，无其他并发症，在1周内口干舌燥、发热等症状大多可以解除。病人如果继续出现口干、烦躁，舌质红绛、光而无苔，大便秘结，或伴有发热、咳嗽、气促胸闷、腹胀等病症，往往提示合并感染，如支气管肺炎、吻合口瘘、胸腔积液、脓胸、腹腔局部积脓、膈下脓疡、异物留置腔内、泌尿系统或胆道感染、菌血症、败血症等。此乃手术伤阴，又并发热毒灼津、阴津被劫，致使病情日益加重。此时除寻找病因，积极对症治疗外，应使用大量养阴生津药物进行调理，能很快地改善症状，增强各种西医疗法的疗效。常用的中药有：西洋参（或太子参、八百光、白参）、石斛、玉竹、知母、茯苓、猪苓、玄参、生地黄、藕片、白茅根、黄精、牡丹皮、白芍、瓜蒌、银耳（另炖服）。水煎内服，如属吻合口瘘可从胃管注入。刘松江教授认为，针对热毒内蕴，致气阴两亏的症候，投用大量扶正养阴生津的药物，同时继续使用西医各种支持疗法，症状可迅速改善，吻合口瘘也可以很快愈合。

四、晚期癌症扶正调理

中医有"急则治标""缓则治本""标本兼治"的治疗原则。无论治本、治标都是在不同条件下，根据病情的轻重缓急所采取的一种治疗措施。从字义上看，"治本"是解决疾病的主要矛盾；"治标"是解决疾病的次要矛盾。但是，在治病的不同阶段，矛盾的主次又会转化。

癌症病人到了晚期垂危阶段，已失去攻癌的治本机会。面对这种病人，医务人员应该发扬救死扶伤和人道主义精神，一方面对病人要给予亲切的关怀和安慰，在治疗态度和行动上要充满信心；另一方面针对当时所存在的症状，诸如疼痛、发热、失眠、口干烦躁、呕吐、厌食、腹泻、便秘、水肿、心悸、气喘、头晕、贫血、营养不良、脱水、水和电解质紊乱等都要给予积极的处理。因为病人处在这危重时刻，迫切要求减轻痛苦，只要某种痛苦获得减轻或解除，就会给病人带来很大的安慰和希望，从而增强治病的信心，调动机体积极因素，加强抗癌的力量。

晚期癌症大多处在阴阳两虚的局面，应根据病情采用补阳、补阴或阴阳双补的扶正调理，除了辨证施治的处方用药外，单味人参的使用具有独到之功。人参是一种具有双向调节作用的扶正药物，凡是体内阴气、阳气太过或不足所产生的疾病，人参都能够起到调节和平衡，能明显提高机体免疫力，增强内分泌功能和各种细胞的活力同时有抗癌活性，服用之后，能调节神经、内分泌的失衡，增强机体抗癌能力。参类可分补阳、补阴两大类。补阳者，以我国吉林人参为代表（包括高丽参、老山人参、红参），性温，味甘、微苦，适用于怕冷、肢寒、舌淡的阳虚之证；补阴者，以产于美国、加拿大的西洋参为代表（包括种参、八百光等），性寒，味甘、苦，适用于口干、便秘、烦躁、舌红或赤的阴虚之证。但无论补阴还是补阳，其共同特点都具有抗癌的扶正作用。实验证明红参的抗癌活性最强，按中医辨证，红参适合于阳虚之证。癌症晚期，大多阴阳两虚，因此，也属适用于之列。辨证选用，虽能较客观地适用于病情，但从实验依据出发，红参（特别是红参须）具有效高、价廉的特点，应为首选。参类可以作为急症抢救使用，也可长期服用。常用剂量：红参、白参（根块）每天6g，参须8~12g，研粉冲服或炖服均可，若是抢救剂量可增加2~3倍。服后自感舒适，无不良反应，可服用较长时间。如出现口干、便秘，说明药性偏温，应减量或改用西洋参或八百光之类，同时配合麦冬或石斛6~9g，参、药两者分开煎、炖，而后药汤混合服用，如服后心悸、头晕者，剂量应减，引起兴奋、失眠者，应改清晨服用。

（刘 业）

第二节　癌瘤病机繁且变　扶正攻邪把身健

一、概述

中医的"攻"是种"祛邪"的手段，以抑制和杀灭肿瘤细胞来消除癌肿。攻是补的对立面，祛邪是扶正的对立面，"攻与祛邪""补与扶正"从广义上说是一回事，但在具体处理和运用上其程度又有所区别。

"攻"带有攻坚、攻克的意思，是一种势如破竹的严峻措施，如用手术办法切除肿块、截肢清扫、疏通、改道、切开、引流，或用放射疗法照射局部病灶，或用大剂量化疗办法消灭癌细胞，或用中医的某种破瘀、破积、软坚散结、峻泻、利水等措施，这些都属于"攻"的手段；"祛邪"是指除去病因，消除炎症，祛除病灶，调整体内阴阳偏颇的各种措施，如实证用泻法、热毒用清热解毒，邪客于表用祛邪解表，寒邪内郁用温中散寒总之，"攻"有迅猛攻克之意，"祛邪"含有祛除和调整之理。

与此同时，手术、放疗、化疗也是"攻邪"的手段，也都是解决疾病主要矛盾的措施，按一般规律主要矛盾解决了，次要矛盾也可迎刃而解。各种癌症在接受攻伐疗法之后，虽然会出现不良反应，但由于癌块的弃除，会减少癌组织从机体夺取大量的营养，减少癌细胞代谢的产物（癌性毒素）对机体的刺激，改变机体内部免疫功能与癌瘤的比势（晚期癌症或癌块巨大，常出现免疫麻醉），从而提高机体免疫力。

二、扶正祛邪抗肿瘤

扶正治疗与祛邪治疗均为中医学的特色疗法，运用在肿瘤治疗中非常确切。"正"，就是患者机体自身的免疫功能和抗病能力；"邪"，是指肿瘤。在治疗肿瘤的过程中，既要用各种手段消灭控制肿瘤，又要注意调动机体自身的抗病能力，争取取得良好的疗效。所以在扶正与祛邪法则的具体运用时，要认真细致地观察和分析正邪双方力量对比情况，并根据肿瘤大小、病程、病期、体质强弱决定是以祛邪为主，还是以扶正为主，或是攻补兼施。如《医宗必读·积聚》谓："初者，病邪初起，正气尚强，邪气尚浅，则任受攻；中者，受病渐久，邪气较探，正气较弱，任受且攻且补；末者，病魔经久，邪侵凌，正消残，则任受补。"在癌症早期，肿瘤局限，癌肿较小，症状轻微或无，机体健壮，此时邪气尚浅，正气未虚，治疗宜攻邪为主，可选用破瘀散结、剽悍有毒之品，但也应注意顾护正气，注意祛邪而不伤正，或大攻小补，或攻中有补。癌症至中期，肿瘤已进一步发展，肿块增大，或有转移，患者饮食减少，症状突出，机体正气消耗较重，此时，正邪交争，正虚邪实，宜采用攻补兼施之法，攻邪常用活血化瘀、软坚散结、清热解毒等，扶正则常用益气养血、生津润燥、滋补肝肾、健脾和胃等法。临床上常常以放化疗作为攻邪的重要手段，以中药扶正固本作为扶正的大法，中西医结合，可相得益彰，能取得很好的疗效。至癌症晚期，癌肿生长迅速，肿块较大且坚硬如石，全身状况明显衰弱大肉陷下，大骨枯槁，乏力盗汗，显出恶液质。此时正气衰败，不耐攻伐，若一味攻伐，不但不能达到目的，反而会更伤人体正气，加速疾病的发展。因此，治疗应以扶正为主，祛邪抗癌为佐。多采用大补小攻的措施，以期迅速改善患者一般状况，增强机体抗病能力，佐以小剂抗癌之品，控制病情发展，使邪正之间的力量对比发生逆转，待体质恢复，再采用攻补兼施之法。

三、刘松江教授常用攻邪方法

邪气内侵是肿瘤发生的外因，因此在肿瘤治疗的过程中，祛邪外出又显得尤为重要，针对病机，可以采取活血化瘀、清热解毒、理气散结等诸法。

（一）活血化瘀

中医学认为"癥瘕""积聚"（肿瘤）形成的病理机制与瘀血的凝滞有着极其密切的关系。如《灵枢·贼风》云："若有所堕坠，恶血在内而不去……血气凝结。"是说跌伤后瘀血停滞不去，就会形成血肿或肿块，并认为有些积块是由于血液收到寒凝而长期不流通或流通不畅而逐渐形成的，这与现在有人认为气机不畅，气血凝滞，气滞血瘀会导致肿瘤类。《医林改错》指出："结块者，必有形之血也。"这一认识与近年来研究证实癌细胞周围有大量的纤维蛋白堆集，血小板等凝集有相似之处，因此，对于恶性肿瘤病人血液循环处于"高凝状态"的说法，已越来越被人们所重视。

肿瘤病人的甲皱微循环和指尖容量脉波，十分之九显示不同程度的毛细动脉管痉挛或变细，管襻减少，甚至看不到毛细血管襻，有的伴有血细胞壅滞，呈现断续现象，另外癌症病人出现"紫舌"及"瘀斑"等瘀血"见证"临床屡见不鲜。对有紫舌等瘀血症候的病人测定血细胞比容、全血黏度、血浆黏度、红细胞在血中电泳时间和纤维蛋白在血浆中含量等5项血液流变学指标，确有改变，所以临床用活血化瘀药物治疗后紫舌现象和上述的微循环障碍有明显改善，全身症状、体征也有所好转并趋稳定。此外，丹参等活血化瘀药还能减少血小板的凝集和黏度，使血流增速、癌细胞不易在血流中停留、聚集、种植，从而减少转移。

通过刘松江教授多年的临床实践和探索，发现有直接抑癌作用的活血化瘀药物有：三棱、莪术、三七、川芎、当归、丹参、牡丹皮、赤芍、红花、元胡、乳香、没药、穿山甲、土大黄、五灵脂、降香、川楝子、乌头、全蝎、蜈蚣、僵蚕、水蛭、土鳖虫等。莪术对瘤细胞有直接抑制和破坏作用，而且可提高机体免疫力，使肿瘤消退。其他药物大多能直接或间接抑制癌细胞生活周期的某一环节。还有一些活血化瘀药，如泽兰、牛膝、苏木、郁金、五灵脂、茜草、益母草、败酱草、鸡血藤、刘寄奴、王不留行等，有待进一步研究其抗癌效应。刘松江教授强调在使用活血化瘀药时必须根据肿瘤的性质、部位和患者的体质以及癌症的早、中、晚期等不同情况，进行辨证运用。如由情志抑郁、肝气郁结而导致气滞血瘀，在使用丹参、赤芍、桃仁、红花等活血化瘀药的同时，就应适当地加用香附、木香、佛手、甘松、八月札等行气理气的药物，以增强其活血化瘀的力量。对于中晚期癌症，患者的体质比较虚弱，在使用活血化瘀药的同时可适当配合党参、黄芪、白术、炙甘草等补气药一起应用。正所谓气行则血行，气滞则血滞，气虚可导致气滞，气滞可导致血瘀，因此必须与补气药配合应用。另外，在应用活血化瘀药的同时还要注意一点，就是在放疗及化疗期间，以活血化瘀佐以扶正培本多数病例确能增加疗效，但是由于有些活血化瘀药物也属免疫抑制剂的范畴，慎重起见，为了防止或减少癌的播散，在放疗及化疗休止期，以不单独使用活血化瘀药为好。

（二）清热解毒

中医认为，热毒是肿瘤致病因子之一，肿瘤与热毒经常同时存在，特别是中期、晚期的癌症患者，常伴有肿块局部灼热疼痛、发热或五心烦热、口渴、便秘或便溏泄泻、舌苔黄腻、舌质红绛、脉数等热性症候。中医的热毒症候，相当于"炎症"的表现。由于肿瘤的压迫，致使脏器管腔受压或梗阻，造成全身或局部气血运行障碍，容易发生感染。此外，肿瘤本身供血不足，引起坏死、液化或溃烂也会产生炎症；肿瘤细胞的新陈代谢产物，也会刺激体温调节中枢，导致平衡失调，出现癌性发热。事实证明，凡是生长肿瘤的地方，就有炎症的存在，而炎症又会加速肿瘤的生长，所以消除炎症也是治疗肿瘤的重要手段。

刘松江教授多年研究发现，清热解毒药或清热解毒法对某些肿瘤或某些肿瘤的某个阶段有一定疗效，这是因为清热解毒药能控制肿瘤周围炎症和其他感染的缘故，因此能够减轻症状，在一定程度上控制肿瘤发展。还有些中药虽没有抗菌、抗病毒的作用，但能通过提高机体的免疫功能来达到抗炎作用，从而防止肿瘤的扩散。因此刘松江教授认为清热解毒药不仅能控制感染，起到减轻症状的作用，并且持续应用，还能取得病情逐步稳定的效果。癌症到了晚期，由于癌细胞新陈代谢废物的淤积，以及全身病理生理的变化，或因癌热灼津引起阴亏便秘，或因癌性胸水和腹水，小便不利，癌毒刺激神经、皮肤、肌肉和关节，引起酸痛和剧痛，病人失眠、烦躁不安。清热解毒药除了抗菌作用外，比抗生素更具优越的是有通便、利水、排毒、生津、润燥、降火、凉血等功能。针对病情，选择兼有利水、通便、养阴凉血的清热解毒药治之，体内诸种毒素和废物可随小便排出，久积燥屎应药荡涤而下，随着症状的减轻，体内抗癌积极因素得到调动，就能更加有力地增强其他疗法的效果。

治疗癌症常用的清热解毒药物，诸如黄连、黄芩、大黄、金银花、苦参、白毛藤、半枝莲、白花蛇舌草、山豆根、败酱草、野菊花、蒲公英、七叶一枝花、垂盆草、鱼腥草、全瓜蒌、龙葵、紫草根、肿节风、冬凌草、一见喜、虎杖、大青叶等，都是广谱的抗菌药，其中也有抑制病毒的作用。临床上根据不同病情，在清热解毒的基础上，配合扶正养阴的药物治疗，可以起到退热、消炎、生津、润燥、滋阴、凉血的作用，从而改善症状，提高机体免疫功能。如晚期肺癌患者，出现咳嗽、发热、胸痛、咯血等症候，辨证为邪热炽盛，热毒在肺，灼伤津液，患者由邪热炽盛转向阴液耗损，此时在使用白英、鱼腥草、夏枯草等清热解毒药的同时，还需要配合孩儿参、沙参、天冬、麦冬、知母等养阴清肺药及白及、白茅根、地骨皮等凉血止血药一起应用，病情才能得到改善。又如晚期肝癌患者出现腹部胀满、肝区疼痛或刺痛，伴有恶心呕吐、巩膜黄染、小便短赤、大便干燥或秘结、舌苔黄腻等肝郁化火、肝胆湿热的症候，此时在使用黄连、苦参、蒲公英、蚤休等清热解毒药的同时，须配合土茯苓、薏苡仁、茯苓、泽泻等清热利湿药一起应用，才可能改善症状。如热邪深入营血，又当与丹皮、生地、赤芍、白茅根、紫草根等清热凉血药一起应用，可使微循环得到疏通和改善，有利于清热解毒药物进入病所，充分发挥其抗菌消炎作用。总之，在使用清热解毒药时，应根据病情，辨证加减应用，只有这样，清热解毒药才能在治疗肿瘤中起到较好的作用。但由于清热解毒药属寒凉之品，久服会妨碍胃肠功能，特别是原有脾胃虚寒者，使用更应慎重，如配伍温中、健脾和胃药物将会取得较好效果。

（三）理气散结

"气"既是功能，又是人体精微物质的基础。如张景岳说："人之有生全赖此气。"气的功能活动称为气机，表现为升降出入，运行全身，增强或调节各组织器官的功能和补充各组织器官所需要的营养物质。如果情志抑郁，饮食失调，感受外邪以及外伤等均可引起人体某一部分的气机流通发生障得，有关脏腑或经络就会出现一系列病理变化，统称为气滞。

人体一切活动，无不依赖于气的推动，一旦气的运行失常，出现气滞、气郁等情况，就会产生各种疾病。气行则血行，气滞则血滞，气滞可导致血凝，气血凝滞，日久月累可引起积聚（肿块）。气滞可导致经络阻塞、血行不畅而产生血瘀，气滞又可导致津液不能输布，而凝结成痰。气滞、气郁日久还可以化热生火……因此，在气滞、血瘀、痰凝、热毒、湿聚等引起肿瘤的诸因素中，气滞或气郁往往是主要的方面。据刘松江教授临床所见，癌症患者常有不同程度的气滞、气郁表现。如胃癌、食道癌患者多见胸脘胀闷、嗳气、疼痛等症；肠癌患者常出现下腹部胀痛、大便里急后重等症；乳腺癌患者常出现肝气郁结，症见乳房胀痛等。凡此种种，都与气滞、气郁有关。因此，重视气滞这一环节，强调理气散结，对加强抗病能力，调节脏腑功能，防治癌症无疑起着十分重要的作用。

临床上一般常用的理气散结药有：香附、徐长卿、大腹皮、八月札、佛手、香橼、橘皮、枳壳、青皮、延胡索、广木香、绿萼梅等。在临床应用中，应根据病情兼夹的不同，予以适当的配伍，如气滞而兼血瘀，在使用理气散结药的同时就应配合丹参、赤芍、桃仁、红花、三棱、莪术等活血化瘀药一起应用；如气滞而兼痰凝，就应配合半夏、南星、昆布、海藻、象贝等化痰软坚药一起应用；如气滞而兼湿阻就应配合苍术、白术、薏苡仁、茯苓等化湿利湿药一起应用；如气虚兼气滞者，就应与黄芪、党参、甘草、扁豆等药一起应用。理气散结药大多辛香而燥，重用久用，容易耗气伤津，损耗阴液，对阴虚火旺者应予注意。

（刘 业）

第三节　四诊合参辨病症　气血阴阳八纲施

一、辨病辨证相结合

肿瘤的中医药治疗和其他疾病一样，要按照中医四诊、八纲、理法方药进行辨证论治，首先要详细进行望、闻、问、切，并根据四诊所搜集的材料，弄清肿瘤患者的八纲辨证，即辨清阴阳、表里、寒热及虚实的属性。然后根据肿瘤的病因、发病机制以及气血、脏腑、经络的失调表现，加以综合分析，做出症型的辨证。每个肿瘤患者的病理机制是不同的，在疾病的各阶段中其失调和病理表现也是不同的，所以，应抓住其病理本质，通过审症来掌握病机和病因，这就是"治病必求其本"的意思。

辨证是中医学认识疾病与治疗疾病的主要方法。辨证就是以四诊八纲为主要手段，通过望、闻、问、切四诊来了解病情，综合临床各种症候表现，并运用整体辨证的理论和方法来研究疾病的病因、病机及发生、发展的规律，认识和鉴别疾病的部位、寒热、虚实以及传变转归等，然后确定治疗的大法。正如《医宗金鉴·四诊心法要诀》所言："望以目察，闻以耳占，问以言审，切以指参，明斯诊道，识病根源，能合色脉，可以万全。"在辨别诊断癌症时，也必须掌握这些原则。

辨病是辨明疾病发生部位（病所）和性质，也就是对疾病的诊断。随着肿瘤发生解剖部位的不同，癌细胞生物特性的悬殊，疾病类型的差异，各种癌症的性质差别很大。如同样是胃癌，原发部位是在胃窦部、胃小弯、胃体或贲门，病期是属早期、中期或晚期，癌细胞恶性程度（分化）是高或低，都要搞清楚，才能正确地选择治疗手段，决定疗程，判断预后。这方面西医做得比较深入、具体和准确。所以辨病（诊断）应充分发挥西医的优点。但只有西医诊断不够，还要根据疾病发展过程中所出现的病症，全身和局部的症状，以及脉、舌等表现，运用中医的观点，辨明所属类型（肝胃不和，脾胃虚寒，痰湿结聚或气血双亏等），然后分别选用不同的方药进行治疗。只有中西医结合，取长补短，才能起到相得益彰的效果。

辨证论治，审症求因，是中医学治病的传统方法，但刘松江教授认为，由于肿瘤是一种比较顽固的疑难病，根据现代医学研究，每一种癌症都有它的生物学特性，大致相同的发生、发展规律，单靠一种方法或某方面治疗是远远不够的。有其形态学变化的共同基础及病理生理、生化改变的共同规律，这些就是辨病的基础。因此，临床必须在辨证论治的基础上，将辨病与辨证相结合，才能进一步提高疗效。如有的患者，经手术治疗后肿瘤已经切除，但病理提示局部或者远处淋巴结有转移，或者肿瘤侵犯了邻近的组织器官，虽然患者此时已无肿块可查，无症状可辨，饮食二便正常，但从辨病角度出发，仍然认为患者体内有癌毒痰瘀存在，治疗上要予以解毒抗癌、化痰散结以涤荡余邪，防止复发。另一方面，有了这些还不够，辨病又不能脱离辨证，还必须进一步结合中医的辨证分型，对患者表现出来的症候舌脉等应详加诊查，以辨别邪毒痰浊瘀滞之主次，气血阴阳之偏衰，才能更好地辨证施治，以取得更好的疗效。比如肺部鳞状上皮细胞癌，但由于患者个体差异和病理不同，可以表现为不同的症型，如气阴两虚型、痰湿蕴结型等。另外，即使是同一个患者，在疾病整个过程中，随着疾病的发展或好转，其中医辨证类型也是随阶段而不同的，所以把辨证与辨病结合起来，不但可以纵观全局，诊断清楚是哪种癌症，以掌握治疗与预后，另一方面也可以横观细貌，弄清患者表现为何种症型，体内的失调状态，体内气血、阴阳、脏腑、经络受损的变化，使医务工作者能了如指掌，灵活地运用辨证施治，既照顾到整体，又注意到局部病灶，更好地发挥药物效用，就会起到更好的治疗效果。

二、辨气血

气是一个复杂概念，其含义很多。它既有功能属性如气机、气化等，又有物质属性如谷气、营气等，有一些气还具有双重属性，如宗气等。它既是生理的如元气、真气等，又是病理的如气逆、气乱等。气既用于描述病因如毒气、邪气等，又用于说明疾病如水气、奔豚气等。血液以水谷精微中的营气和津液为主要物质基础，在以脾胃为主，配合心、肺、肝、肾等脏腑的共同作用下生成的，具有营养和滋润全身的功能。上述脏腑的功能活动，实际上都属于脏腑之"气"的功能活动的范畴。这说明气参与了血的生成。不仅如此，血之所以运行于脉道之中而环周不息，还有赖于气对血行的推动和固摄作用。从气与血的密切联系来看，血对气有承载作用，气之所到乃血之所至，血亦与生命相关联，有血则生，无血则死，血行失常或其自身成分变化则病。

气血辨证是中医理论体系的重要组成部分，它与阴阳五行、藏象经络、病因病机、四诊八纲等理论都密切相关。一方面，气血辨证属于中医学理法方药体系中论"理"的范畴，遵循中医基础理论，特别是脏腑学说中有关气血的理论，分析气血的病变，对机体功能活动状态做出判断，进而辨认其所反映的不同症候，在确定症候和恰当治疗之间起着一种联系和纽带作用，是进一步选择治法和处方用药的基础。另一方面，运用气血辨证原理，将辨病论治和辨证论治结合起来，是临床常用的认识疾病本质的方法。这里所说的病，有些是中医自身的术语，如热病、时气病，更多的则是现代医学的病。在血瘀证和冠心病心绞痛轻重的关系研究方面，证明血瘀证轻重与冠心病心绞痛类型、轻重有一定关系。不稳定性心绞痛血瘀症状较稳定性心绞痛血瘀症状重，冠状动脉狭窄程度和血瘀证的轻重也有一定相关性。尽管因个体差异，使内在的生理病理变化反映在临床症状上会有许多不同，但相同病理变化表现在临床上的症状总有一定的规律，这为病症结合提供了基础。

三、辨八纲

八纲辨证是前人在实践中不断完善和发展起来的，源于《内经》，至晋唐时期初具规模，后经过宋元明清的完善和充实，1947 年，由祝味菊在其口述之《伤寒质难》中明确提出。八纲，即表、里、寒、热、虚、实、阴、阳八个辨证纲领。一方面，八纲是从各个具体症候抽象出来的具有普遍规律的共性，对于任何症候，从病位来说，总离不开表里；从病性上来说，总离不开寒热；从邪正盛衰的关系来说，主要表现为虚与实；从总的疾病症候来说，可分为阴与阳。另一方面，八纲辨证是辨证的基础，在诊断疾病的过程中，有执简驭繁、提纲挈领的作用，适用于临床各科、各种疾病的辨证，既着重于分析中医症候本质的共性即病位、病性、病势，同时更强调症候之间的内在联系及其变化规律，因而对于临床实践具有全面的、普遍性的指导意义。

肿瘤的病因复杂，临床表现变化多端，因而病机转化也千差万别。因此，在对肿瘤患者进行辨证时，首先，要根据患者的临床表现、经络循行及其所属脏腑的功能等确定病位，并进而辨别疾病的性质，如阴证、阳证、实证、虚证以及在表、在里、在气、在血。一般情况下，不痛不痒，坚硬且长久难消，久则溃烂翻花者属阴证；红肿疼痛者属阳证；全身衰竭，畏寒肢冷，蜷卧不动者为阴证；高热烦躁者为阳证。在体表者为在表，在内脏者为在里，气滞者为在气，血淤者为在血。其次，还应根据脉象辨别机体的邪正盛衰情况。一般脉象弦大滑数者为邪实，多属病情进展；脉象细弱涩者为正虚之象；体虚而脉盛，提示肿瘤迅速发展，一般预后较差。

（一）辨阴阳

中医的八纲辨证中，"阴阳"是总纲，也是辨证的大纲，只有掌握了阴阳，才能推及表里、虚实和寒热。中医的阴阳是一组对立统一的属性，贯穿着全部中医学的领域。从人体的组织结构，生理功能，疾病发生、发展与变化以及诊断治疗，都离不开阴阳两方面。正如《内经》说"人身有形，不离阴阳"，"阴平阳秘，精神乃治"；论疾病发生机制有"阴盛则阳病，阳盛则阴病"，"阳盛则热，阴盛则寒"；论诊断疾病有"善诊者，察色按脉，先别阴阳"。《外科集验方》说"发于阳者为痈，为热，为实；发于阴者，为疽，为冷，为虚"；论治疗疾病有"寒者热之，热者寒之"，"盛者泻之，虚者补之"。总之，热、实、表为阳，寒、虚、里为阴，阴证多指虚寒证，阳证多指实热证。因此，无论是对待病理、病机、病状，还是诊断，都必须抓住阴阳两纲，在治疗上必须遵循调整阴阳之大法。

（二）辨虚实

辨邪正虚实是辨别正气强弱和邪气盛衰的纲目，对病邪和正气消长与病情发展演变关系的客观评估和分析，也是临床辨证的一般原则之一，对于疾病的诊断是否正确，治疗处理是否得当，都有十分重要的意义。"虚"是精气亏损而不足，"实"是邪气盛而有余，故虚是体虚，实是邪实。实是指致病的病因、病理产物等客观存在，虚是指人体防御能力、代偿能力或修复能力的不足。这两者之间是相互影响，不能截然分开的。邪气盛则正气受到郁遏或损耗，易导致邪气更实，因而正气愈虚则邪气愈盛的情况是较为常见的。识别虚实，不外辨表里之虚实，阴阳之虚实，脏腑之虚实，气血之虚实，辨证的要点主要在于患者体质、病程、脉象、舌象几个方面。一般体强多实，体弱多虚；新病多实，旧病多虚；脉有力多实，无力多虚；舌质坚敛苍老多实，淡润胖嫩多虚。不过虚证中常夹有实，实证中常兼有虚，临证应详细识别。只有辨别虚实，才能合理施以补泻，收到预期的疗效。

（三）辨寒热

寒热是辨别疾病属性的纲目，辨明寒热是指导临床用药的依据。"八纲"之寒热是指寒证与热证，表示症候，其中寒证指感受寒邪或者阳虚阴盛导致机体功能活动低下所表现的一系列症候，表现为"恶寒喜暖，肢冷蜷卧，冷痛喜温，口淡不渴，痰、涕、涎液清稀，小便清长，大便溏薄，面色苍白，舌质浅淡，苔白而润，脉紧或迟等"；热证指感受热邪或者脏腑阳气亢盛、或阴虚阳亢、导致机体功能活动亢进所表现的一系列症候，表现为"发热，恶热喜冷，口渴欲饮，面赤，烦躁不安，痰、涕、黄稠，小便短黄，大便干燥，舌红少津，苔黄燥，脉数"等。寒证与热证的内容并不是彼此单独的"但见一个便是"关系，而是相互补充的"悉具"关系，也并不以单纯的冷、热来鉴别；再者，寒热的判断变得复杂，比如"肢冷、脉迟"的"寒象"亦有可能是邪热内盛阳气闭郁的"热"的实质，"发热、面赤、烦躁不宁"的也可能是"寒"。

（四）辨表里

表里主要辨别疾病病位的内外浅深和病势趋向。表和里是相对的概念。就病位而论，通常身体的皮毛、肌腠、经络为外，属表；脏腑、骨髓、血脉为内，属里。一般将外邪侵袭肌表引起的病症称为表证，病位深在脏腑、气血、骨髓者成为里证。表证病浅而轻，里证病深而重。临床辨别表里症候时，并非机械地将表里当作固定的解剖部位来理解，而是以临床表现为依据，得出表里病位的判断。辨别表里对癌症的诊断和治疗具有特别重要的意义，在癌症的初发阶段，可说明病情的轻重浅深及病机变化的趋势，从而可把握疾病演变的规律，有利于取得诊疗的主动性。

综合来看，由于恶性肿瘤是在正气先亏的基础上，然后邪气踞之，故多表现为正虚邪实。即便是在肿瘤早期，也多有正虚的症状。正虚者，脏腑气血阴阳的虚衰为本，邪实者，气滞、血、痰浊、湿聚、毒火是标，从而表现为本虚标实的症候。标实多是在阴阳气血失调的情况下产生的，这些病邪往往会互相搏结，表现出更为复杂的症候。如痰、湿、瘀与热相搏结而成痰热、湿热、瘀热等症候。因此，在恶性肿瘤的辨证诊断时，要紧紧绕脏腑阴阳气血功能失调和气滞、血瘀、痰结、湿聚、毒火等病邪，正确把握正与邪的消长进退情况，同时结合五脏六腑、气血津液及经络的生理功能，做出正确的诊断和预后的判断，为治疗提供可靠的依据。如胃癌早期，患者多表现为肝郁气滞，以实证为主，但因肝与脾胃的关系，也可兼见脾失健运、胃失和降的症状。此外，由于肝郁化热，灼伤胃阴，也会出现相应症状。此期以肝胃功能失调为本，气滞、郁热为标。病变发展至中期，则多表现为气滞血瘀、邪毒内蕴或瘀毒化热或痰瘀互结的症候。病情继续发展，可因失血耗气伤正而导致气虚血瘀，因痰湿伤正、中焦失养而出现脾胃虚寒，因脾阳久亏、累及肾阳而出现脾肾阳虚。病至晚期，气、血、阴、阳俱伤，从而出现虚劳之象。此时，病邪日深，正气严重亏虚，病情极为严重。总之，通过对病因病机的整体把握，结合某一时期的特点和临床表现以及患者的身体状况等，才能进行正确的辨证诊断。

（王　浩）

第四节　癌瘤阳虚频多见　阴中求阳功效宏

阴阳为八纲之首，《景岳全书·传忠录》曰："凡诊病施治，必须先审阴阳，乃为医道之纲领。阴阳无谬，治焉不差，医道虽繁，而可以一言蔽之者，曰阴阳而已。"阴阳互根互用是阴阳学说基本内容的一方面，是指一切事物或现象中阴阳两个方面，既相互对立，又相互依存，互为根本，相互滋生，促进和助长的关系。《素问·生气通天论》曰："阳气根于阴，阴气根于阳，无阴则阳无以生，无阳则阴无以化。"又如《素问·阴阳应象大论》云："阴在内，阳之守也；阳在外，阴之使也。"故阴阳为任何事物不可或缺的两部分，辨治肿瘤亦然。

一、阴阳与肿瘤的关系

《黄帝内经》中指出："阳化气，阴成形。"对于这句话，著名医家张景岳诠释道："阳动而散，故化气，阴静而凝，故成形。"中医理论认为，阳气主升、主动，具有气化的功能，可以促进脏腑发挥正常的功能，阳性热，所以可以化阴为气。阴主静，阴性凝固，所以可以凝聚而成形。所以阳气不足之处即会产生阴邪，阳气充盛之处，阴邪不得生存。《灵枢·百病始生》："积之始生，至其已成，奈何？""积之始生，得寒乃生，厥乃成积也。"《黄帝内经》对于肿瘤疾病的病因病机的认识是"寒痰积聚""痰瘀成积""寒郁积聚"，总之，无论寒痰成积、寒瘀成积亦或寒郁成积，"得寒乃生"是"积"生成的始动原因和根本原因。故刘松江教授认为，机体对肿瘤的反应性体现在中医理论中正是阳气的作用，阳气充盛则精神健旺，反应灵敏，阳气不足，难以抗拒寒邪的入侵，邪气由表入里，由经络进入脏腑，渐入三阴，在体内阳气最虚弱的时候变化成形，发为肿块，常表现为萎靡寡言，反应迟钝，内外相应，此时机体内环境对肿瘤细胞的敏感性必然也会降低。所以对于这些病人，维护阳气就是抑制肿瘤、维持生命、延长生存。只有人体内阳气的充足，才能消除这些有形之邪。

刘松江教授主张张景岳的重阳思想，认为其重阳的特点是重阳而不离真阴，这可能与其对命门的认识有很大的关系。张氏认为命门在两肾之间，"为水火之府，为阴阳之宅，为精气之海，为死生之窦"，将命门视为真阴、真阳共居、互化的场所，并与两肾密切相关。命门之火为人体一身阳气的总动力，命门之水为精血之海，强调真阳为水中之阳，亦即"水即火之源"、阳以阴为基。命门阳气乃是"气化于精，藏于命门"，基于此其认为填养精血正可以充养元气。故其提出"人自有生以后，惟赖后天精气以为立命之本"，"精强神亦强，神强必多寿，精虚气亦虚，气虚必多夭"，"以精气分阴阳，则阴阳不可离"。"真阳"虽为性命之本，但需要经血来充养化生。肿瘤病人多发于中老年人，肿瘤的消耗，使人体有形成分快速耗损，人体阳气亏损，卫护功能下降，气、血、津液运行能力减退，加之手术的耗气伤血、放疗及化疗的不良反应的也同样消耗着人体的有形成分，损耗脾肾之阳等更为明显。此时精血不足，不能化生真阳，阳气失充，人体各项生理功能必将受损，消瘦、低蛋白血症、贫血等接踵而至。对于这类病人，维护真阳就意味着维持生命而延长生存。故临床上真阳的充盛更能调动机体免疫力，以抑制肿瘤生长，使其更长时间处于"静止"或"休眠"状态。与此同时，阳衰则阴盛，此时必精神萎靡，喜卧懒言，甚则久卧病榻，邪水泛滥，直至阳去而亡。所以综上所述，肿瘤的治疗单纯照顾阳气还是不全面的，要改善生活质量，必须谨察阴阳之虚，深谙阴阳互化之理，"阴中求阳""阳中求阴"，阴阳并调，以平为期。如刘松江教授在"固本消癥汤"中以"生地、麦冬、沙参"滋养肺阴，补阴生阳，阴阳共济，深谙阴阳之理，轻拨之机，实一药而多用。

二、"善补阳者，必阴中求阳"理论渊源

"善补阳者，必阴中求阳"，这是刘松江教授经常教导我们的一句话。"阴中求阳"的理论最早可以追溯到《黄帝内经》，早在《素问·阴阳应象大论》中就有"阴在内，阳之守也；阳在外，阴之使也"的论述，提出"独治者，不能生长也"的观点，说明了阴阳对立又相互依存。《素问·生气通天论》"阴平阳秘，精神乃治，阴阳离决，精气乃绝"则明确指出阴阳相互为用，二者失衡则精气离决，百病从生。《内经》强调了"阴阳同调"的法则以顺应阴阳互根互用的关系，为"阴中求阳"理论提供了依据。此外，《素问·阴

阳应象大论》在论述针灸时又提出了"从阴引阳，从阳引阴"的治法，是"阴中求阳"理论形成的雏形。

汉代张仲景在创立肾气丸时虽未明确提出"阴中求阳"这一概念，但已将"阴中求阳"的思路落实在方药配伍中，方中以干地黄、山茱萸、山药滋阴补肾、健脾补肝益精血；少佐桂枝、附子温阳以助肾化气利水；又配伍茯苓、泽泻、丹皮使其补而不滞。方中大量滋阴药配伍少量桂附温阳以达少火生气，开创了"阴中求阳"配伍方药之先河。

至唐代，仲景肾气丸已得到临床应用，其配伍理论也指导着临床医师的用药遣方，并不断得到补充和发展。如孙思邈及王焘在其论著中都非常重视肾脏阴阳统一，提出临床用药宜阴阳配合，创立了干地黄散、龙骨汤、补肾茯苓丸等方，体现"阴中求阳"配伍特色。此时虽未明确提出肾阳肾阴概念，但对其功能已有所认识，为肾命水火及"阴中求阳"理论的形成奠定了基础。

宋元时期，开始将肾气分为肾阴肾阳，张元素首次指出肾是阴水阳火之脏；刘河间则将相火引用到人体，力倡命门相火说，他认为右肾即为命门，相火内寓其中。李东垣指出肾水火之异，他认为左肾属水为阴，右肾即为命门，内藏相火。这一时期方剂学发展快速，运用"阴中求阳"理论创制的方剂可达数十首，与该时期医家认识到肾的水火属性及阴阳互根理论的发展应用密切相关。

至明清，赵献可提出肾水命门学说，认为命门为立命之门户，具有先天发生和后天主持两方面特性，至医家张景岳在其所著《景岳全书》中明确提出"善补阳者，必于阴中求阳，则阳得阴助而生化无穷"，标志着"阴中求阳"理论的形成，并引入"精"之概念，将命门与肾水的功能具体化，强调在补肾阳时应注重滋阴填精，创立了"阴中求阳"代表方–右归丸。张景岳说："治元阳不足，或先天禀衰，或劳伤过度，以致命门火衰，不能生土，而为脾胃虚寒，饮食少进，或呕恶膨胀，或反胃噎膈，或怯寒畏冷，或脐腹多痛，或大便不实，泻痢频作，或小水自遗，虚淋寒疝，或寒侵溪谷而肢节痹痛，或寒在下焦而水邪浮肿。总之，真阳不足者，必神疲气怯……或阳衰无子等症，俱速宜益火之源，以培右肾之元阳，而神气自强矣，此方主之。"方中附子、肉桂辛热入肾，温壮元阳，补命门之火，鹿角霜甘咸微温，补肾温阳，益精养血，三药相辅相成，以培肾中元阳，共为君药。熟地黄、山茱萸、枸杞子、山药皆甘润滋补之品，可滋阴益肾，养肝补脾，添精补髓，与桂、附、鹿角霜相配伍有阴中求阳之功，同为臣药。菟丝子、杜仲补肝肾，强腰膝；当归养血和血，助鹿角霜补养精血，使精血互化，俱为佐药。诸药合用，补肾之中兼顾养肝益脾，使肾精得充而虚损易复，温阳之中参以滋阴填精，则阳得助，而生化无穷。全方配伍补阳温阳、从阴助阳，以治疗肾阳虚证，体现了"阴中求阳""精中生气"之方剂配伍特色。至此，"阴中求阳"概念正式被提出。清代王三尊认为阳虚者，应先回其阳，继而渐加补阴药，补阴以化阳，亦是对"阴中求阳"理论新的理解。此外，王九峰、古寿棠等医家在临证时亦倡导"阴中求阳"。后世医家不断丰富该理论，在21世纪《中医基础理论》教材中解释为：根据阴阳互根的原理，临床治疗阳虚证时，在助阳剂中适当佐以滋阴药，即所谓"阴中求阳"。这一理论，作为临证虚损类病症的指导原则，历来受到广大医家的推崇。

三、"阴中求阳"之补肾阳求真

刘松江教授在治疗疾病特别强调整体观念，需明辨病机，全面考虑问题。"阴中求阳"理论正是整体观的精髓体现。肾为水火之脏，内寓真阴真阳，阴阳互藏，孤阴不生，独阳不长，故治肾应从阴阳双方入手，缺一不可，故肾阳虚证多用"阴中求阳"之肾气丸、右归丸补肾益阳、滋阴填髓，在临床治疗辨证为肾阳虚的多种癌症，涉及运动、神经、生殖、泌尿和心血管系统等并取得理想效果。

刘松江教授继承了张景岳的用药特点，对于肾阳虚不单单是温阳，而是在培阴的基础上，也就是说虽是补肾阳，但不是单纯、直接地温阳补阳，以防单用温燥之药而劫伤真阴，而是根据"阴为阳之基"的原理，即欲扶助人体之阳气，必须从人体之阴精入手。具体地说，是在温补肾阳之时，以填精补髓，滋养阴精的药物为主为早，配合温阳化气之品，而达到阴阳相偶，化生阳气的综合作用。如此配伍，在人体所产生的阳气，是有化生基础的阳气，是阳中含阴、阴中含阳的阳气，是人体正常生理状态下"阴阳不可分"的生理性阳气，这既体现了张景岳重视真阴的思想，又体现了其深得阴能生阳之妙理。虽为补肾阳，但补肾阴的药物量并不少，与补肾阳的药物量大体相当。张景岳"补肾之法，真阴为本；育阴之用，涵阳为度；扶阳之妙，培阴生阳"。同样，张仲景的肾气丸，在大量滋阴药中加入少量的补阳药，最终达到补肾阳、补肾气的目的。正如《医宗金鉴》所言："此肾气丸纳桂附于滋阴剂中十倍之一，意不在补火，而在微微生火，即生肾气也。"可见，在阴中求阳中，温阳药并非远远大于滋阴药，而是大体相当，并且滋阴药略多于温阳药。值得注意的是，其并非简单的补阳药与滋阴药相加，而是基于中医阴阳观、整体观的有效配伍，具体用药比例还要视病情而定。故刘松江教授在临床工作中对于肾阳虚患者，在补肾阳时，稍添补阴之品，使得温补而不刚燥，并助阳气化裁有源。对于癌症诸证属肾阳虚证者，除选用温补肾阳的药物外，方中补肾阴的药物用量亦不轻，有时甚则多于温阳药物，这与疾病的特点密切相关，往往取得较好的临床效果。

研究刘松江教授补肾阳方剂中配伍的补阴药，不难发现，以熟地黄、山药、山茱萸、枸杞子等最为常用。刘松江教授说它们共同点是，功效上均可补肾填精，药性方面均平和或偏温。这样一方面能达到滋补肾阴、填精补髓之效，而肾精充足则又可转化为肾气，进而有利于肾阳的恢复；另一方面因其药性平和，又可避免其他补阴药的寒凉伤阳之弊，是"阴中求阳"方剂中最为理想的补阴药。这一补阴药选择规律对我们的启示是，在治疗肾阳虚证患者时，考虑患者阳虚易生内寒，在选择补阴药物以"阴中求阳"时，应该首选药性较为平和或微温之品。

四、"阴中求阳"之肺阳虚

不仅仅是补肾阳，刘松江教授还将"阴中求阳"理论应用到了其他脏腑，补肺阳就是非常典型的应用。刘松江教授认为老年性肺癌的形成与阳气不足、寒凝瘀滞有关。《素问·灵兰秘典论》曰："肺者，相傅之官，治节出焉。"肺朝百脉，主治节，主宣发肃降，通过宣发肃降调节机体呼吸运动和全身气机，调节血液运行和津液代谢。从阴阳属性来说，肺之津血属物质为阴，肺之气属功能为阳。所以肺阳指肺的功能活动及其功能活动中起温煦作用的阳气，是人体阳气在肺功能方面的反映。肺的阳气不足，容易发生肺系以及有关脏腑阳虚的症型及其临床表现。以往的认识中认为肺为气脏，气属阳，故肺阳常有余而阴常不足，故不会出现肺阳虚，因此在目前的老年性肺癌治疗中存在着"重寒凉药、轻温热药"的片面认识。《内经》认为："阳气者，若天与日，失其所，则折寿而不彰。"老年患者阳气日渐虚衰，体质较弱，对肿瘤抵抗和防御的免疫力也逐渐降低。因此在临床中老年肺癌患者中肺阳虚的症型并不鲜见。

老年性肺癌之形成乃阴邪结聚体内而成有形之邪，目前痰气郁结、阴寒凝滞被认为是肺癌形成的病理基础。其发生机制主要为脾为生痰之源，肺为贮痰之器，当脾气亏虚，水液运化失调，肺气虚，肺气宣发肃降功能失常，温煦作用失职，不能温化痰饮，痰气淤积而成积证。《灵枢·邪气藏腑病形》有关于肺阳虚病因的论述，"形寒饮冷则伤肺"，因肺为娇脏，其气于天，易受外邪侵袭。而寒为阴邪，其性收引凝滞，易伤阳气，寒气外侵，首先犯肺，而伤及肺阳。外加年老体弱，阳气已虚，肺失宣降，津液不布，水道不利，聚液而生痰；年老体虚，脾失健运，水湿由内而生，聚而成痰；年老肾阳亏虚，水液不得蒸化，停而成痰。三者相互影响，使得肺阳虚甚，阳虚则脉道失于温通而滞涩，引起血液、水湿运行不畅，停积而成血瘀痰凝，最终发为肺癌。

在临床观察中，老年肺癌患者常有"肺恶寒"之临床表现，如面色苍白，神疲形瘦，头晕纳呆，四肢欠温，腰酸肢肿，舌淡苔白，脉细弱。因《内经》云："病痰饮者，当以温药和之。"在临床应用中多采用温性之品。刘松江教授在肺阳虚型肺癌的治疗中予以熟附子、干姜、肉桂、淫羊藿温阳散寒，若痰涎壅盛者可用适量的皂角刺、清半夏、生南星、桔梗等涤、化、涌吐之药；因寒痰之邪郁闭肺气，不得宣泄，则加用麻黄、炒苦杏仁等大辛大温之品，以温而散之。在大量的补阳药中，还佐以少量的滋阴药。在"固本消癥汤"中，刘松江教授配伍北沙参、麦冬清肺热，养肺阴，益胃生津。生地黄甘苦寒，养阴生津止渴，浙贝母性寒味微苦，能清肺泄热化痰，二药与沙参、麦冬、生地合用可清肺热，养肺胃之阴，生津止渴，又兼清热凉血，适用于肺虚久咳及肺皆两虚之咳喘，均体现了"阴中求阳"的思想。

（王　浩）

第三章 临证思辨

第一节 消实补虚调阴阳 扶正祛邪抗肿瘤

恶性肿瘤是当前危害人类健康的最严重的疾病之一，预计到 2020 年全球新发肿瘤病例将达 2000 万，我国癌症发病率也呈逐年上升趋势，如不采取措施，到 2020 年发病人数将上升至 400 万。中医学历史悠久、对肿瘤的治疗具有独特的理论和明确的疗效，中医学理论及临床思维与现代医学方法有机的结合，是中国肿瘤防治的一大特色。近年来中医在应用辨证论治、专方专药及新药新剂型等方法治疗恶性肿瘤方面均有一定的进展。中医认为人体内外环境失和，脏腑阴阳气血失调，正气亏虚，加之外邪、情志、饮食等多种因素作用于人体，就会出现虚、痰、瘀、毒等病理改变，导致肿瘤的发生发展。《诸病源候论·积聚候》中指出："积聚者，由于阴阳不和，脏腑虚弱，受之风邪，搏于脏腑之气所为也。"张景岳认为积聚的发生与脾肾不足及虚弱失调有关，李东桓也强调用温补脾胃法治疗"坚牢如积而硬"的内伤病。

消法和补法源自清代医家程钟龄在《医学心悟·医门八法》中提出的"八法"，即"论病之源，以内伤、外感四字括之。论病之情，则以寒、热、虚、实、表、里、阴、阳八字统之。而论治病之方，则又以汗、和、下、消、吐、清、温、补八法尽之"。"消法"是通过软坚散结、行气活血、化痰利水、消食导滞等方法，使有形之邪逐渐消散的一类之法，使积聚之实邪渐消缓散的治法。"补法"是指通过补益气血阴阳，以治疗各种肿瘤虚弱状态的治法总则，也称为扶正法，其目的在于补不足，即通过药物的补益，使肿瘤患者气血阴阳亏虚或脏腑功能失和失衡的状态得以纠正，恢复机体和谐与平衡。《内经》有云"正气存内，邪不可干"，"邪之所凑，其气必虚"，人体自身及其与内外环境之间，需要始终维持着"阴平阳秘"的动态平衡状态，这是维持人体正常生理状态的基础。

关于恶性肿瘤的发病，郁仁存教授将各家观点总结为三种学说：气郁学说、内虚学说及失衡学说。气郁学说认为情志刺激可导致恶性肿瘤，如陈功实在《外科正宗》中就曾提及"忧郁伤肝，思虑伤脾，积想在心"等情绪异常日久都可能化生癌瘤。现代研究显示，情志刺激致癌的根本原因是损害了人体的免疫系统，导致机体免疫功能下降，在多种致癌因子作用下，促进肿瘤的发生。内虚学说认为"内虚"是肿瘤发生的关键因素，因正虚不能驱邪外出而致病，即"正气存内，邪不可干""邪之所凑，其气必虚"，这也是很多学者较为推崇的一种学说。失衡学说基于《黄帝内经》"阴平阳秘，精神乃治"的观点，强调阴阳气血、脏腑功能协调平衡的重要性，类似与现代医学中所说的内环境与稳态，这是人体保持健康的前提和基础。该学说认为，"失衡"是导致恶性肿瘤发生的根本原因，将致癌因素归为"阳"，抑癌因素归为"阴"，当阳相对过剩或阴相对不足时发病。由于肿瘤的发生发展是一个长期的过程，因而无论因实发病，还是因虚发病，实体的肿块都会对机体造成阻碍气血运行、耗气伤津、日久伤阳的影响。因此刘松江教授认为，绝大多数临床所见的恶性肿瘤患者，都存在"虚"与"实"并存的现象。对于这类患者，攻伐过度则正气耗伤更剧，补益太过又滋腻敛邪，可以说，辨虚实是肿瘤治疗成败的关键。据此刘松江教授以消补兼施为基本思路，在临床治疗恶性肿瘤时常将消法与补法配合使用，消实补虚，治疗恶性肿瘤，以达到扶正祛邪的目的，获得了较好的临床疗效。

关于"消"与"补"的选择，要参考不同肿瘤的病机特点、发展阶段及同期进行的西医治疗，并根据患者临证表现及舌脉特点，进行辨证分析。但总结各家文献所述及刘松江教授临床经验，也有一定规律可循。如早中期肿瘤正气受损不剧，往往以邪实为主，可适当给予攻伐之品；晚期肿瘤则以正虚为疾病的主要方面，需要重点考虑留存正气。术后患者，气血大亏，以补益气血为主；长期接受内分泌治疗者，多见肝肾阴亏，应在方剂中添加滋补肝肾的药物；放化疗者，尤其是放疗，中医属于热毒耗伤气阴，益注重益气养阴生津，并针对放化疗可能产生的毒副反应进行预防性治疗等。同时，放疗、化疗等现代医学治疗方法，因其作用主要是消灭实体肿瘤，故也可归入"消法"的范畴，在临床实际中，消补兼施法的运用也将这些治疗的参与作用纳入其中，用免疫扶正中药参与放化疗等治疗，以达到消补兼施、祛邪不伤正的目的，也是非常常见及有效的中西医结合治疗手段。

总之，中西医结合治疗肿瘤基本趋向于辨证与辨病结合；扶正与祛邪结合；重视病期及治疗阶段，各阶段对应用药且逐步规范治疗；以中医多种治疗方法的综合应用提高疗效。中西医结合治疗肿瘤在减轻肿瘤患者临床症状、稳定瘤灶、提高患者生存质量及延长生存期等方面已显示出一定的效果和优势，在我国恶性肿瘤防治体系中占据重要位置。

一、肺癌

肺癌全称为原发性支气管肺癌，是指发生于各级支气管上皮细胞及细支气管肺泡上皮细胞的恶性肿瘤。男性肺癌的发病率和病死率均为所有恶性肿瘤的首位，女性发病率和病死率均占第二位。肺癌的临床表现较复杂，症状和体征的有无、轻重以及出现的早晚，取决于肿瘤发生部位、病理类型、有无转移及有无并发症，以及患者的反应程度和耐受性的差异。本病由于早期症状不典型容易漏诊而致晚期预后差。目前临床上，对肺癌的治疗中医药也占有一席之地，无论是单纯的中医药治疗还是联合其他方法治疗，在临床上都验证了其治疗有效。

肺癌在中医古籍中的论述可散见于"肺积""咳嗽""咯血""胸痛"等病症中。肺为华盖，居于上焦，主气，司呼吸，通调水道，宣散卫气，朝百脉，主治节。肺为娇脏，肺叶娇嫩，不耐寒热，易被邪侵。肺癌的形成主要是由于正气虚损，脏腑功能失调，邪毒侵肺，导致肺气膹郁，津液输布失常，痰凝、气滞、瘀毒互结于肺脏，日久形成积块，形成典型的虚实夹杂证。其中正虚以气阴不足；而邪实关键在于痰瘀。痰瘀在肺癌的发病机制中既是邪毒侵肺、肺腑功能失调的病理产物，又是导致正气内虚、肺脏功能失调的致病因素。如《杂病源流犀烛》所云："邪积胸中，阻塞气道，气不得通，为痰，为食，为血，皆邪正相搏，邪既胜，正不得制之，遂结成形而有块。"肺癌的主要病理表现为痰瘀毒结，而癌毒是恶性肿瘤不同于其他疾病的特异致病因素。

肺癌早期发病症状不典型，易被患者忽略，延误治疗，导致晚期愈后不理想。目前早期肺癌的治疗大多以手术切除为主，但临床大多数患者发现时已属晚期，且有多处转移，失去了手术根治的机会，只能进行放疗、化疗、免疫抑制剂等治疗。无论是手术治疗还是放疗、化疗都极易损伤人体正气。刘松江教授则认为肺癌的治疗应以消补兼施法为基础，根据病情，斟酌消法与补法的侧重，多以扶正为主，祛邪为辅，标本兼治，在治疗的同时补益正气，减少放疗、化疗的不良反应，改善患者生存质量，延长患者生存时间。治法方面，又可根据患者具体病情，综合灵活运用益气健脾法、滋补肝肾法、宣降肺气法、润肺生津法、化痰散结法、活血通络法、清热解毒法以及和胃消食法等治法进行治疗。刘松江教授认为这应该作为中医药参与治疗肺癌的基本思路，这一观点已得到诸多学者文献及临床研究的印证。多年来，刘松江教授带领的团队运用由益气养阴、清热解毒、祛瘀化痰、消肿散结的中药组成的复方消补冲剂治疗肺鳞癌，取得了很好的临床疗效，并进行了一系列临床及实验研究。结果证明，复方消补冲剂在抑制肿瘤生长、稳定病灶、改善症状、改善机体免疫状态、提高生存质量等方面较单纯应用其他治法均显现出明显优势，尤其是对于晚期鳞癌，对肺腺癌患者也有较为明显的治疗作用。多年研究及临床工作证实，消补兼施法确为治疗肺癌的有效方法。

二、乳腺癌

乳腺癌是危害女性健康的重要疾病，是女性最常见的恶性肿瘤之一，有"乳石痈""石榴翻花""发石奶""乳栗""妒乳"等名，属于中医学"乳岩"范畴。其发病率呈上升趋势，已成为世界上许多国家共同关心的问题。随着新型治疗手段及药物的不断出现，乳腺癌患者治疗的有效率及生存时间均有了明显改善。中医药在乳腺癌的综合治疗中占有重要地位，临床上多项研究已证实中医药可以改善患者症状、提高生活质量，且一定程度上具有减缓或抑制肿瘤复发转移的作用。现代医学认为，乳腺癌是一种激素依赖性肿瘤，其发生与体内雌、孕激素水平变化密切相关。

（1）乳腺癌主要由肝郁气滞、郁结伤脾等七情因素引发，其中尤其重视肝气郁滞的作用。《医宗金鉴》有"乳岩有肝脾两伤，气血凝结而成"的论述，《外科正宗》亦指出："忧郁伤肝，思虑伤脾，积想在心，所愿不得者，致经络痞涩，聚结成核"。情志伤肝，肝郁而气滞，思虑伤脾，脾虚则痰凝，气滞痰凝，结而成核。《外科问答》曰："翻花岩……由肝郁不舒，水火鸱张而得，甚不易治。"强调了乳腺癌的发生与"肝失疏泄"密切相关。《格致余论》云："若不得夫，不得于舅姑，忧怒抑郁，朝夕积累，脾气消阻，肝气积逆，遂成隐核……名曰乳岩。"《青囊秘诀》对病因病机的论述则更为详尽："乳岩乃性情每多疑忌，……失于调理，忿怒所酿，忧郁所积，浓味酿成，以致厥阴之气不行，阳明之血腾沸。"综上所述，刘松江教授认为本病相关症状的发生与肝气郁滞有关，肝失疏泄影响血液的运行，气滞而无法推动血液，气滞血瘀从而导致本病的发生，或气滞而痰浊凝阻，也可引发本病。

（2）人体脏腑机能的平衡有赖于一身气血运行的调畅，乳腺疾病的发生多因情志失调、肝气郁结、气滞血瘀等因素所致，其发病的基础与正气不足有关。正气不足，气血阴阳虚弱，主要为阳气不足。由于阳气亏虚，患者抑郁寡欢，容易气机不畅而"郁"；脾阳不足，不能蒸腾、运化水谷精微，脾虚不能为胃行其津液，则津液聚集为痰。另外，肾阳不足，水气上泛，亦能生痰，痰主要由脾、肾阳虚所生；阳虚则温煦功能低下致血脉阻滞、运行不畅而成"瘀"，痰瘀胶结于乳房即发乳腺癌。正如《疮疡经验全书》指出："阴极阳衰，血无阳安能散，致血渗入心经而生乳岩。"《外科证治全生集》中说："乳癌是由于阴寒结痰，治当阳和通腠，温补气血，主张用阳和汤治疗。"其乳腺癌进入晚期以后，阳气愈虚，邪毒愈盛，造成诸脏阳虚。

（3）从经络角度来讲，乳头、乳房分属肝、胆、胃经，乳头为肝肾二经之冲，乳房为阳明气血汇集之所，乳部经络赖肝之疏泄、阳明之布司。乳腺癌的发生是由于肝、脾两伤，痰凝气结。肝伤失其条达，则气血瘀滞乳络；脾伤失其健运，水湿不化，聚结成痰，气痰凝结，则渐生结核。《内经》有云："见肝之病，知肝传脾，必先实脾。"由此可见，乳腺癌多以肝郁脾虚证导致瘀毒内结为基础，这与临床实际所见相符。另外，刘松江教授还认为女子以肝为先天，肾为元气之根，冲任之本。肾气充盛则冲任脉盛，冲任之脉上贯于乳，下濡胞宫。冲为血海，任主胞胎，冲任之脉系于肝肾，肝肾不足，冲任失调而致气虚、血虚，气血运行不畅而致气滞血凝，阻于乳中而成本病。

总之，乳腺癌总属本虚标实之证，因虚致实，虚实相兼，整体虚与局部实互见。正气亏虚、脏腑阴阳气血失调是乳腺癌发病的基础，情志失调是乳腺癌发病的重要因素。情志失调导致脏腑失和，气血不调，经络不通，表现为肝肾不足、气虚血弱、冲任失调、气滞血瘀。在治疗上应以扶正与祛邪相结合的总原则，消补并进，根据邪正盛衰、临床分期，结合其他治疗、中医辨证情况等，综合运用疏肝解郁、消肿散结、健脾益气、养血柔肝等方法。一般早期宜祛邪为主，扶正为辅；中期宜扶正祛邪同时兼顾；晚期宜扶正为主，祛邪为辅，强调扶正不留邪，祛邪不伤正，攻补兼施。刘松江教授通过大量临床和实验研究表明，乳腺癌患者配合中医药辨证施治，应用扶正和祛邪中药，可调整机体阴阳、气血、脏腑和经络功能，改善机体物质代谢，增强机体免疫功能和抗病力，减轻放、化疗毒副反应，提高手术切除率及放化疗完成率。中医药疗法对减少复发和转移，提高乳腺癌患者的生存率和生存质量，延长生存期限具有重要作用。

三、肝癌

肝癌是世界公认的癌中之王，具有起病隐匿、潜伏期长、高度恶性、进展迅速、侵袭性强、易转移、预后较差等特点，中位生存期短。这些突出的劣势都为肝癌的治疗和科研进步增加了难度，其发病人数逐年增多，从地域而言农村多于城市。有资料证实因肿瘤死亡的人数中肝癌所占比例位居第二，因此肝癌的防治刻不容缓。在我国，基于长久以来中医治疗肝癌的认识和经验，在西医治疗的基础上结合中医药治疗肝癌体现了独特优势，尤其在缓解肝癌患者术后不适、提高免疫力、提高生活质量等方面，中医药的应用一定程度上弥补了西医的不足。

肝癌属于中医学的"积聚""癥瘕""黄疸""臌胀""胁痛"等范畴。古医书又有"肥气""痞气""积气"之称。肝癌的病因，多是脏腑功能失调，气血亏虚，邪毒乘虚侵袭或内生，致气血、痰湿、热毒等互结于肝，日渐瘀积而成。《仁斋直指方》说"癌者，上高下深，岩穴之状，颗颗累垂……毒深根藏，穿孔透里"，明确指出癌的发生是毒深根藏之故。刘松江教授认为，癌毒既是一种病理产物，又是一种致病因素，其存在是肝癌产生的先决条件，又是肝癌不同于其他疾病的根本原因。癌毒的出现，使疾病的性质发生根本的变化。癌毒一旦产生，就会成为长期刺激机体的致病因子，导致机体功能失调，代谢紊乱，正气急剧消耗，各种毒物蓄积，又与瘀血、痰浊凝结到胁下，久而成肝癌。癌毒为阴毒，其性潜伏，为病缠绵，其致病特点表现除具有耗损正气、与痰湿互相胶结、顽固难愈的特点外，同时又具有强侵袭性、快进展性、易转移性等特点。

在治疗方面，刘松江教授认为脏腑气血亏虚是肝癌形成的本，是正虚，表现为乏力、倦怠、懒言、日渐消瘦、面色萎黄等症；气血痰热瘀毒互结于肝，症见胁下痞块坚硬拒按，甚至脘腹胀满，腹大如鼓，水肿等是标，是实证的表现。肝癌的晚期则以正虚为主，症见神昏、呕血、便血、臌胀、黄疸等危重症状。所以肝癌的治疗应该以标本兼治、扶正祛邪为原则。初起邪盛以祛邪为主，常用活血化瘀、消积散结、逐水破气等祛邪的方法，适当辅以健脾理气、益气养阴等法，以免祛邪伤正；随疾病的进展，正气渐伤，宜攻补兼施、扶正祛邪，可选用健脾益气、养血柔肝、滋补阴液、活血化瘀、理气破气、逐水消肿等法；到了晚期，正衰不耐攻伐，则宜扶正为主，必要时佐以祛邪之法，常用健脾益气、滋养肝肾、清热利湿、醒神开窍等法。总的来说仍然遵循消补兼施的治疗原则，只是根据病情及辨证，选择"消"与"补"的方法及侧重不同。辩证的扶正与祛邪，才更有利于改善肝癌患者的生存质量，延长生存期，同时，这也体现了中医辨证施治的基本原则。

四、大肠癌

大肠癌是下消化系统中一种常见的恶性肿瘤，是指发生在结肠（包括升结肠、横结肠、降结肠、乙状结肠）和直肠的恶性肿瘤，早期发现的大肠癌可以根治。目前，大肠癌的发病率已跃居于我国恶性肿瘤的前5位。现阶段对于大肠癌的治疗仍以西医为主（包括外科手术治疗、放疗、化疗、分子靶向治疗、生物治疗等），但是中医药疗法（包括辨证论治、中药成药、中药灌肠疗法、针灸疗法等具有中医药特色的治疗方法）在大肠癌保守治疗、术后调护、放化疗并发症预防处理等方面具有不容忽视的优势，受到众多医护人员和患者的关注。

现代中医多依据临床症状和体征，与古籍中所描述的相似症状对应，将大肠癌划归于"肠覃""积聚""脏毒""锁肛痔"等范畴。如《灵枢·水胀》中记载："肠覃何如？寒气客于肠外，与卫气相搏，气不得荣，因有所系，癖而内著，恶气乃起，息肉乃生。"《景岳全书·积聚》曰："凡脾肾不足及虚弱失调之人，多有积聚之病。盖脾虚则中焦不运，肾虚则下焦不化，正气不行则邪滞得以居之。"《外科正宗·脏毒论》认为："又有生平情性暴急，纵食膏粱或兼补术，蕴毒结于脏腑，炎热流注肛门，结而为肿。"《灵枢·百病始生》云："起居不节，用力过度，则络脉伤。阴络伤则血内溢，血内溢则后血。肠胃之络伤，则血溢于肠外，肠外有寒，汁沫与血相搏，则并合凝聚不得散，而积成矣。"刘松江教授以古代医籍为基础，结合自身的临床经验，认为大肠癌的发病不是单单某一个因素所造成的，而是以素体正气不足、脾虚肾亏为其内因，以饮食不节、情志不畅、起居不慎、外邪侵犯为其外因，内因与外因联系紧密，互相影响，互为因果，以致发病。机体正气不足，五脏虚衰（尤以脾肾虚弱为主），外感湿热邪气，加之饮食不节，偏嗜肥甘厚腻之品，使得机体脾胃受损，脾胃虚弱，运化无力，秽浊之气无法及时排出体外，湿热邪毒蕴结于肠，浸淫肠道，阻塞气机，湿、热、瘀、毒凝结，日久则成积块，故而发为本病。因此，本病病位虽在大肠，但发病与脾、肾关系密切。刘松江教授认为本病实属"本虚标实"，以肺脾肾虚为本虚，以湿热、气滞、血瘀、热毒为标实，因虚致实，实而益虚，两者相互交结，互为因果，形成一个恶性循环。因此，治疗应以培补肺脾肾、扶助正气治其本，并以通腑攻下、祛邪解毒治其标，但在疾病的不同阶段，邪正盛衰是不断变化的，应灵活掌握扶正与祛邪的主次，以期在临床实践中得到较好的疗效。

（李 全）

第二节 健脾益肾养血法 癌症贫血亦能医

一、概述

癌性贫血，也称肿瘤性贫血，是指肿瘤直接破坏引起的和肿瘤对机体的侵害和消耗而间接引起的以及在抗肿瘤治疗过程中因药物导致的贫血。其发生与年龄、肿瘤的分类、分期、以及是否合并感染等多种因素的影响有关，发生率为39%～55%，一旦出现贫血，将严重影响肿瘤患者的生活质量及进一步的抗肿瘤治疗，导致预后不良。现在肿瘤患者接受治疗的比例明显提高，患者对生活质量的要求也明显增强。但与之不相称的是临床医师对癌性贫血的诊断认识不足，对贫血的后果缺乏重视，对患者贫血早期干预带来的收益了解不够，导致临床上漏诊率高，检查率低，治疗率低，应该引起重视。

癌性贫血的发生是多重因素参与的，这些因素包括肿瘤相关的出血，手术治疗引起的出血，肿瘤骨髓侵犯，造血的克隆性异常，溶血，营养不良，铁代谢异常，肾脏功能损伤，化疗放疗引起的骨髓抑制。研究表明，免疫或炎症系统的激活以及诸如肿瘤坏死因子（TNF）、白介素-1（IL-1）和干扰素（IFN）等细胞因子的释放也参与癌性贫血的发生。这些细胞因子导致促红细胞生成素分泌减少，铁利用障碍，并可能使红细胞生存时间缩短，而红细胞的生成不足以代偿红细胞生存时间的缩短。骨髓抑制是肿瘤化疗和放疗的常见不良反应，抗癌药物尤其铂类药物的广泛使用是癌性贫血的一个重要因素，铂类药物除骨髓抑制作用外还能造成肾脏损害，损伤肾小管细胞导致内源性促红细胞生成素（EPO）减少而引起贫血。

对于严重贫血患者，多年以前人们采取输血的方法，近十年来临床上开展了重组人促红细胞生成素治疗癌性贫血，取得了一定疗效，但其长期使用、价格昂贵，而且带来一些不良反应。在临床应用上与西医相比，中医治疗有以下优势：①毒不良反应相对较小；②可作用于多个靶点，突出多方面疗效；③改善整体症状优越。中医药在治疗癌性贫血时，补血剂配伍方法主要有补气健脾、益肾填精。中医学认为恶性肿瘤始于癌毒内生，但根本源于正气不足，阴阳失调，邪毒内侵，痰瘀交结，产生积块，本虚标实贯穿于疾病的全过程。而癌性贫血属中医的"血虚证""血枯""血劳"等证范畴，依据中医气血理论，气为血之帅，补气可以生血，临床上常配伍补气药，加强补血药的生血作用。其发病与心、肝、脾、胃、肾有关，与脾、肾更为密切。"脾为后天之本，气血生化之源"，脾气不足，不能健运水谷，造血原料缺乏，营养不良而致气血虚衰。肾主骨生髓，寄人体的元阴元阳，肾气不足，肾不能蒸化肾阴，化生肾精，肾精亏虚，不能生髓，而髓不能化生气血，致气血两亏，形成贫血。故在癌性贫血治则方面，主要是健脾益肾、补气养血，应用此治法能有效地改善癌性贫血。且其作用安全、价格低廉的优势，在今后治疗癌性贫血中大有可为。

因此，积极探索防治癌性贫血的有效药物和治疗手段，对提高晚期肿瘤临床疗效、改善患者生活质量及预后、降低医疗成本等均具有重要意义。

二、健脾益肾补气养血法的确立

（一）补血生血

虚则补之，古法已有，刘松江教授认为补血养血方药具有滋补营血，调和气血，平调脏腑阴阳，通利血脉等作用。常见补血方剂有四物汤、阿胶补血汤、胶艾汤等。常用单味药有地黄、当归、阿胶、何首乌、鸡血藤、枸杞、白芍等。现代研究认为补血养血方药具有通过补充丰富的造血物质，促进血细胞、血浆成分生成，调节血量和血流分布，抗氧化，抗溶血，促进血红蛋白携氧、释氧能力等环节，发挥"补血"作用。

（二）补气生血

中医学中气与血关系可概括为"气为血之帅，血为气之母"。气无形而血有质，气属阳，主动，主煦之。血属阴，主静，主濡之，气是血液化生、输布、濡养全身的动力。血赖气而生，气得血以附。气存在于血中，气的活动离不开血。若血不载气，则气飘浮不定，无以所归。没有血的濡养，机体各器官就不能维持正常的生理功能。所以，气血是相互依存、相互维系的。气中有血，血中有气，若气血不和，则百病从生。如气不足，生命力衰弱，脾胃消化、吸收能力下降，则血化生无源；骨髓造血功能减退，则血细胞生成减少；内分泌紊乱，可致造血因子的调控失灵；血中各类血细胞异常，则导致各种类型血液疾病……故刘松江教授在中医临床治疗各类血虚证时，常需配合用补气方药，如四君子汤、黄芪、人参。

（三）肾生血——精化血

中医学认为精的含义有广义和狭义之分。广义之精，指由气而化生的，构成人体和维持生命活动的精微物质。它包括先天之精、后天之精、生殖之精和脏腑之精。狭义之精，指肾藏之精，即生殖之精，是促进人体生长发育和生殖功能的基本物质，先天之精是与父母生殖之精结合，形成胚胎之时，便转化为胚胎自身之精，是构成脏腑组织的原始生命物质。《素问·上古天真论》有："生之来谓之精，两精相搏谓之神。"《灵枢·决气篇》云："两神相搏，合而成形，常先身生，是谓精。""人始生，先成精。"表明了个体的形成是先天之精变化所生。此过程孕育了脏腑组织、筋骨经络的逐渐形成。先天之精演化为五脏之精并藏纳为肾精。刘松江教授经常教育我们说中医的肾是多个功能单元的集合，"肾主藏精，受五脏六腑之精而藏之"。《医经精义》又云："肾藏精，精生髓……髓者肾精所生。"《诸病源候论》曰："肾藏精，精者，血之所成也。"故肾精的生理功能之一是化血，精足则血旺。正如《素问·阴阳应象大论》所云："骨髓坚固，气血皆从。"《张氏医通·诸血门》中云"气不耗，归精于肾而为精，精不耗，归精于肝而为清血，血不泻，归精于心，得离火化，而为真血"，[即肾精归于肝，由肝之气化转化为血肾精化生元气，又能促脾胃化生水谷精微，奉心化赤为血。]常用的补肾方药有右归丸、鹿角胶、枸杞子，其功能益精养髓。

（四）脾胃生血

《素问·灵兰密典论》云："脾胃者，仓廪之官，五味出焉。"刘松江教授认为脾胃为后天之本，关于血的化生，早在《灵枢·决气篇》中曰"中焦受气取汁，变化而赤，是谓血"。脾胃是气血生化之源，正如《景岳全书》所云"血者水谷之精也。源源而来，生化于脾"。饮食营养摄入充足，脾胃运化功能正常，血液的化生就会充足。因此，长期饮食营养摄入不足，或脾胃的运化功能失调，均可导致血液的生成不足而形成血虚的病理变化。《灵枢·营卫生会篇》解释"中焦亦并胃中，出上焦之后，此所受气者，泌糟粕，蒸津液，化其精微，上注于肺脉，乃化而为血，以奉生身"。刘松江教授说"中焦受气取汁"的过程是脾胃运化水谷精微，产生各种营养物质的过程，而"变化而赤"即化生为血的过程，乃水谷精微通过脾的转输升清作用，上输于心肺，在肺的吐故纳新之后，复注于心脉赤化后而变成新鲜血液。刘松江教授在临床上常用的的健脾方药多用四君子汤、参苓白术散，功能健脾益气。现代研究认为健脾的方药有降低瘤细胞的增值率，减低瘤组织的侵袭性，提高机体抗肿瘤反应及瘤细胞毒的作用，对骨髓红系造血祖细胞的生长有一定的促进作用。

三、刘松江教授谈癌性贫血

刘松江教授认为血虚型癌性贫血的病机特点是脾肾两虚、气血两虚。血虚型癌性贫血属于中医"血劳""虚劳"范畴，其发病与正虚，特别是脾肾两虚有关，"脾为后天之本，气血生化之源"，"肾为先天之本，主骨藏精"，精能生血，脾肾两虚导致血化生障碍，而成血虚贫血。放化疗作为祛邪攻毒之法，是治疗恶性肿瘤的主要手段之一，但其在抑制或杀伤肿瘤细胞的同时也杀伤正常机体细胞，由此而引起的最常见毒副反应之一是血细胞减少。究其原因，一则直伤骨髓精气，本源受损，精不化血，血生乏源；二则损伤肾精，精不养髓，髓不化血以致血液虚少；三则损伤脾胃，脾失健运，而出现恶心、呕吐、纳差、腹胀、腹泻等症，致使气血生化无源，从而加重了气血的蚕蚀损耗。肾精主要赖于脾的运化功能正常，将水谷精微输送于肾，依靠肾的滋养、温煦作用，充盈于骨髓，化生为血液注之于脉中。脾化后天之精微，肾藏先天之精髓，互为资生，相辅为用。若肾精亏损，则骨髓不充，髓虚则精血不能复生。若脾气虚弱，则水谷不化，气血和肾精的化源不足，全身失养，虚损衰竭皆至。

四、验方健脾益肾生血汤治疗血虚型癌性贫血

健脾益肾生血汤为刘松江教授治疗血虚型癌性贫血的经验方。刘松江教授根据自己多年的临床体会，结合现代药理研究，以健脾益肾、补气养血为原则组方。

（一）药物组成及分析

红参15g，黄芪30g，白术15g，山药15g，茯苓15g，半夏10g，陈皮10g，当归10g，白芍10g，鸡血藤30g，炙甘草10g，枸杞子15g，鹿角胶15g（烊化），阿胶10g（烊化）。

本方以红参、阿胶为君药，红参甘温微苦大补元气，阿胶血肉有情之品滋补阴血，共奏大补气血之功。黄芪甘温补气助红参一臂之力，使人体表气、里气双补，补气更全面；当归味甘温、辛苦，助阿胶补血，亦有行血的作用；白术甘温味苦、山药甘平、茯苓甘淡平健脾益胃，使后天气血生化有源；鹿角胶血肉有情之品、枸杞子甘平滋肾养精血，共为臣药。陈皮理气，半夏和胃，使气得补而不滞，鸡血藤活血，使血得补而不瘀，共为佐药；炙甘草调和诸药，为使药。诸药合用能相互促进，共奏补气健脾，益肾填精，补血生血之功。

（二）组方特色

1.平调脾肾、抚养气血

本方施以红参、黄芪甘温之味，以益其气，施以鹿角胶、阿胶之厚重之味以滋其精血，施以质甘温润的当归以补其血，即所拟本方人参、黄芪补元气，补气以生血，补气以行滞。予鹿角胶、阿胶补肾填精，填精尤重养血，再以当归，攻专养血、活血，补中有动，行中有补。故本方以脾肾并重，精滋气化，终不离一"血"字。

2.权衡阴阳、育酿生气

《内经·生气通天论》云"阴平阳秘，精神乃治"，遣方用药的关键应察着"阳得阴助而生化无穷，阴得阳升而泉源不竭"的原则，亦如古训所言"察其不足之所处而填补之，观其生气之所在，而培养之，如是则致其平而复其常，虽有大风苛毒，莫之能伤""审其阴阳，以别柔刚，阳病治阴，阴病治阳，定其气血，各守其乡"。

肾为水火之脏，尤重阴阳平衡。肾阴亏则有火旺之象，肾阳虚则有水泛之虞，本方予枸杞子补肾阴，鹿角胶温肾阳，阴阳互资互用，生气以从。脾为气血生化之源，尤重培摄调养，刚燥之剂耗伤其血，滋腻之品则碍滞其气，故本方中予以甘、微温诸药以培育脾气，调补生机，不峻不急，忌刚忌腻，阴阳融洽，

真气乃滋。

3.通守互用、补而不滞

《景岳全书》云"通补为用，守补则谬"，杨士瀛《仁斋直指方》云"夫惟血荣气卫，常相流通，则于人何病之有"。故本方取当归养血之中有活血之效，鹿角胶补肾精中有化血之功，鸡血藤活血通脉，黄芪甘平补气以行滞，又加上陈皮理气、半夏和胃。本方以守为补，以通为用，通守结合，补而不滞，化源不涸。

（庞雪莹）

第三节　平治权衡调脏腑　四法巧治大肠癌

一、培补肺脾肾、扶助正气

刘松江教授在长期的临床实践中，强调当从中医整体上研究大肠癌的发病，认为其由外因（六淫）、内因（情志所伤、饮食劳倦等）致正气虚损，脏腑功能失调，邪毒侵袭，日久而成肠覃。并总结出正虚在发病中的作用，正如《景岳全书·杂证谟·积聚》曰："脾肾不足及虚弱失调之人多有积聚之病，盖脾虚则中焦不足，肾虚则下焦不化，正气不行则邪滞得以居之。"明代的李中梓《医宗必读》认为："积之成也，正气不足，而后邪气踞之。"刘松江教授对前人"正气虚则成岩"的学术观点非常认可，认为人体正气的强弱与肿瘤的发生密切相关，脏腑功能失调、正气虚衰是其发病的基础。一方面，人体正气匮乏，卫外不固，无力抵御外邪，邪毒易趁虚而入；另一方面，正气不足，脏腑功能失于调和，极易产生气滞、血瘀、痰凝、毒聚等病理因素。内外致病因素相合，滞于经络、脏腑、胶结日久，形成局部积块。此病邪有二，一为外来之邪，二为内生之邪，但其致病根源皆为人体亏损之正气。所以大肠癌是一个全身属虚，局部属实的疾病。刘松江教授认为，大肠癌发病的最基本特点就是正虚邪实，以正虚为本，湿热毒蕴为标。本病虽然只是大肠的局部病变，但从整体观念出发，又是全身机能失调的局部表现。再加上患者运用现代治疗手段，诸如手术、放疗及化疗之类更使正气大伤。因此，应将治疗全身与局部、治本与治标密切结合起来，扶正为先，固本为要，增强并调动自身免疫功能，以清除及中和病理产物，控制癌瘤发展。

就大肠癌的形成过程而言，刘松江教授认为正气虚弱是决定肿瘤发生的根本原因，而邪气侵凌只是促使肿瘤发生的外部条件。当邪气聚结为患之际，人体正气尚实，两者势均力敌，则病情趋于稳定；若出现"邪长正消"的局面，则人体抗病能力进一步衰减，癌瘤加速发展，甚或出现转移、播散。如人体正气强盛，则可遏制邪气的生长，可使癌瘤退缩，病情向愈。由此可见，正气的盈弱始终是决定肿瘤发生发展和病机演变的关键。肾为先天之本，脾为后天之本，所以临床上大多数患者患病多是由于其脾所不足，运化不能，湿浊内蕴；或由肾所亏损，气化失司，湿浊内聚。湿邪蕴结体内，日久郁而化热，湿热下注，浸淫肠道导致气血运行不畅，湿热瘀滞凝结而成肿瘤，脾所亏虚，肾阳亏损是其发病的根本，所以，扶正治疗时当以脾肾为主。另一方面，肺与大肠相表里，故《素灵微蕴》曰"肺与大肠表里同气，肺气化精，滋灌大肠，则肠滑便易"；《医精经义》："大肠所以能传导者，以其为肺之腑。肺气下达，故能传导。"可见，肺气的清肃也影响着肠道的传导。

刘松江教授总结临床经验发现，大肠癌患者大多都伴有气滞、血瘀、痰凝、湿阻、便血等脾虚证的病变，晚期多脾肾两虚、阴阳双亏，刘松江教授认为这些病变多由于脾气虚、肾阳虚所致。因为脾气不足则不能升清，然而胃亦不能降浊，脾胃气机郁滞，导致肠道传化不利；脾失健运，不能输布水谷之精微，湿浊内生凝聚成痰，痰阻气机，血行不畅，脉络壅阻，痰浊、气滞、血瘀与气血搏结于肠道导致发病；脾气虚不能统摄血液，则出现便血；脾气不足则运化失司，无力化生气血精微，不能输精于肾，肾精不充而至肾气不足，肾气虚甚则肾阳衰微，肾阳不足则温煦无力，湿浊不化。所以，健脾不忘温肾，温肾不忘补脾。此外，肺与大肠相表里，同时要兼顾肺气的宣发肃降。

故刘松江教授临床组方常常以黄芪为君药，健脾升清；以四君子汤和四神丸加减为臣，即太子参或党参配合茯苓、白术，既补肺气又辅助黄芪健脾运化水谷精微，又取白术、茯苓利湿化痰之意，以补骨脂、肉豆蔻配伍温肾暖脾，生姜、吴茱萸温中散寒。在此基础上，伴有气滞者，加香附、佛手、陈皮、木香、砂仁等理气健脾解郁之品；血瘀者，加桃仁、蒲黄、露蜂房、血余炭等具有化瘀不伤正气之品；肾阴不足者，加枸杞子、女贞子、二地、旱莲草等；伴有便血者，加仙鹤草、白芨、地榆等；伴有食滞者，加焦三仙、鸡内金消食运脾。从以上用药不难看出，诸药以补而不滞、散中有收、行而不散为组方原则，充分体现了刘松江教授用药以固护脾肾为主，谨遵"肾为先天之本，脾为后天之本"的学术思想。

二、通腑攻下、祛邪解毒

大肠为六腑之一，司传导之职，清除糟粕，肠道恶性肿瘤则有碍腑道的通畅，阻滞气血水湿的运行。如气滞、湿热、痰湿、血瘀阻于肠中，则传化不利，邪毒内停，久而凝聚成块，形成肿瘤。表现为腹部包块，刺痛拒按，便秘，里急后重等症，皆由腑气不通所致，腑气不通，诸险生焉。病位在肠，腑道不通是关键，病机与"壅塞"有关。根据"六腑以通为用，以降为和"，"泻而不藏"之理，刘松江教授认为，欲消除肠道肿块，通下腑中污浊。脏毒、瘀血等病理产物至为重要。通过各种通下法，达到邪去腑通，肠道的功能才有恢复的可能。因此，以通为用，辩施各种通下之法，是大肠癌治疗的重要环节。如大肠癌因"蕴毒内结"或"毒聚肠胃"致腑气不通，或大肠癌腹腔化疗后燥屎内结致腑气不通，而成"阳明腑实"或"热结旁流"之证，必先通降腑气，方可"急下存阴"而不伤正气。再如敏感性肿瘤化疗后出现大量肿瘤细胞坏死、引起肾功能损害的急性肿瘤溶解综合征，主要表现为呕吐及小便不通，属"癃闭"范畴，对其的治疗亦用通降腑气之法，吐之下之，使浊毒下泻，浊阴得降，清阳得升，阴阳趋于平和。

刘松江教授认为，大肠癌的整个过程，贯穿着虚、湿、瘀、毒四证，疾病的早期正气尚旺盛，邪毒尚未强大，多以湿毒蕴结、气滞血瘀为主，临床表现以实证为主；到了晚期，湿毒瘀滞越盛，加之手术、放疗、化疗等西医治疗方法的毒不良反应，正气渐衰，邪气渐盛，临床表现虚实夹杂为主；病情到终末期，则多表现为脾肾两虚、阴阳气血亏虚，正气亏虚无力抗邪，邪毒可留驻他脏，临床表现以虚证为主。所以，在大肠癌的早、中期，正气尚未亏虚太甚时，多采用通腑攻下、祛邪解毒为主，以扶正为辅的治则。通下的方法常用的有清下、润下、温下、下瘀四法。清下，即清热攻下，用于热毒结聚于肠中之证，常用大黄、芒硝等；润下，即润燥通下，用于肠津少、血亏或气阴两亏而便秘者，常用生地、当归等；攻下，即温脾攻下，用于寒湿结于腑中，便下脓冻之证，常用炮姜、木香等；下瘀，即攻下逐瘀，用于腹中疼痛固定不移，大便变细者，常用乳香、没药、赤芍等。

刘松江教授在临床上常根据邪毒的性质遣方用药，湿热蕴结流注肠道者，以白头翁汤加减，用苦寒而专入大肠经之白头翁为君，清热解毒，凉血止痢，清胃肠湿热和血分热毒；黄柏、黄连清热燥湿，泻火解毒；秦皮苦涩寒，一药两用，既助君臣清热燥湿，又能收涩止痢；痰湿凝结者，加半夏、茯苓、竹茹、枳实等以健脾化痰；气滞血瘀甚者，加大黄、蒲黄、桃仁、泽兰等；若以黏液脓血便为典型症状，多为邪毒滞留，久聚成块，阻塞肠道，化热伤及血络，热毒炽盛，肉腐络损所致。故在攻补兼施之基础上，佐以地榆、槐花等化瘀止血；便秘者则可以用生大黄、枳实、厚朴、莱菔子等荡涤湿热毒邪，清除肠腔瘀滞，减轻局部炎症水肿及毒素的吸收。另外，在以上治疗的基础上，刘松江教授还常酌情选用一些在体内及体外均能一定程度上直接或间接抑、杀肿瘤细胞的具有抗癌解毒作用的药物，如白花蛇舌草、半枝莲、黄药子、山慈菇、薏苡仁等，且每剂方中一般只有 2~3 味，不宜多用。现代药理研究证实，这些药物均能显著抑制肿瘤生长和转移，临床观察也确认这些药物能有效地改善肠癌患者的症状。在配伍此类药物时，要根据患者的体质、病邪、病位、病程以及用药情状况等，进行综合调节。对晚期患者，主要"衰其大半而止"，不可过于攻伐，并注重疏导，做到通不致虚，补不留邪。刘松江教授还曾经应用活血通经、破瘀消癥之穿山甲为引，正如《药性论》用其治"痔漏恶疮疥癣"，《医学衷中参西录》载："癥瘕积聚，疼痛麻痹，二便闭塞之证，用药治之不效者，皆可由山甲作向导。"但是由于穿山甲现在是保护动物，所以基本已经不用。同时刘松江教授强调，在用通腑攻下时，不可一概用峻药猛药攻下，用药宜和缓以不伤正气为度，同时辅以健脾补肾扶正之品。总之，诸药合用，达到湿癌毒清解，瘀结消除的目的。

三、固护胃气、留存生机

肿瘤发生的原因极其复杂，但正气的盛衰无疑是关键因素之一。肿瘤一旦形成，局部代谢旺盛，又能极度消耗正气，导致体质进一步衰退。所谓"胃气"是泛指脾胃的运化功能，是对脾胃功能的概况。人以胃气为本，在一定程度上反映机体的抗病能力。正所谓："胃者，五脏之本也。"中医学理论极为重视胃气，五脏六腑皆禀气于胃，认为胃为水谷之海，脾胃为气血生化之源，后天之本，胃气强则五脏俱盛，胃气弱则五脏俱衰，故胃气的盛衰在一定程度上反映了患者正气的盛衰，而胃气的充盛直接关系到疾病发展的吉凶顺逆。《景岳全书·脾胃》曰："凡欲察病者，必须先察胃气；凡欲治病者，必须常顾胃气。胃气无损，诸可无虑。"胃气是人身正气的根本和核心所在，故在治病时，强调对肠胃机能衰弱的病人在处方时要尽量避免用苦寒泻下和有损于胃气的药物。所谓："有胃气则生，无胃气则死。"保护"胃气"历来受到医家的重视。自古就有"虚不受补"之说，晚期癌症的至虚羸弱之躯若用滋补之品，则更使胃呆运滞，于病有害无益。只有以调理、扶养之品，振奋鼓舞胃气，缓缓图之，方可取效。

刘松江教授在出诊时总是说道"存得一分胃气，便留得一分生机"，人以胃气为本，"胃气"在一定程度上代表病人的一般抗病能力，说明胃气在人体的特殊重要性。刘松江教授认为，补肾虽为固本之举，唯须缓图，难收近功。健脾则当务之急，脾运得健，水谷精微得以化生不竭，充养周身，乏力、纳呆等虚损征象自会消除。但肿瘤的病机虚实夹杂，肿瘤对机体的"侵袭性"决定了其发展趋势是正气渐虚。在"祛邪"方面，一般首选西医的手术、放疗和化疗而非中药。经过手术、放疗、化疗之后，患者已经相当虚弱。因此，对于大部分求助于中医的患者，正虚是突出的。所谓"虚宜剂平"，是指对虚弱的患者，用量宜轻，顾护胃气，以求平稳。尤其是大肠癌发展至晚期，邪毒弥散，正气衰败，全身情况很差，如果还一味攻邪则使元气大伤。即使正气补虚，但若仅重用软坚散结之品，也可损伤胃气而难以坚持长期服药。刘松江教授结合多年的临床经验及文献研究，认为大肠癌患者中医辨证整体属虚，病灶局部有余邪未清，正虚为本，邪实为标，以脾气亏虚、余毒未清为本病的主要病机，病位在肠，主要与脾胃大肠功能失调有关，中医认为化疗本身亦属毒邪，易耗气伤津。故确立健脾益气、滋阴解毒的治疗大法，以黄芪、太子参、茯苓等确立扶脾益肠汤，以扶正为本，大补脾气，养阴生津之效，辨证加减，应用于本科室临床患者，达到了改善患者症状、提高机体免疫力及患者生存质量的目的，取得了十分满意的疗效。

要避免伤败胃气，"凡欲治病必须先籍胃气以为行"。肿瘤临床治疗用药大多离不开扶正和抗癌，扶正则视气血阴阳的盛衰而调补之，虽有益气、养阴、温阳、补血等不同，但必须注意"补药呆胃"。抗癌中药大多性味苦寒，易伤胃气，所以在组方遣药时更需注意"苦寒伤胃气"。每到此时，刘松江教授均先固护胃气，脾胃为生化之源，若胃气尚存，则可挽留一息生机。用药以清灵之品，健脾和胃、宽中理气之品，使气息流动，药物得以受纳，药效得以发挥。刘松江教授一般不喜用大寒大热之品，尤其对于大辛、大热之附子、干姜、肉桂等，更是很少用及，如果用，多数为反佐，这也是刘松江教授顾护胃气的体现。若胃气得以复，正气尚不亏虚，可酌加清热解毒抗癌、化痰祛瘀之品。由此可见，复苏胃气、固护胃气在大肠癌整个治疗过程中都是十分重要的。刘松江教授在临床治疗时常常在每剂方中加入焦三仙、鸡内金以消食健脾强胃，加砂仁、木香等以化湿开胃、疏通脾胃，加茯苓、半夏、白术、苏梗等健脾助运之剂以增强肠道气机的通畅，使胃气得复，饮食可进，正气得补，增强机体抗邪的能力。尤其对于放化疗胃肠道反应较重的患者，进食困难，水谷精微无从化之，更应该固护胃气，健脾开胃。因大肠癌常常邪毒耗气伤津，阻碍经络调达，这些药综合作用可以缓解肿瘤所致的疼痛闷胀、纳呆食少等不适症状，从而促进癌症患者康复。另外，刘松江教授在临床上特别注重调节脾胃升降、调畅中焦气机，认为这在肿瘤尤其是消化道肿瘤的治疗中，具有非常重要的意义。中焦气机升降失常是肿瘤的重要病机之一，而调节升降，调畅气机，不仅能够有效地逆转肿瘤病机，而且能使脾胃升降复序，健旺复常。这是刘松江教授顾护胃气的又一重要体现。

四、中西配合、放化结合

由于大肠癌具有进展快、易复发、并发症多、病死率高等特点，故属于中西医难治性肿瘤。随着西医学对大肠癌的研究在不断地深入，已形成了包括手术、微创、化学治疗、放射治疗、生物治疗在内的多种治疗方法。目前，大肠癌的治疗仍是以手术为主的综合治疗，化学治疗、放射治疗、免疫治疗、靶向治疗、中医中药等治疗则是针对无法手术或手术前后实施的主要治疗手段。西医治疗的最大优势就是将肿瘤病灶祛除，或减瘤，配合放化疗、生物治疗以延长患者生命，但在治疗的同时给患者带来了一定的急慢性毒副反应，甚则危及生命，从而影响了疗效，且术后存在复发与转移的问题。中医对于大肠癌的病因病机认识有着悠久的历史，并且在大肠癌的治疗上积累了丰富的经验。中西医结合治疗大肠癌有一定的效果和优势，疗效明显优于单纯中医和单纯西医的治法。主要包括：①减轻手术后副反应及并发症，促进身体机能迅速恢复。手术治疗或多或少会出现耗气伤血的现象，中药可促进患者术后恢复；②配合化疗或放疗，增强放化疗敏感性，同时减轻放化疗不良反应。中药配合化疗和放疗可以起到减毒增效的作用，并且有很多活血化瘀药具有一定的抑瘤作用，能改善血液循环及血液的高凝状态，对放疗有增敏作用；③发挥抗肿瘤作用，提高机体免疫力，防治或降低复发和转移。很多中药如黄芪、茯苓、肉苁蓉等能增强巨噬细胞吞噬能力，促进机体免疫功能的提高，激活免疫细胞活性，对防治癌细胞扩散和转移起到积极作用；④对不宜接受手术或放化疗治疗的患者改善临床症状，稳定瘤体，带瘤生存，提高生存质量。对其晚期肿瘤患者而言，中医药治疗无疑是一种安全有效而无痛苦的一种手段。

刘松江教授在从事临床多年的经验中总结出，中西医结合治疗大肠癌是最佳方案，即个体化综合治疗，中医中药联合放疗、化疗更能延长患者生存期，提高患者生存质量，中医中药的参与，可以明显减轻放化疗的毒副反应，增强放化疗的敏感性，改善机体内环境，增强机体免疫力，使治疗达到最佳疗效。刘松江教授认为，大肠癌的病机本质是本虚邪盛，为虚实夹杂的全身性疾病，治疗应从整体出发调节人体机能，突出中医特色，加强中西医结合治疗肿瘤。刘松江教授认为要讲中医药始终贯穿在手术、放疗、化疗过程中，对不同的阶段，采用不同的具体治疗方法。对早、中期有条件手术切除肿瘤者，首选手术治疗，术前中药以扶正为主，兼以软坚消癥以祛邪，为手术创造条件；术后放化疗期间，予中药健脾和胃，扶助正气，减轻毒副反应；放化疗间期，予以扶正、清热解毒、软坚消癥。总之，对早、中、晚各期的治疗，要随时注意调理患者的脾胃功能，此即《黄帝内经》之"得谷者昌，失谷者亡"。刘松江教授主张在扶助正气的基础上，佐以清热解毒、活血化瘀、软坚散结、化痰利湿等祛邪方法治疗肿瘤。

刘松江教授在运用扶正法时，重点调整气血、阴阳及培补脾肾。健脾补气药用人参、党参、黄芪、白术、茯苓、山药等；补血药用当归、熟地黄、何首乌、大枣等；滋阴药用西洋参、沙参、天冬、麦冬、生地黄等；益肾药用龟板、女贞子、补骨脂、菟丝子、附子、肉桂等；清热解毒药常用夏枯草、黄芩、黄连、蒲公英、山慈菇、白花蛇舌草等；活血化瘀药用桃仁、红花、赤芍、莪术、三棱等；化痰利湿药用半夏、陈皮、瓜蒌、薏苡仁等；软坚散结药用鳖甲、牡蛎、昆布等。另外，刘松江教授在扶正同时又注意调整脏腑之间的关系，如肝胃不和者，给予疏肝和胃方药；脾胃升降失调者，投协调枢机升降之方药；脾肾转输失职者，调脾肾以利气化等。在具体应用时，则强调因人、因时、因地，注意论治的个体化和阶段性，从而确定治疗大法而分型施治。

总之，刘松江教授认为，治疗大肠癌的根本方法就是"扶正祛邪"，以改变邪正双方力量的对比，从而达到邪去正复，促使疾病向痊愈方面转化。因此，对大肠癌的治疗，一方面选用抑制肿瘤有效的药物，根据辨证及辨病的情况，或活血化瘀，或消痰散结，或清热祛湿，或清热解毒，或通利攻下等主动攻瘤祛邪；另一方面，必须加强宿主机体的抗癌能力，施以补虚扶正。这样，扶正与祛邪相结合，使祛邪而不伤正，扶正而不助邪。在临床上，强调中西医结合综合治疗，应根据患者患病的具体分期及患者身体的虚实明析邪正虚实，或以攻为主，或以补为先，平治于权衡，治始有方。

（庞雪莹）

第四节　性猛力专动物药　善治肺癌卵巢癌

一、应用动物类药的理论基础

肿瘤的发生是在正气不足的前提下，或伤于外来毒邪，或伤于七情，或伤于饮食，或久病不愈等，致使气滞血瘀，痰湿不化，痰瘀毒聚，结成肿块，积聚日久，则瘀滞郁重，致脉络损伤、瘀阻。中医素有久病入络之说，随着肿瘤的增大，邪毒势涨，络脉受损，不能约束络内之癌毒，导致毒邪向周围组织扩散，侵犯周围络脉，其危害显而易见。故刘松江教授常用性善走窜、攻坚破积的动物类药以畅通络脉中气血、减少毒邪的蕴积。动物类药在古代即为软坚消癥散结、活血通络之重剂，代表方有汉代张仲景《金匮要略》中的鳖甲煎丸和大黄䗪虫丸等。刘教授用善于应用动物类药治疗恶性肿瘤，目的有三：一可通；二可攻；

三可补。

刘松江教授认为动物类药乃血肉有情之品，以味咸、味辛居多，性温或平，且多有小毒。辛味能散、能行，加之性温，多能通，消除壅滞，可入气分；咸味软坚散结，可入血分。又以取类比象法，动物类药尤其是昆虫类药性善走窜，剔邪搜络，攻坚破积。清代吴鞠通言："以食血之虫，飞者走络中气分，走着走络中血分，可谓无微不入，无坚不破。"其药效强，药力猛，一般用于急症、重症、顽症的治疗。刘松江教授认为，一方面，癌毒大多沉伏于里，久病入络入血，一般的行气活血难以奏效，在用行气活血药物时，要多加入昆虫类药。癌毒内结为肿瘤根本，毒邪沉伏，故用昆虫类药物借其性峻力猛以攻邪，在正气未衰之时，借其毒性以抗癌，常常可以取到较好的效果。如在肿瘤早中期常因气滞血瘀、痰湿不化、痰瘀毒聚，结成而块所致。故以昆虫类药化痰祛瘀通络，可以畅通脉络气血、减少毒邪的蕴积。正如叶天士所云："藉虫蚁血中搜逐，以攻通邪结。""每取虫蚁迅速……血无凝著，气可宣通。"另外一方面，该类药属于血肉有情之品，多可滋补人之精血，此种以鸟类及水生陆生动物类药为主。肿瘤中晚期常"精气夺则虚"，凡见素体虚弱及多种慢性病过程中的正气不足，脏腑功能减弱，抗病能力低下，表现出机能不足或物质匮乏以及阴阳互损的虚惫状态，都可用其扶助正气，增强体质，提高机体抗病能力，也体现了"虚则补之""损者益之""精不足者补之以味，形不足者温之以气"的治疗原则。

与此同时，刘松江教授也指出了应用动物类药的注意事项：①应遵循中医学理论原则，以整体观和辨证施治为指导，同时结合现代药理学实验的研究；②须分清疾病的轻重缓急，虚实主次。病属初起，毒邪正盛，正气未虚，可耐虫类攻伐；中后期，正气大虚，用之应慎，可用鸟类及水生陆生动物类等血肉有情之品，以滋补人之精血，也可与扶正养血滋阴药配伍使用；③脾胃为后天之本，正气之源，首当顾护，切记虫药肆意攻伐。动物类药或香燥耗气，需配伍补气药物，或味腥臊，需配伍芳香之物，保证患者食欲，故不可单用。改善食欲多配伍焦三仙、鸡内金、砂仁，补气血常用八珍汤之类，随证加减。同时，对胃肠功能不佳，汤药难下者，当以调和为贵，以小剂辛开苦降方药，使气得升降，则脾胃自和；④动物类药物作用峻烈，常有毒性，因含有动物蛋白，易生毒不良反应或过敏反应，临床应用应多加注意，对过敏体质者，用之要慎，一旦有过敏倾向应立即停药；⑤动物类药中的昆虫类药多有"小毒"，用之不可过量，时间不要过长，适可而止，这样才能达到预期的治疗目的。如全蝎含类似蛇毒的、具有神经毒性的物质，蜈蚣含类似蜂毒的组胺样物质和溶血蛋白，过量可引起中毒，出现溶血、贫血、肝肾功能损害等。所以，对有出血倾向、有肝肾功能损害的患者，要慎用动物类药；⑥为了避免动物药在煎煮过程中的异味及服药时的不适口感，同时也是为了增加疗效，也可采用打粉装胶囊的方法与汤药同时服用，最大程度地保留动物中的有效成分，使疗效增加。

刘松江教授经常强调在运用动物类药治疗肿瘤过程中，必须遵循传统中医学的基本原则，首先要认清病机，辨证论治，灵活发挥。每制一方切要量小而类多，既获其效又不致发生毒副反应；其次，必须详辨标本虚实的主次，即邪毒与正气孰重孰轻：癌症初期邪盛而正虚不明显，应以实证为主要病机，中晚期由于癌症患者素体多虚，加之癌症病变耗伤人体之气血，故多出现正气亏虚的病机转变；邪实又当分气滞、血瘀、痰结、湿聚、热毒等；正虚又当分气血阴阳偏虚的不同，结合动物类药的药性，辨证论治，或配合温阳祛寒，或配合理气活血，或配合补气益气，或配合祛瘀散结。总之要因人而异、因病而异，灵活辨证，善于发挥，使患者受益。基于此，刘松江教授应用动物类药物并配合其他药物随证加减，治疗各种恶性肿瘤及疑难杂症，常能事半功倍，屡起沉疴。

二、动物类药应用于肺癌、卵巢癌

1.肺癌

肺癌是常见的恶性肿瘤。中医学认为，肺癌的发生主要是由于正气虚损，阴阳失调，六淫之邪乘虚而人，邪滞于肺，致肺脏功能失调，肺气阻郁，宣降失司，气机不利，血行受阻，津液失于输布，津聚为痰，痰凝气滞，气滞血瘀，瘀阻络脉，痰气瘀毒胶结，日久形成肺部积块。肺癌是一种全身属虚、局部属实的本虚标实的疾病，虚则以气虚、阳虚、气血两虚为多见，实则以痰凝、气滞、血瘀毒结为多见。刘松江教授认为，尽管肺癌病因多端，病情变化错综复杂，但邪毒结于体内却是病之根本，"毒"往往贯穿于疾病的始终。盖有形之积，以攻为是。因此，肺癌各个阶段的治疗均离不开攻毒。虫类毒药以攻病，借虫药血中搜逐，以攻通邪结、行滞气、破瘀消积，乃治疗积聚之要法。正如吕志连所言："治癥瘕，草木远不如灵感之物为猛，欲逐瘀消坚，通络散结，水蛭、虻虫、蟅虫等虫类药不可少。"

近年来，中药治疗在缓解患者症状、延长生存期、提高生存质量、减轻放化疗毒不良反应等方面取得了显著疗效，可以说在中医整体观念与辨证论治理论的指导下，应用中药治疗肺癌有着独特的优势。肺癌作为一种恶性肿瘤，属于中医学癖、积、癥、瘕等范畴，多为脉络瘀阻而成，此非一般药物所能攻逐，虫类祛瘀药能搜剔经络，缓攻渐消。故刘松江教授在临床治疗中遇到邪毒内聚、气滞痰瘀阻结为癥瘕痞块，常选用善于解毒散结、破血祛瘀、搜剔通络之力较强的虫类药，以达到破瘀血、消肿块、通经络的目的。另外，刘松江教授还认为肺癌患者多属晚期，多已出现脑、骨、肝等部位转移。认为其乃因脏腑气血功能虚衰，痰、瘀、毒邪乘虚流窜，进犯肝脑，侵筋蚀骨，致变证百出。病至此时，非虫类药之走窜搜剔所能除。然而，因肺癌转归的不同阶段，痰、瘀、毒邪互结的病机及轻重程度等不尽相同，虫类药的具体运用也各有变化，故刘松江教授临证时在重视虫类药解毒散结、破血祛瘀、搜剔通络等共性的同时，根据不同药物的个性特征，针对肺癌各期的病机及特点进行不同的配伍，取得了较好的疗效。

2.卵巢癌

卵巢癌是女性生殖系统第三大恶性肿瘤，发病率占整个女性妇科恶性肿瘤的20%左右，病死率在女性生殖系统肿瘤中占首位。目前卵巢癌的主要治疗环节为手术加化疗为主的综合治疗。但因卵巢癌极易复发，患者往往面临反复手术、反复化疗，随着患者生存期的延长，反复开腹次数过多、化疗药物的蓄积毒性及耐药性问题使疗效及患者生存质量逐渐下降，同时还要面临高昂治疗费用的沉重负担。中医药在参与治疗卵巢癌、尤其是晚期卵巢癌或非手术患者方面具有明显优势。中医学对卵巢癌的最早记载，可以追溯到春秋战国时期的《黄帝内经》，而众多古代中医典籍对"癥瘕""肠蕈"等病的描述，也都与卵巢癌相符，可见中医药对卵巢癌的认识远远早于西方医学。癥属血病，瘕属气病。虫类药是中医学宝库的重要组成部分，均为血肉有情之品，药性猛烈、性善走窜搜剔，长于疗顽症、治痼疾、承重候、起沉疴。对于痰瘀互结、久病入络的癥瘕病尤为适宜。在准确辨证分析的基础上，准确选用虫类药治疗卵巢癌能够起到事半功倍的作用。

刘松江教授认为卵巢癌的病因病机以本虚标实为主，全身为虚，局部为实，其中局部邪实以气、血、痰、饮等病理产物瘀滞为主，全身以正气亏虚为主。虫类药是刘松江教授在治疗卵巢癌时常用的中药，因此在针对卵巢癌的治疗中，他常选用具有扶正培元固本、活血祛瘀化痰、入络攻坚化积、以毒攻毒散结之功效的相关虫类药物，以达治疗之功。另外，刘教授还强调肾为先天之本，"元阳"对人体至关重要。《医林改错》载："人行坐动转，全仗元气。若元气足，则有力；元气衰，则无力；元气绝，则死矣。"肾虚寒邪内生，易致卵巢癌发生，而根据"五脏之伤穷必及肾"的理论，卵巢癌日久也会导致肾虚。补充肾之元阳、振奋阳气在提高免疫力、控制卵巢癌进展方面有重要意义。在动物类药中蛤蚧、哈士蟆、海马均以壮元阳、补元气为主，刘松江教授在卵巢癌治疗中经常酌情辨证应用。

三、刘松江教授常用动物类药简析

（一）扶正补虚

正气不足是诸多癌症发病的内在依据。比如肺癌的正虚是以气虚、气阴两虚多见，病久可累及脾肾。刘松江教授主张肺癌患者肺脾肾三脏俱虚，尤以肾虚为本，因此治疗时可选用具有养阴清肺、滋阴补肾作用的动物药。而对于肿瘤晚期气血两虚、阴阳俱虚的患者，给予益气养血、滋阴温肾之药。对于卵巢癌，"虚"既是因，也是果，既能因虚致瘀，也能因病致虚。总之，"虚"贯穿着卵巢癌整个病程，因而，扶正培本类药物不可或缺。具有补益作用的昆虫类药有很多，刘松江教授常用的该类动物药如下：

（1）蛤蚧：性平，味咸，有小毒，兼入肺肾二经，长于补肺气、助肾阳、定喘咳、益精血，可用于肺癌所致虚劳咳嗽以及肺肾虚喘。《本草纲目》载其："补肺气，定喘止咳，功同人参；益阴血，助精扶羸，功同羊肉。"《医学入门》记载蛤蚧能"治久嗽不愈，肺间积虚热，久则成疮，辟传尸邪气鬼物，壮元阳，通月经，利水道，下石淋"。《本草再新》说其能"温中益肾，固精助阳，通淋，行血。蛤蚧尾能治疝"。

（2）蚕蛹：性平，味甘，具有祛风、健脾、止消渴、镇惊安神、益精助阳等功效。刘松江教授认为该药具有较好的补益强壮之力，可用于肺癌日久所致营养不良、贫血、免疫功能低下、低蛋白血症等症。另外，蛹中还含有少量干扰素，其具备一定的抑制肿瘤的作用，尤其对预防肺癌效果明显。

（3）龟甲、鳖甲：龟甲味甘，性寒，归肾、肝、心经，可滋阴潜阳、益肾健骨、养血补心。鳖甲味甘咸，性寒，归肝、肾经，可滋阴潜阳、退热除蒸、软坚散结。刘松江教授临床治疗肺癌常用这组对药，谓其在软坚散结的同时，又可收滋阴潜阳、补益肾阴之效。龟甲滋阴力甚，鳖甲软坚力强，相须为用可大增滋阴补虚、软坚散结之功，改善患者放化疗后骨髓抑制、阴虚盗汗、术后体虚乏力等症状，并能控制瘤体。现代药理研究表明，二者均有增强机体免疫力的功能，且龟甲胶具有一定的升高白细胞的作用。

（4）九香虫：性味、咸温，气香走窜，入肝、脾、肾经，具有温肾助阳、理气止痛、通络之功。《本草新编》云："九香虫，虫中之至佳者。入丸散中，以扶衰弱最宜。"《本草纲目》记载："主治膈脘滞气，脾肾亏损。"可用于治疗伴有纳差、胃脘疼痛或伴有骨转移的肺癌患者。九香虫可大补元阴元阳，肿瘤晚期、正气极虚的患者应用常收效显著。

（5）阿胶：味甘，性平，入肺、肝、肾经，具有补血、滋阴、润肺、止血的功效。肿瘤患者会有不同程度的气血亏虚，而阿胶为血肉有情之品，补血疗效确切。在配伍其他滋阴润肺药后还可用治肺癌伴有干咳少痰或燥痰咳嗽、痰中带血证。

（6）鹿角胶：味甘咸，性温，归肝肾经。人过半百机体机能逐渐衰退，免疫功能减退，对病邪的抵抗力下降，故肺癌以中老年发病者居多，其时患者肾精自半，加之久病及肾，阳气虚衰，故当补肾温阳。

（7）冬虫夏草：味甘、性温，归肾、肺经，具有补肾益肺、止血化痰作用。刘松江教授称其为平补肺肾之佳品，调补虚损之要药，常用治肺癌久咳虚喘、劳嗽痰血等，还可用于改善肿瘤患者术后或放化疗后体虚不复、自汗畏寒等症。

（8）哈士蟆油，性咸、甘，无毒，入肺、肾二经，具有补肾益精，益阴润肺的作用。《饮片新参》："养肺肾阴，治徐老咳嗽。"《中华本草》记载其能补肺滋肾、利水消肿，主虚劳咳嗽、水肿腹胀，因此对卵巢癌腹水患者疗效更佳。

（9）海马，味甘，性温、平，无毒，入肝、肾经。《本草纲目》载其能"暖水道，壮阳道，消瘕块，治疗疔疮肿毒"。《本草新编》载"海马入肾经命门，专善兴阳"。肾为先天之本，"元阳"对人体至关重要。《圣济总录》记载"海马汤"可治疗积聚癥块。

二、祛除邪实

古人云："癌瘤者，非阴阳正气所结肿，乃五脏瘀血浊气痰滞而成。"中医认为肺癌其邪实包括痰凝、血瘀、毒结，治当化痰祛瘀解毒。刘松江教授认为肺癌发生、发展的关键是癌毒。因肺癌邪深毒藏，非走窜血肉之品，不能直达病所，松动病根，故治疗时可选用具有活血化瘀、化痰散结，入络通痹、软坚攻积，以毒攻毒、解毒散结等功效的动物药。

1.活血化瘀、化痰散结

（1）土鳖虫：咸，寒，有小毒，归心、肝、脾经，功能破血逐瘀，续筋接骨。《药性论》载土鳖虫"破留血积聚"。《本草纲目》记载："主心腹寒热洗洗，血积癥瘕，破坚，下血闭。"《本草再新》："消水肿，败毒。"刘松江教授临证治疗肺癌、卵巢癌见瘀血之候，常加土鳖虫以活血化瘀、疏通肺络。此外，取土鳖虫活血止痛、续筋接骨功效，用治肺癌骨转移疼痛明显的患者，可收较好的止痛效果。本品具有破而不峻、能行能和的特点，是一味作用平和的活血化瘀药，体虚之人也可应用。现代研究也证实，土鳖虫可抑制多种实体肿瘤细胞增殖。

（2）守宫：又名壁虎，咸，寒，有小毒，入心、肝二经。祛风活络，解毒散结，滋阴降痰，抗癌止痛，是常用的抗肿瘤中药。《四川中药志》："驱风，破血积包块，治肿痛。"刘松江教授认为"人之身，肺为华盖，居于至高"，非擅行能动之品无以直达病所，而守宫具有善行能动、可通达一身的特性，故临床常用于肺癌、肺癌骨转移的治疗。

（3）僵蚕、鼠妇：僵蚕咸辛，性平，长于息风止痉、祛风止痛、化痰散结。鼠妇，又名潮虫，酸咸微寒，入厥阴经，无毒，可破血，利水，解毒，止痛。《本草求原》："主寒热瘀积，湿痰，喉症，惊痫，血病，喘急。"僵蚕善走人体上部，色白属金入肺，鼠妇体轻亲上，二者合用功效较佳，配伍使用能够治疗肺腺癌、鳞癌等。临床对咳嗽、痰多的肺癌患者，亦可选用僵蚕，取其化痰之功与解毒散结之效。

（4）水蛭：又名蚂蟥，味苦咸专入血分，性平，有毒，入肝、膀胱经，破血逐瘀，其力效宏。水蛭首载《神农本草经》："主逐恶血，瘀血月闭，破血瘕积聚，利水道，水蛭生于水中故也。"刘松江教授认为水蛭喜食人血，性迟缓善入，迟缓则生血不伤，善入则坚积易破，借其力以攻积久之滞，有利而无害。《医学衷中参西录》认为水蛭活血化瘀疗效高于虻虫，因"水蛭之食血以身，其身与他物紧贴，即能吮他物之血，故其破瘀血之功独优"，可用于治疗卵巢癌。

2.入络通痹、软坚攻积

（1）地龙：即蚯蚓，咸寒无毒，归肝、脾、膀胱经，可清热息风、通络、平喘、利尿。其具有行而不散，平喘作用持久缓和的特点，故体虚之人也可用之，且反复应用无抗药性。刘松江教授常用于咳嗽、痰多的肺癌患者，止咳平喘效果显著。地龙还可治疗肺癌胸腔积液，因其通络的功效可利于肺之水湿透发而出。另外，地龙为雌雄同体，用于治疗生殖系统肿瘤，具有增强全方位疗效的作用。近年来，刘教授还发现地龙对改善卵巢癌患者血液高凝状态也有裨益。

（2）蟾皮：辛，凉，有小毒。可破癥结、行水湿、镇痛。《本草汇言》载："能行十二经络，能化一切瘀郁壅滞诸疾，如积毒、积块。"刘松江教授常与佛耳草配合应用，治疗肺癌喘咳不已，常能迅速平定喘嗽，且无碍邪之弊。鲜用外敷可使体表可触及的肿块缩小，缓解癌性疼痛。若与放、化疗联合应用既能提高疗效，还能减轻放化疗的毒副作用。

3.以毒攻毒、解毒散结

（1）斑蝥：味辛，性温，有大毒，以其翅膀毒性最烈，入肝、胃、肾经，辛散温通，药力峻猛，入血分，内服破血逐瘀、消癥积，是治疗恶性肿瘤最常用的药物之一。《本草纲目》："葛氏云：凡用斑蝥，以毒攻毒是矣。"《别录》论蜂房可使"诸毒皆瘥"。斑蝥的毒性主要为肾毒性，经过减毒处理已经研发出艾迪注射液、复方斑蝥胶囊、斑蝥酸钠维生素 B6 注射液等中成药制剂，此类制剂具有良好的抗肿瘤、止痛、增强免疫力作用。

（2）全蝎：味辛，性平，有毒，归肝经。功擅息风止痉、攻毒散结、通络止痛。《医学衷中参西录》载，"蝎子……专善解毒"，即全蝎性虽毒，转善解毒，可开气血之凝滞，解毒医疮，内消痈肿。全蝎生物疗法对恶性肿瘤具有显著的治疗作用，可广泛用于用于痉挛性疼痛及肿瘤侵及或压迫神经丛引起的疼痛。若与蜈蚣配伍，其力相得益彰，使镇惊熄风、破血祛瘀之力增，更有搜毒入脑的特殊功效，可用治肺泡癌、肺癌脑转移，具有止痛疗效明显、迅速、反复应用有效等优点。

（3）蜈蚣：味辛，性温，有毒，归肝经。《神农本草经》记载本品有熄风止痉、解毒散结、通络止痛的作用。《医学衷中参西录》谓之"走窜之力最速，内而脏腑，外而经络，凡气血凝聚之处，皆能开之。性有微毒，则专善解毒，凡一切疮疡诸毒，皆能消之"。常用于肿瘤所致中空脏器或实质脏器中管道梗阻引起的疼痛。全蝎、蜈蚣有较好的抗肿瘤作用，对卵巢癌也有良好的抑制作用，故治疗肺癌常与全蝎相须为用。

（4）露蜂房：甘，平，归胃经。攻毒杀虫，祛风止痛。《本草求真》"蜂房味苦咸辛，气平有毒，为清热软坚散结要药"，《别录》论蜂房可使"诸毒皆瘥"，是攻毒散结抗癌之佳药，且蜂房内空质轻、轻清上浮，形同于肺，又入肺经，故临床常用来治疗肺癌。肿瘤标志物升高者，应用露蜂房可加大解毒、攻毒之力。

总之，刘松江教授临床上应用动物药治疗肺癌、卵巢癌常收显效，疗效确切。现代药理学研究亦证明一些动物药中所含的成分具有抑制或杀灭癌细胞、增强机体对肿瘤的免疫力、抑制转移、止癌性疼痛等作用，与放化疗联合应用时可增强疗效、减轻毒副反应。因此，中药动物药治疗肿瘤有很大的研究和应用价值，其在癌症的治疗中发挥的优势和作用，也将为癌症的进一步攻克提供思路。

（庞雪莹）

第五节　异病同治为准则　桂枝茯苓治妇病

桂枝茯苓丸为东汉张仲景为妊娠宿有癥病以致漏下不止而设，载于《金匮要略·妇人妊娠病脉证并治》，原方用治"妇人宿有癥病，经断未及三月而得漏下不止，胎动在脐上者"。仲景认为，此病宿有癥积，妊娠之后，癥积害胎，故胎元不固，出血不止，"所以血不止者，其癥不去故也，当下其癥，桂枝茯苓丸主之"。仲景还在《金匮要略·妇人妊娠病脉证并治第二十》中记载："妇人素有癥病，经断未及三月，而得漏下不止，胎动在脐上者，为癥痼害……当下其癥，桂枝茯苓丸主之。"其组方严谨，疗效显著，而被历代医家广泛使用。该方由桂枝、茯苓、牡丹皮、桃仁、芍药五味药各等分组成，《金匮要略论注》指出："药用桂枝茯苓丸者，桂枝、芍药，一阴一阳，茯苓、丹皮，一气一血，调其寒热，扶其正气。桃仁以之破血消癥癖，而不嫌伤胎血者，所谓有病则病当之也。患病之初必因寒，桂枝能化气而消除此寒；之成必挟湿为湿热为窠囊，茯苓渗湿气，丹皮消血热，芍药敛肝血而扶脾，使能统血则养正即所以去邪耳。"

刘松江教授认为方中桂枝温通血脉以行瘀滞，为君药；桃仁活血祛瘀，助君药化瘀消癥为臣药；丹皮、芍药既可活血散瘀，又能凉血以清瘀血日久所化之热，芍药和营理血，能缓急止痛，茯苓能渗湿祛痰，助瘀血下行，以增强消癥散结、健脾益气、扶助正气之功，三者共同为佐药。诸药合用，共奏活血化瘀、缓消癥块之功，使瘀化癥消，诸症皆愈，为治疗瘀阻胞宫的常用方剂。本方药虽五味，但配伍严谨，多蕴技巧。首先方中含有多组药对，如桃仁与丹皮相伍破瘀消癥通经，芍药与白蜜相伍养血和营缓痛，桂枝与茯苓温阳化气行水，桂枝与芍药和营调卫益中等。各组配伍，交互作用，使全方逐瘀消癥中有和营止痛、行水祛湿之用。另外，本方用药寒温相宜，无明显的寒热偏颇；逐养兼施，祛瘀而不伤正气；且药味兼入多脏，上能和营畅脉、中能调和肝脾、下能逐瘀祛湿，具有良好的临床适应性。原方蜜之为丸重在缓消渐散，若易为汤则重在化瘀通利。

现代临床应用桂枝茯苓丸，在继承原方基础上不断发展其适应病症，所治疾病范围相当广泛，不但将其用于治疗妇人癥病，并且用于治疗妇人其他疾病，疗效较为显著。凡有瘀血阻络的病症临床皆可使用，并不局限于某一疾病，若能审症求因，把握病机，凡淤浊停滞、积聚癥块、经脉涩阻，或气血壅塞诸端，均可加减应用。刘松江教授认为妇女以血为主，瘀血为妇产科疾病常见之病机。瘀阻胞脉、冲任，使经脉不通；或血不归经，或壅聚成癥，导致痛经、崩漏、不孕症、癥瘕等。体内瘀血即使得以消散，还需能及时得以排除体外，才能不碍新生。大凡瘀浊外排的途径主要有前后二阴（二便）、妇人胞宫（月经），间或肌腠（汗出）。而瘀浊为阴邪，易走下焦，故二便及经道可顺势利导，为祛瘀的佳径。在当今女性常见疾病中，当属慢性盆腔炎、卵巢囊肿、子宫肌瘤、盆腔炎性包块、痛经、输卵管不通，以及多囊卵巢综合征（PCOS）、子宫内膜异位症等疾病为最，上述疫病均属中医学中"妇人腹痛""带下病""癥瘕""痛经""不孕症"等范畴。从西医辨病施治的观点来看，这是八种不同的妇科疾病；而从中医辨证论治的观点来看，这八种不同的妇科病的病机均可由邪毒侵犯下焦以及气滞血瘀所致，并且病灶都在盆腔，属于人体的下焦。虽然病机相同，但由于邪毒侵犯的脏器不同，加之不同的脏器有不同的生理功能，所以出现不同的病症。又由于病因病机相同，八种病又有相似的症状，如腰腹痛、月经失调、带下、不孕等症。所以在这种情况下，刘松江教授异病同治，辨证为主，结合辨病，从症状群中异中求同、同中求异，寻找相应的治疗方法。由于上述八种病的病机主要是气滞血瘀，结合桂枝茯苓丸的行气活血、化瘀散结的功能，故刘松江教授选用此方作为基本方，即异病同治。但八种病又有各自的症状特点，故在基本方的基础上，随着各症的不同，进行加味，即是同中求异。总之，刘松江教授辨证论治、病症结合，从不同症状群中寻找相同的病机，以桂枝茯苓丸作为基础方，根据患者具体情况进行加减变化，随证治之，或改为汤剂，或增加剂量，或据证化裁，使诸药相辅相成，师于古法而不拘其用。并采用中西医结合治疗思维方法与实践，配合针灸等传统中医疗法，突出了中医辨证论治的特色，在临床上取得了较好的疗效。

1.慢性盆腔炎

慢性盆腔炎是指女性内生殖器及其周围结缔组织、盆腔腹膜等所发生的慢性炎症，常由于急性盆腔炎未彻底治疗所致。在患者体质较差的情况下或机体免疫力低下时，急性盆腔炎的病程可迁延或反复发作，造成慢性盆腔炎。此外，慢性盆腔炎也可无急性盆腔炎的病史过程。炎症可局限于一个部位，也可同时累及几个部位，以输卵管炎、输卵管卵巢炎最常见。慢性盆腔炎病情较顽固，可导致慢性盆腔痛、不孕、异位妊娠、月经失调等，严重影响到患者的综合生存质量。西医治疗常采用抗生素联合治疗，由于反复使用抗生素或有些患者并无病原体感染，所以往往造成临床效果不理想导致复发，并且抗生素有较大的不良反应，故而中药在治疗盆腔炎症的过程中起了不可或缺的作用。

中医中虽无"慢性盆腔炎"这一名称，但在"妇人腹痛""带下病""不孕症"等病中有类似描述。刘松江教授认为，本病病位在冲任、胞宫，其发生多由于经期、产后或人流术后气血不足，湿热邪毒乘虚而入，留滞下焦，损伤冲任二脉；再者病情迁延日久，湿性黏滞，缠绵难愈，反复发作，痰瘀互结，损伤冲任胞宫脉络而致气血失调。邪气与气血相搏结，留而不去，瘀阻胞脉而致女性生殖器及周围结缔组织盆腔腹膜发生炎症、粘连、积块，渐而成瘕，故本病属于正虚邪恋之证。治法应遵循非温不化、非破不行、非行不散的原则，临床常采用扶正祛邪、攻补兼施的治疗法则，或参以清热、解毒、利湿的治疗法则。刘松江教授常在桂枝茯苓丸的基础上配伍黄芪、薏苡仁、败酱草益气健脾利湿消肿；元胡、乌药理气止痛；牛膝引血下行，使行而能补；伴卵巢囊肿加苎麻根等。诸药合用，利湿消肿，活血化瘀、理气止痛，引导聚升机体正气，增强机体免疫抗病能力。气滞则不荣，血瘀则不通。对气滞血瘀型采用活血化瘀、理气止痛的治法，从根本上消除病因，因而取得满意疗效。桂枝茯苓丸在临床上治疗盆腔炎症的作用不可小觑。另外，有时刘松江教授还配合针灸疗法，针灸穴位可选肝脾肾三阴之交会穴之三阴交，用之调补三脏；肾俞系肾之背俞穴，用补法补益肾气；命门穴可强肾固本，温肾壮阳，强腰膝固肾气，疏通督脉上的气滞点，加强与任脉的联系，促进真气在任督二脉上的运行。总之，中药配合针灸治疗，本着标本兼治的原则，在临床治疗中取得了很好的疗效。

近年来有研究表明，桂枝茯苓丸除能加强患者的抗渗出能力，有效抑制毛细血管的通透性，还能增强纤维蛋白溶解酶的活性，同时抑制结缔组织增生，有效改善患者的微循环，使血流量增加，从而改善盆腔缺血缺氧的情况，进而使胶原纤维的形成减少，促进组织的再生能力修复。还有研究表明，桂枝茯苓丸具有活血化瘀的作用，可有效促进盆腔炎症的吸收，使盆腔粘连得以松解，并在一定程度上使患者的机体免疫状态得以改善，故用桂枝茯苓丸治疗慢性盆腔炎疗效较佳。

2.卵巢囊肿

卵巢囊肿是指卵巢出现囊样的肿块，是卵巢真性肿瘤与卵巢样病变的总称，两者外形相似。卵巢囊肿的恶变程度较高，可发生于任何年龄阶段，以卵巢功能旺盛期（育龄期）妇女和绝经期（更年期）妇女最为多见，多为经气或产后风冷所乘。本病的发病因素虽然有诸多方面，但主要病因则是血凝、气滞、血瘀。病机多为：①妇女经、带、胎、产等伤阴耗血，导致疏泄失常，气滞血瘀，血瘀内停，积而成癥瘕，如房事不节，瘀血败精内留等；②经行产后或人流术后胞脉空虚，抗病力弱，外邪乘虚而入，冲任受损，湿浊、热毒蓄积胞中，迁延日久；③药物流产、人工流产手术等。"卵巢囊肿"在中医古书中虽无明确记载，但是由于少腹经脉丛集均可导致气血郁滞、胞脉瘀阻；再者寒湿化热，煎熬水湿，气凝水聚、血脉凝集，则经脉留滞、闭塞隧道，日久渐致癥瘕。故按照古籍中"妇人胞中结块，或胀，或痛"的症状描述，可将其归为中医的"癥瘕"范畴。另外，经查阅中医古典文献，本病与《灵枢·水胀篇》中的"肠覃"之病较相似，"肠覃如何？……寒气客于肠外，与卫气相搏，气不得荣，因有所系，癖而内著，恶气乃起，息肉乃生。其始生者，大如鸡卵，稍以益大，至其成也，如怀子之状，久者离岁，按之则坚，推之则移，月事以时下，此其候也，皆生于女子，可导而下"。这段论述与卵巢囊肿的临床表现，甚为合拍，故也属于中医"肠覃"范畴。

在治疗本病时，刘松江教授以活血祛瘀为治疗原则，选用桂枝茯苓丸进行治疗，方中桂枝配茯苓，温阳化气行水，牡丹皮、桃仁、芍药活血化瘀，故无论卵巢囊肿是气滞血瘀证还是痰湿凝聚证，桂枝茯苓丸为治疗此病基础。但刘教授同时还认为桂枝茯苓丸在《金匮要略》中为治"妇人宿有症块"而设，临床实践中，单用本方以消瘀化癥治疗卵巢囊肿其力稍逊，疗效亦不著。故刘松江教授常常以该方为主方进行加味，如气滞血瘀证加青皮、枳壳、炙穿山甲等理气软坚之药；若日久邪盛正虚，宜攻补兼施。用黄芪、党参、花旗参以补气健脾养阴等。另外，刘松江教授在临证中还发现，多数卵巢囊肿患者都有不同程度的白带增多、痛经、舌质紫黯瘀斑、舌苔厚等痰湿内停的症候表现，所以在遇到此类患者时他常常加南星、苍术、陈皮、枳壳、海藻等燥湿化痰行气、软坚消癥之药，诸药配合，法与证符，方与证合，往往取得较好的临床疗效。

有研究表明，桂枝茯苓丸可使局部血液循环得以改善，降低全血黏度，对亚急性或慢性炎症性的卵巢囊肿均有明显的抑制作用。此外，还具有黄体生成激素释放激素类似物作用，可使黄体生成激素、卵泡刺激激素的分泌减少，进一步影响卵巢激素如孕酮、睾酮、雌二醇等分泌，从而抑制卵巢囊肿生长所依赖的雌激素环境作用，达到治疗的目的。与西医治疗相比较，保守治疗既可避免手术前的痛苦及恐惧，还可避免因手术引起的盆腔粘连等后遗症，以及不影响卵巢生理功能。加之刘松江教授多年的临床经验，故刘松江教授认为运用桂枝茯苓丸保守治疗卵巢囊肿临床疗效较好，且方便、经济、无不良反应，是保守治疗卵巢囊肿较为理想的方法。但是需要注意的是，畸胎瘤、卵巢巧克力样囊肿、或囊肿增大者、或实质性卵巢肿瘤、或疑恶性肿瘤者，皆不宜用桂枝茯苓丸进行保守治疗，应尽快选择手术治疗，以免延误病情。

3.子宫肌瘤

子宫肌瘤是生育期妇女生殖器官中较常见的良性肿瘤，好发于 35 ~ 45 岁的妇女，发病率高达20%以上。现代医学多采用手术或激素干扰等方法治疗。因其对女性正常生理功能影响较大且具有一定的不良反应，不少患者特别是青年女性难以接受。因此，研究和提高中医药对该病的治疗效果，对女性生殖保健卫生具有重要的意义。

子宫肌瘤属于中医学"癥瘕"范畴，《内经》谓之"石瘕"，如《灵枢·水胀》："石瘕生于胞中，寒气客于子门，子门闭塞，气不得通，恶血当泻不泻，衃以留止，日以益大，状如怀子。月事不以时下，皆生于女子，可导而下。"明确提出"石瘕"是有形可察之包块，并阐述了病因、体征及活血化瘀的治疗方法；《景岳全书·妇人规》："瘀血留滞作瘕，惟妇人有之。其证则由经期，或产后，或内伤生冷，或外受风寒，或患怒伤肝，气逆而血留，或忧思伤脾，气虚而血滞，或积劳积弱，气弱而不行，总由血动之时，余血未净，而一有所逆则滞留，日积而渐以成瘕矣。"论述了本病的机理。刘松江教授认为本病同"瘀"相关。其发病机制可为感受外邪、或情志抑郁、或气机不调、或脏腑不合，导致气血瘀滞，久则渐成瘕块。本病还与气血运行有关，刘教授认为人之气血津液流动不息，若其运行障碍，滞而不行时则互为影响，湿聚生痰，成饮下趋，特别是下焦瘀阻之处必伴有水饮痰浊凝滞，瘀血聚久则为症血，与之互结附于胞宫则为症疾。其主要治则为活血化瘀、扶正祛邪以及固护冲任，但是不能活血化瘀、软坚散结而收功，需要进行配伍。

因本病属于虚实夹杂，不能猛攻，故用桂枝茯苓汤作为基础方。其中桂枝、茯苓为主药，温阳化水、消痰除湿；桂枝与丹皮、桃仁、芍药相伍，温阳行瘀，使后者化瘀之力更强；桃仁破血消癥，牡丹皮活血散瘀，二药"相须"以加强化瘀消癥之效。为丸者，以其为顽疾，缓消渐散而收功也。刘松江教授在用药时常常加入土鳖虫，亦是根据据仲景治下焦瘀血症善用桂枝、桃仁、土鳖相配，共奏逐瘀、破结、消癥之功；鳖甲属软坚散结血肉有情之品，最善于消散坚积肿块，《本经》谓其"主心腹癥瘕坚积"，故选用入基本方，有时还加入昆布、鳖甲等以起到软坚散结之效，或者香附理气散结止痛；夏枯草散结消肿，柴胡疏肝理气等。刘松江教授通过加减变化吸收了仲景治疗女子胞宫症瘤、消癥散结之配伍精髓，依据附于胞宫之症瘤顽疾的成因和机理结合病人体质、年龄、临床兼证特征，灵活加减变化，标本兼顾，攻补并用，切中病机，故获良效。

现代药理研究表明，桂枝中的主要成分为桂皮醛，具有抗肿瘤的作用；茯苓的多种成分也均有抗肿瘤作用。桂枝茯苓丸中各单味中药均能使机体免疫功能增强，同时能够调节机体异常的免疫功能。此外，桂枝茯苓丸还具有抗血小板聚集、抑制血栓形成、改善微循环等广泛的药理活性作用，从而达到活血化瘀、缓消癥块的目的。刘松江教授认为桂枝茯苓丸之功，在于能阻止肌瘤的生长，萎缩软化以致消失。但使用该方治疗本病适宜于肌瘤＜3cm以下的肌瘤，3cm以上的仍宜于手术治疗。

4.盆腔炎性包块

盆腔炎性包块主要是指输卵管发炎时波及卵巢，输卵管与卵巢相互粘连而形成的炎性肿块，大多是由急慢性盆腔炎症未彻底治疗，造成盆腔炎性渗出物粘连、纤维化形成不规则包块。是妇科常见病、多发病，可引发多种临床症状，属于中医"癥瘕"范畴。西医治疗效果不理想，且不良反应较大，不宜长期使用。有鉴与此，刘松江教授曾多年探索中医治疗本病的有效途径。刘教授认为本病多因经行、产时（分娩、流产）接生不慎或妇科手术处理不当，胞脉空虚，或房事不洁、身体虚弱，湿热邪毒乘虚而侵，湿浊热蓄积下焦，客于胞中，与血相搏因而发病；或久病脾肾受损，脾气不足，水湿不化，聚湿成痰，瘀血痰湿积聚日久而成包块。刘松江教授认为其病机主要是瘀血为患，或痰瘀凝阻，或湿热下注。

《景岳全书·妇人规》："瘀血留滞作症，惟妇人有之，其证则或由经期或由产后，凡内伤生冷，或外受风寒，或患怒伤肝，气逆而血留，或忧思伤脾，气虚而血滞，或积劳积弱，气虚而不行，总由血动之时，余血未净，而一有所逆，则留滞日积，而渐以成癥矣。"故刘松江教授临床运用《金匮要略》中桂枝茯苓丸加味治之。桂枝茯苓丸具有活血化瘀消癥，通脉利水之功效，破结而不伤精败血，消癥而不损正。方中桂枝温经行气通阳；丹皮、桃仁、赤芍活血祛瘀；乳香、没药、三棱、莪术消癥逐瘀；茯苓渗泄下行并益心脾之气，有助于行瘀血；败酱草、鱼腥草、黄柏清热利湿解毒；延胡索活血止痛；生牡蛎软坚散结；甘草调和诸药。全方具有活血化瘀、消癥散结以及清热解毒的作用。随症加减能切合临床证候，从而达到更好的治疗效果。临床应用中若由丸剂改作煎剂，则能更好的发挥疗效。临床观察结果表明，本方治疗盆腔炎性包块，效果较为理想。现代药理研究表明，本方能使组织微循环得以改善，从而扩张血管，降低毛细血管通透性，对抗渗出性炎症及增生性炎症，使结缔组织增生受到抑制，继而增强机体免疫力，刘松江教授认为这可能是桂枝茯苓丸治疗盆腔炎性包块的作用机制。

5.痛经

痛经是指妇女正值经期或经行前后，出现周期性小腹疼痛，或痛连腰骶，甚至剧痛晕厥者。原发性痛经是从初潮开始，每次月经来潮即感到小腹坠胀与痉挛性疼痛，严重者伴有恶心呕吐，疼痛可放射至后背部与大腿内侧，疼痛时间持续 48~72h。痛经是一种妇女常见的症状，现代医学研究普遍认为其机制可能如下：痛经患者月经血和外周血中前列腺素水平较高，高水平前列腺素诱发和刺激子宫平滑肌收缩，引起子宫肌痉挛，从而产生下腹痉挛性疼痛。当子宫平滑肌长时间收缩过度，就可造成子宫供血不足，甚至引起子宫缺血，继而导致厌氧物蓄积，刺激疼痛神经元而发生痛经。临床上采用前列腺素合成酶抑制剂对症治疗往往能达到暂时止痛的目的。

中医学则认为，痛经发病的病因比较复杂，可由情志所伤，起居不慎或六淫为害等。证有虚实之分，实者多为气滞血瘀、寒湿凝滞，导致冲任瘀阻或经脉寒凝，即所谓"不通则痛"；虚者多为气血虚弱，肝肾不足，冲任、胞宫失于濡养，即所谓"不荣则痛"。其变化在气、血，病位在冲任、胞宫，表现为痛证。刘松江教授根据此理论基础，对原发性痛经辨证施治：气滞血瘀者给予活血化瘀、疏肝理气，寒凝瘀滞者给予温经散寒、理气逐瘀，气血不足者给予益气养血、补肝益脾，临证运用桂枝茯苓丸合当归芍药散治疗痛经取得了较好的疗效。当归芍药散出自张仲景《金匮要略·妇人妊娠病脉证篇》："妇女怀妊，腹中绞痛，当归芍药散主之。"当归芍药散和血疏肝，健脾运湿。方中芍药养血柔肝、缓急止痛，当归养血活血，川芎行血中之气，茯苓、白术健脾渗湿。配合活血化瘀，缓消癥块的桂枝茯苓丸，共奏养血活血、化瘀止痛之功，全方祛邪以固本，下瘀不伤正，行水不伤阴，阴阳兼顾，气血并调，治疗原发性痛经疗效显著。该治疗方法可从根本上调理体内环境，去除体内发病因素，增强体质，从而达到标本兼治的目的。有实验观察到桂枝茯苓丸高剂量组大鼠，子宫前列腺素水平明显减少，表明抑制前列腺素合成是桂枝茯苓丸治疗痛经的现代机制之一。此外，桂枝茯苓丸还具有良好的抗炎和镇痛作用。

6.输卵管阻塞性不孕症

不孕症是一组由多种病因导致的生育障碍状态，西医认为女子不孕的主要原因有如下几种：下丘脑-垂体-卵巢轴的功能失调，或输卵管阻塞，或排卵障碍，或生殖系统抗原的自身免疫干扰了精卵的结合和受精卵的着床，或黄体不健全。其中输卵管阻塞性不孕约占女性不孕症因素的 20%~30%，其发病率呈逐年上升的趋势。西医治疗主要以抗炎、宫腔注药为主.减轻输卵管局部充血水肿，抑制纤维组织形成及发展。但大部分患者就诊时多已形成慢性炎症，粘连，堵塞，对西药效果差，宫腔操作又受到一定限制。

在中医上，根据其临床特点，可归属"热入血室""带下病""妇人腹痛""癥""不孕""月经病疼痛""产后腹痛""漏下"等病症中。《医宗金鉴·妇科心法要诀》："因宿血积于胞中，新血不能成孕，或因胞寒胞热，不能摄精成孕，或因体盛痰多，脂膜壅塞胞中而不孕，皆当细审其因，按证调治，自能有子也。"

刘松江教授认为，女子不孕的主要机理是肾和冲任胞宫出现功能障碍，《内经·上古天真论》记载，"女子二七肾气盛，而天癸至，任脉通，太冲脉盛，月事以时下，故有子"，即女子孕育，是由于肾气旺盛，冲任二脉顺调，天癸按期而至；当肾气不固或虚弱，冲任二脉及气血完全失调时，可致天癸至而无时或至而不足，从而难以摄精成孕。肾和冲任胞宫出现功能障碍的原因较为复杂，或因先天不足，或因幼年多病，或因经期、产后受邪，或因情志不遂等。所以刘教授认为肝郁肾虚从而导致气滞血瘀是输卵管阻塞形成的主要原因，故治疗以疏肝补肾、养血调经、活血化瘀、行气通络为主。

刘松江教授根据妇女生理上有经、孕、产、乳及多忧、多怒、多悲哀的特点，主张在辨证论治的基础上，根据不同症型灵活运用桂枝茯苓丸加减，表明桂枝茯苓丸具有活血化瘀的作用。方中诸药合用共奏通阳行水、化瘀消之功，有活血散结、破瘀消癥之效。还可以在原方基础上加养血补肾、清热解毒等药物以奏排卵助孕之功效。刘松江教授经过长期临床观察还发现，桂枝茯苓丸加减治疗输卵管阻塞具有输卵管通畅率高，持续妊娠率高，流产率、异位妊娠率低的特点，具有明显的临床疗效。同时，还可配合妇科千金片进行联合治疗，妇科千金片能够消炎，抗菌，配伍后可共同起到消炎抗菌和活血、化瘀、消癥的作用。刘松江教授在出诊的时候常说，治疗输卵管性不孕的患者要有耐心，毅力，采用此方法治疗简便易行、经济有效，还可使患者免除手术痛苦。另外，现代药理学研究认为，茯苓能消炎止痛，调整机体免疫；桃仁、牡丹皮可活血化瘀；芍药可通经消结、畅通血脉，合理用之，有利血行，疏通病灶处微循环而促进炎症吸收，刘松江教授认为这可能是桂枝茯苓丸治疗输卵管性阻塞的机理。

7.多囊卵巢综合征（PCOS）

多囊卵巢综合征（Polycystic ovary syndrome，PCOS）是一种以高雄激素血症、排卵障碍以及多囊卵巢为特征的病变，是育龄妇女常见的内分泌糖代谢异常所致的病理状态。PCOS病因不明，现代医学认为，其为下丘脑-垂体-卵巢内分泌轴功能紊乱，雌激素对下丘脑的正负反馈失常，垂体释放LH与FSH的比例失常，致卵泡发育和排卵受阻，产生卵泡囊肿和包膜增厚等多囊性改变，致血浆雄激素升高。因为PCOS治疗涉及月经失调、生育、内膜增生、远期代谢合并症等，所以西医常规治疗颇感棘手。炔雌醇环丙孕酮片为抗雄激素的首选药物，可降低游离睾酮（T）水平，广泛应用于临床，但停药后症状易反复。

中医虽无PCOS之病名，但根据主要临床症状，将其归属于"月经后期""不孕""崩漏""闭经""痤疮"等范畴。其病因病机复杂，临床表现多样。现今女性，喜食辛辣油腻、肥甘厚味之品，以致脾胃运化失调，日久聚脂生痰；劳逸失衡，缺乏锻炼，多逸少劳，喜静恶动，水谷精微敷布运化失常，形成痰湿等病理产物；加之生活节奏快，工作压力大，情绪不能及时疏导，肝郁气滞，水液运化失常聚而生痰。《女科切要》云："肥白妇人，经闭而不通者，必是湿痰与脂膜壅塞之故也。"痰之为病，随气升降，无处不到，变化多端；痰湿上阻天癸，可致天癸迟滞；痰湿下注，壅滞冲任，有碍血海满盈，以至月经延后，量少，甚则闭经。肝郁日久化热，痰阻冲任郁久化热，痰热相博可见大便溏薄或燥结。痰热阻滞冲任，瘀结不畅，则瘀血与痰热内结，发为痰热瘀结之证，挟湿蒸腾于面部则毛发浓密、面部痤疮。舌红、苔黄腻，脉濡滑或涩为痰热瘀结之征。刘松江教授认为究其病因，与体质、外邪伤脾、七情内伤有关，痰热瘀血为其主要病理产物。治疗上当化痰清热化瘀为先，随证健脾、行气、疏肝为主。

刘松江教授经多年临床经验认为桂枝茯苓丸具有抗血小板聚集、降低全血黏度、改善微循环以及抗炎、调节免疫和改善血管内皮细胞功能等作用，可用于治疗妇科痞块癥瘕、痰瘀互结等多种疾病。故经常采用本方加味治疗 PCOS，方中桂枝、茯苓除能温化寒湿以竭痰源，配以赤芍、牡丹皮、桃仁等调理阴阳，从而达到活血、通络、消癥的目的；柴胡、半夏、枳实辛开行气化痰以通经；柴胡、黄芩相配，既可疏肝，又可清解肝郁；枳实、酒大黄行气通腑；大枣生姜相配，能和营卫而行津液，并调和脾胃。全方内外兼攻以去其痰实，挫其标热，化其瘀滞。若临证中见卵泡小即予滋补药物，恐滋腻助痰，犯实实之戒，欲速则不达。须待痰化热清瘀去，冲任、血海通畅无阻，月经得复，卵巢大小正常后方可议补，根据症状予以健脾、疏肝、益肾之品。刘松江教授在多年的临床工作中应用该方法治疗取得了较明显的效果。

桂枝为肉桂的嫩枝，有研究发现，桂枝能减轻胰岛素抵抗。现代药理研究表明，桂枝茯苓丸除具有扩张血管、改善血流动力学以及抗血小板聚集的作用外，还具有降低全血黏稠度、调节机体免疫力，继而改善微循环以及抗感染，从而使病灶周围血氧供应得以改善，最终诱发卵巢排卵，达到治疗的目的。研究还发现，胰岛素抵抗、血脂异常及卵巢性激素水平失调是 PCOS 患者主要特征，常表现为高胰岛素血症、胰岛素抵抗、血脂异常以及睾酮、黄体生成素、黄体生成素与卵泡刺激素比值的升高和雌二醇水平的降低。桂枝茯苓丸加味治疗 PCOS，不仅能够使 PCOS 患者有效降低 TG、TC 水平，还能使 HDL-C 水平升高，改善血脂水平，降低 FINS，进而使胰岛素生物活性和敏感性增加，从而使 HOMA-IR 水平降低，有效改善血糖代谢，并进一步使卵巢性激素水平、临床症状和部分体征得以改善，从而使月经周期恢复良好，提高卵巢排卵和临床妊娠率。

8.子宫内膜异位症

子宫内膜异位症指具有生长功能的子宫内膜（腺体和间质）出现在子宫腔被覆内膜及宫体肌层以外的其他部位所引起的一种病症，是生育期妇女常见病、疑难病，发病率 10%，80% 的患者有痛经，50% 合并不孕，严重影响患者的生活质量。子宫内膜异位症为雌激素依赖性疾病，目前国内临床西药普遍使用达那唑，通过抑制卵巢雌激素的生成使异位内膜病灶萎缩。由于其体重增加、痤疮、肝功能损害、男性化等不良反应的出现和复发率较高的原因，临床疗效并不十分理想。

中医学中虽无子宫内膜异位症的病名，其痛经、盆腔肿块、月经异常三大主要症状与中医的痛经、癥瘕密切相关。咎其病因病机，可归纳为：经期、产后生活不节，感受六淫之邪，或七情所伤，或多次分娩、小产，或有某些先天缺陷，或医者手术不慎，或素体虚弱等因素均可导致冲任损伤及胞宫的藏泻功能异常。月经期经血虽有所泻，但不循常道而行，部分经血不能正常排出体外而逆行，以致"离经"之血蓄积，流注经脉、脏腑致成子宫内膜异位症。刘松江教授认为，子宫内膜异位症的根本病机是瘀血内阻于胞宫、冲任，瘀血留滞于少腹，使胞宫、冲任受阻，胞脉不通；由于胞脉血行不畅，蓄血成瘀，久则渐成癥瘕。在临床治疗中，刘教授常用活血化瘀，散结止痛治之，是治疗本病的基本法则，瘀血日久，新血不生，正气必虚，故强调祛邪的同时要顾护正气。以桂枝茯苓丸为基础方，加三棱、莪术、山慈菇、延胡索、川楝子、夏枯草等以增强活血止痛，消癥散结之力。若病程日久，酌情选用党参、黄芪、山药、陈皮等益气健脾之品，以顾脾胃后天之本。兼有情志郁悖者，加用柴胡、香附、路路通等舒肝理气之品，并佐以情志疏导。诸药合用，可祛瘀浊，生新血，通血脉，除阻滞，畅经络，开壅塞，祛邪以固本，下瘀不伤正，共奏活血化瘀、缓消癥块之功，从而达到缩小或萎缩由异位之子宫内膜所形成的包块体积的目的。另外，刘松江教授还发现在临床无论单独使用还是与西医治疗配合都有较好的临床疗效，能够缓解子宫内膜异位症的疼痛，缩小内膜异位肿块。

从现代医学角度来看，子宫内膜异位症不但是盆腔血瘀症，还能使全身血液流变发生改变，导致全身微循环瘀阻不畅。现代药理研究亦证实本方不仅具有缓解子宫痉挛和阵痛、抑制血小板聚集、降低全血黏度等作用，还能通过改善微循环使机体免疫力提高，使慢性增生性炎症受到抑制。此外，还具有使外周血管扩张、降低血压、抗炎利水等功效。国内外学者研究证实，该方除能明显降低血液黏度外，也是低毒显效方剂，故可长时间服用。在实验性高雌孕激素模型大鼠中，桂枝茯苓丸能明显降低异常升高的雌二醇和黄体酮的血液浓度，这也提示了桂枝茯苓丸能有效治疗高雌激素水平所导致的子宫内膜异位症。

总而言之，异病同治，是指不同的疾病，在其发展过程中，由于出现了相同的病机，因而采用同一方法治疗的法则。中医治病的法则，不是着眼于病的异同，而是着眼于病机的区别。正如《素问·生气通天论》中所说："治病必求于本。"异病可以同治，既不决定于病因，也不决定于病症，关键在于辨识不同疾病有无共同的病机。只有病机相同，才可采用相同的治疗法则。亦如《用药如用兵论》记载："数病而合治之，则并力捣其中坚。"从上述8种妇科疾病的病因病机及西医机制不难看出：以上八种妇科疾病的病机均有气滞血瘀，故以桂枝茯苓丸为基本方，灵活运用其行气和血、化瘀散结的功能治疗不同的妇科疾病，此乃异病同治；但这8种妇科疾病又有各自的症状特点，故在此方的基础上，随着各症的不同进行加减变化，此乃同中求异。刘松江教授正是遵循"异病同治，同病异治"这一简单法则，在中医基础理论的基础上辨证施治，运用桂枝茯苓丸治疗不同的妇科疾病，均收到了较好的疗效。刘松江教授认为，妇科疾病通常分为经、带、胎、产及杂证等，病症繁多，因此必须把握疾病发生与发展的本质，从不同的症候中找出具有共性的因素，并对其加以分析，灵活运用中药方剂治疗不同的疾病。这些疾病虽然病名不同，但其病机相同，所以治疗方法则也相同，这种异病同治的方法即是"治病求本"之法的具体体现。在临床实践中必须细心全面地观察患者病情，正确运用"异病同治"的治疗法则，以免勿治延误病情。总之，我们应该把握疾病的本质，对症治疗，将"异病同治"这一思想发扬光大。

（庞雪莹）

第四章　特色疗法

第一节　"益气养阴、清热化痰法"治疗肺癌发热

一、概述

除肿瘤本身给恶性肿瘤患者带来困苦外，因肿瘤引起的并发症亦严重影响其生存期及生活质量。中医药的最大长处是在协助肿瘤患者的康复治疗上，而这点恰恰是现代医学肿瘤治疗方法所不具备的。肿瘤的现代治疗手段，即手术、放疗和化疗甚至生物治疗，在治疗肿瘤的同时都无可避免地损害了机体的正常功能。要减少手术、放疗和化疗对机体的损害，提高机体对肿瘤的防御能力，最理想的方法就是在应用上述治疗方法的同时辅以中医中药的方法。中医的辨证施治对减少化疗和放疗的不良反应均有很好的治疗作用，这对巩固和加强肿瘤的治疗效果，延长患者的生命和保证生存质量，减轻并发症，是非常需要的，这也是中西医结合治疗肿瘤的优越性所在。

发热就是恶性肿瘤的常见并发症之一，往往在整个恶性肿瘤患者病程中反复出现。在中、晚期患者中尤为多见，有报道 2/3 的恶性肿瘤患者病程中伴有发热。发热的类型主要有以下几种：

（1）肿瘤并发感染多见于免疫功能低下的病人，放疗、化疗、手术切除肿瘤及长期使用肾上腺皮质激素，均可引起机体免疫功能低下，临床常用的大剂量冲击疗法包括化疗或放疗所致的骨髓抑制是引起粒细胞减少的直接原因之一。中性粒细胞减少，免疫功能降低，容易并发感染。

（2）肿瘤热也称癌性发热，是指癌症患者出现直接与恶性肿瘤有关的非感染性发热。现代医学认为其发病因素主要为肿瘤细胞自身产生内源性致热源，肿瘤细胞释放抗原物质引起免疫反应，部分肿瘤产生异位激素引起机体各种炎性反应，肿瘤因生长迅速而缺血缺氧引起自身组织坏死以及治疗引起肿瘤细胞坏死释放肿瘤坏死因子，导致机体发热。肿瘤侵犯或影响体温调节中枢引起中枢性发热肿瘤内白细胞浸润引起炎症反应；

（3）药源性发热：化疗及生物治疗引起的发热，如柔红霉素、平阳霉素、门冬氨酸酶是引起发热的常见化疗药物，还有些生物反应调节剂，如干扰素，可引起发热；

（4）医源性发热：输血、侵袭性操作、栓塞引起的发热，如经导管介入化疗，术后的发热常超过 38℃。

西医病理生理研究表明，发热对人体健康危害性大。除体温升高，还可以引起一系列代谢和功能变化。

1.物质代谢的改变

体温每升高 1℃，基础代谢率提高 13%，如果持久发热，营养物质没有得到相应的补充，病人就会消耗自身的物质，导致消瘦和体重下降。糖、脂肪、蛋白质、水、盐等代谢增强，发热病人的物质消耗明显增多。

2.生理功能改变

如中枢神经系统功能改变，可使患者出现烦躁、谵妄、幻觉；循环系统功能改变，可使心率加快呼吸系统功能改变，可使呼吸加快加强，从而有更多的热量从呼吸道散发；消化系统功能改变，可使消化液分

泌减少，各种消化酶活性降低，从而产生食欲减退、口腔黏膜干燥、腹胀、便秘等。

3.防御功能改变

其对机体既有有利的一面，也有不利的一面。恶性肿瘤患者发热多由于机体免疫力低下而合并感染，常常影响抗癌治疗疗效及疗程进展。对晚期肿瘤患者而言，即使是低热也会增加全身慢性消耗，由于此类病人常伴进食的减少，很容易引起氮的负平衡，加之肿瘤本身的消耗，促使恶液质的提前发生。对脑转移病人而言，发热可促进颅内压的增高。而对于原有糖尿病的病人而言，发热可使其血糖增加，脂肪的大量消耗及不全氧化，又可促使酮血症及代谢性酸中毒的发生。因此积极处理恶性肿瘤伴发热对改善病人生存质量，提高生存率有重要意义。

常规的解决恶性肿瘤伴发热的方法为抗生素的应用；补充营养物质、维生素，维持水、电解质、酸碱平衡；予水杨酸盐类、类固醇类药物及物理降温等。部分病人经上述治疗后，体温有所下降，但始终不能降至正常。而长期应用抗生素易引起菌群失调、诱导细菌耐药性发生及药物毒性反应。解热镇痛药如消炎痛等会引起肿瘤病人消化道反应及影响骨髓造血功能，不利于进一步抗肿瘤治疗。糖皮质激素为免疫抑制剂，不适当应用会引起机体免疫功能低下，合并双重感染，因此患者很难接受。基于此，许多患者寻求中医中药治疗。

刘松江教授认为，恶性肿瘤病人久病迁延，阴阳俱损、气血亏虚、正气不足，易受外邪，风、寒、暑、湿、燥、火六淫乘而加之，可能是多个症型的叠加，造成本虚标实的种种症候，正虚与邪实相杂，阴虚与毒热互见。恶性肿瘤患者多有发热之症，盖肿瘤因虚而得病，因虚而致实，因实而更虚，加之外邪侵犯导致热毒痰瘀互结，进一步加重正气的损伤，同时放、化疗等亦导致人体正气的耗伤，故恶性肿瘤伴发热患者常见虚中有实，实中有虚，虚实夹杂之证。刘松江教授在临床治疗恶性肿瘤伴发热时常针对气、阴、痰、热的轻重，辨明标本虚实，审症求因，辨证论治，分别偏重于益气、滋阴、清热、化痰等，扶正补虚兼顾祛邪，合理用药，取得很好的疗效。他认为人体各脏腑其生理病理特性不同，各种不同的恶性肿瘤，其所感邪毒不同，病位、病因病机、病情发展不同，治则治法、遣方用药亦应有所区别，不能概为一论。各药物性味归经有差异，应根据病变的不同选择不同的药物。肺癌患者的病机属于正气虚弱，阴液亏损，痰气瘀毒绞结聚于肺中。肺癌发热，以痰、热、虚引起发热为多，其中虚，又以气虚、阴虚、气阴两虚为主。故刘松江教授采用扶正祛邪的主要治则在临床治疗癌热时常显独到之功，当然应针对气、阴、痰、热的轻重分别偏重于益气、滋阴、清热、化痰等。

二、理论渊源

《难经》提出："损其肺者益其气。"明·戴原礼对发热症候、治则的认识，认为"五脏都有火化之候且有虚实之分，实火当泻，宜用苦寒之剂直折之；虚火当补，如阴微阳强而相火炽盛者，宜甘寒之剂以降之"。《景岳全书·新方八略·补略》云"凡气虚者，宜补其上……精虚者，宜补其下……阳虚者，宜补而兼暖……阴虚者，宜补而兼清……"明·绮石《理虚元鉴》中说"阴虚之证统于肺，阳虚之证统于脾"，并提出"治虚有三本，肺脾肾是也"。在三脏之中，补脾补肺又最为切要，书云"凡专补肾水者，不如补肺以滋其源……专补命火者，不如补脾以建中"。在《医学入门·火门治法》中对阴虚、气虚、阳虚、血虚、饮食郁火、痰积发热均提出了论治之具体方药。

《杂病源流犀烛》云："邪积胸中，阻塞气道，气不宣通，为痰，为食，为血，皆得与正相搏，邪既胜，正不得而制之，遂结成形而有块。"《景岳全书》指出："痰即人之津液，无非水谷之所化，此痰亦即化之物，而非不化之属也。但化得其正，则形体强，荣卫充，而痰涎本皆血气，若化失其正，则脏腑病，津液败，而血气即成痰涎。""善治者，不治痰以治气，气顺则一身津液亦随之顺矣。" 气有余便是火，火能炼液成痰，火灼津成痰，痰郁而化火，正如李用粹所说："有因热而生痰，有因痰而生热，痰即有形之火，火即无形之痰，痰得火而沸腾，火得痰而煽炽，二者相互为患。"《成方便读》云："治热痰。汪切庵曰：热痰者，痰因火而成也，痰即有形之火，火即无形之痰，痰随火而升降，火因痰而横行，变生诸证，不可纪极。火借气于五脏，痰借液于五味，气有余则为火，液有余则为痰，故治痰者必降其火，治火者必顺其气。"故早期治痰必须兼以治火，凡痰因火动者，治痰重在清火。

通过阅读经典以及结合多年临床实践，刘松江教授认为中晚期肺癌患者，由于病理变化，或放射治疗灼伤，或化疗损害，或过度消耗，或营养摄入不足，或阴液亏损等，导致体液内环境动态平衡的失常，癌性的病理变化更趋恶化，除了相应的全身征象外，还主要表现为阴虚内热，舌红少苔或舌绛无苔等表现。如果邪未离表，阴津亏乏，邪热入里，加重伤阴，阴阳失衡，正不抗邪，热邪久羁不移，反而更加耗伤阴津。在治疗时，若此时误用汗法则劫阴耗津，邪不离去，若单用清法则苦寒伤正而无济于事。气与痰相辅相因，气郁痰生，痰随气行，气因痰滞，痰气绞结，上逆下降，达外阻内，无处不至。痰聚则气滞，气顺则痰消。为此刘松江教授提出益气养阴、清热化痰法治疗肺癌发热，扶正与祛邪兼顾，养阴与清宣兼施，才能奏效。他认为阴虚之体是由于津液亏耗而致热邪不退，所以，通过益气养阴以调补津液之不足，最后解除肌表之热。另酌加理气健脾之品，治痰须先调气，治其运动之根本，杜绝生痰之源头，使新痰不生，已成之痰可因气畅而输化，故治痰以调气为贵。气机畅达，津液完成其正常生成、输布与排泄，痰无从生。脾胃乃为后天之本，"有一分胃气，便有一分生机"， 汪昂认为"痰之生，由于脾气不足，不能散精于肺，而痰易成者也。治痰宜先补脾，脾复健运之常，而痰自化也"。指出实脾土是治痰之本。健脾则湿无从生，痰无所成若痰已形成，则化湿又可分消病邪，痰得清除。这种益气养阴、清热化痰的方法，不是调和营卫，而是调和津液，其作用机制是通过增强体质而祛除外邪，是值得重视的退热方法之一。它不仅可增加机体抗癌能力，还可降低放疗、化疗的毒不良反应，提高患者生活质量，延长生存周期，预防肿瘤的复发和转移。由此可见，采用益气养阴、清热化痰法预防和治疗肺阴虚证，有重要临床意义。

刘松江教授还强调在治疗恶性肿瘤伴发热时要做到既能祛邪，又不伤正。肿瘤患者为本虚标实之体，正虚与邪盛同时存在，在治疗中应本着"扶正祛邪"之法。因虚致病者，根据气血阴阳之偏损而分别予以甘温除热之益气法，助阴敛阳之养血滋阴法；因实邪内郁发热者，当据热、毒、痰湿之不同，分别予以益气养阴、清热化痰法，选用一些抗癌中药进行辨证施治。亦要注意虚实错杂之证，又要根据虚实轻重缓急予以治标或治本为主，或标本兼顾之治。扶正是为祛邪创造条件，祛邪又进一步保护了正气，扶正、祛邪两者。是辨证的统一。所以扶正与祛邪两个方法不可偏废，必须从实际出发，具体分析患者阴阳气血的盛衰、经络脏腑的虚实、肿瘤的种类、病理类型、病型病期、病程长短和临床表现等一系列情况，使攻补两法在临床中起到"相辅相成"的作用。

三、常用方剂及加减

黄芪，麦冬，黄芩，玉竹，川贝母，百合，白薇，桔梗，连翘，半夏，茯苓，白术，陈皮，半枝莲，白花蛇舌草，甘草等。

气虚甚者，加党参；痰多者，加鱼腥草、瓜蒌；热甚者，加石膏、知母；热甚动风者，加牛黄、羚羊角；喘咳甚者，加麻黄；有血瘀者，加丹皮、红花；血虚者，加熟地、当归；热入营血者，加生地、水牛角；肾气虚者，加补骨脂、蛤蚧（研末兑服）；咯血甚者，加仙鹤草、白及、茜草。

四、医案举隅

田某，男，56 岁，老板。主诉："左肺上叶鳞状细胞癌，放化疗后，反复发热 3 日。"于 2008 年 12 月 8 日来我院门诊求治。该患者 2006 年 1 月无明显原因出现发热，自觉感冒 2 月余，静点抗生素类药，略有好转，仍反复发热，2006 年 3 月 24 日于哈尔滨市第七医院，经胸部 CT 检查：左中心型肺癌合并舌叶肺不张；两上肺结核。经黑龙江省肿瘤医院会诊，CT 扫描所见：左肺上叶肺可见软组织密度肿块，上叶支气管中断，上叶肺不张，纵隔未见增大淋巴结。诊断为：左肺上叶中心型肺癌；建议：支气管镜检查。2006 年 3 月 25 日，经支气管镜检查所见：声带主气管隆突未见异常，左右主支气管软骨环清晰，左肺上叶开口可见肿物堵塞管腔，质脆无弹性，咬检易出血，左肺下叶开口及各段口均通畅，右肺上中下叶开口及各段口均通畅。取病理活检。病理诊断：左肺：鳞状细胞癌。2006 年 4 月，于黑龙江省医院经伽马刀治疗，因出现明显副反应，未能完成全程治疗。此后，在我院门诊中药口服汤药治疗，病情稳定。2008 年 11 月 11 日，经肺 CT 复查，左肺门增大，左侧支气管狭窄，左肺门部结构紊乱，双肺野内可见多发散在斑片，索条状病灶。CT 诊断：1. 双肺斑片索条状病灶；2. 可疑左侧胸腔少量积液，待除外胸膜肥厚可能性；3. 肺部病变治疗后改变。较前片比较，变化不甚明显，建议做 MRI 检查。此后，患者于黑龙江省医院，进行化疗一周期，因出现明显恶心、呕吐等副反应，放弃继续化疗，期间未配合中药治疗。3 日前，患者出现发热，清晨体温正常，午后上升，自测体温 36.7℃～37.5℃。不伴有寒战，时有咳嗽，咯少量黄痰，无咽痛，两颧发红，形体消瘦，神疲倦怠，气短乏力，自汗、盗汗，口干，偶有心悸烦闷，食欲差，睡眠欠佳，大小便正常。舌红，少苔，脉滑数。既往史：肠梗阻手术后 30 年，脉管炎 20 年，肺结核 20 年，肝血管瘤 7 年，肋骨骨折 1 年，胆结石半年，肾结石半年。嗜烟酒，嗜酒 30 年，1000 克/日，已戒 10 年，嗜烟 40 年，2 盒/日，得知患肺癌后已戒。体格检查：该患来门诊时，体温 37.5℃，心率 100 次/分，呼吸 20 次/分，血压 126/76mmhg。发育正常，形体消瘦，慢性病容，神清语微，查体合作，气管居中，左肺呼吸音弱，未闻及干湿啰音，心界叩诊正常，心率 100 次/分，律齐，各瓣膜区未闻及病理性杂音，腹平软，无压痛及反跳痛，肾区无叩痛，双下肢无浮肿。

刘松江教授辨证该患久病肺癌，邪毒伤正，正气亏损，肺气不足，气虚不能固表，阳浮于外，故发热，气短乏力，神疲倦怠；腠理开泄，则自汗。肺癌患病日久，伤阴耗液，阴虚则生内热，内热则煎津成痰，故而痰黄难咳；虚火内生，则两颧发红，阴津被扰，不能自藏，而外泄，则盗汗；虚火内扰心神，则心悸烦闷，睡眠欠佳；久病伤及脾胃，脾胃乃后天之本，气血生化之源，脾胃虚弱则饮食欠佳，形体消瘦，加重正虚；脾为肺之母，《古今名医方论》柯琴曰"凡脾胃一虚，肺气先绝"，脾虚则土不生金，加重肺虚，而咳。阴火内生，舌红少苔，痰热内扰，脉滑数。

处方：生黄芪 20g，麦冬 15g，升麻 10g，党参 15g，白术 15g，茯苓 15g，扁豆 15g，山豆根 15g，牛蒡子 15g，薄荷 15g，诃子 15g，丹参 15g，桔梗 15g，生薏苡仁 25g，白豆蔻 15g，甘草 15g。

上方用沙锅水煎，首次加水约 600ml，浸泡 20 分钟后煎煮，沸后 15 分钟取汁，连续煎煮 2 次，每次所取药汁均在一个器皿内混匀，2次共取汁约300ml，每日两次，早晚分服，150ml/次。

方中黄芪、麦冬共为君药，具有补气养阴之功。黄芪，具有补气升阳，益卫固表，利水消肿，托疮生肌之功用，黄芪擅长补中益气，《珍珠囊》云："黄芪甘温纯阳，其用有五：补诸虚不足，一也；益元气，二也；壮脾胃，三也；去肌热，四也；排脓止痛，活血生血，内托阴疽，为疮家圣药，五也。"麦冬，具有养阴润肺、益胃生津、清心除烦之功，可用于肺阴不足，而有燥热的干咳痰粘、劳热咳嗽等。《别录》云："疗虚劳客热，口干烦渴……保神，定肺气，安五脏。"《本草拾遗》云："去心热，止烦热。"臣以四君子（党参、白术、茯苓、甘草）共同培补脾胃后天之本。一则，使气血生化有源，脏腑得以荣润，各司其职，正气充盛；二则，求培土生金之功效，健脾生气以补益肺气；三则，气行则血行，气血通畅，则痰、湿、瘀无以痹阻脉络，邪无以生。正如张元素所云"养正积自除"；诃子敛肺止咳，降火利咽；生薏苡仁甘补淡渗，既能增强清热散结之力，又可健脾利水渗湿，固护中焦脾胃之气，脾虚湿滞之泄泻。桔梗能宣开肺气，祛痰利气，无论寒热皆可用，为肺经引经药，舟揖之品，能载药上行，使诸药之力相合，直达病所，共奏清热凉血消疹，养阴生津止渴之功，与靶向有异曲同工之妙，以消除肺部疮块；白扁豆、白豆蔻可健脾化湿行气，能够缓解患者湿阻中焦之食欲不振、纳差的症状；又用升麻、山豆根，清热解毒，利咽消肿，在改善患者咳嗽症状的同时，还具有很好的抗癌作用，对多种癌细胞有抑制作用；牛蒡子、薄荷疏散风热、清利头目；丹参活血祛瘀，除烦安神。甘草调和诸药，为使药。诸药配伍，益气养阴，清热化痰，扶正与祛邪同见，补肺气与健脾胃同施。两周后，体温正常，上述症状消失。

（李　全）

第二节　审症求因、辨证论治疗癌痛

一、概述

伴随着近年来恶性肿瘤的发病率和死亡率越来越高，癌症引发的并发症也开始被人们逐渐认识和重视起来。疼痛，是一个癌症患者和家庭往往会面临的首要问题，但是癌痛或癌症相关性疼痛与非恶性肿瘤相关性疼痛对患者的影响有所不同。癌症疼痛是指由癌症、癌症相关性病变及抗癌治疗所致的疼痛，常为慢性疼痛。癌症疼痛是癌症患者最常见、最恐惧的并发症，疼痛严重影响了患者的日常活动、人际交往和生活质量，有些患者甚至有"痛不欲生"的念头。

据世界卫生组织（WHO）估计，肿瘤患者中至少有1/3存在不同程度的疼痛，新发病人中62%伴有疼痛，而晚期癌症患者中，60%～90%伴有疼痛，严重地影响着患者的生存质量。消化道肿瘤以中、重度疼痛比例较高（81.6%），大约有70%的骨转移癌患者在患病期间承受着中重度的疼痛。随着癌症进程的继续推移和对患者的抗癌治疗，癌痛的发生率和强度都在增加。部分患者不是直接死于癌症，而是死于严重疼痛。持续剧烈的疼痛使患者睡眠不安，食欲下降，情绪极度低下，已至全身极度疲乏，这些状况使肿瘤病情不断恶化，或严重干扰抗癌治疗，对患者及其整个家庭的生活质量造成极其严重的影响。控制癌痛是肿瘤姑息治疗的重要内容和需要优先解决的问题。因此，提高对癌症疼痛的认识、评估及治疗的水平，将造福于广大癌症疼痛患者。

二、癌痛的病因病机

（一）病因

我国古代中医文献中已经出现与癌痛相似的记载，《黄帝内经》中"大骨枯槁、大肉下陷、胸中气满、喘息不便、内痛引肩颈"的描述，与肺癌晚期疼痛描述较相似。《诸病源候论》认为："积者阴气，五脏所生，其痛不离其部，故上下有所穷已。聚者阳气，六腑所成，故无根本，上下无所留止，其痛有常处。此皆寒气搏于脏腑，与阴阳气相击上下，故心腹痛也。"后世医家在此基础上分类更细致，论述更详尽。如《千金方》云"食噎者，食无多少，惟胸中苦塞，常病不得喘息"，是对食管癌痛的描述。《证治要诀》云"痞积在胃脘，大如覆杯，痞塞不通，背痛心痛"，是对肝癌痛一个较为形象的描述。刘松江教授认为引起癌痛的病因较多，主要包括外因与内因。外因包括：风寒、火热、寒湿。内因包括：气滞、瘀血、痰凝、阳虚、阴血虚等。在临床中发现，癌痛的病因较为复杂，不仅仅是单一因素作用的结果，多为虚实夹杂，寒热错杂。

1.风寒侵袭

《灵枢·始终》："诸痛着，阴也。"风寒是导致癌痛的常见原因。风为春季的主气，但当其太过或不及时，四季均可使人患病，且寒、湿等外邪，多依附于风而入侵人体。故刘松江教授认为，风邪是外感病症的先导。风邪，理论上认为不会引起癌痛，但寒、湿等外邪多依附于风邪而侵袭人体，所以会成为引起癌痛的先导。风邪侵袭人体，可能直入脏腑，久留不去，寒主收引、凝滞，则导致气血津液瘀阻不通；或者与体内固有之痰、瘀互结，气血流行不畅，则会导致疼痛。风邪导致的癌痛多有游走性，且遇风寒加重。

2.火热炽盛

火热所致癌痛与癌毒有密切的联系，火为热之极，火邪有内火、外火之分。外火多由感受温热之邪而致，或自风、暑、湿、燥、寒五气转化而来。内火是疾病变化的产物，多由脏腑功能失调或情志过激而致。火邪的性质和致病特点主要是火为阳邪，其性上炎，会有红肿热痛等症状，火热蕴积引起的癌痛。外感火热导致的癌痛比较少见，火热所致癌痛多见于内生火热，比较常见的原因是所愿不遂，气郁化火；嗜食辛辣、干燥或热烫之物。其疼痛的特征可以概括为：红肿热痛，具体表现为灼痛、胀痛伴见局部肿胀、发热、口渴、出血、大便干结等。

3.寒湿不化

寒湿所致癌痛与肿瘤晚期有密切联系，寒邪侵袭，易伤体表，有可直中脏腑，寒为阴邪，易伤人体之真阳，积而不散，阴盛阳衰，机体失去温煦气化之功。寒主收引，性凝滞，主痛，寒湿日久可以导致经脉稽迟、涩而不行、气血不通、蜷缩拘急而发生疼痛。《素问·举痛论》曰："寒则气收。"晚期肿瘤患者久病累及阳气，阳虚则寒，更易感受寒湿，常常表现为肢体屈伸不利，冷厥不仁之癌痛。其疼痛的特征可以概括为：冷痛，常见有腰脊、脘腹及四肢关节等处，喜温，得温则减，遇寒则加重。

4.气机郁滞

引起气机郁结证癌痛的原因包括：情志内郁；或痰、湿、食积、瘀血等阻滞气机；或外邪内犯，郁遏气机；或因脏腑功能失调引起气机瘀滞，或因气虚运行无力所致。主要原因在于情志刺激，由于怒则气逆，思则气结，恐则气下，惊则气乱，忧愁则气机闭塞，气机郁结日久，会导致气血津液流行不畅，会引起疼痛的发生。尤其在当今快节奏、高负荷、大压力的社会背景下，气滞的情况更甚。表现多为胀痛、遇情志刺激而加重、痛处不固定。

5.血脉瘀阻

中医学认为肿瘤为"积"，而"癥积"的形成与瘀血有着密不可分的联系。瘀血癌痛的主要原因包括血液溢出脉外，离经之血而血瘀；情志不畅，气滞日久致瘀；外寒侵袭、寒邪内生，血寒而致瘀；气虚推动无力，阴虚火旺灼阴耗津，阳虚无力固摄，因虚而致瘀；痰饮内停，阻遏血行，痰瘀互结而致瘀；以及火热内蕴，血热而致瘀等因素。瘀血所致癌痛，不仅包括瘀血本身引起的癌痛，也包括由于瘀血内阻，影响血脉运行，局部器官、管窍或组织失去正常血液的濡养，也会导致疼痛的发生。瘀血癌痛的主要特点包括：多为刺痛，痛处固定不移，拒按，伴有肿块或出血等。

6.痰饮水凝

痰饮的产生于水液代谢失常密切有关，就脏腑而言，主要与肺、脾、肾、肝和三焦有关系。肺乃水之上源，为贮痰之器；脾胃是水之枢纽，为生痰之源；肾是水之下源，是生痰之根。肝为将军之官，主气机之通畅条达；三焦为通行水气和运行水液之通路。故当肺气亏虚，宣发肃降失常则为痰饮；饮食失度，思虑太过，脾失健运则痰饮内生；房劳伤肾，肾精亏虚，气化无权，无力蒸腾则化为痰饮；情志不遂，肝郁气滞，气机失常则津液运行失度而成痰饮。痰饮产生后引起癌痛，主要表现为疼痛重着，日轻夜重，或胸胁隐痛。

7.阳气虚衰

当气虚到一定程度后，全身温煦功能失常，真阳虚损，会产生寒证，所以阳虚也可以说成阳气亏虚。在肿瘤病中，阳气虚会导致内寒、气滞或寒凝气滞而引起癌痛。引起阳虚的原因很多，主要包括先天禀赋不足，素体阳虚；过食生冷黏滑，损伤脾阳；过劳阳气耗伤。阳气亏虚则脏腑经络失去温煦，失去温煦则气滞寒凝，脉络不通则痛；同时阳气具有温养的作用，"阳气者，精则养神，柔则养筋"，阳气亏虚则机体失去温养而痛。主要表现是得温则减，喜揉按，遇寒、遇劳加重。

8.阴血亏虚

导致阴血亏虚而产生癌痛的原因主要包括：先天不足，素体阴虚；七情过极，化火伤阴；嗜食辛辣之品，伤津耗液；肿瘤出血而血虚，癌毒内耗而伤及阴血；在治疗的过程中放疗、化疗等热毒损耗阴血等，这些均可导致脏腑经络失养而出现癌痛。主要表现是疼痛绵绵、喜按、遇热加重。

刘松江教授强调癌痛出现的病因是多方面的，上述病因常常交互作用，相互影响，共同出现，虚实错杂。此外，在辨证求因的同时不可忽视癌毒的影响，这样综合分析方能全面把握癌痛发生的原因，对因治疗才能取得好的效果。

（二）病机

癌痛的病机主要包括两个方面：一是不通则痛，二是不荣则痛。不通则痛主要是实证，不容则痛多为虚证，二者不可截然区分。就癌痛发生的本质而言，在于本虚标实、虚实错杂，所以癌痛常常表现为虚实夹杂的复杂症候。不通和不荣是癌痛最基本的病机。《素问·举痛论》曰："经脉流行不止，环周不休，客于脉外则血少，客于脉中则血不通，故卒然而痛。""血少"和"血不通"即为不荣和不通的体现。引起不通的原因包括：风寒、火热、寒湿、痰凝、气滞、血瘀，这些因素除了风寒与火热外常常交互影响，相互搏结而成为兼证；引起不荣的因素主要包括：阳气虚和阴血虚。这些病因如果持续存在，将会发生以阳虚为主的阴阳两虚或者以阴虚为主的阴阳两虚证。刘松江教授强调在临床治疗癌痛时，要审症求因，在众多复杂的症状中把握癌痛的病因病机，抓住病机，对因治疗方能取得良好的临床效果。

三、中医药治疗癌症的优势

WHO 已将控制癌痛列为癌症综合规划中的四项重点之一，2002 年第 10 届国际疼痛大会上达成共识：应将疼痛列为第五大生命指征，使医学界对疼痛的认识不断深化。现代医学治疗癌痛主要用 WHO 推荐的"三阶梯"疗法，该疗法就是在对疼痛的性质和原因作出正确的评估后，根据患者的疼痛程度和原因适当地选择相应的止痛剂。但是三阶梯疗法药物尤其是阿片类药物的不良反应仍然令患者痛苦不堪。长期使用镇痛剂，主要不良反应包括恶心、呕吐、便秘、排尿困难以及长期服药带来的耐药性和成瘾性等，影响患者生活质量，虽然达到了止痛效果，但不良反应带来的痛苦也常常使患者难以忍受，有的患者甚至认为三阶梯止痛药物的不良反应和癌痛相比更加难以忍受而痛不欲生，制约了癌症三阶梯镇痛治疗的推广应用。

正是由于西医学的三阶梯疗法存在这样的问题，中医药治疗癌痛的优势和意义才得以凸显。近年来，中医学以其独特的理论体系，采用中药内服、外用、针灸等方法，开展对癌性疼痛的治疗研究，取得了满意的进展。中医治疗癌性疼痛的特色在于分清疼痛部位与脏腑经络的关系，辨明疼痛性质与寒热虚实以及气血的关系，辨病与辨证相结合，扶正与祛邪相协调，治标与治本相配合，辨症求因，谨守病机，从而达到止痛的目的。在治疗疾病时，中医有一个显著的特点，那就是同病异治和异病同治。异病同治和同病异治能体现中医辨证论治和抓病机的学术特色。癌痛种类较多，病情错综复杂，癌痛在身体的绝大多数部位可以发生，不同癌痛在疾病的发生发展过程中可能出现相同的病机，此时在治疗上可以采用相同的方法进行治疗。换而言之，不同的癌痛在发生过程中出现了同一性质的病理状况，例如食管癌痛和胃癌痛在不同的发展阶段皆可出现瘀血内结证，均可应用活血化瘀法进行治疗，这就是异病同治。如果同一种疾病由于不同的病因和病机，或者疾病发展阶段的不同，可能出现不同的病理变化，此时不能采用相同的治法，而需要辨证采用不同的治法进行干预。例如部分胃癌痛患者临床表现为胃阴亏虚证，而另一部分患者表现为脾胃亏虚证，在治疗上就需要用滋养胃阴、和胃止痛以及健脾益气、和胃止痛的不同治法进行治疗。

刘松江教授主张治未病，即未病先防，既病防变，对于癌痛也主张加强预防工作。中医学历来注重预防，早在《黄帝内经》就提出了"治未病"的预防思篇总论想。《素问·四气调神大论》指出："圣人不治已病治未病，不治已乱治未乱……夫病已成而后药之，乱已成而后治之，譬犹渴而穿井，斗而铸锥，不亦晚乎。"预防，对于健康人而言，可增强体质，预防疾病的发生。对于病者而言，可以防止疾病的发展与转变。寒者热之，热者寒之，中医能够整体调整机体的阴阳偏颇，寒热失调，使得人体内部阴阳协调，寒热平衡，五行运行正常则痛止疼消。临床报道提示，经常服用中药的患者，在肿瘤晚期较少发生严重的疼痛，其疼痛的发生率及程度均低于不常服和未服用过中药的患者。中医药防治癌痛之原理，实质上仍是以辨证论治为基础，针对肿瘤患者所表现的虚、实症候进行针对性的调理纠正。由于中药的作用大多以缓慢、持久、平和为特点，肿瘤患者早期、长期服用中药，可以通过"扶正""祛邪"两方面的治疗，调理和纠正癌痛产生的内环境，从而达到杜绝癌痛的发生、推迟癌痛的发生时间、降低癌痛发生程度的目的。

临床研究表明中医中药对于轻度癌痛效果尚可，但对于中、重度癌痛仍处于辅助地位。目前肿瘤主张综合治疗，多靶点、多通路、多途径作用方能取得较佳效果，改善生活质量，延长生存期。在癌痛的治疗中，中药的应用可以减少西药的用量，减轻西药引起的不良反应及不良反应；而西药的应用可以增强中药的止痛效果。因此中药与西药的合理配合应用，既能更好地发挥二者的协同作用，又能减少不良反应。在癌痛的治疗中，中西医结合亦有其重要价值。但中药的作用机制与西药不同，因此不能用西药的评判标准来评价中药，一些中药药效发挥缓慢、作用持久、不良反应小、无耐药性以及成瘾性，应在辨证论治的基础上早用为宜，久用为好。

四、刘松江教授治疗癌痛经验

一般而言，早中期癌痛多为实痛，晚期癌痛多为虚痛或虚实夹杂痛。癌症患者正虚邪实，虚中夹实，故其疼痛在临床上又常虚实相间出现。根据基本症型，癌痛的治法主要有散寒止痛法、清热之痛法、行气止痛法、化瘀止痛法、豁痰止痛法、补虚止痛法。刘松江教授认为，肿瘤系在人体正气亏虚的基础上，邪毒内蓄，气滞血瘀，痰湿胶结而成，属"癥"范畴。癥增大，邪毒浸淫，可导致气机不畅，血行瘀滞，经络壅阻，"不通则痛"；或正气亏损，组织失养，"不荣则痛"。故刘松江教授主要以补虚止痛法为主要症型确立了"补脾益肾，活血化瘀，行气通络"的治疗原则。自拟消瘤止痛汤，疗效显著。方药包括：黄芪20g，太子参15g，白术15g，茯苓15g，枸杞子20g，补骨脂15g，白花蛇舌草30g，半枝莲30g，莪术15g，川楝子15g，木香10g，延胡索20g，当归10g，白芍15g，山楂15g，神曲15g，麦芽15g，全蝎10g，蜈蚣3条，甘草5g。本方采用黄芪、太子参培补人体正气，抵御病邪之侵袭；又用白术、茯苓健脾以辅之；枸杞子、补骨脂补肾生髓；白花蛇舌草、半枝莲解毒抗癌；莪术、当归、延胡索活血化瘀，消癥止痛；白芍平肝缓急止痛；川楝子、木香行气止痛；方中又用全蝎、蜈蚣以破瘀通络、搜剔定痛，以增强止痛之效；三仙（山楂，神曲，麦芽）顾护胃气，使生化有源，即"有一分胃气便有一分生机"；甘草缓急止痛，与诸药合用，共奏消瘤止痛之效。具有治疗效果显著，提高患者生存质量，无明显毒不良反应等特点，值得临床应用。

中医在长期的反复实践过程中，在食疗方面积累了许多宝贵经验。唐代《黄帝内经·太素》中写道："空腹食之为食物，患者食之为药物。"反映出药食同源的思想。《淮南子·修务训》称："神农尝百草之滋味，水泉之甘苦，令民知所避就。当此之时，一日而遇七十毒。"可见神农时代药与食不分。随着经验的积累，药食才开始分化，在使用火后，人们开始食熟食，烹调加工技术才逐渐发展起来。在食与药开始分化的同时，食疗与药疗也逐渐区分。《黄帝内经》对食疗有非常卓越的理论，如"大毒治病，十去其七；小毒治病，十去其八；无毒治病，十去其九；谷肉果菜，食养尽之，无使过之，伤其正也"，这可称为最早的食疗原则。在古代原始社会中，人们在寻找食物的过程中发现了各种食物和药物的性味和功效，认识到许多食物可以药用，许多药物也可以食用，两者之间很难严格区分，这就是"药食同源"理论的基础，也是食物疗法的基础。刘松江教授认为，食疗的许多经验在临床上仍然常用，治疗癌痛要积极治疗原发肿瘤，通过饮食调养可以使患者获益。例如海带、海藻、山慈菇治疗甲状腺癌肿瘤；韭菜子混合鲜鹅血饮服治疗上消化道肿瘤。现代的一些动物或体外抑菌实验研究表明香菇、生薏苡仁、无花果、山慈菇、苦瓜、大蒜等对不同肿瘤细胞均显示出一定的抑制作用。刘松江教授认为，根据不同的病情适当地选用上述食物，保持良好饮食习惯，对于治疗癌痛具有重要意义。

（李　全）

第三节　基于脏腑归经、药性沉浮治疗恶性胸腔积液

一、概述

胸腔积液是内科常见的临床征象，其中恶性胸腔积液是胸腔积液常见的一种类型。恶性胸腔积液是原发于胸膜或其他部位肿瘤转移至胸膜所致，是恶性肿瘤的晚期表现以及常见的并发症之一。统计资料表明，恶性胸腔积液约占全部胸腔积液的 20%，而且其在成人胸腔积液中占 38%～52%，且是 60 岁以上渗出性胸腔积液患者的最常见原因。恶性胸腔积液可由原发性胸膜肿瘤如恶性胸膜间皮瘤所致，但绝大多数由转移性胸膜肿瘤所致，约占 95% 以上。其病情发展快，常影响呼吸、循环功能，严重影响患者的生存质量，甚至危及生命。虽然恶性胸腔积液经常是癌症患者在进展期和晚期出现的表现，但许多患者在出现胸腔积液以后仍可存活 6 个月以上，而且有些恶性胸腔积液患者，如淋巴瘤、胚胎细胞肿瘤患者等，仍有治愈的可能。因此，以某种方法控制恶性胸腔积液，也就是说，对恶性胸腔积液进行有效的治疗，迅速缓解症状，提高生命质量，是恶性肿瘤患者整个治疗中的重要组成部分。

近年来，对恶性肿瘤胸水病理、生理机制的研究越来越多，新方法、新药物也逐年增多，但疗效并不十分满意，且不良反应大。怎么样来解决这个问题，一直是困扰中外学者的一个难题。而在中医学辨证论治理论指导下结合现代化手段治疗恶性胸水具有独特的优势。辨证论治是中医学的基本原则，是祖国医学对疾病的一种特殊的认识及处理方法，通过辨证论治确立的中药，在治疗上既可以辅助现代化治疗提高疗效，又可以减轻毒副反应，提高患者的生存质量。

二、恶性胸腔积液的病因

胸腔积液归属于中医"悬饮"的范畴，病位在肺脾肾三脏。首见于张仲景《金匮要略·痰饮咳嗽病脉证并治》篇"饮后水流在胁下，咳唾引痛，谓之悬饮"，其条文中还指出了四饮各自的不同特点。而其中的恶性胸腔积液相当于中医所说的"肺积""癖饮""息贲""肺奎""悬饮""息积"等。古人对于肺积的不同认识，如《素问·奇病论》中："病邪下满气上逆……病名曰息积，此不妨于食。"《难经·论五脏积病》说："肺之积名曰息贲。……久不已，令人洒淅寒热，喘热，发肺奎。"而《济生方》卷四中："息贲之状，在右胁下，大如覆杯，喘息奔溢，是为肺积。"又有《难经·五十四难》："肺之积，名曰息贲。"《脉经·平五脏积聚脉证》："诊得肺积脉浮而毛，按之辟易，胁下气逆，背相引痛，少气，善忘，目瞑，皮肤寒，秋差夏利，主皮中时痛，如虱咏之状，甚者如针刺，时痒，其色白。"

关于悬饮的解释，在《素问·玉机真藏论篇》"大骨枯稿，大肉陷下，胸中气满，喘息不便，内痛引肩项，身热脱肉破"中说明了晚期肺癌发热、胸痛引肩背的症状。明朝张景岳："劳嗽、声哑，声不能出或喘息气促者，此肺脏败也，必死。"这就是说癌肿由局部扩展所引起，并指出其"必死"预后不良。古人对于悬饮的论述说明就更是不胜枚举了，如《素问·至真要大论篇》说："湿淫所盛……民病积饮……"《金匮要略·痰饮咳嗽病脉证并治》："饮后水流在胁下，咳唾引痛，谓之悬饮。"依据以上理论可知恶性肿瘤的胸水是由于正气内虚，脏腑失调，导致邪毒乘机而入，邪滞于肺，肺失宣降，肺气责郁，气机不利，血行不畅，津液失于输布，津聚则为痰，痰气互结，瘀阻络脉，日久发为肺积。积块瘀于胸胁，三焦不利，水道闭塞，发为胸水。其病位、病症均与悬饮符合。加之癌症日久失治，正气大耗，肺脾肾三脏受损，上

焦肺失通调水液，中焦脾失运化水谷，下焦肾失分清泌浊，因虚致实，故成悬饮。恶性肿瘤所致的悬饮是因癌瘤而起，因此与普通的外邪入侵并阻于三焦所致的悬饮有所不同，预后较差。

刘松江教授经过多年临床实践，将恶性胸腔积液主要分为以下几个症型。

1.气虚痰湿证

脾气虚则脾的运化失调，导致湿聚生痰，痰贮肺络，肺气宣降失司，水湿内停于肺，形成悬饮。恶性肿瘤胸腔积液的患者容易出现咳嗽，痰多，气憋，胸闷胸痛，神疲乏力，纳呆便溏就是因为气虚兼有痰浊一起致病。肺气虚，则气机的调畅功能障碍，就会出现咳嗽、痰多，同时由于气机运行不畅，导致气滞于胸中，就会出现气憋及胸闷胸痛，而脾虚则导致脾的升清降浊功能失常，就会出现纳呆便溏。

2.气阴两虚证

肺、脾、肾三脏的气虚致气不足，阴液必亏，气阴两亏，升降失调，外邪得以乘虚而入，饮邪留在体内，形成悬饮。恶性肿瘤胸腔积液的患者易出现咳嗽，痰少，痰稀薄或痰中带血，咳声低弱，气短喘促，神疲乏力，面色白，恶风，自汗或盗汗，口干的症状。分析来看，气虚失去其固摄阴液的作用就会出现恶风，自汗或盗汗，而气虚同样可以导致其失去固摄血液的作用，则出现痰中带血。肺气虚，气不足，就可以引起咳嗽，如果兼有脾气虚，脾为生痰之源，则痰的量少且痰的质地稀薄；如果说机体的阴液不足，就会出现口干的症状。

3.阴虚热毒证

人体处于阴虚的病理状态，而热毒之邪为阳邪，侵入人体，热淫于内，一方面迫津外泄，致气随津泄而致津亏气耗；另一方面则直接消灼煎熬津液，形成悬饮。恶性肿瘤胸腔积液患者易出现咳嗽，无痰或少痰，或痰中带血，胸闷气促，心烦寐差，口干，大便干结的症状。如果肺中阴液亏虚，肺失于濡润，则咳嗽、无痰或少痰；热毒侵犯肺内，导致肺的气机失常，则会出现胸闷气促。我们都知道，热邪为阳邪，侵犯体内后，耗伤了津液，躁扰了心神，则出现了口干、大便干结，心烦，睡眠不好的症状。

4.气血瘀滞证

邪滞于肺，肺失宣降，肺气则郁，气机不利，血行不畅，津液失于输布，津聚则为饮，形成悬饮。恶性肿瘤胸腔积液的症状易出现咳嗽不畅、胸闷气憋、胸痛有定处、如锥如刺、大便干结。解释分析各个症状，气结于胸胁部，导致胸闷气憋，咳嗽不畅，而血滞于胸部，不同于气可游走，则痛有定处、如锥如刺；而血流不畅，影响阴液，则会出现大便干结。

三、刘松江治疗恶性胸腔积液经验

刘松江教授认为恶性胸腔积液在病程的早期，多会出现脾气虚，进而脾的运化失调，导致湿聚生痰，痰贮肺络，一旦病邪入侵，首先侵及气分，尚未耗伤营血，主要是实证，可夹杂虚证，但是总以实证为主，往往出现轻度的呼吸困难，咳嗽也比较轻微。这样的比较轻微的症状主要是由脾气虚运化功能失调，兼有痰湿侵犯，虽然影响了机体的正常的生理功能，但不致于太严重。所以主要表现为气虚痰湿症型。病邪继续进展，发展到中期时，外邪伤肺，肺失宣降，肺气则郁，气机不利，血行不畅，津液失于输布，津聚则为饮，已经发展到营血分，则气血相交结，瘀滞于体内，呼吸困难、咳嗽较重，胸痛明显，这正是由于气和血瘀滞于胸中、肺内，此时的症状比早期严重。所以此时主要出现气血瘀滞症型。当患者疾病发展到晚期时，肺、脾、肾三脏的气虚致气不足，阴液必亏，但是主要是以肾阴为主，因为肾阴是一身阴液的根本，肾精亏虚，肾失于温化，则大骨枯槁、腰膝酸软，终致正气衰败，气血阴阳耗竭。外邪如果此时乘虚而入，饮邪留在体内，病邪一旦侵犯到血液，伤津动血，这个阶段预示病程到了终末阶段，此时往往出现虚证，或者虚失夹杂但总以实证为主。出现的呼吸困难严重，甚则端坐呼吸。患者的一般状况非常差，显著的消瘦、贫血、精神衰颓，出现血性胸水。当阴虚与热毒相兼为病时，阴血亏虚，患者的基本状况差，又加上热毒继续耗伤津液，则患者自然而然的会发生精神衰颓和消瘦；如果气虚和阴虚同时发生时，就表明机体到了呈现出一派虚像的时刻，此时患者处于一般状况显著的衰退，消瘦、精神衰退等恶病质的状态。所以在恶性胸腔积液的后期会以气阴两虚症型和阴虚热毒症型为主。

正因为恶性胸腔积液患者多为本虚标实之体，故治疗上应攻补兼施，攻而不伤正，补而不留邪，行气而利水，利水而不伤阴。在临床上刘松江教授经常应用葶苈大枣泻肺汤合五苓散加减。葶苈大枣泻肺汤见于《金匮要略·肺痿肺痈咳嗽上气》曰："肺痈胸满胀，一身面目浮肿。鼻塞清涕出，不闻香臭酸辛，咳逆上气，喘鸣迫塞，葶苈大枣泻肺汤主之。"《金匮要略·痰饮咳嗽病脉证并治》谓："支饮不得息，葶苈大枣泻肺汤主之。"五苓散见于《伤寒论》第71条："太阳病，发汗后，大汗出、胃中干、烦躁不得眠，欲得饮水者，少少与饮之，令胃气和则愈；若脉浮、小便不利、微热、消渴者，五苓散主之。"功效利水渗湿、温阳解表化气，是治疗痰饮之要方。常用经验方方药及方义如下：生黄芪30g，葶苈子20g，猪苓20g，茯苓20g，泽泻10g，白术15g，桂枝5g，车前子20g，玉竹15g，薏苡仁30g，白花蛇舌草30g，半枝莲30g，大枣10枚，甘草5g。

方中葶苈子，功专泻肺利水，常与大枣配伍，以达培土制水之功。《神农本草经》曰：治癥瘕积聚，结气，饮食寒热，破坚逐邪，通利水道。"《开宝本草》曰"疗肺壅上气咳嗽，定喘促，除胸中痰饮"，《药性论》补充其能"利小便"，《本草纲目》则言："肺中气水膹满急者，非此不能除。"《景岳全书》指出葶苈子善逐水气，不减大黄，但大黄能泄血闭，葶苈能泄气闭，气行而水自行也。"《本草思辨录》认为："凡水气坚留一处有碍肺降者，葶苈悉主之。惟泄肺而亦伤胃，故葶苈大枣泻肺汤以大枣辅之。"《药性赋》总结其用有四："除遍身之浮肿，逐膀胱之留热；定肺气之喘促，疗积饮之痰厥。"葶苈子对于恶性胸腔积液疗效确切，专泻肺中水饮，故为君药。

生黄芪，补肺气，以补本虚之体，不但具有益气健脾之效，并且还能疏利水液，能助葶苈子利尿之功。《本草思辨录》曰："三焦为水道，膀胱为水府，黄芪从三焦直升至肺，鼓其阳气，疏其壅滞。肺得以通调水道，阴气大利，此实黄芪之长技。"《医学衷中参西录》："小便不利而肿胀者，可用之以利小便。"《本经疏证》总结黄芪功效："黄芪送蒸腐之水谷，使归下焦，即还反生卫，与并出于上，下行迅，则起亟自迅，起亟迅则内外安和。"临床治疗恶性胸腔积液，黄芪的剂量要大，多为30~100克，方可见显著疗效。另外，黄芪还宜生用，纵观《金匮》方黄芪无不生用，然后世多以蜜炙，蜜炙之后使其作用趋里，偏于补益，而疏利水液功效较弱。

炒白术，与生黄芪联用，助其健脾益气之力，并能温燥祛湿，消痰利水，《名医别录》提出白术："消痰水，逐皮间风水结肿……利腰脐间血。"《日华子本草》指出其能"消痰，治水气，利小便"，《本草新编》则阐述了白术制水之理："治水湿者，一利腰脐而水即入于膀胱，从小便而化出，所以得水必须利腰脐，而利腰脐必须用白术也。况白术之利腰脐者，利腰脐之气，非利腰脐之水也。腰脐之气利，则气即通于膀胱，而凡感水湿之邪，俱不能留，尽从膀胱外泄，是白术不利之利，正胜于利也。"其实白术消痰祛湿利水，正是土克水之意。

茯苓，味甘而淡，渗利水湿，同时具有补益之力，中可健脾，上可益肺。《本草纲目》阐述较为详细："茯苓气味淡而渗，其性上行，生津液开腠理，滋水之源而下降，利小便。故洁古谓其属阳，浮而升，言其性也；东垣谓其为阳中之阴，降而下，言其功也。素云：饮食入胃，游溢精气，上输于肺，通调水道，下输膀胱。观此，则知淡渗之药，俱皆上行而后下降，非直下行也。"《本草新编》指出："茯苓，补中有泻，论其泻之益，则其补亦可用也。"茯苓性味平和，临床对于水湿之证应用十分频繁，尤其藉其补益之力，对于正虚邪盛的老年恶性胸腔积液患者十分适合。

车前子，具有渗湿利尿作用，其主要作用部位偏于下焦肾与膀胱，既能补肾，又可通利水道，与茯苓作用互为补充。《药类法象》曰："利水道，通小便，除湿痹。"《本草纲目》曰："此药利水道而不动气，水道利则清独分。"《药鉴》指出："惟其咸也，故能利水通肾气。惟其甘也，故能利水道，而不走精气。"《本草崇原》则阐述了："车前得土气之用，土气行则水道亦行，而膀胱之气不癃矣。不癃则痛止，痛止则水道之小便亦利矣。"车前子属于种子类，具有补肾之功，然补益之中又能利水，攻补结合，与茯苓不同，其以利水祛邪为主。

方中均已上述几味药物为主药，其余药物为辅，猪苓、泽泻、桂枝利水渗湿，温阳化气，使水湿之邪，从小便而解，共为臣药。薏苡仁、白花蛇舌草、半枝莲，具有中药抗肿瘤作用，共佐药；玉竹入肺经，养阴生津，防诸温燥之品过伤肺阴，为反佐药。甘草调和诸药为使。诸药配伍，攻补兼施，攻而不过，补而不滞。

刘松江教授在临床治疗恶性胸腔积液时常以本方进行随证加减，若遇气急者加麻黄、杏仁；阴虚重者加西洋参、生地黄；热甚者加金银花、黄芩。如见痰饮迫肺，咳逆气急，可加半夏、白芥子、桑白皮、大腹皮、陈皮等祛痰泻肺利水；如见肝气郁滞，胁助疼痛，可加柴胡、香附、郁金、元胡等疏肝行气，解郁止痛；如见痰独痹阻，胸部满闷，可加薤白、杏仁、枳实、姜半夏等通阳宽胸，祛痰散结；如见水饮伤阳，胸满畏寒，可加附子、桂枝、干姜、细辛等温补脾肾，通阳化饮；如见膀胱气化失职，水肿便闭，可加小茴香、冬葵子、泽兰、泽泻等通阳活血利水；如气滞较甚，腹胀胸闷，可加厚朴、积实、薤白、桔梗等顺气导滞；如见肾精亏损，可加补骨脂、菟丝子、仙茅、巴戟天等助阳益精；如见胸胁刺痛，乃为久病入络，可加桃仁、红花、乳香、没药行气活血和络；如见饮郁化热，颧红盗汗，可加沙参、麦冬、桑白皮、地骨皮等滋阴清热。总之临床遣方用药应该时刻不忘正虚为本，用药宜顾护人体胃气，所谓有胃气则生，无胃气则死是也。

此外刘松江教授强调在用药的剂量上，也要根据药物的作用趋势而定，中药的药势走向与其气、味性质的不同密切联系，《药性集要》曰："凡轻虚者浮而升，重实者沉而降。"李东垣归纳为："味薄者升，气薄者降，气厚者浮，味厚者沉。"吴仪洛补充道："气厚味薄者浮而升，味厚气薄者沉而降，气味俱厚者，能浮能沉，气味俱薄者能升能降。"对药物的性味，李时珍总结说："酸咸无升，辛甘无降，寒无浮，热无沉。"临床上"大方重药"往往味厚气薄，质重沉降，药势趋于下行，而"小方轻药"气厚味薄，质轻升浮，有利于药势向上向外。治疗恶性胸腔积液的用药剂量须因病，因证，因药而定，如麻黄、桑白皮等宣肺透表散邪之药用量宜轻，如此方能升散；如葶苈子等泻肺利水祛瘀之药用量宜重，如此引邪下达。然而对于黄芪，其气后味薄，如需取其行气利水之效，当用重剂，方可见效，所以临床一般剂量较大。

（李　全）

第四节　特色脾栓塞术治疗脾功能亢进及并发症

一、脾功能亢进的发病机理

脾功能亢进指脾脏功能病理性增强，脾脏病理性充血、肿大，外周血血细胞不同程度的降低，伴反复出血、贫血、感染等，骨髓造血细胞代偿性增生；在临床上多以肝硬化门静脉高压引起最为多见、最为明显，肝硬化肝功能失代偿期门脉高压为脾功能亢进的最常见原因，其易导致感染及出血，尤其是增加了消化道出血的机会。

肝硬化是我国常见病、多发病，肝脏在炎症、酒精作用下肝细胞变性、坏死，肝小叶之间原有纤维结构萎缩、塌陷，肝纤维细胞增生，假小叶形成，肝内血管形态学改变，即血管腔变窄、闭塞，导致肝内血循环系统紊乱，门静脉、肝动脉、肝静脉之间正常组织关系失常，肝内血液循环重新分布，肝内门静脉入肝血流和出肝血流受阻、阻力增加、血流量增加，继发门静脉压力升高、门静脉直径增宽，引起一系列临床症状和（或）体征，即门静脉高压。脾血回流淤滞和脾动脉血流增加是肝硬化时脾大和脾功能亢进发生的主要原因。门静脉高压是脾功能亢进发生的始动因素，门静脉高压形成后，由于其持续存在和发展，第一，脾静脉血液回流受阻，把大量血液阻留在脾内，使脾脏被动淤血肿大，循环血量减少，而为了维持有效循环血容量，细胞外液进入血循环，从而产生血液稀释；第二，由于递质分泌作用，还导致脾动脉血流增加，导致脾动脉主动充血，使脾脏淤血肿大得以持续和发展；第三，大量的血液淤滞在肿大的脾脏内，在功能活跃的巨噬细胞系统作用下，血细胞被大量破坏，破坏脆弱血小板和吞噬血小板的数量增加，并抑制血细胞的成熟，以及因脾脏分泌血小板抗体 PAIG 增多而加重血小板的破坏，导致外周血细胞、尤其是 WBC、PLT 减少，而骨髓呈增生现象，进一步削弱了机体的凝血机制和免疫力。

二、传统治疗手段的弊端

目前肝硬化脾功能亢进的主要治疗方法：

1.内科治疗

积极药物治疗原发疾病的同时对症予以输注血细胞或细胞集落刺激因子等升血治疗，其内科治疗有限，只能暂时性改善一系或多系血细胞，药物治疗费用高，远期疗效差，而且并没有针对脾功能亢进症本身进行针对性治疗，治标不治本，故不能有效控制和缓解脾脏功能，主要用于急症的处理和不能手术病人的一过性治疗。

2.外科手术

随着对脾脏生理功能的研究和脾切除术后爆发性感染的认识，以及外科手术设备的更新，脾切除从传统的全部脾切除术到现今的部分脾切除术：即保留脾上级和（或）下级的部分脾切除，从传统开腹手术到腹腔镜下手术，术后并发症减少，术后疗效、术后患者生存质量有所提高，但文献报道各种部分脾切除术手术难易程度高于全脾切除，增加了手术难度，而且术后并发症发生仍高达 11%~36%，另外由于肝硬化脾功能亢进病患因后期肝硬化明显加重，多伴明显肝功能损害、肝功能处于失代偿期、血小板明显减低、白细胞低下、腹水、低蛋白血症等，常常不能耐受外科手术治疗，使得外科手术的应用受到限制。因为脾是体内最大的外周免疫器官，是产生抗体和非特异性免疫球蛋白的主要部位，它在全身防卫机制中起着重要的作用，保留足够体积的脾脏以保持机体的免疫功能成为治疗脾功能亢进不可忽视的　内容。

三、部分性脾动脉栓塞术

1.概述

随着介入微创手术快速发展，肝硬化脾功能亢进涌现出许多新的治疗方法：部分性脾动脉栓塞术、微波消融、射频消融、化学消融及经皮颈静脉肝内门体分流术及双介入联合治疗。自 1973 年 Madisom 首次应用自体血凝块进行脾动脉栓塞治疗肝硬化门静脉高压伴脾功能亢进症取得成功，因术后合并严重并发症在临床未得到推广。1980 年 Spigos 在 Madisom 基础上将栓塞方法加以改进发展成为部分性脾动脉栓塞术，随着介入医学发展及对脾脏生理功能的研究，部分性脾动脉栓塞术不断改进、不断完善，成为肝硬化脾亢首选治疗方法，并被称之为"内科性脾切除""功能性脾栓塞"，既缓解、控制了脾脏功能亢进，又同时保留了部分脾脏功能，且并发症发生明显率低于外科手术，逐渐替代了外科性脾切除。

2.治疗机制

部分性脾动脉栓塞术治疗机制是通过栓塞脾动脉部分分支动脉血管，使得被栓塞部分的脾脏实质出现缺血梗死，然后机化、萎缩，最后被增生的纤维组织所取代，以达治疗效果。目的在于减少血小板在体内的破坏场所，脾脏实质部分减少，脾脏功能减弱，削弱了脾脏吞噬和破坏血细胞的能力，减少外周血血细胞在脾脏内滞留、破坏，使得部分性脾动脉栓塞术后外周血细胞升高，改善外周血象。同时通过抑制脾脏分泌功能而减少血小板相关抗体的生成，增强抑制性 T 细胞活性，减少单核-巨噬细胞系统对血小板的破坏，从而使血小板回升。血小板、白细胞的改善降低了出血倾向、感染的风险，同时脾脏是机体最大的免疫器官，保留了脾脏自身部分免疫功能，机体免疫功能不受较大影响，延长患者的生存时间。部分脾动脉栓塞后，剩余的脾脏仍具有良好的免疫能力。

目前对栓塞范围无统一标准，栓塞范围太小，达不到治疗效果；而增大栓塞范围则并发症随之增加。有报道部分脾动脉栓塞范围 60%~80%，其血小板上升幅度、有效率明显增高。Wahl 等认为栓塞范围以 50%~70% 为宜。一般认为应根据患者的一半状况、病因和治疗目的来确定。梅雀林认为，为保留脾脏的免疫功能，避免术后凶险性感染，部分性脾栓塞应保留约 25% 的脾脏。对于肝硬化脾亢的患者，如仅为单纯改善血细胞成分的变化，以栓塞 30%~40% 的脾脏为宜，如主要想缓解门静脉高压、减少上消化道出血的风险需栓塞 50%~70% 的脾脏。首次栓塞其范围不应超过 70%。肝硬化门静脉高压、脾功能亢进明显者，肝功能允许的条件下，为了减少脾静脉回流、缓解门静脉高压，使血细胞回升，栓塞范围应较大。肝功能差者，可以采取小范围多次栓塞，首次栓塞范围不宜超过 30%，2~3 个月后再栓塞 20%~30%，如此则并发症少而轻，不会引起肝功能恶化。

3.治疗方法

（1）非选择性脾动脉栓塞：将导管头端置于脾动脉主干，注入栓塞剂，栓子随血流随机均匀阻塞相应口径的脾动脉分支。这种方法的优点在于栓塞剂能较均匀地栓塞外周组织，外周脾萎缩后，纤维组织象盔甲一样包裹未栓塞部分，限制脾脏的增大。但对于脾栓塞面积的大小，由于缺乏精确的计算方法，术中即时正确判断栓塞的范围仍是临床上的一个难题。过去常根据脾动脉的血流速度来估计，因术者的目测误差以及血管痉挛等因素的影响，容易造成栓塞不足或过度栓塞。梅雀林等认为在欲栓塞脾脏体积一定的条件下，脾脏内 1mm 的脾动脉分支数与明胶海绵颗粒数呈正相关，与脾脏大小无关。栓塞前可用预期栓塞程度及 1mm 内径的脾内动脉分支数作为确定明胶海绵用量的依据。有一些并发症与非选择性脾动脉栓塞法密切相关，例如脾上极膈面的梗死造成膈肌刺激，易导致胸膜和肺的并发症；栓塞颗粒随机漂入脾动脉分支，可由一个或多个颗粒栓塞同一个小动脉，脾栓塞不均匀可致脾功能亢进复发；有误栓胰腺动脉的可能。

（2）脾极动脉栓塞：将导管选择性插入脾中下极动脉的分支，通过造影决定拟栓塞体积的大小，然后使用栓塞剂将其栓塞。由于只栓塞脾中下极部分及栓塞面积有限，术后严重腹痛、反应性胸膜炎等并发症很少发生，而且短期内不宜形成侧支循环、血管再通和脾亢复发概率减少。其优点在于：①脾中下极不与膈肌接触，栓塞后缺血性梗死不会刺激左膈和胸膜产生反应性炎症；②脾下极邻近的大网膜在出现局部腹膜炎性反应时可向脾下极游走包裹，减轻局部炎症反应；③脾下极动脉栓塞能准确控制脾脏栓塞面积在50%以内，避免过度栓塞；⑤脾中下极动脉准确栓塞避免了误栓胰腺供血动脉的可能。存在的缺点是由于脾动脉解剖的复杂性，不能保证超选择脾中下极动脉插管获得高的成功率，且栓塞面积往往过小。

（3）红髓动脉栓塞：选取 0000～00000 号的手术丝线，剪成约 2mm 长，经导管注射到脾动脉内，丝线随血液飘流，栓塞供应红髓的动脉。

4.适应证及禁忌症

部分性脾动脉栓塞术前需经临床症状、体征、血液生化、B 超、胃镜、CT 检查诊断为肝硬化达到肝功能失代偿期并发有门静脉高压症患者，对脾功能亢进不典型病例术前须做骨髓穿刺排除血液系统疾病、肝炎病毒所致的骨髓抑制；且对于胃镜食管、胃底静脉有红色征及肝功能胆红素超过 85umol/l 不适宜；一般选择肝功能 A 级或 B 级为宜，肝功能 C 级，必需行脾栓者，应做好充分术前准备，包括护肝、预防感染、全身支持等。否则容易继发感染、肝功能衰竭、门静脉血栓。如肝功能差的患者可以考虑小面积多次栓塞。一般认为如下为禁忌症：

（1）碘剂过敏。

（2）凝血机制严重低下者。

（3）心肺肾重要脏器严重功能衰竭。

（4）重度食管胃底静脉曲张有出血倾向者及活动性消化性溃疡者。

（5）严重黄疸不能纠正者。

（6）顽固性腹水伴有原发性腹膜炎。

5.治疗目标

通过栓塞部分脾动脉分支，第一，部分性脾动脉栓塞术术后使部分脾实质缺血性梗死、机化、萎缩，最终被纤维组织增生替代，这种不可逆的病理改变，消弱了脾脏吞噬和破坏血细胞的能力，减少血细胞在脾脏的滞留和破坏，改善脾功能亢进患者的外周血象，减少患者的出血倾向，同时机体免疫功能不受影响；

第二，可改善血流动力学，可使脾体积缩小，脾静脉、门静脉及脾血流量减少，降低门脉压力；第三，脾功能亢进被证实是肝硬化出血、感染的独立危险因素，因此部分性脾动脉栓塞术术后脾脏血供减少，脾静脉的回流血量随之减少，从而减少了门脉血流量，有效降低门静脉压力，从而减少脾功能亢进复发的始动因素及食道胃底静脉曲张破裂出血的危险；第四，部分性脾动脉栓塞术术后有利于肝功能恢复，术后白细胞、血小板改善，使得肝炎患者顺利抗病毒治疗；第五，部分性脾动脉栓塞术术后对肝硬化门静脉高压并脾脏功能亢进患者的肝功能改善也有益。部分性脾动脉栓塞术术后脾动脉血流量减少，肝动脉血流量就增加，同时由于部分性脾动脉栓塞术门静脉压力降低，使肠系膜上静脉回流改善，从而提高肝组织的营养，可明显增强肝脏合成蛋白的能力，术后血清胆碱酯酶、白蛋白明显升高。

6.与上消化道出血的关系

在肝硬化门脉高压症患者，60%~70%门静脉血流来自脾静脉，部分脾动脉栓塞术后减少了脾静脉到门静脉的血流量，降低了门静脉压，这使距离门静脉最近的胃冠状静脉回流阻力减弱，在一定程度上纠正或减少了胃冠状静脉血流，减轻了食管胃底静脉曲张程度；且脾脏是产生血小板相关抗体和血小板破坏的主要场所，部分性脾动脉栓塞术后导致部分脾缺血、萎缩或梗死，以达治疗效果。目的在于减少血小板在体内的破坏场所，同时通过抑制脾脏分泌功能而减少血小板相关抗体的生成，增强抑制性 T 细胞活性，减少单核-巨噬细胞系统对血小板的破坏，从而使血小板的数量的回升及凝血机制得到改善，胃黏膜组织内血氧含量增加，这些因素使得食管胃底静脉曲张破裂出血次数明显减少，而且使门脉高压性胃病得以改善。Palssonl 等报道，部分性脾动脉栓塞术后能够减少食管胃底静脉曲破裂出血的次数。Birger 统计显示食管胃底静脉曲破裂出血次数从部分性脾动脉栓塞术术前的 4.3±2.9，降为术后的 1.1±1.3。Alwmark 等也报道部分性脾动脉栓塞术能够食管胃底静脉曲破裂出血停止，国内张秋丽等报告 20 例部分脾栓塞后有 4 例活动性出血停止，12 例红色征消失，20 例食管静脉曲张程度明显减轻，且再出血发生率明显降低，认为部分脾栓塞术对食管静脉曲张有治疗作用。

刘松江教授通过临床观察也发现，介入栓塞治疗后的病人门脉系统血流重新分布，门静脉压力可以不同程度的降低，同时血小板计数增加，凝血机制改善，病人的消化道出血机会减少，机体免疫功能增强，这与许多学者的研究是一致的，总之，部分性脾动脉栓塞术与传统脾切除术相比，创伤小，风险小，住院天数减少，术后不良反应少见，多经对症处理可缓解，极少需外科治疗，并且保留了脾脏的免疫功能，减少严重感染的发生率。刘松江教授认为，脾栓塞治疗可作为脾切除手术的替代疗法，在上消化道出血的病人治疗中起到很重要的作用。

（李 全）

第五章　辨证施治抗肿瘤

第一节　非小细胞肺癌

一、概述

原发性支气管肺癌（以下简称肺癌）是最常见的肺部恶性肿瘤，绝大多数起源于支气管黏膜上皮，也有起源于腺体或肺泡上皮者，临床以咳嗽、咯血、胸痛、发热等为主要表现，随着病情的进展还会出现癌症转移并发症。

20世纪初期肺癌是一种比较罕见的疾病。由于吸烟的流行，肺癌的发病率和死亡率先是在发达国家，随后在发展中国家迅速增高。随着现代工业的发展、城市化进程的加速、人口老龄化的加剧、环境因素和生活方式的改变，从20世纪中期开始，全球肺癌的发病率和死亡率迅速增长。目前肺癌发病率仍为全球癌症的首位，全世界每年新确诊的肺癌患者约有160万，其病死率在恶性肿瘤引起的死亡中也居于第一位。就全球肺癌发病和死亡分布情况，有流行病学研究显示目前男性肺癌发病率最高的地区为中欧、东欧（53.5/10万），东亚地区也进入了高发地区行列（50.4/10万），发病率最低的为中、西非（2/10万）。肺癌作为我国最常见的恶性肿瘤之一，其发病率及死亡率已居所有恶性肿瘤之首，在众多癌瘤中，是死亡率上升最快的癌症。每年新发病例约73.3万，死亡病例约59.1万。在城市地区恶性肿瘤的新发病例中，居第一位的也是肺癌，每年发病约39.9万，其中男性肺癌发病居城市恶性肿瘤的第一位，女性肺癌发病仅次于乳腺癌，居于第二位。农村地区则无论男女，均肺癌为首位，每年发病约33.4万。从总体上来看，几乎在所有国家和地区，女性肺癌的发病率较男性低，但总体呈上升趋势。

从组织学分类学角度，肺癌可分为非小细胞肺癌和小细胞肺癌两大类，以前者最常见，约占所有肺癌的80%，五年生存率很低，与小细胞肺癌相比，其癌细胞生长分裂较慢，扩散转移相对较晚。非小细胞肺癌组织学类型包括：鳞状细胞癌（鳞癌）、腺癌以及大细胞癌。其中腺癌是女性最常见的病理类型，可单发，也可多发，或表现为弥漫性，发生于外周并可累及肺膜。关于肺癌已知的致病因素有吸烟、电离辐射、空气污染、石棉、氡、砷等致癌物质暴露史和其他职业因素，慢性肺部疾病，结核继发肺部瘢痕，个体基因的遗传易感性等。其中吸烟是肺癌的主要危险因素，在所有肺癌死亡中，85%可归因于吸烟。随着每天吸烟支数及吸烟年数的增多，患肺癌的危险增加。

目前对于非小细胞肺癌的治疗，多采取包括手术、放疗、化疗、靶向治疗等在内的多学科综合治疗手段。手术是可切除非小细胞肺癌的首要治疗手段，但仍有相当部分行根治性手术的患者最终死于肿瘤的复发和转移，而对于进行化疗的患者，不论是辅助化疗还是新辅助化疗均会对机体产生相应程度的毒副反应，使患者的身体状况和生活质量受到严重的影响，甚至影响到患者的后续治疗。肺癌初诊时70%~80%的患者已属中晚期，尤其是老年患者对化疗敏感性差，主要先靠手术、放疗等局部治疗为主，但部分患者当确诊时已处于癌症的较晚期，失去了手术机会。近年来随着抗癌新药不断出现以及化疗观念的不断改变，使得化疗效果有所提高，化疗的地位也不断提高，而老年患者体质较差，常合并其他慢性疾病，大多无法承受联合化疗，因此，小剂量单药化疗逐渐受到关注。所以，怎样利用现有的治疗手段最大程度的提高化疗效果，同时提高患者生存质量，减少化疗带来的毒副反应，是肿瘤专业的医生现阶段所面临的重要问题。

刘松江教授认为肺癌的疗效得不到提高的主要障碍是诊断时病期已晚，早期发现、早期诊断、早期治疗是肺癌取得良好疗效的重要前提。近年来，肺癌的治疗逐步形成了多学科综合治疗模式，中西医结合疗法在肺癌特别是中晚期肺癌的治疗中显示出了一定优势，提高疗效、改善患者生存质量、延长生存期是中西医结合治疗研究中的重点和热点。中医中药在防治肺癌、提高患者生存质量方面体现出明显的优势，总结有以下几个方面：第一，中医中药的历史悠久；第二，中药的疗效比较稳定；第三，中药的毒不良反应少，不易产生耐药性；第四，相对于西医手术及放化疗，中药价格低廉，患者比较容易接受。所以刘松江教授认为选择合理的药材组方进行研究，更能有效的发挥中医中药在防治癌症方面的优势，具有重要的现实意义和社会意义。

二、中医沿革

关于肺癌病名的沿革在现代流传的古医籍文献中，"癌"字首见于北宋东轩居士《卫济宝书·痈疽五发》，卷上第一个便是"癌"，云："痈疽五发，一曰癌……"最先对癌的特征作出简明叙述的为南宋杨士瀛的《仁斋直指附遗方论·二十二卷·癌》。但由于历史条件的限制，传统医学对癌症的认识并未形成专门学科，古代医典中并无"肺癌"病名。在中医古籍文献中，虽无明确肺癌之病名，但有关类似病名、症状、体征以及病因病机的记载可见于诸多医籍之中。历代医家从中医"肺积""息贲""痞癖""咳嗽""喘证""肺疽""肺痿""肺花疮""痰饮""积聚""肺痈""胸痛"等疾病范畴认识肺癌。

刘松江教授在深入搜集整理中医文献后，认为该病与"肺积"、"息贲"甚为类似相近，与此同时又被"积聚"范畴所涵盖。查阅祖国医学文献，可见诸多著作中有相关描述，如《难经·五十六难》："肺之积，名曰息贲，在右胁下，腹大如杯，久不已，令人洒淅寒热，喘咳，发肺壅。"较早的形象又具体的描述了类似于肺癌会出现的常见症状及临床表现。在《素问·咳论》中描述"肺咳之状，咳而喘息，甚至唾血……而面浮气逆也。"宋代《圣济总录》也对肺积、息贲有记载，《圣济总录》载："积气在右胁下，腹大如杯者，肺积也；气上贲冲，息有所妨，名曰息贲。""肺积息贲气胀满咳嗽，涕唾脓血。"再如《灵枢·邪气脏腑病形》曰"肺脉……微急为肺寒热，怠惰，咳唾血，引腰背胸。"这些症状在肺癌中均可见到。肺花疮与肺癌也有相似之处，清·《青囊秘诀》谓："人有久咳之后，肺管损伤，皮肤黄瘦，咽喉雌哑……，人以为肺中痈也，谁知是肺疹而生疮乎此等之症，不易解救。"

医学古籍关于本病类似的症状和体征的记载更为丰富，如《灵枢经》谓："大骨枯槁，大肉陷下，胸中气满，喘息、不便，内痛引肩项，身热脱形破䐃。"类似晚期肺癌精气耗竭之恶病质的临床表现。《灵枢·邪气脏腑病形》记："肺脉……急惰，咳唾血，引腰背胸。"《济生论》中论述："息贲之状，在右胁下，覆大如杯，喘息奔溢，是为肺积，诊其脉浮而毛，其色白。其病气逆，背痛少气，喜忘目瞑，肤寒，皮肿时痛，或如虱缘，或如针刺。"《诸病源候论校注·癖结候》谓："……或胀痛，或喘息，短气，故云癖结。"《东医宝鉴·痈疽篇》曰："痈疽发于内者……如中府隐隐而痛者，肺疽也。"这些中国古代典籍中均详细记载了与肺癌密切相关的临床症状。在《太平圣惠方》上记载有治疗息贲上气咳嗽、喘促咳嗽、咳嗽见血、咳嗽胸痛、呕吐痰涎、痰粘不利、胸膈壅闷、结聚胀痛、腹胁胀痛、坐卧不安、食少乏力等症的药方。金元李东垣创制有息贲丸，所治之证均类似于肺癌症状。明代张景岳说"劳嗽，声哑，声不能出或喘息气促者，此肺脏败也，必死。"此书中的描述，与晚期肺癌纵隔转移压迫喉返神经而致声哑者相似。古代医学对肺癌的认识虽然有限，但为后世医家奠定了一定的理论基础，提供了临床参考。现代中医肺癌之病名最早记载于《实用中医内科学》，由方药中等主编，系沿用西医病名，充实了中医病名内容的同时，又体现了时代特色。

古代医家多认为肺癌的发病是由脏腑经络失调，阴阳气血虚损引起，与六淫外侵、感染邪毒、七情内伤、饮食劳倦、禀赋不足、素有瘤疾、久病伤正、年老体衰等因素关系密切。明代《景岳全书》载："脾肾不足及虚弱失调之人，多有积聚之病。"可见张氏以正气虚损为肺癌发病之本，强调正气的重要性，认为肿瘤的发生与五脏失和，正气亏损，气血失调有密切关系，并认为虚损可由禀赋不足、久病伤正、年老体衰等所引起。《杂病源流犀烛》中指出："邪积胸中，阻塞气道，气不得通，为痰，为食，为血，皆得与正相搏，邪既胜，正不得制之，遂结成形而有块。"《医学入门》中："（结）块乃痰与食积、死血、有形之物而成积聚症瘕"则指出痰、毒、瘀久积于肺，相互搏结，导致气滞血瘀或痰湿凝聚，最后瘀毒胶结，渐成积块，发而为病。《青囊秘诀》指出："也有膏粱子弟，多食浓厚气味，燔炙煎炒之物……至咽干舌燥，吐痰吐血。"此谈及肺癌发病与饮食偏嗜的关系，饮食不洁或饮食不节也是本病的重要致病因素之一。《活人录汇编》曰："肺之积为息贲。……若平素善悲，悲则气消多忧，忧则气闭。本经元气既消既闭，则呼吸之气不通……"指出七情不畅可以导致人体气机升降失调，而气能行血、和血，肺脏气机不利，日久则致血随气滞、瘀结成积块，发为本病。

同时，也有古代医家认为肺癌乃由内外因共同致病。如《诸病源候论》指出："积聚者，由阴阳不和，脏腑虚弱，受于风邪，搏于腑藏之气所为也。"金张元素在《活法机要》中提及"壮人无积，虚人则有之，脾胃怯弱，气血两衰，四时有感，皆能成积"，更是指明了积证的形成与正气虚衰和邪气侵内有直接关系。肺脏本为"娇脏"，于机体正气亏虚之时外感淫邪更易乘机侵犯，"邪气居其间而不反，发为瘤"，若四时八风客于经络，亦可发为瘤病。这一观点，究其本质，也即是指肺癌的发病是正虚与邪实共同作用的结果。由此可见，正气不足或相对不足是发病的内在根据，邪毒入侵、痰毒瘀互结是发病的重要条件。总之，肺癌病因病机较复杂，现代医家认识也各有侧重，大致的共同观点认为本病病变部位在肺，与脾、肾关系较为密切，是一种本虚标实、虚实夹杂之证，可以从虚、痰、瘀、毒等角度来探究肺癌的病因病机，大致归纳为先天不足、正气亏虚、阴阳失调、外感邪毒、情志致病、饮食失洁（节）、脏腑失衡、气血失和等。

三、病因病机

（一）中医病因病机

1.正气亏虚是诱发肺癌的根本

诸代医家认为，气血虚衰，正气不足，是形成肺癌的重要基础之一。其人或久嗜烟酒，或热灼伤津，或疲于房事，导致阴精暗耗，日久肾阴亏耗，肾精不足则影响正气生成。与此同时，使肾水欠于上济心阳，而心火上炎，灼伤肺阴，最终导致肺阴不足，成为肺癌的致病因素。如《证治准绳咳嗽》所述："若酒色过度，虚劳少血，津液内耗，心火自炎，遂使燥热伤肺，咳唾脓血……"《景岳全书》曰："脾肾不足及虚弱失调之人，多有积聚之病。"指明了脏气不足、功能失和会导致阴阳不衡，正气亏虚，人体抗病能力降低，病邪会有可乘之机侵扰机体。刘松江教授认为，人体一切疾病的发生和发展，都可以从邪正两方面的关系变化来分析。肿瘤的发病及演变过程就是正邪双方斗争的过程，《内经》云"正气存内，邪不可干"，"正胜则邪退，邪盛则正衰"，正邪之间的盛衰强弱，决定着疾病的进退，机体的正气在防止疾病过程中占据主导地位。《外科医案汇编》云"正虚则为岩"，正气亏损的原因一是由机体本身的正气不足，无力抗邪所致；二是邪气对机体的侵害，耗伤了正气。在癌症发病之初，虽然患者虚候未著，但已虚在其中，病至中晚期，则气血皆虚，渐显露恶病质之象。因此，刘松江教授认为正气虚是诱发肺癌的的根本。

2.外感六淫或邪毒侵袭是引发肺癌的外因

《内经》曰："邪之所奏，其气必虚。"正邪之间的盛衰消长变化，影响并决定了病邪在机体中的进退及变化。癌瘤的发生与六淫邪气侵袭有关，外邪导致疾病的发生，能够从口鼻或肌肤途径入侵机体，可单独或合并其他因素共同致病。如《灵枢·九针论》说："四时八风之客于经络之中，为瘤病也。"指出外邪"八风"停留于经络之中，使瘀血、痰饮、浊气积于体表而成瘤病。《素问·至真要大论》曰："夫百病之始生，皆生于风、寒、暑、湿、燥、火，以之化之变也。"指出肺癌的发生与六淫邪气侵袭有关。又如《杂病源流犀烛》曰："邪积胸中，阻塞气道，气不得通，为痰……为血，皆邪正相搏，邪既盛正不得制之，遂结成行而有块。"说明在人体正气虚损以后，外邪阻滞于肺，郁积胸中，肺气失宣，血行凝滞，聚痰生瘀，形成肿块。以上诸条说明，六淫邪气侵及人体，客于经络，扰及气血，使阴阳失调，气血逆乱，日久成积，变生肿块，积久不消则成肿瘤。诸多古代医家认为，外感六淫或毒邪侵袭是老年人晚期肺癌的关键致病因素之一。由于机体正气虚衰，易于受到六淫或邪毒的影响及侵扰，导致蕴而化毒，伤于肺络，引起肺的功能失调，肺气宣发肃降失司，肺的正常生理功能受到阻碍，气机阻滞，气血壅滞，瘀毒互结而成积，积久成瘤。刘松江教授认为凡是人体被外邪所侵，均能影响脏腑功能，阻碍气血运行，导致气滞血瘀，痰湿凝聚，积久而成为癌瘤。此外，刘松江教授认为烟毒也是一大致病因素，烟为辛热之魁。长期吸烟，热灼津液，阴液内耗，致肺阴不足，加之烟毒之气内蕴，羁留肺窍，阻塞气道，而致痰湿瘀血凝结，形成瘤块。故而，外感六淫或邪毒侵袭是引发肺癌的重要外因。

3.情志内伤是诱发肺癌的内因

七情即喜、怒、思、忧、悲、恐、惊，在一般情况下，七情是机体对客观事物的反应，属于正常的精神活动。如果长期的精神刺激，或突然发生剧烈的精神创伤，超过了机体所能调节的范围，就会引起机体阴阳气血失调，脏腑经络功能紊乱，导致疾病的发生。如古代文献记载，《灵枢·百病始生》云："若内伤于忧怒则气上逆，气上逆则主输不通，温气不行，凝血蕴裹而不散，津液涩渗，著而不去，而积皆成矣。"七情内伤会导致气机失调，引起气滞、气郁、血虚、血瘀等一些列症状，日积月累，最终会引起气血失和，导致气血运行欠佳，如气滞血瘀、气虚血瘀，最后痰凝毒聚而形成癌瘤，内伤于肺，引起肺的功能失调，肺气宣发肃降失司，肺的正常生理功能受到阻碍，气机阻滞，气血壅滞，瘀毒互结而成积，积于肺络，久而成瘤。因此，情志内伤是诱发肺癌的内因。

4.饮食失调是肺癌的又一致病因素

诸多医家认为饮食失宜是肺癌发病的又一致病因素。饮食无度、过量饮酒、过食煎炒、腌制食品和霉变食品，均能伤及脾胃。邪毒、痰湿郁阻体内，气血郁滞，从而导致肺癌的发生。脾胃为气血生化之源，胃为水谷之海，脾胃功能失调不仅影响人体正气生成，同时又影响了水谷精微中卫气部分的生成，从而影响了人体对病邪的抵抗能力。另一方面，《内经》曰"脾为生痰之源，肺为储痰之器"。脾的生理功能为主运化，主升清，主统血。水谷精微不能输布，聚津成痰，痰瘀阻于肺，终而化积。《青囊秘诀》指出："也有膏粱子弟，多食浓厚气味，燔炙煎炒之物……至咽干舌燥，吐痰吐血。"说明了经常吃辛辣味厚的食物会导致火气内生，引起肺火偏旺的症状。食物所化之热与机体自身之阳气相并，火热内盛，既可化生热毒，又能蒸津为痰、炼液为痰，热毒、痰浊、湿热蓄积日久，则可导致机体发生恶变而形成肿瘤。此外，根据中医基础理论，酒乃大辛大热之品，摄入过量可化热、化火、生痰、生湿，促使肿瘤的发生。

5.痰瘀阻肺是肺癌的病理特点

祖国医学认为，多种疾病的发生、发展均与痰邪的凝结和阻滞有关，肿瘤类疾病的发生更是如此。痰既是病理产物，又是致病因素，不仅指有形可见的痰液，还包括痰核和停滞在脏腑经络组织中未被排出的痰液，称之为"无形之痰"。如由于情志所伤，肝郁化火，火热煎灼津液为痰，而致痰火交结，故云"忧郁气结而生痰"。亦有风寒侵袭，复因饮食所伤，脾失健运，湿浊不化，凝聚而成痰。痰浊贮于肺络，肺气宣降失常，痰凝气滞，进而导致气血瘀阻，毒聚邪留，郁结胸中，肿块逐渐形成。如《丹溪心法》中指出："凡人身上、中、下有块者，多是痰。"王清任也认为："气无形不能结块，结块者，必有形之血也。血受寒则凝结成块，血受热则煎熬成块。"可见，历代医家早就认识到痰浊、瘀血与肿瘤的关系。刘松江教授认为，体表之瘰疬、痰核、瘿瘤等多由痰致，而体内之癥瘕积聚的性质与体表之瘰疬、痰核、瘿瘤等相似，因此，癥瘕积聚与痰的关系也就不言而喻了。又因痰邪亦可阻碍气血的运行，可导致血瘀，故痰浊与瘀血常合而为病，正如《医学入门》中所云："气不能作块成聚，块乃痰与食积、死血有形之物而成，积聚癥瘕一也。"故而痰瘀阻肺是肺癌的病理特点。

综上所述，刘松江教授认为本病的病因病机主要是正气虚损，阴阳失调，脏腑功能发生障碍，使机体抵抗力降低，邪气乘虚袭肺，积于胸中，宣降失司，脾失健运，肺气郁则气机不利，络脉受阻，血行凝滞，脾虚湿蕴则聚津为痰，气滞、血瘀、痰凝、热毒胶结于肺，日久形成积块而为肺部肿瘤。肺癌的病变位置在肺，但是与肝脏、脾脏、肾脏及胃联系比较密切，属本虚标实之证。最主要的病理变化为痰凝瘀阻，同时，气滞、血瘀、痰凝、热毒，既是致病因素又是相应的病理产物。概言之，刘松江教授认为其病因病机不外虚、毒、痰、瘀四端，而且四者之间往往相互挟杂、相兼为患，临床症状复杂多变。痰凝血瘀，毒蕴正亏是其根本病机，至于六淫、七情、饮食所伤等均是直接或间接促成癌瘤的因素。在临床实践工作中，尤其应当重视的是邪毒内蕴与正气亏损两个方面的辨证关系，邪毒愈甚愈能耗伤正气，而正气的进一步亏损则更加无力抑制邪气的孳生，如此反复易形成一恶性循环。

（二）西医病理生理

时至今日，关于肺癌的发病机制仍未完全明确，但普遍认为与下列因素关系比较密切。

1.吸烟

吸烟是肺癌最主要的致病因素。诸多医家通过分析得出结论：吸烟量、吸烟持续时间、吸烟总量及吸烟深度与罹患肺癌的危险性成正比，而吸烟初始年龄和戒烟时间长短与患肺癌的危险性成反比。有相关专家通过将性别与年龄相匹配的1303例肺癌新发病例与1303例健康人进行对照研究，结果指出，来自工作环境中的非吸烟男性和家庭环境中的女性患肺癌的重要危险因素之一即为被动吸烟。有英国学术团体调查显示，全球可能会有22%的肺癌病人是由于被动吸烟引起的。所以，当不吸烟的人在被动吸烟的环境中时，也会受到侵害，更为严重的是被动吸烟者对烟草中有害物质对机体的刺激较吸烟者更敏感，所以被动吸烟者也有很大概率引发肺癌。

2.职业因素

就目前来看，职业性因素与肺癌的发生有很大联系。有些职业提供的劳动环境中存在很多致癌物质。截止到目前，专家们已达成共识并已经确认的致癌物质有很多，例如放射性物质、病毒、亚硝酸胺、无机铅化合物等。学者们推断以下物质可能会有致癌作用，如苯胺、苏丹红、咖啡因、二甲苯等。因此，当人们从事的职业能够用到或接触到这些物品时，患病的概率会大幅提高。有数据表明，山西煤矿从事挖矿的劳动者们肺癌的发病率较高，据 1974～2008 年在山西煤矿从事挖掘工作的人们的肺癌高发的流行病学调查数据显示，当地的男性矿工肺癌标化死亡率高达 1231.13/10 万，是当地普通男性居民肺癌标化死亡率（26.61/10 万）的 46.27 倍，其高发职业特征显著。

3.环境污染

环境污染可分为两个方面，其一是室外大环境污染，其二是室内环境污染。随着科技与文明的发展，工业废气和汽车尾气的排放量增多，不仅影响空气质量，其内含有的致癌物也具有明显的致癌作用。其中主要的致癌成分如苯并芘、二氧化硫、甲基胆蒽类环烃化合物、一氧化氮以及带有生化性较强的粉尘颗粒在空气中的大量堆积、漂浮等。已经有研究证实，在当今发达国家中，一些工业化发展高度发达的城市中，发现其肺癌发病率会明显较其他工业化相对不发达的城市高，城镇人口较农村人口的肺癌发病率高。由此可见，经济和工业的迅猛发展引起的环境污染与肺癌发病率的升高是有着密切关系的。室内环境也是人们日常生活中的主要环境因素之一，其污染也是必须重视的引发肺癌的原因之一。调查显示，由于室内环境污染导致发病的患者中，其发病因素与厨房内空气污染水平联系密切。专家提示，如煤焦油、煤烟、烹调食物时所产生的油烟以及带有致癌物质的家居装修等均是导致肺癌的诱发因素之一。一项有关我国大气污染与居民肺癌发生与死亡灰色关联度分析报告指出，与我国居民肺癌的发生关联度最高的前三位大气污染物为二氧化硫、氮氧化物、烟（粉）尘。其中，二氧化硫是我国肺癌死亡最重要的影响因素。

4.其他因素

驱动基因是肺癌的另一诱发因素，基因的突变一方面可以导致肺癌发生，另一方面又可作为药物作用的靶点。有临床研究结果显示，大部分的肺腺癌患者（约在 70% 以上）都可以找到突变基因。雌激素与肺癌的发生、发展也有密切的关系，非小细胞肺癌患者组织中雌激素受体的含量及表达水平则与肺癌的分化程度、组织学类型及预后相关。有研究显示雌激素可以促进癌细胞增殖、影响非小细胞肺癌患者肿瘤血管生成，并刺激纤维蛋白溶酶原激活物产生，加速癌细胞向周围转移和扩散。其中某些肺部慢性疾病的长期不愈，也可最终引发肺癌，如慢性支气管炎、肺结核、慢性肺间质纤维化以及病毒感染等因素，都是形成肺癌的主要相关因素。此外，肺癌的发病还与患者本身的心理因素，平时饮食营养的合理情况，患者机体免疫功能的强弱，家族性遗传因素等均有一定关系。

（三）西医病理分型

1.以肿瘤发生部位分型

根据肿瘤发生的部位不同可分为中央型肺癌和周围型肺癌。中央型肺癌主要在段以上的支气管，约占肺癌的 70%，而周围型肺癌主要发生在段及以下支气管，约占 30%。

2.以组织病理学分型

根据组织病理学可分为鳞状细胞癌、腺癌、小细胞癌及大细胞癌等。

（1）鳞状细胞癌：变异型；乳头状、透明细胞型、小细胞、基底细胞样。

（2）腺癌：腺癌混杂亚型、腺泡性腺癌、乳头状腺癌、支气管肺泡癌（非黏液型、黏液型、黏液和非黏液混合型或未确定型）、实性腺癌伴黏液、变异型。

（3）小细胞癌：变异型；混合性小细胞癌。

（4）大细胞癌：变异型；大细胞神经内分泌癌、混合性大细胞神经内分泌癌、基底细胞样癌、淋巴上皮细胞瘤样癌、透明细胞癌、具有横纹肌样表型的大细胞癌。

四、临床表现

肺癌的症状没有特异性，如果肺癌的高危人群（吸烟者，有石棉、射线、放射性元素氡接触史者，原因不明的纤维化性肺泡炎和全身硬化症患者）出现咯血、咳嗽、胸痛、呼吸困难、喘息或喘鸣、声音嘶哑、或反复发作的肺炎，或由于支气管阻塞使发作的肺炎吸收缓慢，吞咽困难等，均应考虑肺癌的可能性。50%左右的肺癌患者早期症状为体重减轻，衰弱或食欲不振。肺癌发展到晚期，常出现脑、肝、骨或肾上腺转移的症状。肺癌患者还会出现异位内分泌综合征表现，如周围神经疾病、皮肌炎或激素（如抗利尿激素、促肾上腺皮质激素、甲状旁腺激素）分泌失调综合征等。刘松江教授根据多年的临床经验认为，诊断时最常见的症状依次是消瘦、咳嗽、气短、乏力、咯血及胸痛等。

具体来讲，肺癌的临床表现包括肺内和肺外两方面的症状和体征。主要表现以下几点：

1.咳嗽

咳嗽是最常见的症状，通常为肺癌的首发症状，占 35%~75%。大部分表现为阵发性、刺激性呛咳，无痰或仅有少量白色泡沫样黏痰。肺癌所致的咳嗽可能与支气管黏液分泌的改变、阻塞性肺炎、胸膜侵犯、肺不张及其他胸内合并症有关。查体可闻及单侧局限性喘鸣声，吸气相明显，咳嗽后不消失，是肺癌早期体征之一。

2.咯血

痰中带血或咯血亦是肺癌的常见症状，以咯血为首发症状的患者占肺癌首次就诊人数的 35.9%。由于肿瘤组织血供丰富，质地脆，剧咳时血管破裂而致出血，咳血也可能由肿瘤局部坏死或血管炎引起。肺癌咳血的特征为间断性反复咳少量血痰，往往血多于痰，色泽鲜红，痰血不相混，偶见大咯血。

3.发热

持续性中低度发热，抗生素治疗不佳，称为癌性发热。以此为首发症状者占 20%~30%。肺癌所致的发热原因有两种，一为炎性发热，抗生素治疗可能奏效，但由于癌肿压迫，分泌物引流不畅，常反复发作；二为癌性发热，多由肿瘤坏死组织被机体吸收所致，此种发热抗炎治疗无效，激素类或吲哚类药物有一定疗效。

4.胸痛

胸痛在肺癌早期较轻微，但部位固定，持续性尖锐而剧烈的疼痛往往提示肿痛侵犯胸膜、胸壁或纵隔，以胸痛为首发症状者约占 25%。肩部或胸背部持续性疼痛常提示肺叶内侧近纵膈部位有肿瘤外侵可能。

5.胸闷、气急

约 10%的患者以胸闷、气急为首发症状，多见于中央型肺癌，特别是肺功能较差的病人。肿瘤在叶或主支气管口时可因堵塞气管而出现胸闷、气急症状，也可见于晚期肿瘤在肺内广泛扩散伴有胸腔积液、心包积液时。

6.肺外表现

主要是肿块压迫、侵犯临近的组织、器官，远离转移及副瘤综合征。

（1）压迫喉返神经而出现声音嘶哑。有 5%～18%的肺癌患者以声嘶为第一主诉，声嘶一般提示直接的纵膈侵犯或淋巴结长大累及同侧喉返神经而致声带麻痹。

（2）肿瘤直接侵犯或纵膈淋巴结转移压迫上腔静脉，或腔内的栓塞，使其狭窄或闭塞，造成血液回流障碍，出现一系列症状和体征。如头晕、眼花、头颈部浮肿、胸颈部浅表静脉怒张等上腔静脉综合征。

（3）肺上沟瘤常压迫交感神经引起霍纳征：患侧眼球凹陷，上眼睑下垂，瞳孔缩小，额部汗少等。癌肿侵犯迷走神经可使心率加快，侵犯心肌的传导系统可引起心律不齐，侵犯心包可产生心包积液，出现缩窄性心包炎的症状。癌肿压迫臂丛神经引起同侧肩臂酸痛，不能抬举，可有肩部及手指的感觉异常、肌肉萎缩。癌肿压迫食管引起吞咽困难，甚至发生支气管-食管瘘，导致肺部感染。癌肿压迫膈神经时引起同侧膈肌麻痹和上升，X 线透视可见病侧膈肌运动迟缓，缩鼻吸气有矛盾运动。

（4）胸膜是肺癌常见的侵犯和转移部位，包括直接侵犯和种植性转移。肿瘤接近胸膜时可引起反应性胸水，侵及胸膜时常产生血性胸水。胸水可为浆液性、黏液血性或血性，多数为渗出液，恶性胸水的特点为增长速度快，多呈血性。

（5）肺癌通过血行转移到脑、骨、肾、肝等部位时，均有相应的症状和体征出现。脑转移患者常见的症状为颅内压增高表现，如头痛、恶心、呕吐以及精神状态的改变等。骨转移的常见部位有肋骨、椎骨、髂骨、股骨等，以同侧肋骨和椎骨较多见，表现为局部疼痛并有定点压痛、叩击痛。大多数肾脏转移无临床症状，有时可表现为腰痛及肾功能不全。肝转移可表现为食欲减退、肝区疼痛，有时伴有恶心，查体时可出现肝脏肿大，质硬、结节感。

（6）肺癌产生的某些特殊激素、抗原、酶或代谢产物等可引起内分泌紊乱或异位内分泌综合征。有异位促肾上腺皮质激素分泌综合征、异位促性腺激素分泌综合征、异位甲状旁腺激素分泌综合征、异位胰岛素分泌综合征、异位生长激素综合征、抗利尿激素分泌异常综合征等。常见表现有骨、关节肥大，杵状指，库欣综合征，类癌综合征等。

五、临床分期

（一）非小细胞肺癌（NSCLC）国际肺癌研究协会分期标准

1.原发肿瘤（T）

Tx 原发肿瘤不能评估，或痰脱落细胞、支气管冲洗液找到癌细胞，但影像学或支气管镜检查没有可见的肿瘤。

T0 没有原发肿瘤的证据。

Tis 原位癌。

T1 肿瘤最大径≤3cm，周围被肺或脏层胸膜所包绕，支气管镜下肿瘤侵犯没有超过叶支气管近端（即没有累及主支气管）。

T2 肿瘤最大径＞3cm，但≤7cm，或侵犯主支气管，但距隆突≥2cm；侵犯脏层胸膜；或任何大小的肿瘤侵犯肺门区，并伴有关联的肺不张或阻塞性肺炎，其范围不超过全肺。

T2a 肿瘤最大径＞3cm，但≤5cm。

T2b 肿瘤最大径＞5cm，但≤7cm。

T3 肿瘤＞7cm或肿瘤已直接侵犯了下述结构之一者：侵犯胸壁（包括肺上沟、膈肌、纵膈胸膜或壁层心包）；在支气管镜下与隆突相聚不到2cm，但未侵犯隆突；与肿瘤关联的肺不张或阻塞性肺炎范围达全肺；

T4 任何大小的肿瘤已直接侵犯了下述结构之一者：纵膈、心脏、大血管、气管、喉返神经、食管、椎体、隆突；同侧非原发肿瘤所在叶的其他肺叶出现分散的单个或多个瘤结节。

2.区域淋巴结（N）

Nx 区域淋巴结不能评估。

N0 无区域淋巴结转移。

N1 转移至同侧支气管旁淋巴结和（或）同侧肺门淋巴结，和肺内淋巴结，包括原发肿瘤的直接侵犯。

N2 转移至同侧纵膈和（或）隆突下淋巴结。

N3 转移至对侧纵膈淋巴结、对侧肺门淋巴结、同侧或对侧斜角肌或锁骨上淋巴结。

3.远处转移（M）

Mx 远处转移不能评估。

M0 无远处转移。

M1 有远处转移。

（二）TNM 分期

隐蔽性癌：Tx、N0、M0。

0 期：Tis、N0、M0。

Ⅰa 期：T1、N0、M0。

Ⅰb 期：T2a、N0、M0。

Ⅱa 期：T1、N1、M0。

T2a、N1、M0。

T2b、N0、M0。

Ⅱb 期：T2b、N1、M0。

T3、N0、M0。

Ⅲa 期：T1-2、N2、M0。

T3、N1-2、M0。

T4、N0-1、M0。

IIIb 期：T4、N2、M0。

任何 T、N3、M0。

IV期：任何 T、任何 N、M1。

六、诊断要点

1.临床表现

肺癌的临床表现比较复杂，肺癌早期症状常较轻微，甚至可无任何不适。中央型肺癌症状出现早且重，周围型肺癌症状出现晚且轻，甚至无症状，常在体检时被发现。肺癌的主要临床表现以近期发生的呛咳，顽固性干咳持续数周不愈，或反复咯血，或不明原因的顽固性胸痛、气急、发热，或伴消瘦、疲乏等症状为主。肺癌的肺外表现主要是肿块压迫、侵犯临近的组织、器官，远处转移及副瘤综合征等相关临床表现。在诊断时无明显症状者不到 10%，随着对高危人群筛查手段的提高，无症状者的比例相应增加，肺癌的诊出率明显提高。

2.体格检查

（1）因肺癌导致的肺部炎症病变时，可出现咳嗽、咳痰、发热等相关症状，此时肺部视诊呼吸变浅且频率加快，肺部触诊语音震颤增强，当炎症较重累及胸膜时可以触及胸膜摩擦感，肺部叩诊呈浊音，肺部听诊可闻及湿啰音（单侧局限性喘鸣声），吸气相明显，咳嗽后不消失。

（2）肺癌发热患者可有体温升高，为持续性中低程度发热。

（3）肺癌中晚期出现淋巴结转移时，触诊右锁骨上淋巴结肿大，质硬。

3.影像学检查

（1）X 线：因周围型肺癌与中央型肺癌在 X 线上有不同的征象，所以 X 线可以做出初步的鉴别。

（2）CT 检查：是确定肺癌临床诊断和分期的基本手段，可以常规评估肺癌胸内侵犯程度及范围、判断病灶与周围组织器官的关系，还能够发现直径小于 1cm 的病变和位于重叠解剖部位的肺部病变。

（3）MRI 检查：在鉴别实质性肿块与血管关系方面优于 CT，但对肺部小结节的检查效果不如 CT。

（4）PET-CT：兼具定性与定位的优点，诊断更加准确。有研究通过回顾性分析的方式对非小细胞肺癌患者经 PET-CT 检查与病理检查所得诊断与分期的结果进行比较，结果显示 PET-CT 与病理检查的诊断符合率为 87.50%，分期诊断率为 95.54%，N、M 分期诊断率均为 95.54%。

（5）ECT 用于排除肺癌骨转移。

（6）B 型超声：用于诊断腹部重要器官（如肝脏）及腹腔、腹膜后淋巴结有无转移。

4.细胞学检查

细胞学检查属于肺癌的定性诊断，病理标本可以从痰脱落细胞、支气管肺泡灌洗液、胸腔积液获取，或通过经皮肺穿刺、纤维支气管镜远端镜检等方式获得。细胞学检查简单、便捷，但阳性检出率低，连续 5 天的检查可以提高检出率。支气管肺泡灌洗液留取过程更加规范，因而有更高的阳性检出率。细胞学检查常用方法包括 CS 和 LCT 两种，有研究证实 LCT 较 CS 有更高的细胞样本检测质量，能够提高癌细胞的检出率。

5.内镜检查

内镜检查与细胞学检查一样，同属于肺癌的定性诊断，常用的内镜诊断方法包括以下几种：纤维支气管镜检查、支气管超声内镜检查（EBUS）、纵脑镜检查、胸腔镜检查等。支气管肺泡灌洗液细胞学检查属于纤维支气管镜检查的一种，适用于病变部位较深或肿物位于肺部远端，无法获取病变标本的病人，对周围型肺癌的诊断具有重要意义，是一种敏感度高、可以快速可靠地诊断肺癌的检查手段。

6.肿瘤标志物检查及外周血肿瘤细胞检测

目前肺癌相关的肿瘤标志物是肺癌早期诊断、观察治疗效果、评估预后和监测复发的重要辅助指标。与非小细胞肺癌相关的肿瘤标志物主要有 CEA、CA125、CA153、SCC 等。其中 CEA（癌胚抗原）是目前应用最广的肿瘤标志物，肺癌病人 CEA 的阳性率约为 50%，腺癌患者的阳性率高于鳞癌。Cyfra21-1 是对非小细胞肺癌患者有较高临床应用价值的肿瘤标志物，有研究证实其水平与肺癌的分期呈正相关，研究者认为可以把它用作判断肺癌分期和预后的独立指标。而 NSE（神经元特异性烯醇化酶）是小细胞肺癌的特异性肿瘤标志物，在小细胞肺癌患者的阳性率达 60%～80%，ProGRP、CK-BB、CGA 等也是与小细胞肺癌有关的指标，目前已有多项研究证实，单一肿瘤标志物的检测对肺癌的早期诊断和分期价值有限，多项联合检测可以提高诊断的灵敏度。

7.循环肿瘤细胞

循环肿瘤细胞是指能够在外周循环血液中检测到的脱落瘤细胞，有研究表明循环肿瘤细胞是否呈阳性，不受患者性别、年龄、吸烟、组织学类型、肿瘤分化程度的影响，但与病理分期有联系，如果肺癌进展或发生远处转移，外周血肿瘤细胞的阳性率会逐渐升高，因此具有指导肿瘤分期、治疗和提示病情进展、监测预后的临床意义。

七、治疗原则

肺癌的临床治疗应采取综合治疗与个体化治疗相结合的原则，主张综合考虑患者的身体状况、肺癌的病理组织学分型、TNM 分期、侵及范围和发展趋势，合理采取多学科相结合的综合性治疗手段。一般而言，非小细胞肺癌采取包括手术在内的多学科综合治疗，而小细胞肺癌则采取以化疗为主的综合治疗。目前在精确的临床和外科分期的驱动下，提倡非小细胞肺癌的分期多学科综合治疗，即根据患者的身体状况、TNM 分期，最优化的综合应用手术、化疗、放疗和靶向治疗等手段，达到最大程度的控制肿瘤进展，并提高患者生存率、延长患者生存时间、改善患者生存质量。对于小细胞肺癌患者，化放疗联合应用是小细胞肺癌局限期的标准治疗，化疗是广泛期的标准治疗，可以说，放化疗是主要和最基础的治疗手段，具有着重要作用，仅有少数早期的小细胞肺癌患者可以把手术作为首要治疗手段。

现代医学认为，虽然部分肺癌患者通过手术、放疗或化疗后，能够得到良好疗效，寿命得以延长，但是在肺癌的脏器转移及癌症复发方面，还是具有很多不确定性，仍没有发现满意的治疗及预防手段，在西医西药治疗过程中，效果并不明显。但在中医中药治疗方面有着不一样的效果，近年来，随着中医药事业的不断发展，肺癌术后和放化疗后的中医药治疗应用明显增多，因手术和放化疗后会大伤人体的正气，所以术后患者采取中药进行扶助祛邪十分重要。中医中药通过扶正祛邪、解毒散结、破血消癥等作用，配合手术或放化疗的综合治疗方法，对不同患者、不同病理阶段的辨证施治以及整体辨病治疗，提高患者的免疫功能，在提高化疗疗效、增强患者体质、减轻化疗的毒副反应等方面发挥了重大作用。综合来看，中医中药的优势主要在于：一可减轻手术后副反应及并发症；二可配合放化疗，增强放化疗敏感性，并可减轻放化疗的毒不良反应；三可提高机体免疫力，降低复发和转移；四可对不适合接受手术或放化疗强度治疗的患者，改善其症状，提高其生存质量。总之，中医疗法与西医疗法有明显的协同作用，对于肺癌术后抗转移及复发和延长生命方面有着明显的作用。

中医药作为肿瘤治疗的一种方法，在长期的临床实践中积累了许多宝贵的经验，取得了较好的疗效，显示了极大的治疗优势。中医中药作为治疗肺癌的一种手段越来越得到医学界乃至国家的重视。刘松江教授在既往研究基础上将肺癌主要分为4种常见症型：肺脾气虚证、痰湿瘀阻证、热毒壅肺证、气阴两虚证。肺脾气虚证治疗原则为健脾补肺，益气化痰。痰湿瘀阻证治疗原则为化痰祛湿，化瘀散结。热毒壅肺证治疗原则为清热解毒。气阴两虚证治疗原则为益气养阴。刘松江教授通过多年临床实践证实，用中医中药干预治疗能够明显改善肿瘤患者的临床症状，降低放化疗后的毒不良反应，在一定程度上提高患者的生活质量，延长寿命。刘松江教授认为中医药在本病的治疗中目前仍属一种辅助手段，应该更加深入地探讨中医药在防治肺癌和肺癌转移方面的作用，通过科学的实践和临床研究，寻找更加有效的中药及中成药制剂，让中医药在治疗肺癌方面上发挥更大的作用和临床疗效。

八、中西医治疗

（一）辨证施治

刘松江教授认为肺癌发病不外乎虚、毒、痰、瘀四端，而且四者之间往往相互挟杂、相兼为患，临床症状复杂多变，应分清虚实并结合脏腑辨证进行分型论治。刘松江教授根据肺癌的病因病机及多年来的经验总结，将肺癌主要分为以下4种常见症型：

1.肺脾气虚证

【临床表现】咳喘不止，短气乏力，痰多稀白，食欲不振，腹胀便溏，声低懒言，舌淡，苔白，脉细弱。

【治疗原则】健脾补肺，益气化痰。

【中药汤剂】六君子汤加减。

【药物组成】生黄芪、党参、白术、茯苓、清半夏、陈皮、桔梗、杏仁。

【方药分析】方中以党参为君药补气健脾；以白术为臣药，益气健脾；以茯苓为佐药，健脾渗湿；三药合用共同培补脾胃后天之本。一则，使气血生化有源，脏腑得以荣润，各司其职，正气充盛；二则，求培土生金之功效，健脾生气以补益肺气；三则，气行则血行，气血通畅，则痰、湿、瘀无以痹阻脉络，邪无以生。正如张元素所云："养正积自除。"又加陈皮、清半夏，益气健脾的同时燥湿化痰；方中用补气之要药生黄芪，补益脾肺之气，取其补气之力和缓、补而不滞、升发脾胃清阳的特点，治疗肺腺癌患者因肺脾气虚导致的倦怠乏力，食少便溏，因生黄芪能补肺气、益卫气，故又可治疗气虚之自汗、盗汗等症；加桔梗、杏仁增加化痰之力，桔梗能宣开肺气，祛痰利气，无论寒热皆可用，为肺经引经药，舟揖之品，能载药上行，使诸药之力相合，直达病所，共奏清热凉血，养阴生津止渴之功，与靶向有异曲同工之妙，以消除肺部疱块。诸药配伍，共同起到健脾补肺，益气化痰的功效。

【辨证加减】痰湿盛者，加生薏苡仁、川贝、炒莱菔子；肾气虚者，加蛤蚧、五味子、枸杞子。

2.痰湿瘀阻证

【临床表现】咳嗽痰多，质黏色白易咯出，胸闷，甚则气喘痰鸣，舌淡，苔白腻，脉滑。或走窜疼痛，急躁易怒，胸部刺痛拒按，舌质紫黯或见瘀斑，脉涩。

【治疗原则】化痰祛湿，化瘀散结。

【中药汤剂】二陈汤合三仁汤加减。

【药物组成】陈皮、半夏、茯苓、杏仁、飞滑石、白通草、白蔻仁、竹叶、厚朴、生薏苡仁、甘草。

【方药分析】两方合用，飞滑石、半夏共为君药，飞滑石清热利湿，半夏燥湿化痰；臣以三仁分别为杏仁、白蔻仁、生薏苡仁和陈皮，杏仁主入上焦，宣利肺气，使气化湿亦化；白蔻仁主入中焦，理脾化湿，使气畅湿行；生薏苡仁主入下焦，利湿清热，导湿热从小便而去，三仁分入三焦宣发肺气以开水源，燥湿化浊以助脾运，淡渗利湿以疏水道，使气机宣畅，湿去热清；陈皮助半夏化痰，同时理气燥湿，使气顺则痰消；佐以白通草、竹叶、茯苓、厚朴，白通草和竹叶，清热利湿而通水道，茯苓利湿化痰，以杜生痰之源，厚朴行气祛湿而消痞满；使以甘草，调和药性。诸药合用，共奏化痰祛湿，化瘀散结之功。

【辨证加减】痰热盛者加瓜蒌、黄芩、鱼腥草。

3.热毒壅肺证

【临床表现】身有微热，咳嗽痰多，甚则咳吐腥臭脓血，气急胸痛，便秘口干，舌红，苔黄腻，脉滑数。

【治疗原则】清热解毒。

【中药汤剂】千金苇茎汤加减。

【药物组成】苇茎、薏苡仁、桃仁、冬瓜瓣。

【方药分析】方中以苇茎为君药，善清肺热，为治疗肺痈的要药；臣以薏苡仁、冬瓜瓣为臣药，利湿排脓，薏苡仁甘补淡渗，既能增强清热散结之力，又可健脾利水渗湿，固护中焦脾胃之气，脾虚湿滞之泄泻；以桃仁为佐药，活血化瘀，桃仁味苦、甘，性平，归心、肝、大肠经。苦以泄滞血，甘以生新血，为祛瘀生新，消癥除痞常用药；诸药相配，共同起到清肺化痰，逐瘀排脓的作用。

【辨证加减】若咳痰黄稠不利，加射干、瓜蒌、贝母；胸满而痛，转侧不利者，加乳香、没药、赤芍、郁金；烦渴者，加石膏、天花粉。

4.气阴两虚证

【临床表现】干咳少痰，咳声低弱，痰中带血，气短喘促，神疲乏力，恶风，自汗或盗汗，口干不欲多饮，舌质淡红有齿印，苔薄白，脉细弱。

【治疗原则】益气养阴。

【中药汤剂】生脉散合沙参麦冬汤加减。

【药物组成】太子参、麦冬、五味子、沙参、知母、生黄芪、女贞子、白芍、当归、枇杷叶、白术、阿胶、炙甘草。

【方药分析】方中以太子参为补气生津，太子参甘苦，微寒，入肺、脾经，既能益气，又可养阴生津，且药力平和，为一味清补之品；以麦冬养阴生津，麦冬甘寒，养阴清热，润肺生津；以五味子收敛止汗，生津止渴，五味子性温，味酸甘，归肺、心、肾经，益气生津、敛肺滋肾、兼以安神。其性收敛固涩，与宣肺药配伍，有散有收，可防宣肺药宣发太过。此外，五味子与麦冬配伍，酸甘化阴，有化生阴液的作用。因其守阴所以留阳，阳留则汗自止，故亦有敛汗之功，在化疗期间运用，亦可防治肝功能损害；三药合用益气养阴生津；沙参助麦冬滋阴，沙参、麦冬，味甘、微苦，性微寒，可清肺热，养肺阴，益胃生津；再以知母清热滋阴润燥，增强滋阴之力；生黄芪，主入脾、肺二经，能补脾肺之气，乃补中益气之要药；白术主入脾、胃经，功主健脾益气，且能助脾之运化，资后天生化之源，被誉为"脾脏补气健脾第一要药"；白芍，酸甘之品，养血敛阴止汗；阿胶甘平，补血滋阴润燥，配伍麦冬、沙参等滋阴药，治温燥伤肺，干咳无痰；枇杷叶，苦、微寒之品，味苦能降，性寒能清，入肺经，肃降肺气而化痰止咳，与养阴润肺的药同用，相辅相成；女贞子味甘、苦，性凉，入肝、肾经，补而不腻，具有补肝肾之阴的功效；当归味甘、辛，性温，归肝、心、脾经。辛以通络，温以和血，养血活血；炙甘草取甘缓之性，调和诸药。

【辨证加减】咳嗽重者，加杏仁、桔梗、贝母；阴虚发热者，加银柴胡、地骨皮、知母。

（二）其他疗法

1.中成药

（1）参莲胶囊：该药主要成分为苦参、半枝莲、山豆根、防己、三棱、莪术、丹参、补骨脂、苦杏仁、乌梅、白扁豆等，具有清热解毒、活血抗癌、软坚散结等作用。用于由气滞血瘀，热毒内阻而致的中晚期肺癌、胃癌患者。方中苦参、半枝莲、山豆根，此三味能清热解毒，消痈散结，活血祛瘀，使癥块缓消；三棱、莪术，破血祛瘀，行气止痛，善破气散结；丹参，活血化瘀，常配伍三棱、莪术以祛瘀消癥；防己、白扁豆，祛湿消肿；苦杏仁，解毒利痰，开宣肺气，具有止咳平喘的功效，兼可润肠通便；乌梅，酸涩，敛肺止咳，药理研究，乌梅还可增强机体免疫功能；补骨脂，补肾助阳，纳气平喘，现代药理研究，补骨脂还具有抗肿瘤的作用。常见用法为：每次口服 3～4 粒，一日三次餐中服用。

（2）抗癌平丸：药用珍珠菜、藤梨根、香茶菜、肿节风、蛇莓、半枝莲、兰香草、白花蛇舌草、石上柏、蟾酥等，方中诸药均具有清热解毒，消痈散结，活血消癥的作用；共同配伍起到清热解毒、散瘀止痛的功效。常用于热毒瘀血壅滞肠胃而致的胃癌、食道癌、贲门癌、直肠癌等消化道肿瘤，也可用于肺癌。常见用法为：每次 0.5～1g（1/2～1 袋），每日三次，饭后半小时服用。部分患者会有胃部不适或荨麻疹等不良反应，应多加注意。

（3）消癌平片：本药为首乌藤提取液，具有抗癌、消炎、平喘的功效。主要用于治疗食道癌、胃癌和肺癌，对大肠癌、宫颈癌、白血病等多种恶性肿瘤亦有一定疗效，亦可配合放疗、化疗及手术治疗，并可用于治疗慢性支气管炎和支气管哮喘。其主要成分乌骨藤，对肿瘤生长具有较好的抑制作用，乌骨藤抗肿瘤的有效成分为生物碱，研究表明其纯生物碱抗肿瘤作用并不明显，可能通过提高免疫功能而起到抗肿瘤作用，且乌骨藤的毒副反应很小。常见用法为：口服，每次 8～10 片，每日三次。

（4）康力欣胶囊：该制剂是在对藏医古方"辛根吉加拉"（包括藏诃子、藏木香等八味天然药物）进行现代研究的基础之上，提取其抗癌活性成分而制成的中成药剂，由阿魏、九香虫、大黄、姜黄、诃子、木香、丁香、冬虫夏草等组成，具有扶正祛邪、软坚散结等作用，对消化道恶性肿瘤如食道癌、胃癌、胰腺癌、胆囊癌、大肠癌、乳腺癌以及肺癌等有较确切的疗效。常见用法：每次口服2粒，一日三次餐中服。

（5）康莱特注射液：其有效成分是薏苡仁脂乳剂，具有健脾清肺、利水渗湿的作用。药理研究表明，薏苡仁具有很好的抗肿瘤作用，其脂肪油具有解热、镇静、镇痛作用，对癌细胞有一定的抑制作用。主要用于治疗肺癌。

（6）其他可用于肺癌晚期扶正的中药注射液有：参芪扶正注射液、生脉注射液、黄芪注射液等。

2.中药外治法

（1）中药贴敷疗法：将药物配置加工成外用散剂、膏药剂、油膏、药捻等剂型，贴敷于身体体表穴位或病灶局部，药物经透皮吸收后，对经络穴位或局部产生刺激，以达到调理阴阳脏腑气血，祛邪拔毒的目的。在选用时，应在辨证施治原则指导下，根据病症不同而使用不同方药加以配置。

【取穴】病在上焦者取膻中、肺俞、内关等；病在中焦者取神阙、中脘、脾俞等；病在下焦者取丹田、关元、气海、肾俞等。

【药物】十枣汤：芫花（熬）、甘遂、大戟各等分。

【主要功效】攻逐水饮。甘遂、大戟、芫花均能够泻水逐饮，三药配伍治疗悬饮或支饮，停于胸胁，咳唾胸胁隐痛，心下痞硬，干呕短气，头痛目眩，或胸背彻痛不得息，水肿腹胀，二便不利，属于实证者。用于胸腔积液患者。

【用法用量】煎浓汁为溶剂，用时取基质药粉60~80g，溶剂50~100ml，混合调匀成膏，做成饼状，厚1cm左右，5cm×10cm大小，上撒少许冰片。每日外敷背部肺俞、膏肓俞和胸水病变部位，每次2~4小时，每敷2天停用一天。

（2）中药雾化吸入疗法：此法能够缓解支气管痉挛减少呼吸道黏膜水肿，改善呼吸道的自洁机制和通气功能，发挥镇咳、祛痰、消炎等作用。配制好的中药可直接作用于呼吸道局部，使局部药物浓度高，药效明显，起效迅速，减少了药物的毒不良反应。可以有效的解除支气管痉挛，利于痰液自呼吸道排出，并且可以改善通气功能，利于支气管炎症过程的控制。

【药物】痰热清注射液（黄芩、熊胆粉、山羊角、金银花、连翘等）。

【主要功效】清热、解毒、化痰。黄芩、山羊角清热泻火解毒，熊胆粉、金银花、连翘清热解毒，共同配伍用于肺癌合并支气管炎或肺炎等患者。

【用法用量】痰热清注射液10ml，雾化吸入，每日两次，疗程3~7天。

（3）中药灌肠疗法：中药灌肠法是将一定量的中药液态制剂由肛门经直肠灌入结肠，以帮助患者清洁肠道、排便、排气或由肠道供给药物的方法，可分为不保留灌肠和保留灌肠。中药灌肠通过肠壁半透膜的渗透性，使中药迅速吸收，生物利用度高，或通过中药对肠道黏膜免疫的刺激作用而引起全身治疗作用，或者利用肠道内渗透压的改变，发挥肠道透析作用，以达到治疗作用。此外，中药灌肠通过肠黏膜的直接吸收，减少了肝脏的首过效应及药物对肝脏的影响，在一定程度上减轻肝脏的负担，起到护肝作用。

【药物】竹叶石膏汤（竹叶、石膏、半夏、麦门冬、人参、粳米、甘草）。

【主要功效】清热生津，益气和胃。石膏为君药，清气分热；竹叶清热除烦生津，麦冬养阴生津；人参益气生津，半夏降逆止呕，粳米益气和胃；甘草调药和中，保护胃气；诸药配伍，清热生津，益气和胃。用于肺癌发热难退患者。

【用法用量】煎汤 200 ~ 300ml，每日灌肠 1 ~ 2 次，每次 100 ~ 150ml，温度在 30 摄氏度左右。

3.非药物疗法——针灸

针灸是针法和灸法的合称，针法是把毫针按一定穴位刺入患者体内，运用捻转和提插等针刺手法来治疗疾病；灸法是把燃烧着的艾绒按一定穴位熏灼皮肤，利用热的刺激来治疗疾病。针灸是中国特有的治疗疾病的手段，它是一种从外治内的治疗大发。通过经络、腧穴的作用，应用一定的手法，以通经脉，调气血，使阴阳归于相对平衡，使脏腑功能趋于调和，扶正祛邪，从而达到防治疾病的目的，循证医学研究表明，对于肺癌患者，针刺治疗可以改善肿瘤患者的临床症状，减轻放化疗不良反应，例如缓解疼痛，减轻化疗引起的恶心呕吐等。此外针灸治疗还可以帮助肺癌患者戒烟。

（1）耳穴止痛：

【取穴】耳部的阿是穴。

【功能主治】镇痛。用于肺癌本身或者因治疗引起的周围性或中枢性神经源性疼痛。

【方法】耳针及耳穴局部酒精消毒，针直刺入穴 0.7mm，持续按压 25 ~ 55 分钟，以局部微痛为度。

（2）耳穴压豆止吐：

【取穴】神门、胃、脾、膈、食管、交感、皮质下等。

【功能主治】降逆止呕。用于肺癌化疗引起的恶心呕吐。

【方法】化疗前 30 分钟，耳穴局部酒精消毒，将备用的王不留行贴敷于耳穴的敏感点处，适当按压，使耳廓有发热、胀痛感为度。每次每穴 3 ~ 5 分钟，每日 5 ~ 6 次，两耳廓轮流，2 ~ 3 天一换，直至一个疗程化疗结束。

（3）针刺止吐：

【取穴】内关或足三里。

【功能主治】降逆止呕。用于肺癌化疗引起的恶心呕吐。

【方法】取双侧内关穴，常规消毒，垂直进针，得气后留针 15 ~ 30 分钟，每日针刺 1 ~ 2 次。化疗开始至化疗后 5 天。

（4）针刺戒烟：

【取穴】合谷、耳穴神门、交感、肺、肾、肝。

【功能主治】戒烟。用于帮助肺癌患者戒烟。

【方法】取双侧合谷穴，一侧耳穴，针刺得气后留针 30 分钟，每周 5 次，连续 4 周。

（三）西医治疗

1.手术治疗

外科手术是可切除非小细胞肺癌的首选治疗手段，选择手术治疗即对癌症组织进行全部或局部的切除，其优势在于直接切除病灶效果直接迅速，早期患者手术后有完全治愈的可能。有学者通过多因素回归分析的方式证实：肺癌手术不同术式、切端是否阳性、术前化疗次数等对患者的生存率、术后并发症、生存质量等有不同程度的影响，如肺叶切除较全肺切除生存期长，而与亚肺叶切除相化较时，肺叶切除则降低了患者的获益。另外，尽管区域淋巴结的最佳切除方式仍有争议，但普遍认为切除区域淋巴结是肺癌手术不可或缺的步骤。

2.放射治疗

在放射治疗的整个过程中，要始终坚持"三精"原则，即：精确定位、精确计划和精确治疗。有放疗相关研究进展回顾总结显示：对于Ⅰ、Ⅱ期的肺癌患者，如因内科疾病或其他原因不能或不同意进行手术治疗，放疗是其首选治疗办法，大分割立体定向放疗或立体定向消融放疗是其标准治疗手段。对于不可手术的ⅢA/B期非小细胞肺癌的标准治疗是同步放化疗。但该总结也指出，提高放疗剂量和（或）联合EGFR靶向药物是否能够提高不可手术ⅢA/B期非小细胞肺癌的治疗效果，以及对于可手术的局部晚期ⅢA/N2期患者在标准治疗（新辅助化疗加手术）的基础上加入新辅助放疗是否有意义的相关研究仍未获得满意的结果。根据放射治疗目的的不同，可以将其分为三类：

（1）根治性放射治疗：目的在于消灭原发性肺癌病灶及其区域转移淋巴结，使患者恢复健康。

（2）姑息性放射治疗：目的在于抑制肿瘤生长，减轻痛苦，改善患者生活质量。

（3）综合性放射治疗。

3.化学治疗

目前对于非小细胞肺癌化疗的共识有：早期肺癌可采用辅助化疗，局部晚期肺癌采用新辅助化疗或辅助化疗或同步化放疗，晚期肺癌采用姑息化疗。对于不可切除的局部晚期非小细胞肺癌患者，如果考虑能耐受放化联合治疗引起的不良反应，将同步放化疗方案作为首选；对于不能接受同步放化疗的患者，考虑把序贯化放疗（诱导化疗联合根治性放疗）作为替代方案。有研究结果表明新药联合铂类是公认的晚期肺癌患者标准姑息治疗方案，对于晚期肺癌患者采用以铂类为基础的联合化疗可以有效降低患者的病死率。化疗以含铂的两药联合方案为标准方案，若首个化疗方案失败，则考虑应用二线方案。目前常用的一线化疗方案有NP（长春瑞滨＋顺铂）、TP（紫杉醇＋顺铂或卡铂）、GP（吉西他滨＋顺铂或卡铂）、DP（多西他赛＋顺铂或卡铂）、PC（培美曲塞＋顺铂或卡铂）、SP（替吉奥＋顺铂）等。对于小细胞肺癌，因其对化疗敏感度高，已被列为有可能用化疗治愈的疾病，目前标准的一线化疗方案为EP（依托泊苷＋顺铂或卡铂），近年得到公认的方案还有IP（伊立替康＋顺铂或卡铂）、AP（氨柔比星＋顺铂）等方案。

4.分子靶向治疗

随着肺癌相关驱动基因的发现，及越来越多靶向药物的研发与应用，肺癌的治疗已经进入了一个基于分子标志物检测的精准化治疗时代，使得非小细胞肺癌患者的临床治疗效果明显提高、生存质量得以改善、生存时间得以延长。但目前对于肺癌靶向治疗的研究多集中在腺癌上，靶向药物治疗受益的人群往往是肺腺癌患者，对肺鳞癌的研究相对较滞后，临床仍缺乏有效的靶向药物应用于肺鳞癌患者。

5.免疫治疗

肿瘤免疫治疗是通过重塑肿瘤患者免疫系统、提高患者抵抗力、增强机体对肿瘤的免疫反应，从而遏制或杀灭肿瘤细胞的治疗方法。目前应用于临床免疫治疗药物和手段有：细胞因子（如粒细胞巨噬细胞集落刺激因子、IL2）、治疗性肺癌疫苗（包括细胞疫苗、肿瘤抗原状、癌基因产物）、过继细胞治疗（TILs回输治疗、T细胞工程治疗）以及免疫检查点抑制剂等。其中，细胞因子、过继细胞治疗属于被动免疫治疗，肺癌疫苗属于主动免疫治疗。另有研究表明，激素替代治疗可使肺癌患者的生存期延长，而抗雌激素治疗可抑制肺癌细胞生长、降低肿瘤的侵袭性及对化疗药物的耐药性、改善非小细胞肺癌患者的预后。常用的药物包括选择性雌激素受体调节剂、纯抗雌激素剂和芳香化酶抑制剂等。

九、经验方证治

经验方一：固本消癥汤　联合靶向治疗药物治疗阴虚毒热型晚期肺腺癌

1.概述

从中医病因病机的角度分析，肺癌的发生多由于正气内虚，外邪趁虚而入所致。其病性属本虚标实，多因虚而得病，又因虚而致实，是一种局部属实，全身属虚的疾病。晚期肺癌患者因病情迁延不愈，大多气血津液暗耗，脏腑已亏虚，处于正气不足、液耗津亏之气阴两虚的状态。大多数患者在口服用靶向药物治疗后，出现不同程度的口干、口疮、皮肤干燥、瘙痒、皲裂，起红色皮疹，甚者破溃，舌质红苔黄脉细数或脉大。根据《黄帝内经》中"诸涩枯涸，干劲皴揭，皆属于燥"的论述，认为靶向治疗药物如吉非替尼当属"药毒"范畴，其性燥热。

刘松江教授认为晚期肺腺癌患者久病不愈本已气阴两虚，又服用性属燥热的药毒之品，更加重其阴液耗损。阴液亏虚故内生虚热，气虚亦可导致发热，加之靶向治疗药物药毒之燥热，故此阶段患者处于阴虚、毒、热并存的状态，辨证当属阴虚毒热证。阴虚生内热故低热盗汗；阴虚无以养神，故燥烦失眠；阴虚津亏，故无痰或少痰；阴虚大肠失于荣润，故便秘；舌质红苔黄脉细数乃阴虚之象。毒热上炎，故口干、壮热，生口疮；毒热熏蒸肌肤，肌肤失荣，故干燥瘙痒；毒热上行袭肺，灼伤血络，故咳嗽，痰中带血，甚至咯血不止；毒热郁于胸中，故胸闷气促，胸胁满闷；毒热入营血，故起皮疹色红；热毒损伤中焦脾胃，致清浊升降失常，故腹泻；舌质红或花剥或光绛无苔，苔黄脉数大亦为热毒炽盛之象。因此晚期肺腺癌患者在口服靶向治疗药物治疗后，由气阴两虚证渐变为阴虚毒热证，其病机关键为本虚标实，毒热内蕴，气耗阴伤，故刘松江教授自拟经验方"固本消癥汤"，以益气养阴、清热解毒、散结消癥为治则。一来健脾益气、养阴润肺，匡扶正气，提高机体免疫功能以"固本"；二来清热解毒，散结消瘤，从源头上控制肿瘤，清解燥热之药毒，使肿块渐消而"消癥"。

2.方剂组成

黄芪 40g、太子参 15g、白术 15g、茯苓 15g、北沙参 15g、麦冬 15g、生地 15g、山慈菇 15g、白花蛇舌草 30g、半枝莲 30g、浙贝母 20g、白扁豆 20g、生薏苡仁 30g、桔梗 15g、五味子 15g、莪术 15g、黄精 15g、女贞子 30g、虎杖 25g、鸡血藤 25g、香附 10g、甘草 5g。

3.方药分析

晚期肺腺癌患者，其病位在肺，与脾肾相关。方中重用补气之要药黄芪为君药，补益脾肺之气，取其补气之力和缓、补而不滞、升发脾胃清阳的特点，治疗晚期肺腺癌患者因中气亏虚导致的倦怠乏力，食少便溏；因黄芪能补肺气、益卫气，故又可治疗气虚之自汗、盗汗。

臣以四君子（太子参、白术、茯苓、甘草）共同培补脾胃后天之本。一则，使气血生化有源，脏腑得以荣润，各司其职，正气充盛；二则，求培土生金之功效，健脾生气以补益肺气；三则，气行则血行，气血通畅，则痰、湿、瘀无以痹阻脉络，邪无以生。正如张元素所云："养正积自除。"北沙参、麦冬，味甘、微苦，性微寒，可清肺热，养肺阴，益胃生津。生地黄甘苦寒，可入血分清热凉血，因其性甘寒质润，故又能养阴生津止渴，与北沙参、麦冬合用，既能清阴虚内生之虚热，又可解靶向治疗药物药毒之热。山慈菇、白花蛇舌草、半枝莲，此三味能清热解毒，消痈散结，活血祛瘀，使癥块缓消。君臣诸药相合，一来健脾益气，养阴清热，旨在匡扶正气以固本；二来，消癥散结，解药毒，意在塞流澄源以消癥。

佐药浙贝母性寒味微苦，能清肺泄热化痰，又味甘质润，能润肺止咳，治疗内伤久咳、燥痰、热痰，与沙参、麦冬、生地合用可清肺热，养肺胃之阴，生津止渴，又兼清热凉血，故能治疗阴虚和燥热之药毒所致的口干、口渴，口舌生疮、咳嗽无痰或少痰、痰黄难咯、痰中带血、甚则咯血，皮肤干燥、瘙痒，红疹。方中白扁豆健脾化湿，可以治疗脾虚湿滞之食少便溏或泄泻。生薏苡仁甘补淡渗，既能增强清热散结之力，又可健脾利水渗湿，固护中焦脾胃之气，脾虚湿滞之泄泻。桔梗能开宣肺气，祛痰利气，无论寒热皆可用，为肺经引经药，舟揖之品，能载药上行，使诸药之力相合，直达病所，共奏清热凉血消疹，养阴生津止渴之功，与靶向有异曲同工之妙，以消除肺部疮块。五味子，上能酸收敛肺气，下能温润滋肾水，适用于肺虚久咳及肺肾两虚之咳喘；其酸甘之性，能益气生津止渴，治疗热伤气阴、阴虚内热之口渴；又可涩肠止脾肾虚寒之泄泻；还具补益心肾，宁心安神之功效，可治疗心悸，失眠多梦。黄精，功能滋肾润肺，补脾益气。其可润肺燥，与麦冬、北沙参同用，治疗阴虚肺燥咳嗽；又能补脾阴，益脾气，与黄芪、四君子、白扁豆同用，治疗倦怠乏力、食少纳呆；其滋肾阴之效与生地合用，可滋养肾阴，治疗肾虚精亏。女贞子，能补肝肾之阴，且药味平和。此三味与生地、麦冬、北沙参合用，能补益肝肾，滋养肺肾之阴，旨在金水相生，治疗阴虚发热、心烦失眠、低热盗汗。虎杖，清热解毒，活血祛瘀，祛痰止咳。本品苦寒，善泄中焦瘀滞，为清热利湿之良药。用于肺热咳嗽，既能苦降泄热，又能化痰止咳，还有泻下通便的作用，用于热结便秘。莪术，破血行气，消积止痛。常用于气滞血瘀之癥瘕。鸡血藤，行血补血，活血调经。既能活血祛瘀又能补血，与行气止痛之香附合用，可行气疏肝解郁，祛瘀消癥止痛，又能使全方补益药补而不滞。

使药甘草取甘缓之性，调和诸药。

《内经》中有云："正气存内，邪不可干。"说明正气不足乃是肺癌发生的重要内在因素。刘松江教授认为肺癌是一种局部实，整体虚的全身性疾病，其病因始终与正虚、邪实相关。方中黄芪乃补脾肺要药，补益中气，加之太子参、白术、茯苓、甘草、白扁豆，共同培补脾胃后天之本，使气血生化有源，荣养脏腑，脏腑得已荣润，各司其职，正气充盛，气血通畅，邪无生，正如张元素说云"养正积自除"。方中山慈菇、白花蛇舌草、半枝莲、生薏苡仁，清热解毒，消痈散结，桔梗为肺经引经药，载药上行，使诸药之力直达病所，以消除肺部癥块。方药组成兼顾养正与祛邪之法，肺脾肾同调，共奏益气养阴，清热解毒，散结消癥之功，使正气充盛，气血运行通畅，邪无以聚；兼顾养阴清热，祛邪散结，邪去则正自安。全方攻补兼施，配伍精当，切中病机，本着扶正固本不恋邪，祛邪消癥不伤正的治疗要旨，调整气血阴阳，旨在恢复机体"阴平阳秘"的状态，最终达到提高患者生存质量的目的。

固本消癥汤以益气养阴、清热解毒、散结消癥为治则，兼顾辨证与辨病相结合。辨证以黄芪、白扁豆、太子参、白术、茯苓、甘草，健脾益气，培补后天之脾土以生肺金；黄精、鸡血藤、女贞子，补益肝肾，以求肾水与肺金相生；沙参、麦冬、生地，滋肺肾之阴。辨病以白花蛇舌草、半枝莲、生薏苡仁、莪术、山慈菇，清热解毒、消痈散结，使癌肿渐消。

经验方二：养金活络饮治疗瘀血阻络型肺癌

1.概述

在我国，肺癌患者的数量都在逐年上升，不过随着治疗技术的革新，肺癌患者的生存时间得到有效延长。手术切除正逐渐向微创发展，放疗逐步细化个体化，化疗也不断摸索新的领域，免疫治疗、靶向治疗、生物治疗争相出现，其他射频治疗、冰冻治疗、基因治疗也都取得极大进展。但肿瘤患者普遍存在的血液高凝状态目前一直没有相对有效的治疗方法。

中医作为祖国医学，也在与时俱进，改革创新，中西医结合治疗肿瘤，成为许多患者的选择。络病一直贯穿中医历史，但犹如叶天士所叹："遍阅医药，未尝说及络病。"历代医家对于络脉、络病的论述较少，但诸如张仲景、叶天士，包括王永炎、吴以岭等人都认为络病是一种可以深入发掘的重要理论，刘松江教授根据多年经验，认为采用治络方法治疗肿瘤是一个新的方向。通络药物配合其他中药对多种肿瘤都有一定临床疗效，尤其肺癌方面，刘松江教授有着独到见解，养金活络饮正是导师根据临床治疗经验，针对肺癌本虚标实，多虚多瘀的普遍现象总结而来。

2.方剂组成

黄芪40g、当归15g、桃仁15g、川芎10g、生地黄20g、柴胡15g、鸡血藤25g、半枝莲30g、莪术15g、薏苡仁30g、桔梗15g、甘草5g。

3.方药分析

黄芪又名黄耆，味甘，性微温。归肺、脾经。温分肉，实腠理，壮脾胃，脾胃充盛，则肺气亦旺，补中益气，补而不腻，为娇弱肺脏常用中药。当归味甘、辛，性温。归肝、心、脾经。辛以通络，温以和血，养血活血。二者共为君药，名补血汤，一气一血，一阴一阳，使气能生血，阳生阴长。肿瘤患者本虚标实，以黄芪补益肺、脾之气，令气有所生，化精生血。当归既补血，又行血，补益患者本虚之羸体，疏导瘤体瘀阻之死血，标本兼治，为临床常用补益之方药。

桃仁味苦、甘，性平。归心、肝、大肠经。苦以泄滞血，甘以生新血，为祛瘀生新，消癥除痞常用药。川芎味辛，性温。归肝、胆、心包经。辛散温通，活血行气，为血中之气药，助君药行气活血。生地黄味甘、苦，性寒。归心、肝、肺经。既清虚热，又养其血，功在凉血补血，亦能养阴生津，补益肺胃之阴，与其他活血药同用，祛瘀而不伤阴。柴胡味苦、辛，性微寒。归肝、胆经。升达清阳，推陈致新，与桔梗同用理气行滞，气行则血行，疏通络内瘀血。鸡血藤味苦、甘，性温。归肝经。行血活血，调经活络，色红长于补血，藤类利于通络。半枝莲味辛、苦，性寒，归肺、肝、肾经。清热解毒，祛瘀止血，通络散结。鸡血藤、半枝莲均可通络，通络活血兼以散结。莪术味辛、苦，性温。归肝、脾经。破血祛瘀，行气止痛，善破气散结。薏苡仁味甘、淡，性微寒。归脾、胃、肺经。淡渗利湿，健益脾胃，清热排脓，善清肺胃之热，而不伤阴。应用黄芪、薏苡仁补益肺脾，以资气血和生化之源。以上均为臣药，辅助君药进一步发挥药性，祛瘀通络，消癥除痞。治疗肿瘤，南方医家更注重瘀血、热毒，北方医家则偏重气阴并补，但南北方专家共用药包括薏苡仁、半枝莲、白花蛇舌草、茯苓、半夏等。刘松江教授亦常用薏苡仁、半枝莲等加减治疗肺癌，临床上取得了良好疗效。

桔梗味苦、辛，性平。归肺经。宣肺祛痰，利咽排脓，且桔梗能载药上行。甘草味甘，性平。归心、肺、脾、胃经。通经脉，利血气，补益五脏，清热解毒，祛痰止咳，缓急止痛，调和药性，二者共为佐使，协同当归，桃仁，川芎，生地，柴胡等由血府逐瘀汤化裁而来，当归、桃仁补血活血，川芎、柴胡行气兼以止痛，生地养阴生津，补益阴液，桔梗运行诸药于肺腑，纳甘草调和药性，集补血、活血、凉血、行气、扶正为一体，通逐胸中瘀血，行络中瘀滞，祛瘀与养血同施，无耗血伤阴之忧，配合通络药物，深入肺络，通逐其瘀，兼以补气补血，软坚散结，攻补兼施。鸡血藤、半枝莲、莪术、薏苡仁，为刘松江教授常用抗肿瘤药物，发挥消癥散结、行气止痛、活血通络、补益脾胃的作用。

养金活络饮主要用于瘀血阻络型非小细胞肺癌患者的治疗，全方位顾护虚损之正气的同时，疏通肺络瘀阻，活血而不伤血，配合抗肿瘤中药协同治疗，兼以扶助脾胃，滋养生化之源，共达扶正祛邪目的。以抑制肿瘤为标，改善机体免疫为本，抗凝、修复血管贯穿始终。本方专于攻逐肺络瘀血，刘松江教授认为肿瘤患者往往会出现血液高凝状态，这与肿瘤内血管生成关系密切，肺脏富含毛细血管、毛细淋巴管及毛细支气管，这与中医传统理论"肺朝百脉"一致。肺脏脉络丰富，且质地娇弱，极易受损，络脉损伤迁延未愈，气血阻于局部，瘀滞不前，便可结聚成块，化为有形积聚，络脉不通，气血不行，脾胃水谷精微上承于肺，肺内通道受阻，失于肃降，积块则越积越大，预后不良。诚然肺癌易于气阴两虚，补益肺阴，滋养肺气，多为医家首选，但肺朝百脉，通调水道，肺内若络脉受阻，犹如黄河支流阻塞，支流受阻，流入黄河之水亦少，肺癌患者往往饮食尚可，气化功能未损，脾胃精微多正常上输于肺，却受阻于络内，不能流入经脉，分配至全身的气血剧减，引起全身症状。单纯益气养阴并不能改善肺癌患者络脉瘀阻状态，抗肿瘤中药虽能软坚散结亦未解决病理根源。故采用通络疗法，活化瘀血，松透病根，行气祛瘀，使脉络通畅，络脉通畅则局部气血得以通行，大量脾胃精微进入经脉流入四肢百骸，如树木根须汲取养分输布全身，正气充盛则抗邪有力，消除肿瘤效率亦可提高。再者，由于放疗对于中晚期非小细胞肺癌疗效有限，多为姑息性治疗，且存在一定毒副反应，所以选择祖国传统医学治疗，发挥中医中药优势，应用中医中药配合治疗可以有效改善患者病情，就成了肿瘤治疗的必然选择。

经验方三：四方治疗气阴两虚型老年晚期肺癌

1.概述

查阅我国医学文献，搜寻肺癌治疗方法及治疗原则，虽无肺癌之病名，但有类似肺癌之症状，例如"息贲""胸痛""肺积"等，可参考其辨证治疗。有关肺癌的病因病机，古代医家认为肺癌的发病与正虚关系密切，正气亏虚乃发病之本，如《医宗必读》："积之成也，正气不足，而后邪气踞之。"《外证医案》："正气虚则成岩。"现代医家秉承古代医家的观点，强调肺癌发病多先有正虚，而后邪毒侵入或痰、瘀、毒等病理产物相互胶着凝结，渐成癌瘤，发而为病。中医对肺癌的治疗，早在宋代一些方剂书中就有记载治疗息贲、咳嗽、咳嗽见血、喘促胸痛等肺癌常见证的方剂，金元时期李东恒治疗肺积的息贲丸，所致之症均类似肺癌。

近代各位医家在大量临床实践及研究中确立了较稳定的症候模式，以现代医学方法检查明确诊断后，在中医理论的指导下，分清邪正虚实，予以立方遣药。可以达成共识的是本病的发生与正气虚损、阴阳失衡，邪气乘虚袭肺，邪滞胸中有关，在治疗癌肿的同时，扶助已经亏损的正气亦是治疗的关键之一。老年晚期肺癌患者，病邪亦会耗损机体正气，使正气更加不足；除此之外，中医认为癌症晚期，体质本来就虚弱，而化疗和放疗治疗，则会加重正虚阴伤的程度，气阴亏虚表现的尤为明显。此时，中医中药的参与就显得十分重要，通过扶正祛邪等综合辨证治疗，可以恢复及保护机体的正气，以改善患者的中医症状，预防化疗对机体的损伤，防止肺癌的复发和转移，最终达到延长患者生存时间的目的。

刘松江教授多年来通过对非小细胞肺癌的临床诊疗观察，积累了丰富的经验，认为肺癌患者无论是否接受过现代医学的治疗，气阴两虚证均是临床上较为多见症型。他认为本病虚实夹杂，整体属虚，局部属实，以正虚为本，邪实为标，标本同治，方可缓解临床症状。并且认为久病耗气伤阴，而化疗属热亦伤气阴，故肺癌晚期病人辨证应以气阴两虚为主，兼有瘤毒瘀结为邪实。病位以肺为主，与脾肾功能失调关系为较密切，即所谓"不离乎肺，然不止于肺"。刘松江教授依据中医五行及相生相克原理，以消邪扶正为精髓，从肺脾肾三脏入手，并兼顾肿瘤患者虚、痰、瘀、毒的病理特点，确立了四方。以益气养阴、解毒散结的治疗大法，拟定了培元抑瘤汤和养金愈癌汤；以益气养阴、清热解毒、祛痰化瘀、消肿散结为治疗大法，拟定了消补冲剂；以益气养阴生津为大法，拟定了加味生脉散。根据肿瘤患者的病因病机复杂、病久难愈而又易出现变证的特点，刘松江教授临证治疗时多会在此方基础上进行随证加减化裁，临床均取得比较满意的治疗效果。该四方能够扶助病患的正气，调整脏腑状态，恢复脏腑功能，提高抗病能力，缓解临床诸多不适，控制肿瘤的生长速率，提升患者的生存质量，延长患者的寿命。刘松江教授认为在治疗恶性肿瘤的过程中强调扶正培本是治疗根本，祛邪消瘤治疗是目的，二者相辅相成缺一不可。扶正可使患者恢复免疫机能，增强人体抗肿瘤增殖的能力，为肿瘤的好转创造条件；祛邪可恢复和增强人体的正气。因此正确处理扶正与祛邪的辨证关系，调整阴阳失衡，可改善其临床症状，从而达到"带瘤生存"的状态，使晚期肿瘤患者带瘤生存成为可能。

2.四方述评

【方剂名称】培元抑瘤汤。

【治疗原则】益气养阴，解毒散结。

【方剂组成】黄芪40g、太子参15g、茯苓15g、白术15g、半夏15g、陈皮15g、杏仁15g、桔梗15g、生地15g、麦冬15g、浙贝母25g、白花蛇舌草30g、半枝莲30g、生薏苡仁30g、五味子15g、生杜仲10g、鸡血藤25g、女贞子30g、竹茹15g、香附10g、甘草5g。

【方药分析】方中以黄芪，太子参为君药。黄芪为补脾肺之气的要药，甘，微温，归脾、肺经，健脾益气，具有补而不腻的特点。太子参甘苦，微寒，入肺、脾经，既能益气，又可养阴生津，且药力平和，为一味清补之品。黄芪与太子参配伍，补脾肺之气，养阴生津，而治病本。脾胃为后天之本，气血生化之源，五脏六腑皆受其荣养，培土生金法可扶正培本，使正气祛邪外出，对提高患者机体免疫功能、改善症状、提高生活质量和延长生存期疗效甚好。

茯苓、白术、麦冬、生地、半夏、陈皮、浙贝母、杏仁为臣药。茯苓甘淡平，入心、肺、脾经，功以健脾为主，通过健运脾肺又可达到祛湿之效，本品亦可养心安神，在本方中主要配合君药补益脾气。白术甘温，归脾、胃经，为补脾要药。《医学启源》记载："除湿益燥，和中益气，温中，去脾胃中湿，除胃热，强脾胃，进饮食，止渴，安胎。"配太子参，共奏补脾肺之功，同治虚劳，劳倦乏力。麦冬甘、微苦、微寒，归心、肺、胃经，养阴清热，润肺止咳，配太子参，补肺并润肺养阴，擅治肺阴亏虚的肺虚咳嗽。生地甘寒，归心、肝、肾经，临床用于化疗后伤阴之证，具有清热养阴生津的功效。半夏辛温，归脾、胃、肺经，燥湿化痰，降逆止呕，辛散消痞，化痰散结，燥湿以健脾，使气顺痰消，又能降逆止呕，为治湿痰之要药。陈皮性温，味苦辛，入脾、胃、肺经，有理气健脾，调中，燥湿化痰之功效。温能养脾，辛能醒脾，苦能健脾。陈皮在方中的主要作用是行脾胃之气，脾胃主运化水湿，故脾胃之气行则能去湿、健脾、化痰。杏仁苦、温，归肺、脾、大肠经，解毒利痰，开宣肺气，具有止咳平喘的功效，兼可润肠通便。浙贝母味大苦，性寒，归肺、胃、肝经，有止咳化痰、清热散结之作用。诸药配伍，可有效缓解患者咳嗽、咳痰等临床症状。《纲目拾遗》："解毒利痰，开宣肺气，凡肺家夹风火有痰者宜此。"

桔梗、五味子、白花蛇舌草、半枝莲、生薏苡仁、鸡血藤、女贞子、生杜仲、竹茹、香附为佐药。桔梗味苦、辛，性微温，入肺经，祛痰止咳，宣肺排脓，为肺经引经药，引诸药直达病所。五味子性温，味酸甘，归肺、心、肾经，益气生津、敛肺滋肾、兼以安神。其性收敛固涩，与宣肺药配伍，有散有收，可防宣肺药宣发太过。此外，五味子与麦冬配伍，酸甘化阴，有化生阴液的作用因其守阴所以留阳，阳留则汗自止，故亦有敛汗之功，在化疗期间运用，亦可防治肝功能损害。白花蛇舌草、半枝莲为刘松江教授常用抗肿瘤药对，认为两药合用，清热解毒、活血化瘀，有很好的抗肿瘤作用。用此对药时，常配以生薏苡仁，可健脾渗湿，顾护胃气，三药合用，有抑制肿瘤生长，降低血清水平的作用。生薏苡仁，味甘气和，清中浊品，能健脾阴，大益肠胃。鸡血藤味苦、甘、温，入肝、肾经，具有行血补血，舒筋活络之功效。女贞子味甘、苦，性凉，入肝、肾经，补而不腻，具有补肝肾之阴的功效。鸡血藤与女贞子配伍运用，共奏行气补血，补肾填髓之效，可有效防治化疗导致的骨髓抑制及肾功能损伤。生杜仲甘微辛温，入肝、肾经，补肝肾、强筋骨，对老年患者腰膝酸软等症状疗效甚佳。竹茹性微寒，味甘，入肺、胃经，具有清热降逆止呕作用，能有效防治化疗导致的恶心呕吐。《本草经疏》："《经》曰，诸呕吐酸水，皆属于热。阳明有热，则为呕碗温气寒热，亦邪客阳明所致。竹茹，甘寒解阳明之热，则牙仔气退而呕碗止矣。甘寒又能凉血清热，故主吐血崩中及女劳复也"。香附入肺、肝、脾、胃经，具有理气解郁，调经止痛之功效。《汤液本草》："香附子，益血中之气药也"。该药与补益药配伍应用，可使全方补而不滞。

甘草性味甘、平，具有补中益气、泻火解毒、润肺祛痰、缓急止痛等多种功效。本方取其甘缓，调和诸药。

诸药相配伍，肺脾肾同调，共奏益气养阴，解毒散结之效。本方中采用中西医结合的治疗方法，中药方中祛邪药与补益药同用，攻补兼施，利用清热解毒中药抗肿瘤的同时，通过益气养阴，扶正培本的方法，恢复患者低下的免疫机能，充分调动患者自身免疫能力对抗肿瘤细胞增殖，并针对化疗不良反应辨证用药，以减少不良反应的发生，提高患者对化疗的耐受能力，起到减毒增效的作用，有效提高老年患者的生存质量。

【方剂名称】消补冲剂。

【治疗原则】益气养阴、清热解毒、祛痰化瘀、消肿散结。

【方剂组成】生黄芪 30g、太子参 15g、北沙参 15g、当归 15g、女贞子（酒制）30g、墨旱莲 10g、干蟾皮 10g、天龙 10g、猪苓 15g、夏枯草 15g、山慈菇 15g、蚤休 15g、半枝莲 30g、露蜂房 10g、莪术 15g、金礞石 15g、香附 15g、甘草 5g。

【方药分析】方中以生黄芪和太子参为主药。生黄芪善于补脾肺二脏之气，是扶正健脾益气的要药，又具有补而不腻的特点，是临床补气固表扶正之常用药。太子参善于补脾肺之气，是益气生津的良药。常用于由脾肺气虚引起的咳嗽、气喘、纳差、神疲乏力等。与黄芪合用，其补气养阴之功尤为显著，为诸多医家用于扶正补气之基本药对。

北沙参具有养阴清肺，生津止咳之功，临床用于肺阴不足之咳嗽、咳痰、口渴、咽干等症状，善于滋养肺胃之阴，与黄芪、太子参合用，更助二药补气养阴之功。当归善于补血活血，为补血之圣药，与黄芪、太子参合用，意指不绝生化之源。猪苓健脾利水渗湿，该药与黄芪、太子参、当归等扶正药物同用，可增强补虚之功。现代药理学提示，其有抗肿瘤的作用。女贞子（酒制）用于由肝肾阴虚所引起的腰酸、耳鸣、发热等症状，亦为滋养肺肾之阴的良药。同时现代药理研究表明，该药有抗肝损伤的作用。墨旱莲功在补益肝肾，清肺止血。可用于肺热引起的咳嗽、咯血等临床症状。此外该药与女贞子合用可增强滋补肝肾之功。同时现代药理学研究表明，该药具有抗肿瘤的作用。以上诸药共用可补益人体正气，扶正滋阴，调整阴阳，使生化之源充足，共奏益气养阴之功效。

干蟾皮功在清热败毒，利水消胀，能治痈疽、肿瘤等，对癌症顽疾有显著的疗效。天龙有祛风、通络、散结之功效。临床用于各类肿瘤的治疗。与干蟾皮合用，抗癌消瘤，消瘀散肿之功尤佳。蚤休功在败毒抗癌，消肿止痛，用于肿瘤的治疗。夏枯草具有清肝降火，清热消肿，解毒散结的作用，《本草从新》指出：治瘰疬、鼠瘘、瘿瘤、症坚、乳痈、乳岩。临床应用于各类癌肿之中，其中肺癌效果较好。山慈菇用于痈肿疮瘘，瘰疬结核之病，与夏枯草合用，可增强天龙、蟾皮之消毒败肿之功效。半枝莲具有清热解毒，散结消肿之功，广泛应用于抗癌诸方之中。露蜂房可祛风止痛，攻毒消肿，以助消肿之力。莪术破血行气，祛瘀止痛。金礞石下气坠痰。莪术，金礞石可增行血化瘀之功以助药力。以上诸药共用，可奏益气养阴、清热解毒、祛痰化瘀、消肿散结之功效。

刘松江教授认为肺癌的基本病变是正虚邪实，虚为本，实为标。邪实为气滞、血瘀、痰凝、毒聚，邪毒瘀积体内，非攻不克，故用虻虫、莪术、干蟾皮、天龙、猪苓等药；正虚主要是气虚、阴虚、气阴两虚，故用生黄芪、太子参、沙参、墨旱莲等药以扶正固本。诸药相伍，使祛邪而不伤正、扶正而不留邪。本方主要是通过两大方面来达到治疗肿瘤的作用。其一，运用如天龙、半枝莲等药物能够清热解毒、活血化痰及抗癌作用来控制肺内的癌肿细胞的生长速率；其二，运用如黄芪、太子参一类能够补益正气、养阴生津的药物来调节人体正气虚衰的的病理机制，从而保持机体内环境的平衡，调节脏腑气机，使脏腑阴阳平和，从而恢复机体免疫系统抑制肿瘤细胞生长。同时，随证加减，缓解化疗带来的毒不良反应。总之，本方能使部分病人的病灶得以控制或缩小，能够明显改善主要临床症状，提高患者的生存质量，且能明显增强机体的免疫功能。对于那些失去手术、放疗机会的晚期肺鳞癌患者，尤其是由于各种原因不能接受化疗者，尤为适宜。

【方剂名称】养金愈癌汤。

【治疗原则】益气养阴，解毒散结。

【方剂组成】黄芪40g、太子参15g、白术15g、茯苓15g、百合15g、麦冬15g、生地15g、山药15g、浙贝母20g、桔梗15g、半枝莲30g、白花蛇舌草30g、甘草5g。

【方药分析】本方中以黄芪和太子参为主药。黄芪，主入脾、肺二经，能补脾肺之气，乃补中益气之要药。太子参，亦主入脾、肺二经，性略偏寒凉，属补气药中的清补之品，其在补脾肺之气同时，兼能养阴生津润肺，尤宜于脾肺气阴两虚证。黄芪与太子参配伍，使补益脾肺之效大增，既可扶正固本，又能改善已有之气虚症状。

白术主入脾、胃经，功主健脾益气，且能助脾之运化，资后天生化之源，被誉为"脾脏补气健脾第一要药"。茯苓味甘，善入脾经，功能健脾补中。芪、参、术、苓四药合用，意在"培土生金"，补脾益气，使中气健运，则津液自能上归于肺。

百合性微寒，作用平和，能补肺阴，兼能清肺热，并有一定的止咳祛痰作用，适于肺阴虚之干咳少痰、咳血、咽干喑哑等症。麦冬善养阴润肺清热。百合与麦冬相伍，滋养肺阴并润肺止咳。生地甘寒养阴，能入肾经而养阴生津。山药入脾、肺、肾经，既补益三脏之气，又滋养三脏之阴，与生地相伍，补脾固肾而益气养阴。四药合用，肺肾兼顾，金水并补，寓金水相生之意。浙贝母长于清热化痰，降泻肺气，兼能清热解毒，化痰散结消痈。桔梗可载药上行，并宣利肺气。半枝莲与白花蛇舌草具有清热解毒、活血祛瘀之效，为刘松江教授临床常用的抗肿瘤对药。

甘草可助芪、参补脾益气，又能清热解毒，兼调和药性。

本方为刘松江教授临证治疗气阴两虚型肺癌患者的常用基础方，是由百合固金汤合四君子汤化裁而来。本方标本兼顾，以扶正为主，方中黄芪、太子参可以补益脾肺之气，白术、茯苓益气健脾，百合、麦冬滋养肺阴，生地、山药补肾养阴，诸药共奏益气养阴之效。患者正气渐复，则身体机能也会逐渐好转，主要临床症状会得以改善，生活质量得以提高；随着正气的进一步恢复与增长，机体的抗病和祛邪能力也会增强，从而提高机体免疫力、改善化疗后免疫抑制状态，减轻化疗对白细胞的损伤。纵观全方遣方用药，君药重在补益肺脾之气，而臣药重在"培土生金"、"金水相生"，也因此方名取"养金"二字；方中佐药选用了清热解毒、活血化瘀之效的浙贝母、半枝莲、白花蛇舌草等经现代药理研究证实具有良好抗癌作用的药物，体现辨证与辨病相结合的治疗思路。养金愈癌汤全方共13味药，全方用药契合本病的病机与病理特点，既兼顾扶正与祛邪，又将辨证与辨病相结合，药简而力专，效在益气养阴，解毒散结。

【方剂名称】加味生脉散。

【治疗原则】益气养阴生津。

【方剂组成】白晒参20g、麦冬15g、五味子15g、生黄芪20g、百合15g、杏仁15g、生薏苡仁30g、仙鹤草15g、桔梗15g。

【方药分析】本方治证为热毒之邪，耗气伤阴，或久咳肺虚，气阴两伤所致，症见咳嗽少痰或者痰中带血，咳声低弱，神疲乏力，气短，自汗或者盗汗，口干不多饮，舌质嫩红或者淡红，舌边有齿痕，苔薄少津，脉细弱、虚细或者虚数，治宜益气养阴生津之法。

方中人参甘苦微凉，大补元气，益气生津以补肺，肺气旺则四脏之气皆旺，为君药。麦冬甘寒，养阴清热，润肺生津；生黄芪甘温，补气升阳，助人参补气，两者用为臣药。生薏苡仁甘淡微寒，健脾利湿，培土生金，既绝生痰之源，又能防诸药助湿生痰，顾护后天之本；百合味甘、平，性微寒，养阴润肺止咳，清心安神；杏仁苦温，降气化痰，止咳化痰；仙鹤草苦平而涩，收敛止血，补虚，既助正气之收敛，又能与甘寒药同用以止血；五味子酸温，敛肺滋肾，止汗，生津，止渴，既助肺气之收敛，又能入肾温肾以生元气，兼能防正气耗散；上五味药用为佐药。桔梗苦、辛，性平，宣肺祛痰，利咽排脓，防五味子之过于收敛、杏仁之过开破，引诸药上行入肺用为佐使。纵观全方，麦冬助人参生津，合百合以润肺，与杏仁同用则助肺气之肃降，兼能制黄芪之温燥防其耗伤肺阴。黄芪助人参益气，合五味子以固表止汗，与桔梗同用则助肺气之宣发，兼能制杏仁之下气。百合润肺止咳，杏仁化痰平喘，桔梗祛痰利咽，三药合用以止痰咳。诸药温升者能助肝之疏泄，寒降者皆能降少阳相火。肝疏泄正常则无气郁之患，相火能降则无上炎之苦。诸药合用，益气生津，既能恢复肺脏宣发肃降的功能，又能顾护先天，后天之本，恢复一身气机正常运动，诸症皆减。

十、验案实录

验案1：非小细胞肺癌-腺癌　　病案号：6006

患者蔡某，男，62岁。2018年9月10日初诊，主诉：咳嗽、咳痰10月余。患者于2017年11月无明显诱因出现上咳嗽，咳少量白色黏痰，同时伴有左胸上部持续性钝痛。就诊于当地医院行肺CT示：肺占位。12月就诊于哈尔滨医科大学附属第二医院行支气管镜示：镜下所见为气管下段见浸润性结节样肿物，黏膜浸润；隆突部分浸润，右主支气管见浸润样肿物，右肺上叶开口部分阻塞狭窄，黏膜浸润。病理结果为：（气管下段）非小细胞肺癌。行免疫组合化验：（气管下段）肺腺癌。并行基因检测：EGFR均呈产生型。后行化疗4周期治疗。患者现咳嗽，咳白痰，饮食尚可，睡眠尚可，二便正常，舌淡黯略紫，苔白，右脉细数略弦，尺略弱，左脉沉细数略弦，尺略弱。既往高血压病史2年余。血常规：红细胞3.86×1012/L，血红蛋白118g/L。

（1）处方：黄芪 40g，太子参 15g，白术 15g，茯苓 15g，莪术 15g，桂枝 15g，杏仁 15g，大贝 20g，山慈菇 15g，重楼 15g，枇杷叶 15g，白花蛇舌草 30g，半枝莲 30g，生薏苡仁 30g，鸡内金 20g，焦山楂 20g，鸡血藤 25g，女贞子 30g，香附 10g，狗脊 10g，夜交藤 30g，元胡 25g，甘草 5g。

（2）14服水煎服，一付药煎汁约400～500ml，每日早晚各服用1次。

（3）按：刘松江教授认为，从中医病因病机的角度分析，本案患者因病情迁延不愈，大多气血津液暗耗，脏腑已亏虚，处于正气不足、液耗津亏之气阴两虚的状态。又服用性属燥热的药毒之品，更加重其阴液耗损，故此阶段患者处于阴虚、毒、热并存的状态，辨证当属阴虚毒热证。刘松江教授自拟经验方"固本消癥汤"，以益气养阴、清热解毒、散结消癥为治则。一来健脾益气、养阴润肺，匡扶正气，提高机体免疫功能以"固本"；二来清热解毒，散结消瘤，从源头上控制肿瘤，清解燥热之药毒，使肿块渐消而"消癥"。

方中重用补气之要药黄芪为君药，补益脾肺之气，取其补气之力和缓、补而不滞、升发脾胃清阳的特点，臣以四君子（太子参、白术、茯苓、甘草）加鸡内金、焦山楂共同培补脾胃后天之本。一则，使气血生化有源，脏腑得以荣润，各司其职，正气充盛；二则，求培土生金之功效，健脾生气以补益肺气；三则，气行则血行，气血通畅，则痰、湿、瘀无以痹阻脉络，邪无以生。同时黄芪善于补脾肺二脏之气，是扶正健脾益气的要药，太子参善于补脾肺之气，是益气生津的良药。黄芪与太子参相配伍，其补气养阴之功尤为显著，为刘松江教授用于扶正补气之基本药对。

山慈菇用于痈肿疮瘘，瘰疬结核之病。半枝莲、白花蛇舌草具有清热解毒，散结消肿之功，被刘松江教授广泛的应用于抗癌诸方之中。重楼功在败毒抗癌，消肿止痛，清热解毒。山慈菇、白花蛇舌草、半枝莲、重楼此四味能清热解毒，消痈散结，活血祛瘀，使癥块缓消。以上诸药相合，一来健脾益气，养阴清热，旨在匡扶正气以固本；二来，消癥散结，解药毒，意在塞流澄源以消癥。生薏苡仁增强清热散结之力；

莪术破血行气，消积止痛；鸡血藤，既能活血祛瘀又能补血，与行气止痛之香附、元胡合用，可行气疏肝解郁，祛瘀消癥止痛，又能使全方补益药补而不滞。浙贝母性寒味微苦，能清肺泄热化痰，润肺止咳，治疗内伤久咳、咳嗽无痰或少痰，痰黄难咯等症。杏仁苦温，降气化痰，止咳化痰。枇杷叶苦微寒，清肺化痰止咳。浙贝母、杏仁、枇杷叶三药配伍共奏清肺化痰的功效，能够有效的缓解肺癌患者咳嗽、咳痰的症状。女贞子为滋养肺肾之阴的良药。具有抗肝损伤的作用。狗脊归肝肾二经，补肝肾，强腰膝，此外狗脊与女贞子合用可增强滋补肝肾之功，提高机体的免疫力。桂枝助阳化气，温通经脉的作用，与大量寒凉之品相配伍，相反相成。夜交藤养心安神，甘草调和诸药为佐使药。诸药相合，共奏益气养阴、清热解毒、散结消癥之功效。

2018年9月24日二诊：舌淡黯略紫，苔薄白，左脉细数略弦，尺弱，右脉同上。

（1）处方：上方加五味子20g，虎杖20g，竹茹15g。

（2）14付，煎服法同前。

（3）按：患者经上方治疗后，诸证缓解。刘松江教授加竹茹以发挥清热化痰降逆止呕的作用，能有效防治化疗导致的恶心呕吐。五味子其性收敛固涩，与宣肺药配伍，有散有收，可防宣肺药宣发太过。竹茹、五味子两药可共同助大贝、杏仁、枇杷叶止咳化痰。加虎杖以增强清热解毒抗癌的之力。

2018年10月08日三诊：舌淡黯略紫，苔薄白，左脉细数略弦，尺略弱，右脉同上，咳嗽减轻，恶心呕吐缓解。

（1）处方：上方减竹茹。

（2）14服，煎服法同前。

（3）按：患者服用上方后咳嗽减轻，恶心呕吐缓解，故去掉一味清热化痰止呕之竹茹。

2018年10月22日四诊：轻嗽有痰，舌暗红略淡，苔薄，左脉弦细略数，尺略弱，右脉弦细略数，尺略沉。

（1）处方：上方加连翘15g、瓜蒌20g。

（2）28服，煎服法同前。

（3）按：经治1月余，患者症状明显改善，偶有咳嗽、咳痰，血常规复查均在正常范围内，肺CT复查无加重，有所好转。上方很适合患者的病情，故再服药1个月以巩固疗效。刘师认为，对于肺癌之诊治，早期发现、早期确诊、早期治疗是取得良效之关键。然而一旦确诊，即需治本与治标相结合，对于要求保守治疗或全身情况不能耐受手术或放化疗后的患者，以中药治疗为主，以内外合治、攻补兼施为基本原则。无论病初、病中或癌症晚期，总不离正气虚，故用药除祛邪外，必扶正固本，以求更好的改善患者的生存质量，延长生存期。切忌妄用攻邪，滥伐虚体，以免正气损伤，邪实更甚，毒邪内陷，加速病情恶化。

验案2：非小细胞肺癌（右肺癌）-腺癌　　病案号：6014

患者单某，女，57岁。2018年9月13日初诊，主诉：偶发咳嗽、气喘。患者于2018年7月24日因咳嗽就诊于铁力市医院行彩超提示：右侧胸腔大量积液。2018年7月25日于黑龙江省传染病防治医院住院治疗，抽取胸腔积液。2018年8月15日就诊于肿瘤医院，排胸水。气管镜检查提示右中间支气管癌。2018年9月4日就诊于哈尔滨医科大学附属第四医院住院行病理检查，确诊右肺非小细胞癌，倾向腺癌。未行放化疗等治疗，建议定期复查。现患者乏力、消瘦，无食欲，纳差，睡眠欠佳，大小便正常，眼干，纳差，眠可，舌淡黯，苔白微滑，脉细数，尺弱。超声（2018 年 8 月 13 日哈尔滨医科大学附属第三医院）右锁骨上多发淋巴结。支气管镜（2018 年 8 月 21 日医大三院）右中间支气管癌。

（1）处方：黄芪 40g，太子参 15g，白术 15g，茯苓 30g，莪术 15g，猪苓 30g，桔梗 15g，杏仁 15g，山慈菇 15g，大贝 20g，生薏苡仁 30g，白花蛇舌草 30g，半枝莲 30g，葶苈子 15g，白芥子 15g，桑白皮 15g，焦山楂 20g，鸡内金 20g，白豆蔻 15g，佩兰 15g，藿香 15g，枇杷叶 15g，白前 15g，鸡血藤 25g，女贞子 30g，香附 10g，狗脊 20g，元胡 25g，夜交藤 30g，甘草 5g。

（2）7 服水煎服，一付药煎汁约 400～500ml，每日早晚各服用 1 次。

（3）按：刘松江教授认为，从中医病因病机的角度分析，本案患者久病耗气伤阴，虽未行手术和放化疗，但因多次入院抽取胸腔积液等治疗，气血津液已然耗伤，辨证应以气阴两虚为主，兼有瘤毒瘀结为邪实。刘松江教授以益气养阴、解毒散结的治疗大法，拟定了培元抑瘤汤，以益气养阴、清热解毒、散结消癥。一方面养阴润肺，健脾利湿以扶正；一方面清热解毒，散结消瘤以祛邪。扶正可使患者恢复免疫机能，增强人体抗肿瘤增殖的能力，为肿瘤的好转创造条件；祛邪可恢复和增强人体的正气。刘松江教授认为在治疗恶性肿瘤的过程中扶正培本是治疗根本，祛邪消瘤是治疗目的，二者相辅相成缺一不可。

方中以黄芪，太子参为君药。黄芪为补脾肺之气的要药，健脾益气，具而补而不腻的特点。太子参，既能益气，又可养阴生津，且药力平和，为一味清补之品。黄芪与太子参配伍，补脾肺之气，养阴生津，而治病本，对提高患者机体免疫功能疗效甚好。茯苓功以健脾为主，通过健运脾肺又可达到祛湿之效，在本方中主要配合君药补益脾气。白术为补脾要药，配太子参，共奏补脾肺之功，同治患者劳倦乏力。浙贝母、杏仁、桔梗、枇杷叶、白前、白芥子合用，共同发挥清肺化痰的功效，能够有效的缓解患者咳嗽、咳痰的症状。白花蛇舌草、半枝莲为刘松江教授常用抗肿瘤药对，两药合用，清热解毒、活血化瘀，有很好的抗肿瘤作用，此药对常配以生薏苡仁，健脾渗湿，顾护胃气，三药合用，既增强解毒散结之功效，又具有抑制肿瘤生长，降低血清水平的作用。鸡血藤能够行血补血，舒筋活络。女贞子具有补益肝肾之阴的功效。鸡血藤与女贞子配伍，共奏行气补血，补肾填髓之效，可有效的防治患者在疾病治疗过程中对肝肾的损伤。狗脊补肝肾，强腰膝，与女贞子合用可增强滋补肝肾之功，提高机体的免疫力。香附具有理气解郁，调经止痛之功效，与补益药配伍，可使全方补而不滞。而莪术，破血行气，消积止痛，常用于气滞血瘀之癥瘕，与鸡血藤配伍，既能活血祛瘀又能补血，与香附合用，更能使全方补而不滞。用元胡，活血行气止痛，与上述活血行气药相配伍，可以更好的缓解患者的疼痛。猪苓、葶苈子、桑白皮三药均具有泻肺平喘，利水消肿的作用，合用能更好的改善患者胸腔积液的症状。白豆蔻、佩兰、藿香均可化湿行气，三药配伍，能够缓解患者湿阻中焦之食欲不振、纳差的症状。焦山楂、鸡内金均可消食和胃，两药与白豆蔻、佩兰、藿香三味化湿药合用共同增进患者的食欲，更因方中用大量寒凉碍胃之品，两药还可顾护脾胃。夜交藤养心安神，甘草调和诸药为佐使药。诸药相合，共奏益气养阴、解毒散结之功效。

2018 年 9 月 20 日二诊：纳差，乏力，舌淡紫苔白，脉细数略弦，尺弱。

（1）处方：上方加神曲 15g、麦芽 15g。

（2）14 服，煎服法同前。

（3）按：在上方的基础之上加神曲、麦芽两味药，与焦山楂组成焦三仙，共同起到消食和胃的作用，更有效的改善患者的食欲，顾护脾胃。

2018 年 10 月 4 日三诊：咳嗽，纳差，舌淡黯略紫苔白，脉弦细数尺沉弱。

（1）处方：上方加竹茹 15g、砂仁 15g、山豆根 15g。

（2）14 服，煎服法同前。

（3）按：患者诸证好转，但仍有偶咳的症状，食欲经上方调整后有所改善但仍欠佳，在上方的基础之上加砂仁，入脾胃经，能够化湿行气，温中止呕，与白豆蔻、藿香、佩兰三药相配伍，增强化湿之力，更好的治疗患者湿阻中焦之食欲不振、纳差的症状。加竹茹，能够清热化痰，与浙贝母、杏仁、桔梗、枇杷叶、白前、白芥子合用，增强清肺化痰的功效，更有力的缓解患者咳嗽、咳痰的症状。又用山豆根，清热解毒，利咽消肿，在改善患者咳嗽症状的同时，还具有很好的抗癌作用，对多种癌细胞有抑制作用。目前患者仍继续治疗、追访中。

经一个月的中药治疗，患者咳嗽、气喘症状明显缓解，精神好转，食欲改善。刘松江教授认为，患者癌毒久居，耗气伤阴，又加之多次住院抽取胸腔积液的刺激，情志不畅。再加之毒热聚于中焦，胃肠功能受扰，气血循行障碍，枢机不转，气机阻滞，而见食欲不振，纳差。故刘松江教授从"虚"、"毒"论治，将本病辨证为气阴两虚，毒热蕴结，法当健脾益胃，益气滋阴解毒。故经治疗后诸症得以改善，治疗效果极佳。

验案 3：右肺癌术后（完全性内脏转移）-中高分化鳞状细胞癌　　病案号：6040

患者马某，男，67 岁。2018 年 9 月 29 日初诊，主诉：气短 1 月余。该患者于 2017 年 2 月因发热就诊于黑龙江省农垦总医院，行肺 CT 示：肺气肿，双肺间质性改变。行消炎治疗后好转。患者于 2018 年 5 月出现发热，行消炎治疗后好转。于 5 月就诊于哈尔滨医科大学附属第二医院复查行肺 CT。支气管镜取病理示：右肺非小细胞癌（倾向鳞状细胞癌）。后患者就诊于哈尔滨医科大学附属第三医院于 2018 年 8 月 16 日行右肺全切术加淋巴结清除术。术后病理示：中高分化鳞状细胞癌。术后未行放化疗治疗。现患者乏力，咳嗽，咳白痰，气短，刀口疼痛伴肿胀感，右胁疼痛，纳差，眠差，畏寒，二便可，右脉弦细，尺弱，左脉寸弱。患者既往糖尿病病史 5 年。生化：总蛋白 60.7g/L。血常规：白细胞 10.41×109/L，红细胞 3.48×1012/L，血红蛋白 113g/L。

（1）处方：黄芪 40g，太子参 15g，白术 15g，茯苓 30g，莪术 15g，桔梗 15g，杏仁 15g，大贝 20g，半枝莲 30g，山慈菇 15g，枇杷叶 15g，白花蛇舌草 30g，玉竹 15g，生薏苡仁 30g，元胡 25g，焦山楂 20g，鸡内金 20g，鸡血藤 25g，女贞子 30g，远志 15g，酸枣仁 15g，夜交藤 30g，狗脊 15g，陈皮 15g，连翘 15g，紫花地丁 15g，甘草 5g。

（2）7 服水煎服，一付药煎汁约 400～500ml，每日早晚各服用 1 次。

（3）按：刘松江教授根据患者的病情分析，本案患者行右肺全切术加淋巴结清除术后，正气受损，气血亏虚，脾胃虚弱，情志抑郁，结合发病的病因病机，乃属气阴两虚，热毒壅肺之证，确立了养金愈癌汤，并根据患者的病情加减变化。本方为刘松江教授临床治疗气阴两虚型肺癌患者的常用基础方，是由百合固金汤合四君子汤化裁而来。本方标本兼顾，以扶正为主，方中黄芪、太子参、白术、茯苓益气健脾，重在补益肺脾之气，意在"培土生金""金水相生"，也因此方名取"养金"二字；方中还选用了有清热解毒、活血化瘀之效的浙贝母、半枝莲、白花蛇舌草等经现代药理研究证实具有良好抗癌作用的药物，既兼顾扶正又可祛邪，效在益气养阴，解毒散结。

方中采用半枝莲、白花蛇舌草、生薏苡仁清热利湿，解毒抗癌；连翘、紫花地丁、山慈菇清热解毒，消痈散结，与白花蛇舌草、半枝莲合用，增强解毒散结之功效。浙贝母、杏仁、桔梗、枇杷叶、陈皮合用，共奏清肺化痰之效，能够有效地缓解肺癌患者咳嗽、咳痰的症状。方中用玉竹，养阴润燥，生津止渴，缓解患者阴液亏虚的症状。莪术破血祛瘀，行气止痛；元胡理气止痛。酸枣仁养心安神，远志既能够祛痰，又能够宁心安神，夜交藤养心安神，三药配伍共奏安眠之功效。鸡内金、焦山楂健脾和胃，促进食欲；鸡血藤与女贞子配伍补血行气，益肾填精；再加狗脊，与补肾药女贞子合用，增强补肾填精的功效，增强患者术后抵抗病邪的能力。用甘草调和诸药。

经现代药理证实，白花蛇舌草、半枝莲、生薏苡仁三药常相须为用，被刘松江教授命名为"蛇半生"。刘松江教授认为蛇半生为广谱抗肿瘤药，临床能用于各种肿瘤患者。另外，刘松江教授将白术和莪术作为药对配合使用，莪术得白术，中气得健，痰湿得运，其破积消瘤之力更强；白术得莪术，滞气得开，恶血得破，其健运之力倍增。二者合用相辅相成，可收扶正而不碍邪、祛邪而不伤正之效果。将太子参与茯苓配伍，太子参得茯苓可清补而无壅滞胃气之弊，益气养胃，茯苓得太子参一燥一渗，健脾益气，运利结合，使健脾除湿效力增强。在治疗各种症型的肺癌中，上述配伍均被有效应用。诸药合用，共同发挥了益气养阴、解毒散结之功用。

2018 年 10 月 06 日二诊，咳嗽减轻，活动后气喘，舌暗略紫，苔腻微黄，右脉弦细，尺略弱，左脉寸略弱。

（1）处方：上方加桑葚 15g、百部 15g、佩兰 15g。

（2）14 服，煎服法同前。

（3）按：在上方基础上，加桑葚滋阴补血生津，与女贞子、狗脊配伍，增强补肾填精的功效，共同顾护先天之本，增强机体的抗癌能力。加佩兰芳香化湿，治疗湿阻中焦之食欲不振。加百部，润肺止咳，助上方诸止咳化痰药之力，缓解患者咳嗽、咳痰、喘息的症状。

2018 年 10 月 20 日三诊：气喘咳白痰，舌黯略紫，苔灰白微腻，右脉弦细，尺脉略弱，左脉寸弱。

（1）处方：上方去地丁、连翘，加射干 15g。

（2）14 服，煎服法同前。

（3）按：患者服用上方 2 周后，诸证缓解，气喘和咳痰明显且痰白清稀量稍多，故去掉原方苦寒之地丁、连翘，加一味射干专入肺经，祛痰利咽，用于痰盛咳喘，改善患者痰白清稀量多的症状。

2018 年 11 月 04 日四诊：气短，咳白痰，舌暗红略紫，苔白微黄，左脉弦细，尺弱，右脉弦略细。

辅助检查：肺 CT（2018 年 12 月 11 日哈尔滨医科大学附属第三医院）右肺术后复查，右侧胸膜肥厚，胸腔积液，左肺慢性炎症，内脏转位。超声：内脏转位，肝、胆、脾、胰、双侧肾上腺区，腹主动脉旁未见明显异常。

（1）处方：上方加姜黄 15g、黄药子 10g、白前 15g；生黄芪 50g 改为炙黄芪。

整理方剂如下：炙黄芪 50g，太子参 15g，白术 15g，茯苓 30g，莪术 15g，桔梗 15g，杏仁 15g，大贝 20g，半枝莲 30g，山慈菇 15g，枇杷叶 15g，白花蛇舌草 30g，玉竹 15g，生薏苡仁 30g，元胡 25g，焦山楂 20g，鸡内金 20g，鸡血藤 25g，女贞子 30g，远志 15g，酸枣仁 15g，夜交藤 30g，狗脊 15g，陈皮 15g，射干 15g，姜黄 15g，黄药子 10g，白前 15g，甘草 5g。

（2）28服，煎服法同前。

（3）按：患者气短症状明显，气虚的表现尤为显著，故加大黄芪的量，并将生黄芪换为炙黄芪，温补的功效较生黄芪明显，能有效改善患者气短乏力的症状。加白前降气化痰，加黄药子消痰软坚散结，清热解毒，增强止咳化痰的功效。姜黄活血行气止痛，与方中活血行气止痛药相配伍，缓解患者的疼痛。患者病情较稳定，故带药1月，嘱患者不适随诊。

2019年12月2日五诊：咳白痰，喘减轻，舌黯紫边尖，苔灰白，右脉弦细，尺略弱，左脉弦略细，尺略弱。

（1）处方：上方加瓜蒌20g、薤白10g、半夏15g。

（2）28服，煎服法同前。

（3）按：服用2个月药后，患者症状明显好转，但仍偶有喘息咳唾，短气乏力等胸阳不振，痰阻气滞的表现，故刘松江教授在上方的基础上加瓜蒌薤白半夏汤。瓜蒌理气宽胸，涤痰散结；薤白温通胸阳，行气散结；半夏燥湿化痰。诸药合用共奏通阳散结，行气祛痰之功效。总的原则仍是扶正与祛邪相结合。患者长期以上述基础方随证加减，适时进行复查，身体情况良好，无明显不适，随诊至今，病情较稳定。就此患者而言，刘松江教授认为多由于正气内虚，外邪趁虚而入所致，正气亏虚乃是患者发病之本，所以，潜方用药以扶正为主兼顾祛邪，扶正则重视补益脾肾，祛邪则以解毒、祛痰、化瘀为主。经曰："正气存内，邪不可干，邪之所凑，其气必虚。"养金愈癌汤在应用"蛇半生"清热利湿，解毒抗癌的同时，调方过程中，还应用瓜蒌薤白半夏汤和诸多药对组合，刘松江教授还考虑到大量清热解毒之品苦寒伤脾胃，故加入健脾和胃药以顾护脾胃。用药谨慎精湛。本医案扶正与祛邪相结合，辨证用药，取得了良好的疗效。

十一、预防与调护

（一）预防

针对与肺癌发病相关的因素，如生活环境、日常习惯、饮食营养等采取相关预防措施。45岁以上者应养成每年1次体格检查。临床见刺激性咳嗽、咯痰血、发热、胸痛、气急等症状，需及时就医治疗。此外，还应改变不良生活方式，提倡健康饮食和锻炼，调畅情志，这些都能明显降低肺癌发生率。

1.合理安排膳食

肺癌发病与饮食因素密切相关，因此对饮食干预，可以降低肺癌的发病率。刘松江教授根据多年的临床实践经验提出了预防肺癌的食物指南：

（1）食用营养丰富和多样化的以植物性食物为主的膳食，选择富含各种蔬菜和水果、豆类以及粗加工的含淀粉的植物性食物。鼓励全年随季节变化吃多种蔬菜和水果。

（2）如果吃肉，红肉（指猪肉、牛肉、羊肉及其制品）的摄入量限制在总热量的10%以内，最好选择鱼、禽或非家养动物的肉代替红肉。

（3）限制食入太多含脂肪多的食物，尤其是动物来源脂肪较多的食物。

（4）避免食入腌制、熏制、烧焦、发霉的食物，吃新鲜未经加工的食物。

（5）控制总热量的摄入，坚持体力活动，以避免体重过低或超重。

（6）忌烟、酒，如有饮食习惯难以戒酒的病人，饮酒宜适量。

2.养成良好生活方式

研究证实，体育锻炼能增强抗癌的细胞免疫、增强抗癌的体液、提高自身造血、促进排毒等功能。适当体育锻炼（如散步、太极拳、适当地做家务等），使肺部得到锻炼，肺活量增加，使精力更加充沛，机体免疫力得以增强。同时不吸烟、少饮酒、平衡饮食、控制体重和防止肥胖。注意气候的转变，及时添加衣服，避免受寒感冒等。

3.调整心态

在肺癌的预防与治疗中，心理情绪的影响十分重要。研究发现，心理因素是肺癌发病中的重要因素之一。不良的心理状态会降低机体自身的免疫力和机体识别、清除肿瘤的能力。而良好的心理状况不仅可以防止肿瘤的发生，而且还可以使已经发现的肿瘤处于自限状态，最终被机体自身的免疫功能所消灭。中医更是认为情志不畅、抑郁是很多疾病的诱因。

4.加强高危人群的筛查

肺癌应尽早筛查、早期诊断及早期治疗。筛查和早期诊断常用方法包括胸部影像学、痰细胞学检查、纤维支气管镜检查、低剂量螺旋 CT 和正电子发射断层显像（PET）等。随着肺癌筛查技术的不断革新，将针对不同的人群采取不同的策略，这样才能不断的改善肺癌的筛查结果。真正做到尽早筛查、早期诊断及早期治疗。

（二）调护——辨证膳食

药膳发源于我国传统的饮食和中医食疗文化，是在中医学和营养学理论指导下，严格按照药膳配方，将中药与某些具有药用价值的食物相配，采用适宜的烹调技术，制作而成的具有一定色、香、味、形的美味食品。药膳是中国传统的医学知识与烹调经验相结合的产物，寓医于食，既将药物作为食物，又将食物赋予药力，二者相辅相成，具有较高的营养价值和防病治病的作用。

1.肺脾气虚证

（1）蜂蜜润肺止咳丸：

【配方】露蜂房、僵蚕各等分，蜂蜜适量。

【制作方法】将三味药研末，炼蜜为丸。每日 2 次，每次 6 克。露蜂房为胡蜂科昆虫黄星长脚黄蜂或多种近缘昆虫的巢，具有攻毒消肿，止血镇痛的作用，现代研究证实露蜂房具有促进肺腺癌细胞 SPC-A-1 凋亡的作用，取适量，洗净后，蒸透，剪成小块，晒干备用；僵蚕为蚕蛾的幼虫在未吐丝前而发病致死的干燥体，具有息风止痉，祛风止痛，化痰散结的作用，也被证实对多种肿瘤具有抑制作用，收集好病死的僵蚕，倒入石灰中拌匀，吸去水分，晒干或焙干备用；蜂蜜能够补中缓急，润燥解毒，具有良好的滋补作用，三药相配食用，发挥润肺止咳，攻毒散结的作用，能够有效地缓解肺脾气虚证患者的咳嗽咳痰等症状。

（2）白果枣粥：

【配方】白果 25g、红枣 20 枚、糯米 50g。

【制作方法】将白果、红枣、糯米共同煮粥即可。早、晚空腹温服。白果入肺经，能够敛肺定喘，大枣入脾胃经，具有很好的补中益气、养血安神的作用，富含多种营养成份，两药与糯米煮粥后食用，能够温和地补益肺脾之气，调理肺脾气虚证之食欲不振等症状，食欲好转便能有效地提高机体的免疫力和抗癌力。

2.痰湿瘀阻证——冬瓜皮蚕豆汤

【配方】冬瓜皮 60g、冬瓜子 60g、蚕豆 60g。

【制作方法】冬瓜皮具有很好的利水消肿作用，能够有效地渗利水湿之邪，冬瓜子清肺化痰，利湿排脓，与冬瓜皮配伍能有效地祛除痰湿，蚕豆具有良好的补中益气作用，三者配伍共同发挥祛痰利湿的作用。将上述药物与食物放入锅中，加水三碗煎至 1 碗，再加入适当调料即可，去渣饮用即可。

3.热毒壅肺证——甘草雪梨煲猪肺

【配方】甘草 10g、雪梨 2 个、猪肺约 250g。

【制作方法】将梨削皮切成块备用，将猪肺洗净切成片，挤去泡沫备用，与甘草同放入砂锅中。加冰糖少许，清水适量小火熬煮 3 小时后服用，每日 1 次。其中甘草具有补中益气，清热解毒的作用，雪梨能够滋阴润肺，止咳化痰，两者与猪肺共同煲汤服用能够温和的清解肺热、解毒化痰。

4.气阴两虚证

（1）莲子鸡：

【配方】莲子 150g，鸡肉适量。

【制作方法】新鲜莲子泡冷水约 20 分钟去涩味，鸡洗净，剁小块，将莲子与鸡肉一起放入砂锅中，加水后大火炖熟，根据个人口味适当加入调料即可。莲子富含多种营养成份，能够益肾固精，养心安神，经常服用该药膳，补肺、益气、生津。

（2）白芷炖燕窝：

【配方】白芷 9g、燕窝 9g、冰糖适量。

【制作方法】燕窝泡发，挑毛，先加水 300ml，把白芷用药罐文火煎 40 分钟，隔渣留下药液，将白芷药液与燕窝文火隔水炖至极烂，约 40 分钟，过滤去渣。因白芷味苦故加冰糖适量调味后再炖片刻即可，每日 1~2 次。具有很好的补肺养阴、止咳止血功效。

（李　全）

第二节　肝癌

一、概述

原发性肝癌，以下简称肝癌，指发生于肝脏的恶性肿瘤，其中超过 90%的肝癌为肝细胞癌，其余为胆管细胞癌和混合性癌。由于肝癌起病隐匿，早期诊断率低，确诊时多数已达到中晚期，早期肝癌患者既无症状也无体征。肝区疼痛、乏力、食欲不振、消瘦是最具有特征的临床表现。早期肝癌可通过肝脏移植、手术切除、局部消融有机会获得根治，但由于肝癌患者术后复发率高，术后五年生存率仅在 40%~70%。肝癌大多合并肝硬化，因此，肝癌患者的预后主要和肝癌的累计范围以及基础疾病有关。

我国是肝癌大国，有近全球一半的肝癌病例，发病率及死亡率均很高。2012 年世界约有 78.2 万例新发肝癌病例，74.6 万例肝癌死亡病例，其中，中国新发肝癌占 50.5%，肝癌死亡占 51.3%。我国 2013 年标准化发病率和死亡率男性分别为：27.15/10 万、23.64/10 万；女性：9.15/10 万、7.71/10 万，男女比大约为

3：1。国家癌症中心发布的 2014 年我国肿瘤数据显示，肝癌新发病例 36.5 万例，肝癌死亡病例约 31.9 万例。其中男性新发病例 26.9 万例，发病率为 38.37/10 万，占男性所有新发恶性肿瘤的 12.72%，位居第 3 位；男性死亡病例 23.4 万例，死亡率为 33.32/10 万，占所有恶性肿瘤死亡病例的 16.12%，位居第 2 位。女性肝癌新发病例 9.6 万例，发病率 14.38/10 万，占女性所有新发恶性肿瘤的 5.68%，位居第 7 位；女性肝癌死亡病例 8.5 万例，死亡率为 12.78/10 万，占所有恶性肿瘤死亡病例的 10.07%，位居第 3 位。我国肝癌发病平均年龄近年来呈上升趋势，根据全国 22 个肿瘤登记点连续性的监测数据分析，我国男性肝癌的发病平均年龄由 2000 年的 58.80 岁增长至 2014 年的 62.35 岁，女性由 2000 年的 64.02 岁增长至 2014 年的 68.99 岁。因此，在常规关注 50～59 岁年龄组的同时，60～69 岁年龄组正成为我国肝癌高发人群，需引起重视。

在原发性肝癌的患者中，有乙型肝炎感染背景者占 80% 以上，其危险性较普通人群高 5～100 倍。其中，乙肝表面抗原阳性者较阴性者危险性更高，病毒载荷量和患肝癌的危险性成正比。在欧洲、北美及日本，HCV 感染是肝癌的主要发病因素。HCV 在日本肝癌患者中的阳性率为 80%～90%，意大利为 44%～66%，美国为 30%～50%。结果显示，HCV 抗体阳性的人群较阴性的人群患肝癌的危险性高 15～20 倍。其中伴有肝纤维化或肝硬化者发生肝癌的风险要显著高于无纤维化或无肝硬化者。

流行病学上，黄曲霉素与肝癌有密切的关系，我国的东南沿海地区，由于气候温暖、潮湿，适宜于黄曲霉素的生长，谷物中黄曲霉素的污染较为普遍，这些地区也是肝癌的高发地区。随着生活方式的改变，代谢因素与肝癌的关系受到关注。糖尿病患者较对照人群患肝癌的风险高 2.5 倍；西方研究提示，肥胖和非酒精性脂肪肝成为西方发达国家肝癌的重要发病因素，并认为是美国肝癌发病率提高的重要原因。长期饮酒和抽烟可增加患肝癌的危险性，特别是增加乙肝表面抗原阳性患者患肝癌的危险性。在台湾的一项前瞻性研究中，乙肝表面抗原阳性患者发生肝癌的相对危险性为 13.1～19.2，而乙肝表面抗原阳性患者有长期饮酒和抽烟习惯者患肝癌的相对危险性为 17.9～26.9。在我国的肝癌高发区，有肝癌家族聚集现象，提示肝癌具有遗传倾向，不过尚待进一步研究证实。近几年，由于 HBV 疫苗的推广和卫生条件的改善，在中国这样的肝癌高发国家，发病率有所下降，这与我国乙肝表面抗原阳性者数量的下降有关；同时由于生活卫生条件改善，暴露于黄曲霉毒素风险者大大降低，部分高发地区肝癌发病率下降。

目前原发性肝癌的治疗方法较多，根据患者的身体状况、肝功能储备能力、有无肿瘤远处转移、血管侵犯以及肿瘤部位、数量和体积，实行个体化的综合治疗，针对性的联合应用肝切除、肝移植、局部消融治疗、介入治疗、放射治疗、药物治疗等综合治疗延长患者的生存时间，并提高生活质量，但是其预后效果并不理想。近年来，中医药临床研究表明，祖国医药对改善肝癌患者化疗后健康状况方面疗效显著。刘松江教授认为中医对肝癌的治疗，在辨证论治和临床疗效方面取得了显著的成就，中医药对抑制肿瘤生长，改善患者临床症状，提高生存质量，延长生存期等多方面都发挥了重要作用。中医药配合介入治疗肝癌还可减少患者在治疗过程中的毒副反应，提高临床疗效。因此，发掘中医药的优势，辨证与辨病相结合治疗肝癌术后各种不良反应，对提高肝癌患者的生活质量和延长患者的生存期具有重要的临床意义。

二、中医沿革

肝癌在历代中医著作里并无此病名，但有与之相似疾病的记载，如：《难经》："脾之积，名曰痞气，在胃脘，腹大如盘，久不愈。令四肢不及，发黄疸，饮食不为肌肤。"记载了"痞气"一词。另外还有一些医家论述的"肥气""癥瘕""鼓胀""黄疸""肝积"等均与现代医学上讲的肝癌类似。

积聚病名的提出首见于《灵枢·五变》，在这一篇当中论述道："余闻百疾之始期也，必生于风雨寒暑，循毫毛而入腠理，或复还，或留止，或为风肿汗出，或为消瘅，或为寒热，或为留痹，或为积聚。"这里指出积聚是由外邪客于人体所致。早在秦汉时期的《灵枢·邪气脏腑病形》曰："肝脉急甚为恶言，微急为肥气，在胁下若覆杯。"首次对肝癌有了论述，《诸病源候论·癥瘕病诸候》："其病不动者，直名为症。若病虽有结症而可推移者，名为瘕也。"提出了癥瘕的两种性质。《诸病源候论·瘤痛病诸候》："其病不动者，直名为症。若病虽有结症而可推移者，名为瘕也。"后世一般以坚硬不移，痛有定处的为癥散聚无常，痛无定处的为瘕。《素问·脏气法时论》谓："肝病者，两胁下痛。"《素问·大奇论》谓："肝壅，两胁满。"说明肝病患者会有两胁下满闷、疼痛之感。《素问·腹中论》谓："有病心腹满，旦食不能暮食，此为何病对曰名鼓胀。"提出了鼓胀的病名。《灵枢·水胀篇》谓："腹胀身皆大，大与肤胀等也，色苍黄，腹筋起，此其候也。"指出鼓胀的表现。《诸病源候论》有："诊得肝积，脉弦而，两胁下痛，邪走心下，足胫寒。"描述了肝积的特征。《灵枢·水胀》："腹胀身皆大腹筋起，此起候也。"此与现代医学中的肝癌腹水的表现相似。

关于疾病的发病原因早在《内经》就明言"正气存内，邪不可干"，"邪之所凑，其气必虚"。说明了疾病的发病是在正气虚弱的基础之上。张元素《正法机要》说"壮人无积，虚人则有之"，进一步说明了积聚是在正气虚弱的情况下发病。清代张璐认识到饮酒过度可致鼓胀，在《张氏医通》中云："嗜酒之人，病腹胀如斗，此得之湿热伤脾。胃虽受谷，脾不输运，故成痞胀。"沈金鳌在《杂病源流犀烛》中论述鼓胀病机，认为是"由怒气伤肝，渐蚀其脾，脾虚之极，故阴阳不交，清浊相混，隧道不通"而致。巢元方在《诸病源候论·癥瘕病诸候》说："癥瘕者，皆由寒温不调，饮食不化，与脏气搏结所生也，其不动者，直名为癥。"认为癥者，由寒温失节，导致脏腑之气虚弱，继而饮食不消，聚结在内日久则成癥。《疡科心得》云："癌瘤者，非阴阳正气所结肿，乃五脏瘀血，浊气痰滞而成。"认为癌瘤的形成为五脏瘀血及痰浊之气所致。

《素问·六元正纪大论》中："大积大聚，其可犯也，衰其大半而止。"指出了治疗积聚虽然可以使用攻法，但要注意固护正气。《圣济总录·积聚统论》提出："然有得之于食，有得之于水，有得之于忧思，有得之于风寒。凡使血气沉滞留结而为病者，治须渐磨溃削，使血气流通，则病可愈矣。"认为积聚可以通过活血软坚的方法来治疗。《难经·七十七难》："所谓治未病者，见肝之病，知肝传脾，当先实脾，无令得受肝之邪，此曰治未病焉。"表明治疗肝病时应同时注意健脾益气，防止疾病传变，体现了治未病的思想。张景岳在《景岳全书·积聚论治》中提出攻、消、散、补"四法"，为后世治疗积聚提供了新的思路。王清任主张用膈下逐瘀汤治疗结块的病症。《医宗必读·积聚》曾提出分初、中、末三个阶段的治疗原则很有现实意义，认为"初者，病邪初起，正气尚强，邪气尚浅，则任受攻中者，受病渐久，邪气较深，正气较弱，任受且攻且补末者，病魔经久，邪气侵凌，正气消残，则任受补"。通过对积聚进行分期，分别进行治疗。

晋代葛洪指出："癥积立起，多以渐生，如有卒觉便牢大，自难治也。腹中癥有结节，便害饮食转羸瘦。"说明肝癌多可导致消化不良。《肘后备急方·治卒心腹癥坚方》曰："治卒暴腹中有物如石，痛如刺，昼夜啼呼，不治之百日死。"指出肝癌患者腹部坚硬者多预后不良。

三、病因病机

（一）中医病因病机

1.肝癌发病的根本原因在于正气虚弱不能抵抗外邪

肝癌发病的根本原因是本虚、邪实。《灵枢·百病始生》说："风雨寒热，不得虚，邪不能独伤人。卒然逢疾风暴雨而不病者，盖无虚，故邪不能独伤人。"说明疾病发病的根本原因是本虚，正气充盛则邪气无法侵袭人体。孙思邈指出："夫众病积聚，皆起于虚，虚生百病。"《内经》曰："壮人无积，虚人则有之。"说明了体虚之人易患积聚。《医宗必读》谓："积之成也，正气不足，而后邪气踞之。"《诸病源候论》曰："积聚者，由阴阳不和，之气所为也。"指出了积聚的产生是正气不足在先，而后邪气侵袭机体而导致的。亦所谓"正气存内，邪不可干"，若正气虚弱，不能抵御邪气，则疾病丛生，即"邪之所凑，其气必虚"。肿瘤的发生与正虚有着密切的关系。如《证法机要》所云："壮人无积，虚则有之。"清代沈金鳌在《杂病源流犀烛·积聚癥瘕痃癖痞源流》中也说："壮盛之人，必无积聚。必其人正气不足，邪气留着，而后患此。"肿瘤从形成到确诊，是一个相对较长的过程，在这一过程中，正虚始终贯穿其中，尤其是中、晚期病人，由于还进行了各种治疗，如手术、放疗、化疗，正虚的现象更加严重。《诸病源候论》谓："积聚者，由阴阳不和，脏腑虚弱，受于风邪，搏于腑藏之气所为也。"刘松江教授认为，治疗肝癌的扶正之法不外乎于健脾益气、调和阴阳。脾胃功能强健则机体就有足够的能力抵御外邪，体内阴阳平和则外邪无以入侵，正所谓"阴平阳秘、精神乃治"。

2.邪实为主要的病理因素

造成正虚的原因是多方面的，邪实也常常引起正虚的发生。邪实既指外邪，又指内邪。邪实主要有气滞、血瘀、痰浊、湿热、邪毒等，导致气血郁滞久不流通，日久结成痞块。无论外感六淫，内伤七情，还是饮食劳伤，皆可导致机体脏腑功能失调，阴阳失和，气血紊乱，或为痰凝，或为血瘀。而瘀血、痰块又反过来作为致病因素，在正虚的条件下，内外合邪，毒邪留滞，而成肿瘤。张子和在《儒门事亲》中指出："积之成也……或感受风、暑、燥、寒、火、湿之邪。"说明外感六邪都可以导致积证的发生。《血证论》提出"瘀血在经络脏腑之间，则结为癥瘕。"《素问·举痛论》曰："寒气客于小肠膜原之间，络血之中，血泣不得注于大经，血气稽留不得行，故宿昔而成积矣。"指出血得寒则凝，形成瘀血，日久则成积聚。机体正气虚弱，抗癌能力降低，各种致癌因素乘虚而入，就易致癌。刘松江教授认为，在肝癌的治疗过程中，祛邪之法贯穿始终，既能防止肝癌的复发，也能防止疾病的传变，做到"既病防变"。

3.初期多见脾虚，后期脾肾两虚，肝肾阴虚。

《景岳全书》："癥者，有脏腑虚弱，食生冷之物，脏既虚弱不能消，结聚成块。""凡脾肾不足及虚弱失调之人，多有积聚之病。"指出积聚之初多为饮食伤脾或先天脾肾不足所致。《证治汇补·腹胁门·积聚》曰："积之所生，因起居不时，忧患过度，饮食失节，脾胃亏损。邪正相搏，结于腹中，或内伤外感气郁误补而致。"说明是由于不良的生活方式、情志不畅以及饮食不节制导致脾虚。肝癌初期脾气虚弱，脏腑功能失调，气血虚弱，对外来致癌因素无法排斥、消灭，最后"因虚至积"，导致肝癌的发生。另一方面，癌毒也会消耗大量气血，使气血进一步亏损，加重脾胃功能的失调，脏腑虚损，出现"因积致虚"。最终脾虚水液运化不利，水液停聚成湿、成痰，湿、痰影响气血运行，导致气血瘀滞，日久导致肝积。而脾为后天之本，气血生化之源。脾气健运需要肝主疏泄功能正常，肝失疏泄则脾失健运，肝郁化火，木旺克脾土，导致脾虚；肝肾同源，肝久病及肾。肝为"阴中之阳"，体阴而用阳，故易出现肝阴不足，肝阳亢进，肝火妄动。肝癌患者，大多脾气暴躁、急躁易怒，且肝癌患者舌体瘦小多见，舌质偏暗者较多，提示肝癌的后期病机特点为肝肾阴不足，阴虚火旺。

刘松江教授总结其多年的临床经验，认为肝癌患者后期多出现气滞血瘀，气血两虚的表现。临床上患者多脾气暴躁，急躁易怒，情志不畅而气滞；气滞日久，气不能推动血液循行，则血瘀；患者久病耗气伤血，故表现为气血两虚。肝体阴而用阳，刘松江教授认为肝癌患者晚期在肝郁气滞血瘀的同时常有肝阴不足的表现，所以刘松江教授在肝癌的治疗上常常会在扶正祛邪的基础上应用一些疏肝解郁的方药来调畅脏腑气机，从根本上祛除血瘀；肝肾同源，故疏肝时又滋补肾阴，同时兼顾了肝体阴而用阳的特征。肝癌患者晚期气血运行长期受阻而致气血两虚，故治疗上常运用补气健脾之法以滋气血生化之源。

（二）西医病理生理

目前肝细胞癌（HCC）的病因并没有明确的结论，然而通过对其病因的多途径探索与研究，认为肝癌的致病因素主要有病毒性肝炎、黄曲霉毒素的摄入、吸烟、饮酒等。为此20世纪70年代结合我国国情提出了"改水、防霉、防肝炎"的肝癌一级预防七字方针，至今仍然有用，并且已经获得初步成效。尤其是近年来全国开展的新生儿的乙肝疫苗接种，已在新的一代中明显降低了乙型肝炎的感染率，从而预期在若干年后降低肝癌的死亡率。

1.病毒性肝炎

HCC发病与HBV、HCV感染相关已是不争的事实，国内外大量流行病学和临床研究均已证实肝炎病毒和肝癌的发生之间呈正相关。近来临床研究表明，乙肝阳性患者或曾感染乙肝病毒的患者其肝癌的发生率远远高于未感染的健康人群。有研究表明，在发达国家，肝癌的发生与丙肝关系密切，HCV致癌的机制考虑是由于HCV序列的变异，破坏了细胞的正常增殖动态平衡，导致细胞癌变，从而发生肝癌。

2.黄曲霉毒素

黄曲霉毒素急性中毒可导致肝脏坏死、出血、肾炎和肺充血，慢性中毒主要是致突变、致畸和致癌的作用。黄曲霉毒产生的毒素分为AFB1、AFB2、AFG1、AFG2，其中AGB1毒性最强，黄曲霉毒素的代谢产物B1（AFB1）有强烈的致癌作用。流行病学调查发现AFB1污染严重的地区肝癌发病率较高，提示AFB1可能是主要诱发肝癌的主要因素。

3.饮水污染

HBV、黄曲霉毒素和饮水污染是我国肝癌发病的三大危险因素。近年已发现被污染的水中有百余种有机物为致癌、促癌和致突变物。流行病学调查发现饮用池塘水、死水及窄沟水者，肝癌发病率高；饮用流水或井水者，发病率较低；饮用深井水的人群，肝癌发病率最低。

4.性激素

肝癌的发生在性别上明显男性多于女性，考虑可能与性激素有关，有研究表明AFB1致雄性大鼠肝癌的发生时间及发生率均比雌性大鼠高，考虑肝癌的致/促癌因素是雄性激素。

在美国，口服避孕药其雌激素含量比我国高出 8 倍，它可引起良性肝腺瘤，也有发展为 HCC 者，终止服药，肝癌会退缩。但也有人认为口服避孕药与 HCC 之间是偶然的巧合。

5.饮酒，吸烟

酒精从胃部吸收后，在肝内代谢，乙醇首先氧化成乙醛，再氧化成乙酸，再经三羧酸循环完全分解成二氧化碳和水。酒精本身有肝毒性，乙醛也对肝脏有损伤。饮酒通过以下 3 种途径诱发肝癌：①酒精引起肝硬化，然后引起肝癌；②酒精本身作为一种致癌源与其他因素一起共同引起肝癌；③酒精性肝病的进展与其他肝癌危险因素有关，如 HBV、HCV。吸烟则是通过香烟中的一些化学物质（如含有多环芳烃、亚硝胺、尼古丁和可卡因等致癌物质）直接损害肝脏，这在动物实验中已经得到证实。

6.其他因素

肝癌的发生与机体的免疫也有关系。正常情况下人体内的细胞也可发生突变，可能形成癌细胞，但人体的免疫系统具有能够识别这些细胞的能力从而清除这些细胞，因此不会患癌。但当人体免疫力减弱时，识别清除能力下降，易发生疾病。各种环境因素在肝癌的发病过程中均属外因，机体本身的缺陷才是肝癌发病的内在的主要因素，内外因素的相互作用而致癌。在肝癌高发区，HCC 有时出现家族聚集现象，尤以共同生活并有血缘关系者的 HCC 患病率高，有人认为这与肝炎病毒因子垂直传播有关，但未经进一步证实。美国等报道，HCC 死亡率与环境硒含量呈负相关。与硒含量呈负相关的肿瘤除肝癌外，还有食管癌、胃癌。动物实验表明硒能抑制二甲氨基偶氮苯的致癌作用。但不少低硒地区，如澳大利亚、新西兰等及我国低硒大骨节病流行地区并非 HCC 高发区。故微量元素与肝癌的关系这方面的问题尚需进一步研究。

（三）西医病理分型

1.大体分型

（1）弥漫型：癌结节小，呈弥散性分布。此型易与肝硬化混淆。

（2）块状型：癌肿直径＞5cm，其中＞10cm 者为巨块型。可再分为三个亚型：①单块型：单个癌块，边界较清楚或不规则，常有包膜；②融合型：相邻癌肿融合成块，周围肝组织中散在分布的卫星癌结节；③多块型：由多个单块或融合块癌肿形成。

（3）结节型：癌结节直径＞5cm，可再分为三个亚型：①单结节型：单个癌结节，边界清楚有包膜，周围常见小的卫星结节；②融合结节型：边界不规则，周围散在卫星结节；③多结节型：分散于肝脏各处，边界清楚或不规则。

（4）小癌型：单个癌结节直径≤3cm，或相邻两个癌结节直径之和≤3cm。边界清楚，畅游明显包膜。

2.组织学分型

（1）肝细胞型：最多见，多数伴有肝硬化。癌细胞呈多角形，核大而且核仁明显，胞浆呈颗粒状，有时在分化较好的癌细胞中可见到胆汁小滴，癌细胞常排列成索条状或巢状，尤以后者为多见。癌巢间有丰富的血窦，癌细胞有向血窦内生长的趋势。

（2）胆管细胞型：女性多见，约占女性肝癌的 30.8%。根据其来源可分两种，一种来自小胆管，癌细胞较小，胞浆较清晰，形成大小不一的腺腔，间质多而血窦少，这一类在临床相对多见。另一种来自大胆管上皮，癌细胞较大，常为柱状，往往形成较大的腺腔，这一类少见。

（3）混合型：较少见，其特点是部分组织形态似肝癌细胞，部分似胆管癌细胞，两种细胞成分有彼此分隔，有的混杂，界限不清。

四、临床表现

肝癌早期症状不明显，恶性程度较高，发展较快。初期无明显症状，中晚期出现肝区疼痛、腹胀、纳差、乏力、消瘦、进行性肝大或出现上腹部肿块等症状及体征。病灶位置、大小不同，其症状、体征不同。如果肿块位于右肝顶部可见右侧膈肌抬高，叩诊时发现肝浊音界升高；有肝硬化病史的肝癌患者可见脾大；肝脏病灶较大正常肝组织损伤可导致肝细胞性黄疸；肝门部肿瘤压迫胆管，可致梗阻性黄疸；伴有肝硬化或门静脉癌栓的患者可出现腹水；终末期可见上消化道出血、瘤肿破裂出血、继发感染、肝性脑病及肝肾衰竭等。

1.肝区疼痛

此症状最为常见，多为肝区间歇性或持续性的钝痛或胀痛，右上腹疼痛最常见，随着病情发展，由癌肿迅速生长使包膜紧绷所致。如肿瘤侵犯膈肌，疼痛可放射至右肩；左叶肝癌可出现上腹疼痛，可被误诊为溃疡病、胃炎等。向右生长的肿瘤可致右腰疼痛。突然发生的剧烈的肝区疼痛或腹痛提示有癌结节的破裂出血，可有腹水、腹膜刺激征和休克的体征。

2.消化道症状

食欲减退、消化不良、腹胀、恶心、呕吐，其中尤以食欲减退和腹胀最为常见。因缺乏特异性而易被忽视。腹水、门静脉癌栓、全身及肠道局部免疫功能低下和胆汁淤积可导致腹胀、腹泻等症状，因缺乏特异性容易被忽视。

3.消耗表现

原发性肝癌患者常感乏力。乏力的原因可能是肝细胞受损导致肝功能减退、新陈代谢减低；癌细胞产生毒素及癌组织的坏死产物吸收；摄入不足、消化不良、吸收减少等所致。肝癌早期患者体重下降可能不明显，但随着病程的进展，患者体重下降甚快，最后全身衰竭呈恶病质状态。

4.发热

据文献报道，约有34%～58%的肝癌患者有发热。一般为不规则低热，无寒战为其特点。可能是由于肿瘤组织破溃而产生一种异体蛋白，或者是由于肝脏对体内的原胆烷醇酮等物质灭活减少所致。偶尔也可出现弛张型高热，体温达到39℃或40℃以上，伴有寒战，一日双峰。多数是肿瘤坏死物质吸收所致，也可能是由于患者免疫功能低下，造成全身或局部感染所致，还有可能是肿瘤压迫胆管引起的无菌性胆管炎造成的。

5.转移灶症状

有时成为肝癌的首发症状。如转移至肺可引起咳嗽、咯血，胸膜转移可引起胸痛和血性胸水。肺动脉及其分支癌栓栓塞，可突然发生严重的呼吸困难、低氧血症和胸痛。癌栓阻塞下腔静脉，可出现腹水、下肢严重水肿；阻塞肝静脉可出现 Budd-Chiari 综合征。骨转移可引起局部疼痛或病理性骨折。转移至脊柱或压迫脊髓神经可引起局部疼痛和截瘫。颅内转移可出现相应的症状和体征甚至脑疝而突然死亡。

6.并发症状

肝癌的特殊症状，包括出血倾向（牙龈、鼻出血及皮下瘀斑等）、上消化道出血、急性腹痛、下肢水肿、肝性脑病及肝肾衰竭等。出血主要因肝功能受损、凝血机制障碍所致。由于门静脉高压导致食管胃底静脉破裂出血较常见。急性腹痛可因肿瘤结节破裂或血管被侵蚀损坏出血而引起。下肢水肿主要是由于血浆蛋白水平过低、大量腹水压迫下肢静脉回流、血栓或癌栓造成血管狭窄或阻塞所致。

7.伴癌综合征

即肝癌组织本身代谢异常或癌组织对机体产生多种影响引起的内分泌或代谢紊乱的综合征。临床表现多样且缺乏特异性，有时可先于肝癌本身的症状出现。常见的有：①自发性低血糖：见于 10%~30% 的患者，系因肝癌细胞的异位分泌胰岛素或胰岛素样物质所致；或肿瘤抑制胰岛素酶或分泌一种胰岛素β细胞刺激因子；亦可因肝癌组织过多消耗葡萄糖所致。严重时可引起昏迷、休克而导致死亡；②红细胞增多症：2%~10%患者可发生，可能系循环中红细胞生成素增多引起；③其他：罕见的有高脂血症、高钙血症、类癌综合征、性早熟和促性腺激素分泌综合征、皮肤卟啉症和异常纤维蛋白原血症等，可能与肝癌组织的异常蛋白合成，异位内分泌及卟啉代谢紊乱有关。

五、临床分期

1977 年全国肝癌防治协会上通过了一个简单、明了，便于掌握和应用，为我国临床医师普遍采用的肝癌分型、分期的方案，该方案被收录在《中国常见恶性肿瘤诊治规范》中，作为我国肝癌分期的一个规定标准使用。分期方案如下：

（1）Ⅰ期（即早期、或亚临床期）：无明确的肝癌症状与体征者.

（2）Ⅱ期（即中期）：介于Ⅰ期与Ⅲ期之间者。

（3）Ⅲ期（即晚期）：有黄疸、腹水、恶病质或远处转移之一者。

六、诊断要点

1.以临床病象为依据

肝癌多发于男性，既有慢性病毒性肝炎史、酗酒史、非酒精性脂肪肝病史，又有慢性肝病或肝癌家族史。近期是否有肝区不适、疼痛、发热、黄疸、腹块、黑便、出血倾向、少尿、意识障碍等表现。查体要注意肝硬化和门脉高压体征。

2.体格检查

（1）肝脏肿大：进行性肝大为肝癌最常见的体征之一。多呈进行性肿大，肝质地坚硬，表面及边缘不规则，常呈结节状，少数肿瘤深埋于肝实质内者则肝表面光滑，伴或不伴明显的压痛。肝右膈面癌肿可使右侧膈肌明显抬高。

（2）脾大：多见于合并肝硬化门静脉高压的病例。门静脉或下腔静脉癌栓或肝癌压迫门静脉或下腔静脉也能引起充血性脾大；有时脾大可至左肋下 5cm 左右，临床表现酷似肝硬化。由于腹胀、腹水等因素影响，有时肿大的脾脏不易被触及。

（3）腹水：腹水是晚期原发性肝癌的常见体征。多呈草黄色，少数为血性，多因为合并肝硬化、门静脉高压、门静脉或下腔静脉癌栓所致。腹腔内种植可引起血性腹水，肝癌破裂可从腹腔内抽出不凝血；腹水发生后，增长迅速，腹壁张力大，表明腹腔内压力较高；④黄疸：一般出现在肝癌晚期。一般来说，弥漫型原发性肝癌及胆管细胞癌较易出现黄疸，当癌肿广泛浸润可引起肝细胞性黄疸；如侵犯或压迫肝内胆管或肝门淋巴结压迫肝管可引起梗阻性黄疸；⑤转移灶相应的体征：可有锁骨上淋巴结肿大，胸膜转移可出现胸腔积液或血胸。骨转移可有局部压痛，有时可出现胸腔积液或血胸。骨转移压迫脊髓神经可表现截瘫，颅内转移可出现偏瘫等神经病理性体征。

3.血清学检查

AFP 作为肝癌诊断的首选指标，其诊断阳性率为 60%~70%。血清 AFP 升至 1000ug/L，特别是既往有乙肝表面抗原阳性或肝硬化史者，可诊断为肝癌。尽管 AFP 具有一定的假阳性，但对于 AFP 值超过 400μg/ml 的患者，在排除激发性肝癌、生殖腺肿瘤或活动性肝病情况下，对肝癌的诊断具有治疗效果及监测是否复发的重要指标之一。其他肝癌标志物的检测：鉴于 AFP 的阳性率和特异性有限，其他肝癌标志物的研究有重要意义。但迄今为止，AFP 以外的肝癌标志物应常规检查。CEA、CA19-9 检查会有助于排查其他消化道肿瘤。

肝功能试验：①能够了解肝癌对肝脏的损伤程度，协助判断疾病的转归及预后；②肝癌的鉴别诊断；③了解肝癌伴发疾病。一般来说，AST 和 ALT 是观察肝损害的较佳指标，患急性肝炎后 2~3 个月，AST、ALT 降至正常，意味着肝炎的临床恢复，如上述两个指标持续 6 个月以上，考虑急性肝炎已慢性化；在监测慢性肝脏病情变化的诸多指标中，以血清胆汁酸最敏感，白蛋白上升和下降至正常往往预示肝病预后良好。

4.影像学检查

超声是目前肝癌筛查的首选方法，具有方便易行、价格低廉及无创等优点，被誉为"无创性的血管造影术"。能检出肝内径 > 1cm 的占位性病变，利用多普勒效应或超声造影剂，了解病灶的血供状态，判断占位性病变的良恶性，并有助于引导肝穿刺活检。结合血流成像技术，使超声诊断肝癌的准确性提高到 98%，为临床制定诊疗方案提供了可靠的依据，被认为肝癌诊断的首选方法。

增强 CT/MRI 可以更客观敏感地显示肝癌，1cm 左右小病灶肝癌的检出率可 > 80%，是诊断及确定治疗策略的重要手段。MRI 为非放射性检查，可以在短期重复进行。CT 平扫多为低密度占位，部分有晕圈征，大肝癌常有中央坏死；增强时动脉期病灶的密度高于周围肝组织，但随即快速下降，低于正常肝组织，并持续数分钟，呈"快进快出"表现。

当增强 CT/MRI 对疑为肝癌的小病灶难以确诊时，选择性肝动脉造影是肝癌诊断的重要补充手段。对直径 1~2cm 的小肝癌，肝动脉造影可以更精确地作出诊断，正确率 > 90%，可以明确地显示肝脏小病灶及其血供情况，同时可以进行化疗和碘油栓塞等治疗。

5.肝穿刺活体组织检查

超声或 CT 引导下细针穿刺行组织学检查是确诊肝癌的最可靠的方法，可以获得肝癌病理学诊断依据以及了解分子标志物等情况，对于确诊和病理类型、判断病情、指导治疗及评估预后都非常重要，但属创伤性检查，且偶有出血或针道转移的风险，上述非侵入性检查未能确诊者可视情况考虑应用。

七、治疗原则

目前临床上对于肝癌的治疗手段主要有：手术治疗，局部治疗，放疗，化疗，靶向治疗，中西医结合治疗。虽然治疗方法较多，但是其预后并不理想，临床上还受患者临床分期、自身耐受情况、肝功能储备能力、肿瘤大小、位置、体积、有无血管侵犯等多种因素的影响，且治疗成本昂贵，不良反应也较多。肝动脉化疗栓塞术虽然能够减小瘤体，延长患者生存期，但是介入术后常出现发热、肝区疼痛、恶心和呕吐等不良反应。随着介入次数的增多，肝功的损伤会加重，这些给患者带来巨大的负担。中医对肝癌的治疗强调整体调治、扶正祛邪、调节平衡，具有提高免疫力、杀灭肿瘤细胞、改善体质、防治放疗和化疗毒副反应等多方面的作用，可以弥补西医的许多不足，达到缓解痛苦、改善症状、控制复发转移、延长生存期的目的。

中西医结合治疗是我国治疗癌症的特色。中医重视的是整体观念，辨证论治，西医则重点在于消除瘤体。而放化疗、手术等治疗使患者身体状态较差，生活质量下降，导致不能坚持治疗，导致治疗效果欠佳。中医药能够很好的辅助西医放化疗等治疗手段，降低患者放化疗后的不良反应，改善患者症状，起到减毒增效的作用，故中西医结合治疗是肝癌治疗的重要治法。

刘松江教授认为肝癌病人肝动脉栓塞化疗术治疗后，患者表现为肝郁脾虚、毒瘀互结之证，故治疗重在疏肝健脾、解毒活血、软坚散结。药用黄芪、党参、白术、茯苓健脾益气扶正，柴胡、枳壳、郁金、陈皮疏肝解郁，白花蛇舌草、蒲公英清热解毒抗癌，赤芍、鳖甲活血软坚散结。随证加减，恰当地使用中药，可改善或减轻肝癌的并发症。标本兼治，具有调节机体免疫功能、增强化疗药物疗效、防止和减少化疗药物对正常组织细胞的损害、促进炎症吸收、促进肝细胞功能恢复等作用。经治疗后肿瘤恶化率、肝功能下降率和肝硬化发生率降低，对中晚期肝癌有较好的治疗效果。

八、中西医治疗

（一）辨证施治

刘松江教授认为肝癌总体而言属本虚标实，邪实正虚，因虚致病，因邪致实，因实致虚，虚实夹杂。一般早期以实为主，中、晚期以虚实并重为主，正虚与邪实之轻重由多种因素影响，如体质的阴阳偏盛、疾病时期及癌毒的病理因素等。根据刘松江教授的临床经验将肝癌总结为以下几种症型：

1.肝郁脾虚证

【临床表现】抑郁不欢，善太息，嗳气不舒，胁肋胀痛，或可触及肿块，纳呆便溏，神疲少气等，舌淡红，苔白微腻，脉弦。

【治疗原则】健脾益气，疏肝软坚。

【中药汤剂】逍遥散合四君子汤加减。

【药物组成】人参、当归、白芍、柴胡、茯苓、白术、甘草、薄荷。

【方药分析】方中柴胡疏肝解郁，使肝气得以条达。人参、当归甘温益气、健脾养胃、养血和血；白芍养血敛阴、柔肝缓急；当归、白芍与柴胡同用，补肝体而助肝用，使血和则肝和，血充则肝柔。茯苓、白术健脾益气，二者相配健脾祛湿之功益著，非但实土以御木侮，且使营血化生有源。薄荷疏散郁遏之气，透达肝经郁热；甘草益气和中、调和诸药。诸药合用，气血同调，肝脾同治。

【辨证加减】纳食不香加焦山楂、鸡内金、炒麦芽健胃消食；畏寒怕冷、腰膝酸软加补骨脂、狗脊、续断温补肾阳；气滞重、胁肋胀痛明显者加郁金、延胡索以行气止痛。

2.肝热血瘀证

【临床表现】两胁刺痛，痛处固定不移，夜间痛甚，面红目赤，口苦口干，失眠多梦，耳鸣，大便秘结，小便短黄，舌紫暗或有瘀斑，苔黄，脉弦数。

【治疗原则】清肝凉血，解毒祛瘀。

【中药汤剂】龙胆泻肝汤合下瘀血汤加减。

【药物组成】龙胆草、栀子、黄芩、柴胡、泽泻、木通、车前子、当归、生地黄、大黄、桃仁、蛰虫、甘草。

【方药分析】方中龙胆草大苦大寒，既能泻肝胆实火，又能利肝胆湿热；大黄、黄芩、栀子苦寒泻火、燥湿清热，加强龙胆草泻火除湿之力。湿热的主要出路是利导下行，从膀胱渗泄，故用渗湿泄热之泽泻、木通、车前子，导湿热从水道而去；肝乃藏血之脏，若为实火所伤，阴血亦随之消耗，且方中以苦燥渗利伤阴之品居多，故用当归、生地黄养血滋阴，使邪去而阴血不伤，肝体阴而用阳，性喜条达而恶抑郁，火邪内郁，肝胆之气不舒，骤用大剂苦寒降泄之品，既恐肝胆之气被抑，又虑折伤肝胆生发之机，故用柴胡舒畅肝胆之气，并能引诸药归于肝胆之经。桃仁、蛰虫活血、破血，入肝经，能逐肝经瘀滞；甘草调和诸药，护胃安中。

【辨证加减】失眠加远志、酸枣仁养血安神；刺痛甚者加乳香、没药、延胡索以行气化瘀、止痛。

3.肝胆湿热证

【临床表现】胁肋痞块或有胀痛，身目发黄，纳呆，腹胀，口苦，泛恶欲吐，身热，肌肤瘙痒，或寒热往来，大便不调，小便短赤，舌苔黄腻，脉弦数。

【治疗原则】清热利湿，凉血解毒。

【中药汤剂】茵陈蒿汤加减。

【药物组成】茵陈、栀子、大黄。

【方药分析】方中重用茵陈为君药，本品苦寒下降，善清热利湿，为治黄疸要药。臣以栀子清热降火，通利三焦，助茵陈引湿热从小便而去。佐以大黄泄热逐瘀，通利大便，导瘀热从大便而下。三药相合，利湿与泄热并进，通利二便，前后分消，湿邪得除，瘀热得去。

【辨证加减】若湿重于热者加茯苓、泽泻、猪苓以利水渗湿；热重于湿者加黄柏、龙胆草以清热祛湿；皮肤黄染，瘙痒明显加白鲜皮、地肤子以清热利湿止痒；肝功能异常加田基黄、垂盆草保肝；大便不调加茯苓、生薏苡仁、白术等健脾燥湿。

4.肝肾阴虚证

【临床表现】头晕目眩，耳鸣健忘，失眠多梦，口燥咽干，胁痛，腰膝酸软，五心烦热，颧红盗汗，舌红少苔，脉细数。

【治疗原则】清热养阴，软坚散结。

【中药汤剂】一贯煎加减。

【药物组成】生地黄、沙参、麦冬、当归、枸杞、川楝子。

【方药分析】方中重用生地黄滋阴养血，补益肝肾为君药，内寓滋水涵木之意。当归、枸杞养血滋阴柔肝；沙参、麦冬滋养肺胃，养阴生津，意在佐金平木，扶土制木，四药共为臣药。佐以少量川楝子，疏肝泄热，理气止痛，复其条达之性，该药虽苦寒，但与大量甘寒滋阴养血之品相配，则无苦燥伤阴之弊。诸药合用，使肝体得养，肝气得舒。

【辨证加减】肝区疼痛加延胡索、郁金、三七以疏肝活血止痛；腹水加茯苓、猪苓、车前草、生薏苡仁以渗湿利水；大便秘结不通加瓜蒌润肠通便；午后潮热、盗汗加银柴胡、牡蛎敛汗、退虚热。

（二）其他疗法

1.中成药

（1）金克（槐耳颗粒）冲剂：该药主要成分为槐耳菌质，是用干菌丝体发酵物适量，用热水、乙醇提取清膏后制的剂。由多糖、蛋白质组成。具有扶正固本，活血消癥的作用。适用于正气虚弱，瘀血阻滞，原发性肝癌不宜手术和化疗者辅助治疗用药，有改善肝区疼痛、腹胀、乏力等症状的作用。

（2）复方斑蝥胶囊：该药主要成分为斑蝥、刺五加、半枝莲、黄芪、女贞子、山茱萸、人参、三棱、莪术、熊胆粉、甘草，具有破血消瘀、攻毒蚀疮的作用。肝癌手术前服用能够提高免疫力，促进术后愈合，防止感染；放疗过后使用可以弥补放疗不足，对放射不敏感的瘤体继续杀伤，使其不同程度缩小其至消失，对已经完全消失的肿瘤进行巩固治疗；化疗中服用可以提高免疫力，升高白细胞，减轻对肝肾功能的损害，防止和减轻由化疗引起的恶心、呕吐、脱发、厌食等不良反应；化疗后服用可以迅速恢复元气，减轻副反应，激活抑癌基因，对无法杀伤的细胞能够抑制、阻断其营养血管，使其自然死亡；对晚期患者，单独服用也有良好的效果，消除积水，大大提高了患者的生存质量。

（3）肝复乐胶囊：该药主要成分为党参、鳖甲、重楼、白术、黄芪、陈皮、土鳖虫、大黄、桃仁、半枝莲、败酱草、茯苓、薏苡仁、郁金、苏木、牡蛎、茵陈、木通、香附、沉香、柴胡，具有健脾理气、化瘀软坚、清热解毒的作用。其中党参含党参多糖，白术、黄芪等具有增强机体免疫功能、提高巨噬细胞的吞噬能力，对细胞和体液免疫起调节作用。柴胡具有保肝利胆作用，它所含皂苷对生物膜有直接保护作用。鳖甲有抗结缔组织增生作用，重楼能抗病毒、抗过敏。其抗纤维化对小鼠肝癌及乳腺癌有一定的抑制作用。可诱导正常和荷瘤小鼠产生干扰素，提高小鼠天然杀伤细胞活性和增强小鼠巨噬细胞吞噬功能。适用于肝郁脾虚为主证的原发性肝癌，症见上腹肿块、胁肋疼痛、神疲乏力、食少纳呆、脘腹胀满、心烦易怒、口苦咽干等。

（4）紫龙金片：该药的主要成分为黄芪、当归、白英、龙葵、丹参、半枝莲、蛇莓、郁金，具有益气养血、清热解毒、理气化瘀的作用。方中君药黄芪益气养血、解毒并引诸药入肺而兼具使药之意，现代临床药理学研究发现黄芪主要含有黄芪皂苷、异黄芪皂苷和大豆皂苷等皂苷类成分及多糖类成分、黄酮类成分、氨基酸和无机盐等，具有免疫恢复及升高白细胞的作用；白英、龙葵具有清热化瘀之功效，故为臣药，现代临床药理学研究发现白英具有抗癌及增强机体非特异性免疫反应的作用，而龙葵在体外实验研究中亦被确认具有抗癌活性；郁金为佐药，具有化瘀祛痰之功效，现代药理学发现郁金含挥发油，其对癌细胞具有一定程度的抑制作用，适用于热毒蕴结之原发性肝癌。

（5）康艾注射液：该药主要由黄芪、人参、苦参素组成，具有益气扶正、增强机体免疫功能的作用。人参的主要有效成分是人参多糖和人参皂苷，人参皂苷对肝癌细胞的主要作用有：抑制增殖、诱导凋亡，抑制侵袭、转移，抑制血管内皮生长因子的表达从而抑制血管的形成，黄芪中的黄芪多糖能增强化疗药物对肝癌的敏感性，也可通过调节免疫反应而增强抗肝癌的作用，苦参素能够抑制细胞增殖、促进细胞凋亡、抑制端粒酶活性、调节宿主免疫功能、抑制血管内皮细胞增殖等。单独使用具有代替西药化疗的作用，能缩小肿块、止痛、且无毒不良反应；手术期间使用可以帮助刀口愈合、增加病人体质，有效杀死体内残留的癌细胞，防止复发；放化疗期间使用可以止吐、止泻、升高白细胞。

（6）华蟾素注射液：该药主要成分为干蟾皮中的脂溶性成分精制而成。具有抑制肝癌细胞增殖、诱导细胞凋亡，稳定瘤体、提高生存率、改善生活质量，提高免疫状态，改善肝功能等作用。同时，华蟾素可以有效抑制 HBV，预防乙型肝炎向肝硬化、肝癌转变。适用于中、晚期肿瘤患者及慢性乙型肝炎患者的治疗。

（7）其他可用于肝癌辅助治疗的中药注射液有：参芪扶正注射液、参麦注射液、黄芪多糖注射液、丹参注射液等。

2.中药外治法治疗癌性疼痛

近年来，中药治疗癌性疼痛取得了一定的进展，其中中药外治法缓解癌症临床症状避免了口服中药造成的药物在体内代谢过程中药效的降低和一些毒不良反应，尤其是癌症晚期患者正气亏虚、不耐攻伐的特点，仅依靠口服中药治疗效果有限，中药外治法有相对优势。常用的中药外治法包括中药灌肠、中药贴敷、外用药膏、药液涂擦、中药熏洗、离子导入等，临床上通过辨证论治选择合适的外治方法进行治疗。

（1）中药灌肠疗法：中药灌肠法是利用中药汤剂，自肛门灌入直肠，使药物通过肠道吸收达到治疗疾病的作用。肝癌患者通过中药灌肠联合内服中药汤剂对改善患者临床症状，提高患者生存质量起到更好的效果。

①黄花灌肠方：

【组方成分】煅牡蛎 45g，槐花 20g，生大黄、熟附子各 15g。

【主要功效】温肾泄浊。

【用法用量】浓煎取汁液 150ml，取汁放置后用纱布过滤，装入输液瓶内，温度保持在 38～41℃，导管插入肛门 15～30cm，滴药速度为 30～40 滴/分，于每晚睡前直肠高位灌肠，保留 2 小时以上，1 剂/日。10 次为 1 个疗程，疗程间隔 3～5 天。

②直肠净化液：

【组方成分】黄芪 30g，蒲公英 25g，丹参、海藻各 15g，大黄 15g，红花 5g。

【主要功效】清热活血，通腑泄浊。

【用法用量】上方加水煎煮 4 次，每次 1 小时，过滤，合并滤液，浓缩成稠膏，加 95%乙醇，使含醇量达到 65%，放置 12 小时，过滤。回收乙醇至无乙醇味，加蒸馏水适量，再加防腐剂，分装，高压消毒即成。上药量共制成 250ml 净化液。每次 250ml，每日 2 次，连用 5 日，保留灌肠。

（2）中药贴敷疗法——辨证论治：贴敷疗法是以中医基本理论为指导，应用中草药制剂，施于皮肤、孔窍、俞穴及病变局部等部位的治病方法，以中药理论及辨证论治为基础，将中药药液、药糊或药膏置于人体皮肤表面，通过体表腠理、毛孔渗入血脉，从而发挥药效。具有温经通络、活血化瘀等功效。

①瘀血阻络证：

【组方成分】元胡、血竭、红花、土鳖虫、冰片等。

【主要功效】活血止痛。

【用法用量】加入医用酒精，浸泡4周后，取上清液，分瓶备用。选择疼痛处皮肤无破损、局部无红肿、发热的部位，使用时用消毒棉签蘸取少量药液外擦于疼痛部位，擦药范围比疼痛区域大2～3cm，可反复多次给药。

②热毒瘀结证：

【组方成分】黄芩、大黄、黄柏、黄连等。

【主要功效】清热解毒、活血止痛。

【用法用量】研末，取适量放入器皿，加入适量的温开水、蜂蜜并搅拌，直至成为糊状，拌匀后置于一片手掌般大小的塑料薄膜上，涂抹均匀并厚薄适当，用干棉花将边缘环绕，平敷于腹部，持续4～6小时。

③正虚毒结证：

【组方成分】天然麝香0.5g，血竭10g，制马钱子20g，淫羊藿40g，制附子20g。

【主要功效】补虚、活血、定痛。

【用法用量】研末，蜂蜜调匀后外敷于腹部包块处，每日一次。

（3）经验效方：

①普陀膏：

【组方成分】血竭、地龙、全蝎、蜈蚣、水红花子、僵蚕、鳖子、大风子、土鳖虫、虻虫、冰片等。

【主要功效】破血逐瘀、通络止痛。

【用法用量】用香油熬炼制成膏剂，每贴外敷5～7日，休息3日再敷用，12贴为1疗程。

②止痛酊剂：

【组方成分】冰片30g，白酒500g。

【主要功效】清热止痛。

【用法用量】将冰片投入白酒即可，使用时将药液外涂肝区疼痛处，每日可使用10余次，皮肤溃烂处禁用。

③消积止痛膏：

【组方成分】樟脑、阿魏、丁香、山奈、白蚤休、藤黄各等量。

【主要功效】温经、行气、止痛。

【用法用量】分研细末备用，用时将药末混匀撒在胶膏上外敷于患处，同时局部用60℃左右的热毛巾在膏药上敷半个小时，注意切勿烫伤皮肤。每日热敷3次，5～7日换药一次。

④如意黄金散：

【组方成分】天花粉5000g，黄柏、姜黄、白芷、大黄各2500g，厚朴、陈皮、甘草、苍术、天南星各1000g。

【主要功效】清热解毒，活血止痛。

【用法用量】研末，用酒或水调敷，或用凡士林与黄金散按 4:1 比例，调匀成膏。敷于疼痛处。

⑤甘遂敷脐方：

【组方成分】甘遂 1.5g，麝香 0.5g。

【主要功效】泻水逐饮，消肿散结。

【用法用量】研末，调敷贴脐窝每日 1 次。

3.非药物疗法——针灸

针灸是针刺与艾灸的合称。针灸可以通过刺激穴位起到疏通经络、调和气血、调整机体功能等作用，能够改善肝癌患者的临床症状，可以辅助治疗肝癌，且有一定的防治手术并发症的作用。同时，针灸方法简单、便于操作、极少有不良反应，弥补了口服中药制剂的不足。

（1）肝癌晚期患者脾胃虚弱，食欲缺乏：

【取穴】足三里、脾俞、章门、阳陵泉、胃俞等。

【方法】针刺手法予平补平泻，若腹水加气海、三阴交、水道、阴陵泉；若上消化道出血加尺泽、列缺、曲泽、合谷。

（2）肝癌患者瘀血疼痛，两胁疼痛：

【取穴】期门、支沟、阳陵泉、足三里、太冲等。

【方法】针刺手法予泻法，若肝昏迷加少商、涌泉、任重、十宣、太溪。

（3）肝癌患者胃气上逆，呕吐：

【取穴】内关、足三里、公孙等。

【方法】针刺手法予平补平泻，若呃逆加膈俞、内关；也可以半夏、砂仁等研末，取 1.5g 以生姜汁调敷灸神阙。

（4）肝癌患者肝脾不调，大便秘结：

【取穴】神阙。

【方法】采用灸法，取大黄研末，取 0.6g，加生姜汁调敷。

（5）肝癌患者瘀水互结、出现腹水：

【取穴】神阙。

【方法】采用灸法，取甘遂 1.5g，麝香 0.5g，研末，调敷，每日一次。

（6）其他：

肝癌早期以针刺为主，晚期以艾灸为主。针刺以平补平泻法，得气后提插捻转，留针 15～20 分钟，每隔 5～10 分钟行针一次，每日 1 次，10～15 日为 1 疗程，休息 3～5 日，再开始另一疗程。艾灸主要以神阙、足三里、三阴交、肾俞为主，可提高人体的免疫功能，增强抗肿瘤能力。脾气亏虚患者，可灸中脘、足三里、关元、天枢等穴位，用补法，隔姜灸或艾箱灸。

（三）西医治疗

1.手术治疗

外科手术切除是传统的根治性治疗方法，目前仍为肝癌的首选治疗。一般认为，若肿瘤数目不超过3个，外科手术为首选；若肿瘤数目超过3个，或合并门静脉癌栓者多选择非手术治疗，但也有部分患者可以选择手术切除。而西方国家手术切除多为肿瘤单个（肿瘤大小不限）或符合单个结节，直径≤5 cm或2~3个结节，直径均≤3 cm，且无门静脉癌栓及远处转移。

从理论上讲，肝移植是治疗肝癌的根治性方式，肝移植治疗除了可完全切除肝癌外，还可治疗肝癌合并的肝硬化，特别适用于合并严重肝硬化的早期肝癌，治疗小肝癌可获得较好的效果。但是，由于肝癌容易发生肝内和远处转移，移植术后应用免疫抑制剂，如适应症选择不严格，术后容易复发。因此肝癌移植治疗应该严格掌握适应症。

2.肝动脉栓塞化疗

肝动脉栓塞化疗（TACE）是无血管侵犯和肝外转移的多发肿瘤的有效治疗方法，已成为目前不能切除肝癌治疗的首选方法。由于可进行手术切除的早期肝癌不足25%，TACE已成为中、晚期肝癌治疗的重要手段。疗效肯定，能使90%以上的肝癌患者受益，但总体疗效有待提高。传统的方法是在局部应用化疗药物是基础上，给予碘化油或明胶海绵进行肝动脉栓塞。

TACE最主要的并发症是肝功能衰竭，故应强调术中超声选择肿瘤血管，有利于肿瘤控制和肝功能保护。其他严重并发症包括上消化道出血、血管损伤假性动脉瘤形成等。对于TACE是否能使无血管侵犯和肝外转移的多发肿瘤患者获益，目前仍有争议，缺乏有效的循证医学证据。

3.局部损毁治疗

包括射频消融、经皮微波治疗、经皮注射无水酒精、氩氦刀靶向冷冻术以及高强度聚焦超声等，可在局部直接杀灭肿瘤。

（1）射频治疗对于小肝癌，尤其是伴有重度肝硬化的、或位于肝门区靠近大血管的小肝癌，疗效好且损伤小。对于大肝癌，射频与TACE联合应用可提高疗效。

（2）微波与射频机制相似，微波治疗分为术中微波治疗、内经微波治疗和体外微波治疗，近年来的研究也发现微波除热凝固效应外，还有增强机体免疫功能作用，降低发生肿瘤转移的情况。

（3）非血管内介入治疗中经皮无水酒精注射的治疗效果仅次于手术切除，与切除小肝癌的效果相同，对于结节较少且肝癌直径是3cm或3cm以下的肝癌患者，使用经皮无水酒精注射这种治疗方法更安全、更经济，并且它还可以进行反复治疗。

（4）氩氦刀靶向冷冻术是一种只在刀尖冷冻，刀柄保持常温，刀尖在氩气（冷媒）作用下60秒之内温度降至-140℃，再借助氦气（热煤）又可使温度回升至20℃~45℃，这种冷热逆转疗法对肿瘤摧毁更彻底，并可调控肿瘤抗原、激活机体抗肿瘤免疫反应。氩氦刀技术安全有效，损伤小、痛苦小、恢复快，可单独及联合应用治疗肿瘤，对肝癌的治疗是有效的。

（5）高功率聚焦超声是一种高温治疗肿瘤的新技术。利用超声波的穿透性和聚集性，通过其加热效应和机械效应，将低强度的超声波汇集于体内肿瘤部位，在极短时间内（10~20秒），使该区的超声波集中，局部温度上升接近 100℃，对靶区的肿瘤组织造成直接破坏效果，而对肿瘤周围正常组织无损伤或损伤较轻。

4.放疗

多年来，对放射治疗在肝癌治疗中的作用有两种不同看法：①肝癌放疗能使肿瘤缩小，症状改善，肝功能好转，延长患者的生命；②放疗不能延长患者生存期，弊多利少。几十年来，我国对肝癌放疗进行了深入研究，目前放疗已经成为治疗中晚期肝癌的一种重要方法。一般而言，放疗对肝癌相对不敏感，对于肝硬化失代偿期、严重肝功能损害和体力状况差者不宜放疗。但对于体力状况好、肝功能基本正常的局限性肝癌，放疗可使部分患者根治。

近年来采用立体定向反射治疗可使用局部的放射剂量得以增加，提高疗效，降低不良反应。更有采用计算机断层技术与放射治疗结合的断层放射技术治疗肝癌，使放射治疗应用更为广泛。对大多数不能切除的中、晚期肝癌，或伴有肝硬化不宜做肝叶切除的患者，放疗是值得选择且效果可靠的治疗手段之一。

5.分子靶向治疗

分子靶向药物治疗是新的研究热点，从传统意义来讲，肝癌的分子靶向治疗是指根据目前已知的肝癌在发生、生长、转移的过程中，相关的分子机制作为靶点所采取的治疗措施，这里的分子机制可以是基因、生长因子、受体、信号通路或肿瘤的生长环境等。目前多靶点抑制剂索拉非尼是有充分的循证医学证据而证实有效的系统治疗药物，是远期转移合并门静脉癌栓患者的主要治疗方法。多个肝细胞癌临床指南中已将索拉非尼定义为不能手术或晚期肝细胞癌患者的标准推荐治疗。

6.其他治疗

由于分子生物学以及基因重组技术的迅猛发展，肿瘤的生物治疗成为继手术，放疗、化疗后又一种新的治疗模式。也有研究显示，在肝癌切除术后大剂量应用α干扰素有降低术后复发率的作用。也有研究提示与化疗药合用，可提高化疗的缓解率。对于中晚期的肝癌患者，中药可以缓解症状、延长寿命。此外，淋巴因子诱导等过继细胞免疫治疗在肝癌切除术后应用，可降低术后的复发率。

九、经验方证治

原发性肝癌是指自肝细胞或肝内胆管细胞发生的癌肿，是临床上常见的恶性肿瘤之一。有关调查结果显示，我国癌症死亡率上升，肝癌属第二位。因肝癌患者早期症状不明显，临床上大部分肝癌患者确诊时已属于中晚期，从而错失了手术的最佳时机。对于不能手术切除的中晚期肝癌，目前的治疗方法有介入治疗、生物治疗及中医药治疗等。近年来临床研究表明以经肝动脉化疗栓塞为基础的治疗可以使不能切除的原发性肝细胞癌患者生存受益，因此肝动脉化疗栓塞术（TACE）在众多治法中脱颖而出，成为中晚期患者的首选疗法，又称介入治疗。介入治疗为中晚期患者常用的治疗方法，其虽然能够减小瘤体，延长患者生存期，但是我国肝癌患者合并肝硬化者占 85%～90%，TACE 术后可加重肝功能损害。因此有报道认为肝功能的损害程度与治疗次数成正比，即介入次数越多，其损害程度愈大，甚至有报道认为肝动脉灌注栓塞是以牺牲肝功能来换取癌体的缩小。应用各种治疗途径后，患者出现发烧、肝区疼痛、黄疸、转氨酶升高、胃肠道反应等症状，是影响肝癌患者生活质量及远期疗效的一个重要方面，这些会给患者带来巨大的负担。

刘松江教授认为中医对肝癌的治疗效果显著，中医药方剂经合理配伍后能够抑制肿瘤生长、改善患者临床症状、提高生存质量、延长肝癌患者的生存期。中医中药配合西医放化疗等治疗手段还可减少毒副反应，减少并发症的发生率，提高临床疗效。

经验方一：柴胡疏肝散合桃红四物汤加减治疗气滞血瘀型肝癌 TACE 术后

1.立法依据

从中医的角度分析，肝癌属本虚标实，而肝癌介入治疗属于中医"祛邪"范畴，无"扶正"治法。刘松江教授的团队通过搜集文献发现中医各家对肝癌的分型众说纷纭，但多数分为脾气虚弱型、气滞血瘀型、肝肾阴虚型、湿热内蕴型、肝郁脾虚型。刘松江教授根据多年治疗肝癌介入术后患者的临床经验，认为介入术后患者多脾气暴躁，气滞血瘀症状较明显，且伴有不同程度的气虚、血虚，故在疏肝理气，活血化瘀，缓消癥块的基础上，佐以补气健脾之品。选用疏肝理气之柴胡疏肝散，既可活血又可补血的桃红四物汤，在此两方的基础上配伍黄芪、太子参、白术、茯苓等补气健脾之品，可以达到扶正祛邪的目的，在临床上取得了比较满意的疗效。

2.方剂组成

以柴胡疏肝散合桃红四物汤为基础化裁而成，药物组成：柴胡、陈皮、川芎、枳壳、香附、白芍、桃仁、红花、当归、牡丹皮、熟地黄、黄芪、太子参、白术、茯苓、甘草。

3.方药分析

柴胡疏理肝气而解郁结，桃仁、红花协同活血破瘀，缓消癥块，共为君药。香附疏肝行气止痛；川芎味辛，行气活血，为血中之气药，入肝、胆经，开郁止痛，两药共助柴胡疏肝解郁，共为臣药；当归辛、甘、温，主入血分，既可补血又可活血；当归、川芎相配为佛手散，以治血滞，且可助桃红活血化瘀为臣药；熟地黄养血补血；黄芪、太子参补气健脾，使气血生化有源，共为臣药。陈皮理气和胃止痛；枳壳疏理肝脾；白芍养血柔肝，敛阴，与柴胡相伍，可养肝之体，利肝之用，防止辛香之品，耗伤气血，俱为佐药；白术、茯苓共同助黄芪、太子参健脾、以辅助正气为佐药；牡丹皮凉血而不留瘀，活血不动血为佐药，甘草调和诸药为使药。诸药合用，动静相宜，使补血而不滞血，活血而不动血，祛邪而不伤正，以达疏肝理气，活血化瘀，补气健脾，缓消癥块之功。

柴胡疏肝散出自明代叶文龄之《医学统旨》，该方为治疗肝气郁结之胸肋疼痛的常用方剂，以主胸胁肋痛、善太息、脉弦为辨证要点，具有疏肝解郁、行气止痛之功。桃红四物汤录自《玉机微义》是在四物汤的基础上加桃仁、红花而成，方中桃仁、红花有强劲的破血作用，活血化瘀；熟地、当归滋阴补肝，养血调经；芍药养血和营，以增补血之力；川芎活血补血。全方配伍得当，而达到祛瘀生新的目的。柴胡、陈皮、香附、枳壳可疏理肝气；当归、川芎、熟地、桃仁、红花补血活血；牡丹皮活血而不动血，白芍柔肝敛阴；且黄芪、太子参、白术、茯苓等可以健脾益气。

经验方二：归脾汤加味治疗气血两虚型肝癌 TACE 术后

1.立法依据

中国医学认为，肝为刚脏，体阴而用阳。肝主升、主动、主散，肝主疏泄，调畅全身气机，有助于心情开朗、脾胃运化以及胆汁的排泄。故《素问》曰:"百病生于气也。""木得土而达。"脾为后天之本,气血生化之源,五脏六腑,四肢百骸皆赖以所养。所以张仲景谓:"四季脾旺不受邪。"李东垣说:"百病皆由脾胃衰而生也。""善治脾胃即所以安五脏。""善治病者惟在调和脾胃。"脾主运化,运化水谷精微功能正常则气血生化有源,脏腑、经络能得到充分的营养,发挥正常生理功能则维持了人体水液代谢的相对平衡。在五行之中,肝属木,脾属土,木克土。大多数患者平素多有情志不节,或烦躁或抑郁或由于放、化疗之后损伤人体正气,脾气亦虚,从而出现木旺乘土或土虚木乘之证,治疗原则为抑强扶弱,治法为健脾理气法。健脾理气一方面可以调畅全身气机,有助于患者心情开朗,恢复脾胃运化功能;另一方面脾气健运,气血生化有源,补益正气,维持体内水液代谢平衡,从而可以起到扶正祛邪、调整阴阳气血的作用。

现在中医理论认为,肝癌属于中医"积聚""癥瘕"范畴。以正气虚衰为本,痰瘀互结为标。刘松江教授根据多年的临床经验,认为肝癌患者术后多表现为肝郁脾虚和肝郁气滞两种症型。肝癌患者术后多气血亏虚,气血不能濡养脾胃,而脾胃为后天之本,气血生化之源,脾胃虚弱则气血生化无源,反过来还会导致气血亏虚,同时肝癌患者多脾气暴躁,以致肝脏气机失调,疏泄失司,最终导致肝郁气滞。若患者先天肾气充盛,脾胃强健,术后则不易出现气血亏虚之证。治宜健脾益气养血,助其后天之源,方选《济生方》中归脾汤。近年来,中医药临床研究表明,祖国医药对改善肝癌患者化疗后健康状况方面疗效显著。刘松江教授总结其多年的临床经验,采用归脾汤加味治疗已行 TACE 治疗术后的患者,以扶正为主,采用健脾益气养血的办法改善其气血两虚的症状,取得了较满意的疗效。

2.方剂组成

该方由归脾汤(摘自《重订严氏济生方》)加土茯苓山豆根方,具体方药组成有:茯苓、生姜、大枣、白术、黄芪、龙眼肉、酸枣仁、人参、木香、甘草、当归、远志、土茯苓、山豆根。

3.方药分析

方中黄芪甘、温,补脾益气;龙眼肉甘、平,既补脾气,又养气血,二者共为君药。人参、白术结为补脾益气之要药,与黄芪相伍,补脾益气之功益著;当归补血养心,酸枣仁宁心安神,二药与龙眼肉相伍,补心血,安神志之力更强。佐以茯神养心安神,远志宁神益智,更佐理气醒脾之木香,与诸补气养血药相伍,可使其补而不滞。炙甘草补益心脾之气,调和诸药,用为佐使。引用生姜、大枣调和脾胃,以资化源。诸药相伍,心脾同治以补脾为主,使脾旺则气血生化有权,气血双补以补气为重使气旺则益于生血。如是心脾得补,气血得养,诸病自除。

十、验案实录

验案 1:肝癌介入术后病   案号:5372

患者郭某,男,48 岁。2018 年 3 月 31 日初诊。主诉:发现肝癌 1 年余,背部疼痛 1 个月。患者于 2017 年 12 月于哈尔滨市医科大学附属第二医院肝硬化定期复查,行 MRI 提示:肝癌。于 2018 年 1 月于北京地坛医院行介入治疗,同年 2 月复查提示:骨转移。后于 2 月 11 日于省肿瘤医院行介入手术治疗,3 月 3 日因消化道出血于哈尔滨市医科大学附属第二医院住院治疗 8 天,3 月 25 日于黑龙江省肿瘤医院放疗 4 次。现患者背部疼痛,恶心,指间皮肤疼痛,眠可,纳可,二便正常。舌淡,苔薄,右脉弦数尺略弱,左脉弦略数尺弱。患者既往乙型肝炎病史 20 余年。

（1）处方：黄芪 40g，太子参 15g，白术 15g，茯苓 15g，柴胡 15g，白芍 15g ，香附 10g，元胡 25g，莪术 15g，半夏 15g，陈皮 15g，白英 15g，鳖甲 30g，秦艽 15g，白花蛇舌草 30g，半枝莲 30g，生薏苡仁 30g，麦冬 15g，焦山楂 20g，鸡内金 20g，五味子 25g，虎杖 25g，透骨草 15g，鸡血藤 25g，女贞子 30g，狗脊 10g，夜交藤 30g，竹茹 15g，续断 15g，骨碎补 15g，威灵仙 15g，甘草 5g。

（2）7 服，水煎服，一付药煎汁约 400～500ml，每日早晚各服用 1 次。

2018 年 04 月 09 日二诊：腹泻，舌淡暗略紫，苔薄白，左脉弦略滑尺弱，右脉弦滑数尺弱。

（1）处方：上方去香附；白芍 15g 改为 10g、狗脊 10g 改为 15g、茯苓 15g 改为 30g；加白扁豆 15g、芡实 15g、猪苓 30g。

（2）7 服，煎服法同前。

2018 年 4 月 21 日三诊：舌淡暗，苔薄，右脉弦略数寸脉弱，左脉弦略数寸脉弱。

（1）处方：上方去竹茹、虎杖；黄芪 40g 改为 50g、五味子 25g 改为 20g；加黄精 15g、当归 15g。

（2）7 服，煎服法同前。

（3）按：刘松江教授认为，患者介入术后多气血亏虚，加之患者曾经消化道出血以及化疗治疗，气血更虚，气血不足以健运脾胃，以致出现脾胃虚弱，血不养肝，导致肝气不畅，从而出现肝郁脾虚，毒瘀互结为标，肝郁脾虚为本，总体为本虚标实之证。患者肝脏气滞日久导致血瘀，脉络阻滞，故背部及指间皮肤疼痛；脾胃虚弱，中焦升降失常，故恶心。治疗以固护脾胃为主，辅以疏肝行气，因脾喜燥恶湿，所以健运脾胃的同时要注意燥湿，肝癌患者多因毒瘀互结导致，故治疗上要兼顾解毒活血，软坚散结，肝癌日久累及肾阳，因此还要注意滋阴补肾，于阴中求阳，以免虚不受补。患者肝癌骨转移，肾主骨生髓，刘松江教授认为骨癌的治疗上应以补肾强骨，安神止痛为主，通则不痛，所以在治疗上也要兼顾活血通络，补肾强骨。

方中黄芪、太子参、白术、茯苓、焦山楂、鸡内金健脾益气、消食化积；半夏、陈皮、竹茹燥湿化痰、理气和胃止呕；麦冬、五味子滋阴生津，同时五味子又具有降低转氨酶的作用；莪术、鳖甲破血软坚散结；柴胡、白芍养肝血、调肝气，同时又能够敛肝阴；秦艽、虎杖清利肝胆；白英、白花蛇舌草、半枝莲、生薏苡仁解毒抗癌；元胡、香附行气止痛；鸡血藤补血行血，使补而不滞；女贞子、狗脊补肝肾之阴；夜交藤善治血虚身痛，兼有安神之用；威灵仙辛散温通，性猛善走，通行十二经脉；续断、骨碎补补肾强骨，四药相合，共奏通络止痛之效。复诊因患者诸证改善但有腹泻，考虑到患者腹泻是由于脾肾两虚所致，故加强健脾益肾之力，方用猪苓利小便以实大便，茯苓、白扁豆健脾利水；狗脊、芡实益肾固精、健脾止泻。用药后腹泻改善，无背部疼痛，无恶心，故去竹茹、虎杖，加大黄芪、五味子用量及增加当归、黄精二药以进一步温补气血、补肾益气以治其本。

患者经过不到 1 个月的治疗，背部疼痛、恶心、指间皮肤疼痛及腹泻症状均有改善，血常规检查也无明显异常。刘松江教授认为，肝癌的治疗要积极、综合、特异，即发现肝癌要积极治疗，以免延误病情；因为肝癌患者病情复杂，故宜综合治疗；又因为患者间存在差异，故治疗时要制定个体化方案，根据每个患者的病情辨证论治。刘松江教授在遣方用药上强调要兼顾脾胃，因"脾胃为后天之本，气血生化之源"，又"见肝之病，知肝传脾"为中医古训，故脾胃功能强健是治疗疾病的关键；同时，还强调在肝癌的治疗过程中，切忌滥用攻伐之品以伤正气，导致邪毒内陷；此外，刘松江教授还讲究治病求本，标本兼治，既重视扶正祛邪也关注改善患者临床症状，提高患者生存质量。

验案 2：肝右叶上段中-底分化肝细胞癌术后　　病案号：5761

患者赵某，男，55 岁。2018 年 7 月 26 日初诊。主诉：乏力、腹胀 2 月余。患者于 2018 年 4 月 26 日体检时发现肝右叶密度不均，肝内多发低密度病变，后于 5 月 24 日于哈尔滨医科大学附属第二医院行手术治疗，术后状态一般。后于黑龙江中医药大学附属第一医院行中医治疗。现患者腹胀，乏力，汗出，饮食一般，腹泻，入睡困难，小便可。舌红苔薄白有裂纹，右脉弦细略数，寸尺略弱，左脉弦细略数寸弱。面色黯，口苦。患者既往高血压病病史 15 年余，冠心病病史 15 年余，糖尿病病史 1 年余。腹部 CT：少量腹水。

（1）处方：黄芪 40g，太子参 15g，白术 15g，茯苓 30g，柴胡 15g，白芍 15g，猪苓 30g，元胡 20g，莪术 15g，半夏 15g，陈皮 15g，白英 15g，鳖甲 30g，土鳖虫 15g，白花蛇舌草 30g，半枝莲 30g，生薏苡仁 30g，绞股蓝 15g，山楂 20g，鸡内金 20g，五味子 25g，虎杖 25g，大腹皮 50g，鸡血藤 25g，女贞子 30g，狗脊 10g，茵陈 30g，紫苏子 15g，炮姜 15g，甘草 5g。

（2）7 服，水煎服，一付药煎汁约 400~500ml，每日早晚各服用 1 次。

2018 年 6 月 6 日二诊：舌淡紫略暗，苔薄，左脉弦细略沉尺略弱，右脉沉细略弦尺略弱。

（1）处方：上方加郁金 15g。

（2）7 服，煎服法同前。

2018 年 08 月 13 日三诊：大便稀，腹胀，眠可，舌淡暗紫，苔薄，右脉弦细略数尺略弱，左脉同上。

（1）处方：上方加神曲 5g、麦芽 15g。

（2）7 服，煎服法同前。

（3）按：刘松江教授认为，患者肝癌术后多气滞血瘀，且伴气虚、血虚，肝藏血，体阴而用阳，气血不足则肝脉失养，气机不畅，故导致肝郁气滞，患者现阶段瘀毒互结为标，气滞血瘀为本，整体上是本虚标实之证。患者肝郁气滞，肝气横逆犯脾故腹胀；术后患者气血虚弱，故乏力；气血不足，不能濡养脾胃以运化水谷，则腹泻；心主神明，气血不足以养心神，故失眠；气血不能上泛头面，故面色黯；肝胆疏泄失常，故口苦；阴虚津液不能上泛舌面，故舌有裂纹。治疗上，治标应注意软坚散结，清利肝胆；治本应补益肝肾、温补气血，同时注意调理脾胃功能，脾为后天之本，气血生化之源，脾胃强健，气血自然充盛，脾喜燥恶湿，故健脾的同时要注意燥湿，且补血的同时注意活血，使补而不滞。刘松江教授认为腹胀不能一味行气，要使气排出有路，而降气之法可使腹中胀气由下排出，故行气同时应用降气之品。

方中黄芪、太子参、白术、茯苓、鸡内金、焦山楂补气健脾；半夏、陈皮燥湿健脾；柴胡、白芍养血，疏肝气；五味子敛肝阴；大腹皮行大腹之气，紫苏子降气；绞股蓝益气健脾，炮姜温中健脾；猪苓利水渗湿，利小便以实大便以助止泻，同时猪苓又具有一定的抗肿瘤、防治肝炎的作用；大腹皮利水消肿，猪苓通利小便、淡渗利水，二药合用使腹腔积水从小便而去；鸡血藤行血补血，莪术破血行气，元胡活血行气，三药相合，活血而不留瘀，同时现代研究证明莪术对各种癌症有不同程度的效果；茵陈、虎杖清利肝胆；土鳖虫、鳖甲软坚散结以治本；女贞子、狗脊补益肝肾之阴；白英、白花蛇舌草、半枝莲、生薏苡仁解毒抗癌，预防肝癌复发；甘草调和诸药。二诊患者诸证改善但仍有舌暗，刘松江教授认为患者仍有瘀滞表现，同时患者脉弦为肝郁之征，郁金善入肝、胆经，且有行气活血，疏肝利胆之用，故加郁金。三诊患者大便稀，腹胀，考虑到大便稀应为脾虚所致，腹胀为肝气横逆犯胃，故用神曲、麦芽健脾消胀，且麦芽有一定的疏肝解郁之效。

经治患者诸证消失，饮食、睡眠好转。刘松江教授认为肝癌患者在"扶正"时，不能一味补益气血，应当兼顾补益肝肾之阴；肝体阴而用阳，且肝肾同源，故应滋补肝肾之阴，肝肾同治；《血证论·吐血》云："气为血之帅，血随之而运行；气为血之守，气得之而静谧。气结则血凝，气虚则血脱，气迫则血走。"故"祛邪"时应配合使用行气之品，使血随气行，活血而不留瘀。

验案 3：肝癌术后　　病案号：4482

患者李某，男，59 岁。2017 年 11 月 2 日初诊。主诉：右胁下疼痛半月余。该患于 2017 年 8 月 31 日因体检发现肝占位，就诊于哈尔滨医科大学附属第一医院，完善相关检查后行手术治疗，术后未行放化疗。因大量胸腔积液就诊于胸科医院，行胸腔穿刺放胸水治疗。现患者右胁肋下疼痛，食后胃脘及胸骨下烧灼感，气短，眠差易醒，食可，二便正常，舌淡紫略暗，苔薄，右脉弦寸弱，左脉细数略弦尺弱。心梗病史 6 年，丙肝病史 2 年。

（1）处方：黄芪 40g，太子参 15g，白术 15g，茯苓 15g，莪术 15g，黄连 15g，吴茱萸 3g，瓦楞子 20g，半枝莲 30g，白英 15g，鸡血藤 25g，白花蛇舌草 30g，女贞子 30g，生薏苡仁 30g，焦山楂 20g，鸡内金 20g，虎杖 25g，泽兰 15g，川楝子 10g，甘草 5g，元胡 25g，五味子 25g，茵陈 30g，苦参 20g，僵蚕 15g，远志 15g，酸枣仁 15g，夜交藤 30g，白扁豆 15g，狗脊 15g。

（2）14 服，水煎服，一付药煎汁约 400~500ml，每日早晚各服用 1 次

（3）按：刘松江教授认为水肿与脾、肾二脏关系最为紧密，肝癌患者术后大多脾虚，脾虚则转运功能失常，水湿内停发为水肿，肾主水液，患者久病体虚，肾阳不足，水液的输布赖于肾阳的蒸腾和汽化作用，水湿停留于体内则水肿。该患者病久脾胃受损，故方用归脾汤加减。

方中黄芪、太子参、白术、茯苓健脾，远志、酸枣仁、夜交藤养血安神，加之肝癌患者瘀毒互结为其基本病因，故治疗上应予活血化瘀之法以治本，补益肝肾、行气利水、制酸止痛以治标，鸡血藤补血行血，莪术破血行气，元胡活血行气，三药相合，活血而不留瘀，同时现代研究证明莪术对各种癌症有不同程度的效果；茵陈、虎杖清利肝胆；女贞子、狗脊补益肝肾；五味子敛肝阴，于阴中求阳；白英、白花蛇舌草、半枝莲、生薏苡仁解毒抗癌，预防肝癌复发；鸡内金、焦山楂益气健脾，其中太子参补而不燥，茯苓利水渗湿，利而不伤正，补而不助邪，为利水渗湿要药，白术为补气健脾之要药；泽兰善消瘀水互结之水肿，白扁豆健脾化湿，苦参清热燥湿兼能利水，三药共用，既能健脾以利湿又能利水以消肿；黄连、吴茱萸为左金丸，善治反酸、烧心；瓦楞子长于制酸止痛，与左金丸合用加强抑酸之功；川楝子行气止痛，善治肝胃不和之胁肋疼痛；甘草调和诸药。

经现代药理证实，"蛇半生"即白花蛇舌草、半枝莲、生薏苡仁，对肿瘤有较好的抑制作用，故刘松江教授治疗肿瘤常配伍"蛇半生"，另外，刘松江教授认为治疗肝癌水肿应运用淡渗利湿之法，临床上须选择药性温和之药，以免药性强烈损伤脾胃，脾胃者后天之本也，气血生化之源，五脏六腑，四肢百骸皆赖以所养。尤其肝癌术后脾胃虚弱，气血生化乏源，故治疗上应重点固护脾胃，脾胃强健则气血充盛、正气充足，从而达到扶正祛邪的目的。

2017 年 11 月 6 日二诊：舌淡暗有瘀斑，苔少，右脉弦略细尺略沉，左脉弦细寸弱，胁下疼痛减轻。

（1）处方：上方加海螵蛸 15g。

（2）28 服，煎服法同前。

（3）按：患者胁下疼痛减轻，但仍有反酸症状，海螵蛸有制酸止痛之功，故加海螵蛸。

2017 年 12 月 14 日三诊：舌暗略紫，有瘀斑，苔薄，脉弦细尺弱，身痒。

（1）处方：上方加竹茹 15g、煅龙牡各 30g。

（2）28 服，煎服法同前。

（3）按：刘松江教授认为"热微则痒"患者身痒为血虚风燥，阻于皮肤，肤失所养，内生虚热而发，故加竹茹清热，煅龙牡加强五味子敛阴之功，以制内热。

2018 年 1 月 11 日四诊：舌暗红略紫，有瘀斑，苔少，右脉弦细尺略沉，左脉关略弱。

（1）处方：上方去黄连、吴茱萸；加白豆蔻 15g、佩兰 15g、郁金 15g。

（2）28 服，煎服法同前。

（3）按：患者反酸症状消失，故去黄连、吴茱萸，加白豆蔻、佩兰健脾化湿、行气，郁金行气止痛兼清内热。

2018 年 2 月 8 日五诊：舌淡暗，有瘀斑，苔薄，右脉弦细略沉关弱，左脉弦细略沉尺弱，出汗，胃疼。

（1）处方：黄芪 40g 改为 50g；加浮小麦 30g。

（2）28 服，煎服法同前。

（3）按：刘松江教授认为患者右脉关弱，左脉尺弱为病久导致脾肾两虚，胃痛为肝气犯胃所致，方中川楝子有清肝和胃止痛之功，故只增加补气健脾之黄芪药量，另加浮小麦益气养阴、敛汗除热。服药一月后，患者病情稳定，刘松江教授嘱原方继续服用，不适随诊。

2018 年 3 月 22 六诊，舌暗红有瘀斑，苔薄，左右脉弦略细尺弱。

（1）处方：黄芪 50g，太子参 15g，白术 15g，茯苓 15g，莪术 15g，瓦楞子 20g，半枝莲 30g，白英 15g，鸡血藤 25g，白花蛇舌草 30g，女贞子 30g，生薏苡仁 30g，焦山楂 20g，鸡内金 20g，虎杖 25g，泽兰 15g，川楝子 10g，甘草 5g，元胡 15g，五味子 25g，茵陈 30g，苦参 20g，僵蚕 15g，远志 15g，酸枣仁 15g，夜交藤 30g，白扁豆 15g，狗脊 15g，海螵蛸 15g，竹茹 15g，煅龙骨 30g，煅牡蛎 30g，白豆蔻 15g，佩兰 15g，豨莶草 15g，浮小麦 30g。

（2）28 服，煎服法同前。

（3）按：患者舌象转红，说明体内瘀滞有所改善，故去川楝子。

2018 年 4 月 21 日七诊：舌淡紫有瘀斑，苔薄，右脉弦细略沉尺脉弱，左脉寸弱，口苦，肋痛。

（1）处方：上方加金钱草 25g。

（2）28 服，煎服法同前。

（3）按：刘松江教授认为患者口苦、肋痛为肝胆湿热所致，故加金钱草以清肝利胆。

2018 年 5 月 19 日八诊：舌淡略暗，苔薄，右脉沉细略弦尺略弱，左脉同上，口苦缓解，无反酸。

（1）处方：上方去瓦楞子、佩兰、白豆蔻、郁金；泽兰 15g 改为 10g。

（2）28 服，煎服法同前。

（3）按：患者无反酸故去瓦楞子，口苦缓解说明患者肝胆湿热之证有所改善，可酌情减少化湿行气，清热活血之品，故去佩兰、白豆蔻、郁金，减泽兰。

2018年6月28日九诊：舌边尖红，中有瘀斑，苔薄，左右脉弦细略沉尺弱。

（1）处方：上方去虎杖、豨莶草；加黄精15g。

（2）28服，煎服法同前。

（3）按：患者口苦消失，故去清利肝胆、清热解毒之虎杖、豨莶草，患者脉细弱故加黄精补脾益气。患者病情较稳定，刘松江教授建议患者制作膏方平时服用，对改善患者症状，防止肿瘤复发有一定作用，且能改善患者体质。

2018年9月29日十诊：舌淡暗略紫，有瘀斑，苔薄，右脉细略弦寸尺弱，左脉沉细略弦尺弱。胃疼，烧心。

（1）处方：上方去浮小麦；加瓦楞子20g。

（2）14服，煎服法同前。

（3）按：患者病情反复，再次出现胃痛、烧心症状，无汗出，故去敛汗之品浮小麦，加瓦楞子以制酸止痛。

2018年10月22日十一诊：舌暗红，有瘀斑，苔薄，右脉弦细尺沉弱，左脉弦细寸略弱。

（1）处方：上方加炮姜10g、淡豆豉15g。

（2）14服，煎服法同前。

（3）按：天气渐寒，为防止胃痛复作，故加炮姜以温中止痛，辅以淡豆豉健胃助消化。

2018年11月8日十二诊：舌暗红有瘀斑，苔薄，右脉弦细略沉尺弱，左脉同上，胃痛减轻，大便溏泄。

（1）处方：去川楝子、海螵蛸；上方瓦楞子20g改为15g，元胡15g改为20g。

（2）28服，煎服法同前。

（3）按：患者烧心缓解消失故去海螵蛸、减瓦楞子，大便溏泄考虑先减轻利水消肿之力度，故去川楝子，患者胃痛故增加元胡药量。

2018年12月13日十三诊：舌淡紫略暗，苔薄，右脉弦细尺略沉，左脉弦细略沉，烧心缓解，大便不成形，眠可。

（1）处方：上方去金钱草、瓦楞子；加芡实15g。

（2）28服，煎服法同前。

（3）按：患者烧心消失故去瓦楞子，无肋痛故去金钱草，大便不成形加芡实以健脾止泻。

2019年01月24日十四诊：舌淡暗略紫，苔薄，右脉弦细略缓尺略弱，左脉弦细略缓寸略弱。大便稀。

（1）处方：上方去炮姜、茵陈；白术15g改为25g、黄芪改用炙黄芪。

（2）14服，煎服法同前。

（3）按：患者无口苦、胃痛之症，故去炮姜、茵陈，增加白术药量、黄芪改用炙品增强益气补中之用。一年多时间，治疗期间方药虽经多次调整，但仍以活血化瘀之法为本，兼顾补益肝肾、行气利水，患者坚持服用中药，按时复诊，定期复查，随症加减，患者生活质量有比较明显的提高，服药至今仍无明显不适，随访至今，病情稳定。

刘松江教授认为，肿瘤的形成主要由于正气虚弱，导致气滞、血瘀、痰浊、湿热、邪毒等邪气趁虚而入，正如《诸病源候论》曰："积聚者，由阴阳不和之气所为也。"说明疾病的发生为正气虚弱在前，而后有邪气侵袭。痰浊、湿热等邪气伤于肝，导致脏腑功能失调，阴阳失和，气血紊乱，或为痰凝，或为瘀血，而瘀血、痰块又反过来作为致病因素，在体内郁滞久不流通，日久结成痞块，痞块积聚于肝则发为肝癌，刘松江教授认为，大多数患者因久病气血虚弱，或因肾精不足，气血生化乏源，血不养肝，肝失条达，同时气血又不能荣养脾胃，最终导致肝癌患者多表现为肝郁血虚之证。故刘松江教授在治疗上以扶正祛邪为本，辨证论治，重点以补气生血，健脾益肾为主，兼顾清热利湿、化痰散结，以患者为本，随症加减。

叶天士《临证指南医案》曰："肝体阴而用阳；"肾为先天之本，故肝病的治疗上应注意滋补肾阴，因阴阳可以相互转化，可以于阴中求阳，以避免患者虚不受补，临床上刘松江教授常用女贞子、狗脊补肝肾之阴，其药性平和，为肝癌患者晚期治疗之首选。本案患者肝癌术后气血虚弱，方用归脾汤加减，患者胁肋疼痛，此为体内瘀滞作祟，所谓不通则痛，结合肝癌的病因，刘松江教授方药中予活血化瘀、行气之品疏通气血以治本，元胡止痛治标；结合患者胸腔积液病史又给予健脾化湿、行气利水之品；同时刘松江教授还善用"蛇半生"抗肿瘤，预防肿瘤复发。病程中刘松江教授考虑到患者气血尚亏，易受环境、气候等因素影响，故在天气转凉时予患者炮姜以温中，防止患者胃痛发作；刘松江教授在治疗疾病的同时多注重脾胃的调护，方药中多加焦山楂、鸡内金以防药性过猛损伤脾胃。本案标本兼治，随症加减，患者依从性良好，故取得了不错的疗效。

十一、预防与调护

（一）预防

1.目前公认的肝癌预防措施分为三级

一级预防：可概括为改水，管粮、防肝炎。即：①改善饮水；②管粮，减少黄曲霉毒素的摄入；③预防肝炎。

二级预防：可概括为早发现、早诊断、早治疗。即：①在高危人群中进行周期性的筛检；②定期检查AFP以及超声、CT等；③尽早进行肝癌的根治性治疗。

三级预防：可概括为积极、综合、特异。即：①积极治疗；②综合治疗；③特异治疗。

2.改善不良生活习惯

我国肝癌的病因学相对比较明确，主要病因包括黄曲霉毒素、蓝藻毒素、吸烟、饮酒、肥胖、糖尿病和代谢综合征等。生态学分析表明，通过降低生活环境中致癌物的暴露水平，包括食物中黄曲霉毒素和水体污染的控制，在降低肝癌发病中发挥了重要作用。

（1）注意饮食卫生改善饮水条件，勿饮池塘水、沟水，注意饮水卫生；定期对饮用水进行消毒。

（2）不食用霉变的食品，少吃油炸、辛辣、腌制的食物。

（3）不吸烟，适量饮酒。

（4）饮食不偏嗜，多食用富含维生素、微量元素及纤维素类食品，如新鲜的蔬菜、水果、冬菇及海产品等。

3.精神调护

注意心理调护，帮助患者消除恐惧心理、坚定治疗信心，对有悲观、绝望、烦躁、焦虑等不良情绪的患者进行适当的心理治疗，帮助其树立正确的价值观，在日常生活中要特别注意调节情绪，避免精神刺激，保持心情舒畅，以防怒气伤肝，加重病情。中、晚期肝癌患者由于腹水、黄疸、消化道出血以及剧烈疼痛等症状出现，求生欲多增强，此时患者非常需要家人及医护人员的陪伴，必要时可以给予抗焦虑药或抗抑郁药治疗；同时创造一个较好的修养环境，使病人能心平气和地调养对晚期患者尤为重要，家属及亲友要从生活上、语言上给予安慰鼓励，使患者拥有乐观的心态配合治疗，对其康复十分重要。

（二）调护——辨证膳食

食疗在我国有着几千年的悠久历史，素有"医食同源"之说，《备急千金要方》曰："为医者，当先洞晓病源，知其所犯，以食治之，食疗不愈，然后命药。"指出作为医生，应当先弄清疾病的病因、病机，以食疗的方法治疗，如果食疗无效再考虑使用药物治疗。

1.肝郁脾虚

（1）冰糖甲鱼：

【配方】甲鱼1只（约500g），枸杞子10g，冰糖适量。

【制作方法】甲鱼宰杀，去内脏后洗净，置枸杞子于甲鱼腹中，将甲鱼放入大碗内，加入适量汤，上蒸笼旺火蒸半小时，甲鱼熟透后出笼食用。具有活血化瘀、滋阴软坚的作用。方中甲鱼有滋阴补肾、健脾健胃的功效，枸杞子养肝滋肾，冰糖养阴生津、补中益气。可用于肝郁脾虚型肝癌患者。

（2）芋艿海蜇荸荠糕：

【配方】芋艿150g，荸荠60g，海蜇30g。

【制作方法】芋艿煮熟去皮，切成小方块，荸荠去皮，切碎，海蜇皮用清水漂去咸味，切成细丝。把芋艿与荸荠放入锅内，加适量水煮，煮沸后再放入海蜇丝，再煮5分钟，加入适量的调味品，即可食用。方中芋艿调中补虚；荸荠温中益气；海蜇化痰软坚。可用于肝癌患者脾胃虚弱者。

（3）山药扁豆粥：

【配方】怀山药30g，扁豆10g，粳米100g。

【制作方法】将怀山药洗净去皮切片，扁豆煮半熟加粳米、山药煮成粥。每日2次，早、晚餐食用，具有健脾化湿的作用。山药性味甘、平，入脾经，有益气健脾之功；扁豆健脾化湿；粳米益脾胃、除烦渴，适用于晚期肝癌患者肝郁脾虚型伴有泄泻等证。

2.肝热血瘀

猕猴桃根炖肉：

【配方】鲜猕猴桃根，瘦肉适量。

【制作方法】鲜猕猴桃根、瘦肉放锅内加水，文火炖至肉熟，食肉喝汤，可有清热解毒、利湿活血的作用。方中猕猴桃根有清热活血的作用，且能抗癌；瘦肉能够滋阴润燥。可用于肝癌肝热血瘀型患者兼有阴虚者。

3.肝胆湿热

（1）鲤鱼赤小豆冬瓜汤：

【配方】鲜鲤鱼 1 条，赤小豆 30g，冬瓜 50g。

【制作方法】鲜鲤鱼去鳞及内脏，与赤小豆加水煮，至半熟时加入冬瓜，煮熟后分次服用，不加食盐及其他调味品。清热、解毒、利水。鲤鱼清热解毒，健脾利水；赤小豆利湿，清热退黄；冬瓜清热利水，对腹水、水肿有良好的辅助治疗的作用。适用于肝胆湿热型肝癌。

（2）茵陈麦芽红枣汤：

【配方】茵陈蒿 15g，麦芽 20g，红枣 10 枚。

【制作方法】茵陈蒿、麦芽、红枣一同放入锅中，加水 30ml，炖半个小时。分次服用。健脾、清热、利湿。方中茵陈蒿清热利湿，善治湿热黄疸；麦芽健脾开胃；红枣补中益气。适用于肝胆湿热之黄疸伴有脾虚者。

4.肝肾阴虚

麦冬老鸭汤：

【配方】老鸭 500g，麦冬 20g，党参、熟地各 15g。

【制作方法】取老鸭洗净，切小块，麦冬、党参、熟地洗净放入锅内，加入适量水，大火煮沸，改文火煮 2~3 小时，饮汤食肉。方中老鸭可大补虚劳、滋五脏之阴、清虚劳之热；麦冬、熟地滋补肾阴；党参健脾益气。适用于肝肾阴虚型肝癌患者。

十二、相关中药研究——白及

白及，首见于汉代《神农本草经》，具有收敛止血、消肿生肌的作用。临床上常用于内外出血诸证，痈肿、烫伤、手足皲裂以及肛裂等疾病的治疗。现代药理研究认为，白及具有以下特性：①白及中含有一种黏多糖高分子化合物，为 4 分子甘露糖和 1 分子葡萄糖聚合而成的葡配甘露糖，具有亲水性，切无抗原性；②由于白及中含有 5 种具有抗菌活性的化合物，故还具有抗炎性；③白及中含有纤维素，有促进凝血和延长栓塞时间的作用；④白及中的黏液质（霹苈果多糖）是一种广谱抗肿瘤成分，对肿瘤的发生和发展均有明显的抑制作用。

（一）白及提取液治疗小鼠移植性肝癌

近年来，中药被发现在肿瘤治疗中有一定的疗效，且对人体的毒性很低。有研究者采用中药提取物作肝动脉灌注合并栓塞治疗原发性肝癌，由于药物能直达病灶，且在病灶处达到有效浓度，所以肝中瘀滞得化，能逐渐恢复其藏血和疏畅条达功能，经脉得以疏通，营卫气血得循经脉运行，五脏六腑得到肝血的濡养，可逐步恢复阴阳气血的平衡。因此，为提高肝癌的介入治疗效果，研制高效低毒的介入制剂，尤其是将中药有效成分或复方应用于肝癌介入治疗的研究已越来越引起重视。

白及其抗癌机理主要有以下几个方面：抑制纤溶作用，快速形成血栓，并均匀地分布于被栓塞区的大小血管内，造成肿瘤区缺血、缺氧而坏死；作为化疗药物的载体，具有缓释化疗药物的作用；白及有一定程度的活血化瘀作用，具有直接杀灭癌细胞，可使异常表达的癌基因得到逆转、关闭或降低其表达水平；通过抑制转移癌基因、阻止瘤栓形成及着床等多个环节发挥抗癌转移复发的作用；白及具有增强单核细胞吞噬活性，促进癌细胞的清除作用；能抑制肝星状细胞增殖、活化，促进基质金属蛋白酶的合成，减少成纤维细胞数量和分泌胶原能力，从而促进纤维组织的转化、吸收。刘松江教授团队研究发现白及提取液对治疗小鼠 S180 和 H22 肿瘤有效，可改善肝功能，提高生存质量，抑制其肿瘤的生长，延长小鼠生存期，为原发性肝癌的治疗提供一种有效的新药。

（二）白及热灌注栓塞术治疗中晚期肝癌

刘松江教授团队研究发现，经肝动脉化疗药物灌注术及白及胶加碘油组肝动脉化疗栓塞术均能抑制兔 VX2 肝移植瘤的生长，白及胶加碘油组肝动脉化疗栓塞术抑制作用更明显。其中白及胶加碘油组肿瘤内部及周边组织的细胞坏死较生理盐水栓塞组、5-FU 组、白及提取液加碘油组更为明显。近来研究发现，白及有效成分除具有在血管内机械性阻塞外还有促凝血作用，阻止肿瘤的再血管化，故使栓塞时间长久。另外在血流的冲击下，可到达更细小的末梢血管内，产生更均匀、彻底的填塞加栓塞；具有局部滞留性、载药缓释性等特点，本次研究亦证明白及对荷瘤兔肿瘤生长有抑制作用；白及能抑制肿瘤增殖，使瘤体缩小。在本次研究中，我们采用直视下肝动脉穿刺法给药，以达到有选择性和针对性的栓塞及阻断肝动脉的目的，减少误栓概率，提高试验成功率和术后动物的存活率，结果显示白及胶加碘油热灌注组在抑制肿瘤生长率方面显示了较好的作用。白及胶加热后具有一定的流动性，降温后栓塞效果好，是理想的末梢性栓塞剂，且白及胶加热后灌注使肝组织渗透性增强，汇管区肝组织部分梗死，肝脏血管周围大片凝固性坏死，使肿瘤坏死更彻底，其效果优于生理盐水加碘油组及 5-FU 加碘油组，与白及提取液加碘油热灌注组效果相近并稍优。白及提取液为中药白及水煎剂提取液，具有对肝癌细胞的杀伤和抑制作用，且临床效果较好。本研究中白及提取液与白及胶含生药量相同，但药液性质不同，在局部滞留性、载药缓解性及栓塞作用等方面均稍差于白及胶。在治疗前后血清 AST 水平及存活期方面，白及提取液加碘油热灌注组与白及胶加碘油热灌注组均可以改善肝功能和提高存活率，但相比之下，白及胶加碘油热灌注组效果更优。

综上所述，白及热灌注栓塞术是治疗中晚期肝癌的一种安全、有效的治疗方法。随着对白及栓塞治疗肿瘤机理的不断深入，白及与介入栓塞及热灌注相互协同作用的机理不断被阐明，白及热灌注栓塞治疗原发性肝癌具有良好的应用前景。

（初云海）

第三节　卵巢癌

一、概述

卵巢癌是妇科生殖系统三大恶性肿瘤之一，我国卵巢癌的发病率虽不及宫颈癌和宫体癌，但其死亡率却高居该系统死亡率之首。根据其发生部位不同，其临床表现常各有特殊性。发生于卵巢上皮的卵巢癌早期多无明显症状，约 70%的患者发病时已是晚期，晚期患者的常见症状如下：腹胀、腹痛、消瘦。卵巢恶性生殖细胞肿瘤的症状与上皮癌有所不同，早期即出现腹部包块、腹胀，常可因肿瘤内出血或坏死感染而出现发热，或因肿瘤扭转、肿瘤破裂等而出现急腹症表现。其中 60%～70%的患者就诊时属早期。体征表现为：盆腔包块、腹腔积液。卵巢癌是妇科肿瘤中预后较差的，治愈率低，早期诊治困难的一种恶性疾病。

近 20 年卵巢癌在西方国家的发病率比较稳定，美国妇女一生中患卵巢癌的危险性为 1.4%，死亡的可能性为 0.7%。每年全球范围内卵巢癌新发病例超过 20 万，死亡病例约 10 万左右。据估计，2016 年美国卵巢癌新发病例超过 2.2 万，死亡病例超过 1.4 万。其中，上皮性卵巢癌（Epithelial Ovarian Cancer，EOC）占卵巢癌的 85%~90%，而 3/4 以上的 EOC 患者被诊断时已是晚期，预后较差。2015 年中国年报报道，我国卵巢癌发病率为 7.8/10 万，据此推算每年卵巢癌新发病例近 5 万，死亡约 2 万。卵巢癌的临床治疗中仅有不足 40% 患者的病情获得长期缓解甚至治愈，而这部分患者主要是早期患者。目前 I 期卵巢癌患者经过规范治疗 5 年生存率可达 90% 左右。然则因为卵巢位于盆腔深处，卵巢癌往往起病隐匿，70% 的患者在初次就诊时已为晚期，不但治疗难度较早期患者高，而且其 5 年生存率不足 20%。因此存在"两个 70%"，超过 70% 的病人确诊时已属晚期；约 70% 的患者在两年内复发。卵巢癌发病的危险因素主要包括：生殖内分泌因素、遗传性因素及环境饮食因素，其中家族史是推断女性一生中发生卵巢癌可能性的一个重要因素，据统计正常人群中，而一个家庭中有一名家属患卵巢癌的女性，发生卵巢癌的危险性为 4%~5%，有两名家属患卵巢癌时，发病的危险性增至 7%，约有 10% 的卵巢上皮癌患者有遗传倾向。总之因为卵巢癌的发病原因不明，无法找到降低死亡率的有效方法，医患双方倍感沮丧。

目前，卵巢癌的治疗主要参考 NCCN 制定的《卵巢癌临床实践指南》分为三大方面：手术、化疗及放疗。用于化学治疗的药物临床上多采用铂类与紫杉醇联合化疗，其总有效率达到了 70%~80%。但是患者在治疗疾病的同时往往还要承受化疗带来的毒不良反应，如骨髓抑制、胃肠道反应、免疫抑制等。机体的免疫功能与疾病的治疗、预后又息息相关，肿瘤患者长期受到癌细胞的侵蚀影响，免疫功能受到影响较大，往往较健康人低下，并且化疗药物具有一定的细胞毒性，会对免疫细胞造成损伤，让原本就受到抑制的免疫功能雪上加霜。由此可见，找到既有效又安全的治疗方法至关重要。在长期的临床实践中，中西医结合治疗卵巢癌在减毒增效、改善免疫力、提高生活质量上表现出其独特的价值优势，正逐渐被大家认可并广泛应用于临床。中医药的优势主要体现在以下几点：①中医药可以在手术前作为改善体质的方法；②在手术治疗后，还可以针对手术引起的后遗症进行治疗；③在术后化疗过程中改善化疗的毒不良反应以及在术后的放疗过程中改善放射治疗的不良反应；④某些并发症的治疗；⑤在卵巢癌控制后，作为提高远期疗效、预防转移和复发的一种治疗；⑥对其他不适合手术、放疗、化疗患者的治疗及对症治疗等。

中医学研究认为，卵巢癌患者普遍具有疼痛、有形肿物、疲劳等症状，此共性可视为正虚邪实、气虚血瘀。正虚而不扶，复感邪气，必发癥瘕；血瘀阻滞而不通，则顽症不除。西医治疗卵巢癌的疗效有目共睹，手术、化疗等治疗方案使得患者临床获益率提升，但是化疗耐药、不良反应等问题常常困扰临床医生。中医药参与卵巢癌的治疗能够很好地解决这一问题，是一种不错的治疗选择。

二、中医沿革

祖国医学中对于卵巢癌的病名并没有明确定义，但是据其发病特征及临床表现，属古代中医文献中的"癥瘕""积聚""肠覃"等范畴。基于古代医家对人体解剖学的认识有限，以上概念均不完全等于现代卵巢癌，均可泛指盆腹腔恶性肿瘤，包括卵巢癌、宫颈癌、大肠癌、肝癌、胰腺癌等。

古代文献中的"癥""瘕"多发生于女子身上，表现为腹部肿块、肿块固定且增大迅速、腹痛、腹胀、腹水、月经不调、不规则阴道出血、消瘦、预后极差等特点，与现代卵巢癌最为相似。《说文》记载："瘕，女病也。"说明妇女下腹部不适，有物似肿块，或胀，或满，或刺痛，严重者可伴有出血现象。《素问·骨空论篇》曰："任脉为病，男子内结七疝，女子带下瘕聚。"被认为是"瘕"的最早记载。《灵枢·水胀篇》中载有："石瘕生于胞中，寒气客于子门，子门闭塞，气不得通，恶血当泻不泻，衃以留止，日以益大，状如怀子，月事不以时下，皆生于女子，可导而下。"按其所述，盆腔肿块皆发于女子，是由于寒邪侵袭，导致血运不畅，日聚月积，形成肿块，表现为腹部胀大；《内经》对"瘕"病记载最早，但并未对"癥"与"瘕"作出明确定论，而真正将二者进行全面阐述并区分的是隋·巢元方《诸病源候论》："块段盘牢不移动者，是癥也。……瘕者假也，谓虚假可动也。"可以看出巢元方认为"癥"与"瘕"的区别重点在于肿块位置的动与不动。但部分文献仍不强分"癥""瘕"，如《陈素庵妇科补解》曰："血滞经闭，不必琐屑分七癥八瘕，五积六聚之名，但诊其脉浮沉迟数滑涩虚实，病属阴阳，属脏属腑，瘀血成块，其块或硬或软，痛与不痛，或暂时作痛，或痛之不止，审其病在何处；胸、膈、腰、肋、大小腹及脐之上下、左右，可随症用药。"因此现代医学将"癥""瘕"合名为"癥瘕"，用以定义卵巢癌的中医病名。隋·巢元方的《诸病源候论》指出："若积引岁月，人皆柴瘦……腹转大，遂致死。"以此描述与现代医学中的卵巢癌合并腹水的症状很相似。

从古文献的记载中可以看出古代医家对卵巢癌的病因及发展已有一定的认识。如《内经》曰："正气存内，邪不可干。"指出正气虚损是发病的根本，正气不足，邪气内侵；"寒气客于肠外……息肉乃生。其始生也，大如鸡卵，稍以益大，至其成，如怀子之状，久者离岁，按之则坚，推之则移，月事以时下，此其候也。"此为对卵巢癌病机最早的描写，指出寒邪致瘀的发病机制。《金匮要略》："妇人少腹满如敦状，小便难而口渴，此为水与血结于血室也。"则指出病因为血与水相结，而藏于胞宫所致；《诸病源候论》云："由饮食不调，寒湿不化，气血劳伤，脏腑虚弱，受于风冷，令人与腹内血气相结所生。瘕者假也，其结聚浮假而痛，推移而动。"《景岳全书》有云："……或暴怒伤肝，气逆而血围……则留滞日积而渐成瘤矣。"《内经·素问篇》曰："小肠热移大肠，而为伏瘕。"《医学正传》有云："积者迹也，挟瘀血以成形迹，亦郁积至久之谓。"根据以上文献可见本病的形成多是由于正气不足，脏腑亏虚，营卫不和，致风寒湿热之邪乘虚内侵，客于肠外与卫气相搏，而聚于胞中。或因饮食失宜，脾胃功能受损，不能运化水谷，痰饮、湿浊之邪凝聚于胞宫不散；或湿郁而化热，湿热蕴结于内；或因情志因素，肝气郁结，气滞而血瘀，瘀血内停，而积聚于胞脉，这些因素皆可导致人体气血阴阳失调，气机不畅，日积月累而成肿瘤。《金匮要略》载："妇人素有癥病，经断未及三月，而得漏下不止，胎动在脐上者，此为癥痼害所以血不止者，其癥不去，桂枝茯苓丸主之。"《金匮要略》在《内经》的基础上继承发展，给出了作为后世治疗癥瘕常用的处方，并倡导活血化瘀，消癥散结的治疗原则。

综上所述，本病的成因多为脏腑之气亏虚，六淫邪气趁虚侵犯，邪客肠外，与气血相搏，留而不去。或痰湿内蕴，痰瘀闭阻经脉，迁延日久，痰瘀毒邪留滞成癌，故卵巢癌之总体病机在于因正虚而生瘀，正虚为本，邪客为标。

三、病因病机

（一）中医病因病机

1.脏腑失调，气血亏虚为卵巢癌发生的根本

明代·张景岳说："脾气不足，虚弱失调之人，多有积聚之病。"即久病或素体脏腑气血虚弱，气血瘀滞，为致发肿瘤的原因之一。《内经》云："正气存内，邪不可干。""邪之所凑，其气必需。"正气虚弱、邪气

伤人，日久而成癥瘕。《诸病源候论·虚劳积聚候》："虚劳之人，阴阳伤损，血气凝聚，不能宣通经络，故积聚于内也。"《内经》曰："虚邪之中人也，留而不去，传舍于肠胃之外，募原之间，留著于脉，息而成积。"均从病因病机上阐述了"虚"在致病中的重要地位。刘松江教授认为恶性肿瘤的产生和发展与机体之正气和外来邪气的强弱关系密不可分，"正气虚"是发病的基础，"邪气盛"是发病的条件。

2.情志内伤为卵巢癌发生的内因

情志因素在癥瘕、积聚中占有一定的地位，情志因素可导致脏腑气机失调，引起气血津液的失常，《内经·灵枢·百病始生》云："卒然中外于寒，若内伤于忧怒，则气上逆，气上逆则六俞不通，温气不行，凝血蕴里而不散，津液涩渗，着而不去，而积皆成矣。"《灵枢寿夭刚柔》指出："忧恐愤怒伤气，气伤脏乃病。"中医学认为，情志变化可引起气的损伤而导致脏腑功能紊乱，气机郁滞。情志病理性变化在各种肿瘤病因中具有相当严重的影响。《杂病源流犀烛》云："气主煦之，血主濡之，脾统血，肝藏血。故郁结伤脾，患怒伤肝者，多患血瘕。"《三因极一病症方论》明确提出情志因素是癥瘕的病因之一。明代医学家李梴《医学入门积聚皆属于脾》中所述："郁结伤脾，……与外邪相搏，而成肉瘤。"朱丹溪在《丹溪心法》提到："气血冲和，万病不生，……故人身诸病多生于郁。"刘松江教授认为情志的失常可导致的情志不舒，或情志变化过极，加之精神紧张，均可导致气机不畅，气血运行失常，气为血之帅，气行则血行，气滞则血瘀；忧思伤脾，脾功能运化失常则气血津液运化失常，导致痰瘀，可见血虚、血瘀、气滞、痰湿等均可结成癥瘕。

3.痰湿内阻、血脉瘀滞、热毒内结为致发卵巢癌的重要原因

元代医家朱丹溪提出，肿瘤的发生与痰有关，"痰之为物，随气升降，无处不至……凡有块者，多为痰也"。寒温失调，饮食不节，情志久郁，均可损伤脾胃功能，致水湿不运，聚而生痰，阴痰阻任，任脉不畅，日久生积。《济阴纲目》所说："盖痞气之中，未尝无饮。而血症，食症之内，未尝无痰，则痰、食、血未有不因气病而后形成。"刘松江教授认为痰湿所致癥瘕，多与气血共同致病，因为津液随气血而运行，气能行津，血能载津，小腹经脉丛集，气血丰富，若有影响，易于瘀滞，津液随之滞留而成。亦可因痰湿内蕴日久化热，致湿热与瘀血相并为癥。

对于血瘀相关论述为《校注妇人良方》所述："妇人腹中瘀血者，……或产后瘀血未尽，或风寒滞瘀，久而不消，则为积聚癥瘕矣。"说明血瘀的形成，除气滞所致外，还与妇女的特有生理活动相关，如经期产后，正气虚弱，血室正开，若外感风寒，入侵胞宫，则与血相搏；或房事不节，余败精内留等，均可致瘀。而热毒内结多由于情志抑郁、郁而化火；或者是感受外来毒热之邪。刘松江教授认为无论是内结之热毒，还是感受外来之邪毒均是致病的关键因素，若毒热夹气、夹血日久，则会致使气、血、瘀、毒、热等蕴结冲任而产生癥瘕。

4.正气亏虚，六淫外邪为卵巢癌内外合因

《诸病源候论》中提出："癥瘕之病，由饮食不节，寒温不调，脏腑虚弱，受于风冷，令人与腹内血气相结所生。沛者痛也，瘕者假也，其结聚浮假而痛，推移而动，妇人病之有异于丈夫者，或因产后脏虚受寒，或因经水往来，取冷过度，非独关饮食失节，多挟有血气所成也。"可见癥瘕的形成是由于正虚和外邪所致，所谓外邪指：风、寒、暑、湿、燥，外邪侵袭机体而导致疾病的发生，刘松江教授认为卵巢癌的发生根本原因在于正虚，尤其是手术和放化疗之后的患者，而外邪侵袭则为另一重要原因。所以在治疗中应着重处理好祛邪与扶正的主次，主要根据正气盛衰，邪气盛而正气不虚，则必以攻邪为主；若邪气盛而正气已衰，则必以扶正培补之剂。

刘松江教授认为卵巢癌发病的病因、病机多与气滞、血瘀有关，除上述两者外，与虚、寒、热、瘀、湿也有一定关系，但无论哪种因素、基本上都兼有血瘀，因此，可说"血瘀"是癥瘕最基本的病机。综上所述，正气虚弱是卵巢癌发病的决定性因素，而气滞、血瘀以及痰湿只不过是正气虚弱所导致的一系列病理产物，但这些病理产物反过来又可作为致病因素进一步加重正虚。由此可见，在癥瘕病因病机方面，是各种病因共同作用的结果，且各病因间又可相互影响，互为因果，共同导致气滞血瘀、痰湿内聚、冲任失调，日久瘀、气、痰相互搏结，积聚少腹、胞宫，终致癥瘕的发生。

（二）西医病理生理

现代医学认为，同大多数癌症一样，造成卵巢癌的发病原因目前并无明确定论，其是由多个因素共同干预的结果。流行病学调查显示，月经初潮偏早、绝经迟、排卵增加、晚婚、未产、不孕、长期服用外源性雌激素（非避孕性）、摄入过多动物脂肪、青春期前后病毒感染、接触石棉等工业物质等都是卵巢癌的发病因素。现代医学认为，以上造成卵巢癌发病因素中，月经初潮早、未产、不孕以及绝经迟等均是造成卵巢癌发生的危险因素。而认为多次妊娠、母乳喂养、输卵管结扎、口服避孕药对卵巢癌有一定保护作用，是其保护性因素，具体介绍如下。

1.遗传因素

在卵巢癌诸多发病因素中，家族因素是不容忽视且最重要的因素之一，尤其是一级亲属患病风险更高，有着明显的遗传倾向。20世纪80年代初，一项关于具有卵巢癌家族史亲属患病概率的研究，专家代表Claus等在该研究中表明，与无卵巢癌家族史妇女相比卵巢癌家族史患者的一级和二级亲属患卵巢癌的风险分别增加了3.6倍和2.9倍。该研究还说明若一级亲属患病，则该患者后代人患乳腺癌或卵巢癌的风险均增大。将全部的卵巢癌患者进行统计分析从发病数据中发现，具有遗传倾向的妇女较一般妇女患病率至少高出3倍，约有5%~10%的患病妇女会涉及遗传因素，且其在卵巢癌的发生中作用明确。

2.生育因素

妊娠可降低卵巢癌发生风险，其危险率可下降30%~60%，且妊娠次数与卵巢癌发生呈负相关，即随着次数的增加，其患病危险性降低。相关研究表明，妊娠及妊娠次数均与卵巢癌的发生有一定相关性，具体而言，怀孕7次以上的妇女较未曾怀孕妇女、晚期怀孕较早期怀孕妇女、25岁之前怀孕较25岁之后怀孕妇女，其前者发生卵巢癌的风险均明显降低，说明妊娠次数与卵巢癌发生呈负相关，其保护机制可能与妊娠可清除癌前病变，修复或清除受损细胞有关，而与排卵无关。大量研究表明，卵巢上皮细胞是对激素环境敏感度极高的器官，生殖激素水平作用在卵巢上皮细胞可引起极强的生物学效应，进而对卵巢癌的发生产生一定影响。相关研究表明维生素D、类视黄醇及非甾体抗炎药作用在卵巢上皮细胞可引起防止细胞恶变的生物学效应，而雌激素和雄激素作用在卵巢上皮细胞从而增加卵巢癌发生的风险。

3.内分泌因素

Beral通过病例对照研究表明，连续使用三年或三年以上口服避孕药的女性可以降低发生卵巢癌的风险，其风险降低率可达30%~50%。内外诸多研究者经过大量实验研究表明，口服避孕药能有效降低卵巢癌的发病危险性，且与服药时间成正相关，即用药时间越长，其患病危险性降低越明显。经相关研究证实，使用口服避孕药由 1 年增至 5 年，其发病危险性由 10%～20%下降至 5%，由此推断，其可能因为口服避孕药抑制排卵、改变肿瘤生存及生长环境等因素有关。

4.生活因素

有研究发现，有吸烟史或正在吸烟的女性患卵巢黏液性癌的概率大于未吸烟史的女性，但对其他组织学类型卵巢癌并无影响。虽然二者之间的关系在生物学基础上未进行过多的研究，但在卵巢组织中却发现了尼古丁及其代谢产物的存在。此外，在女性吸烟者血液中检测到较高水平的促性腺激素和雄激素水平，此二者可以增加卵巢癌的发生风险。高脂肪饮食及动物内脏是造成卵巢癌发生的高危因素，较多食瓜果蔬菜等素食人群相比，其发生风险大大增加。以高脂肪饮食为主的发达国家较发展中国家而言，其卵巢癌发生率远远高于发展中国家。据有关研究表明，卵巢癌风险与食肉量呈正相关，相反，多食瓜果蔬菜可预防、降低卵巢癌的发生。还有研究发现运动与卵巢癌的发生有一定关系，适度锻炼会使卵巢癌发生率下降，但二者关系并不是十分明显。

5.其他因素

经动物实验研究表明，外阴或阴道暴露于滑石粉环境，滑石粉中的环境毒素可经由生殖道向上游移至子宫和输卵管最终进入腹腔，包括卵巢上皮，诱导类似排卵的现象发生，危及卵巢，增加卵巢癌的发生风险，成为卵巢癌发生的潜在危险因素。20 世纪 60 年代，经过研究，滑石粉已被认定为一种已知的、致癌的物质，随后，经过动物实验和人类临床试验证明，滑石粉沉积不仅可经过生殖道上行至卵巢，同时在卵巢肿瘤细胞中也存在滑石粉颗粒，说明使用滑石粉可使卵巢癌发生风险升高，其风险可增加约 30%。

（三）西医病理分型

1.生发上皮来源的卵巢肿瘤

（1）卵巢浆液性肿瘤分为良性（单房性、浆液性乳头状囊腺瘤、浆液性表面乳头状瘤）、交界性、恶性。

（2）卵巢黏液性肿瘤分为良性（单房性、多房性、乳头状黏液瘤型）、交界性、恶性。

（3）卵巢内膜样肿瘤分为良性、交界性、恶性、特殊组织学类型（卵巢腺角化癌、卵巢透明细胞癌、卵巢恶性苗勒管混合瘤）。

（4）卵巢纤维上皮瘤或勃勒纳瘤（Brenner′stumor）分为良性、恶性、增生性。

（5）纤维囊腺瘤和腺纤维瘤分为纤维囊腺瘤，腺纤维瘤。

（6）混合性上皮性肿瘤。

（7）不能分类的上皮性肿瘤。

（8）未分化癌。

2.性索-间质来源的肿瘤

（1）卵巢颗粒细胞-卵泡膜细胞瘤分为颗粒细胞瘤、卵泡膜细胞瘤、颗粒卵泡膜细胞混合瘤。

（2）卵巢睾丸母细胞瘤分为高度分化型（支持细胞瘤、支持细胞-睾丸间质细胞瘤、睾丸间质细胞瘤）、中度分化型、低度分化型。

（3）两性母细胞瘤。

（4）伴有环状小管的性索瘤。

3.卵巢脂质细胞瘤

4.生殖细胞来源的肿瘤

（1）无性细胞瘤。

（2）畸胎瘤分为成熟性囊性畸胎瘤、不成熟性畸胎瘤（实质性或囊性）、向单—胚层高度分化的畸胎瘤（卵巢甲状腺瘤、卵巢类癌、其他）。

（3）胚胎性癌。

（4）非孕性原发性绒毛膜癌。

（5）内胚窦瘤。

（6）多胚瘤。

（7）混合型生殖细胞瘤。

5.性腺母细胞瘤

6.卵巢非特殊间质来源的肿瘤

（1）良性纤维瘤、平滑肌瘤、血管瘤、淋巴管瘤、脂肪瘤、神经纤维瘤。

（2）恶性纤维肉瘤、平滑肌肉瘤、血管内皮瘤、血管外皮瘤、黏液纤维肉瘤、神经纤维肉瘤、横纹肌肉瘤。

四、临床表现

卵巢癌早期较小时，多无症状，偶在妇科检查时发现。随着癌肿的不断增大或并发症的发生才出现一系列相应症状和体征。刘松江教授研究发现卵巢癌常见的临床表现为腹胀和下腹不适感，腹部肿块，腹痛，压迫症状，腹水，不规则阴道出血，癌浸润和转移症状，恶病质等。症状的不同一般与病变所在部位、病理类型及患者年龄等有关。

1.腹胀和下腹不适感

刘松江教授认为大肠癌最常见的临床表现为，当肿瘤增大，会引起对肠道、盆腔的压迫、及韧带的牵拉，或合并大量腹水时，可产生腹胀和不适感。卵巢癌的腹胀常在未触及下腹部肿块前即可发生。

2.腹部肿块

肿瘤长大，患者可自觉腹部肿块。妇检常于子宫旁触及实性或囊实性肿物，表面不规则，有结节，周围有粘连或固定。

3.腹痛

肿瘤未合并并发症，很少出现疼痛。但肿瘤迅速长大包膜破裂或由于外力导致肿瘤破裂囊液流入腹腔，刺激腹膜引起剧烈腹痛，妇检可扪及腹腔压痛伴肿瘤缩小或消失；患者若突然改变体位或剧烈活动，导致肿瘤与子宫位置相对改变，发生蒂扭转时，可有腹痛、恶心、呕吐等症状；肿瘤合并感染时，则有发热、腹痛等症状。

4.压迫症状

肿瘤长大压迫盆腹腔内脏器则出现相关的压迫症状，如压迫横膈，则有呼吸困难及心悸；盆腔脏器受压，则因脏器不同而有不同的症状，如膀胱受压致尿频，排尿困难或尿潴留；压迫直肠可致解便困难或尿频等症状；巨大肿瘤充满整个腹腔，可影响静脉回流，致腹壁及双下肢水肿。

5.腹水及下肢及外阴部水肿

腹水可并发于良性或恶性，囊性或实性，完整或破裂的卵巢肿瘤，呈黄色、黄绿色，或带红色甚至为明显的血性，有时由于混有黏液或瘤内容物而混浊。然而腹水多发于卵巢恶性肿瘤，尤其是有腹膜种植或转移者。卵巢纤维瘤常并发腹水或胸水，即 Meigs 综合征，但切除肿瘤后，胸腔积液及腹水均自然消失。

6.不规则阴道出血

由于累及卵巢的上皮性肿瘤并不破坏所有的正常卵巢组织，故多半不引起月经紊乱，少数患者可出现月经改变，月经紊乱，绝经后阴道出血等症状。卵巢癌肿在盆腔长大固定，并可压迫盆腔静脉，或影响淋巴回流，天长日久使患者出现下肢、外阴部水肿。此时应想到卵巢癌"作祟"的可能。早期发现卵巢癌，通过化疗和手术治疗，5 年存活率非常高，学会观察自己的身体的变化，定期体检，发现异常及时就医，将恶性疾病消灭在萌芽状态，永葆健康。

7.癌浸润和转移症状

肿瘤浸润或压迫周围组织器官出现腹壁和下肢的水肿，大、小便不畅和下坠，腰痛；癌浸润或转移到大网膜、肠管，可粘连形成腹部肿块或肠梗阻；侵犯盆腔、累及神经时，可出现疼痛并向下放射；远处转移可出现相应症状。因卵巢上皮性癌常伴有腹腔内播散，涉及的部位不同，出现的症状多种多样，如恶心、呕吐、腹泻或水肿、气促等症状。

8.恶病质

由于卵巢癌逐渐长大，腹水形成，可机械性压迫胃肠道，引起患者食量减少及消化不良。除此之外，癌细胞大量消耗人体养分，使患者日益消瘦，贫血乏力，面色无华。晚期患者可出现显著消瘦、贫血及严重衰竭等恶病质表现。

9.其他

若为功能性肿瘤，产生相应的雌激素或雄激素过多症状，如颗粒细胞分泌雌激素，青春期患者可出现假性性早熟；生育期患者出现月经紊乱；绝经期患者出现不规则阴道出血。支持细胞-间质细胞瘤分泌雄激素，使女性化逐渐消退而男性化逐渐增加，初起月经量小，闭经、乳房萎缩继而出现毛、痤疮、声音低沉，喉结出现及阴蒂增大等。

五、临床分期

国际妇产科联盟（FIGO）的手术-病理分期，卵巢恶性肿瘤具体可分以下 4 期：

I 期：肿瘤局限于卵巢；

IA：肿瘤局限于一侧卵巢，包膜完整，卵巢表面无肿瘤；腹水或腹腔冲洗液未找到恶性细胞；

IB：肿瘤局限于双侧卵巢，包膜完整，卵巢表面无肿瘤；腹水或腹腔冲洗液未找到恶性细胞；

IC：肿瘤局限于一侧或双侧卵巢并伴有如下任何一项：包膜破裂；卵巢表面有肿瘤；腹水或腹腔冲洗液有恶性细胞。

Ⅱ期：肿瘤累及一侧或双侧卵巢，伴有盆腔扩散：

ⅡA：扩散和（或）种植至子宫和（或）输卵管；腹水或腹腔冲洗液未找到恶性细胞；

ⅡB：扩散至其他盆腔脏器；腹水或腹腔冲洗液未找到恶性细胞；

ⅡC：ⅡA或ⅡB，伴腹水或腹腔冲洗液有恶性细胞。

Ⅲ期：肿瘤累及一侧或双侧卵巢，并有显微镜证实的盆腔外腹膜转移和（或）局部淋巴结转移：

ⅢA：显微镜证实的盆腔外腹膜转移；

ⅢB：肉眼盆腔外腹膜转移灶最大径线≤2 cm；

ⅢC：肉眼盆腔外腹膜转移灶最大径线＞2 cm和（或）区域淋巴结转移；

Ⅳ期：超出腹腔外的远处转移。

六、诊断要点

1.以临床病象为依据

主要为腹部肿块伴腹胀及胃肠道症状，可在腹部扪及肿块，多表现为双侧实性或囊实性、固定不规则包块，严重时在腋下、腹股沟可见肿大的淋巴结。肿瘤侵润或压迫时可伴腹痛、腰痛等症状。应考虑卵巢癌的可能，并进行相应检查。

2.体征

（1）腹部触诊可触及双侧下腹肿块，恶性卵巢瘤双侧生长者占75%，而良性卵巢瘤双侧生长者仅占15%，肿块多固定。

（2）腹水：虽然良性卵巢瘤如纤维瘤或乳头囊腺瘤亦可并发腹水，但恶性卵巢瘤合并腹水者较多，且由于恶性肿瘤细胞穿出瘤壁或已转移至腹膜者（目检观察或镜检），腹水多呈血性。

（3）转移：恶性肿瘤的转移与生长，与其他部位的恶性肿瘤同样有直接蔓延及血行等方式。

（4）恶性浸润：常见者为固定一侧盆腔的晚期恶性卵巢瘤，在局部血管周围造成浸润压迫，使该侧下肢静脉回流受阻，形成水肿。

（5）恶病质：进行性消瘦，乏力，倦怠等症状。

3.细胞学检查

可结合病情采用不同方法取材：

（1）阴道后穹隆吸液涂片检查虽然阳性率仅为33%左右（因输卵管可能梗阻），但检查方便，可重复，无损伤，如能排除子宫、输卵管癌，则可成为卵巢恶性肿瘤诊断的指标之一。

（2）子宫直肠窝穿刺吸液或冲洗液检查无炎症、粘连、瘢痕者可进行；

（3）腹水检查可经腹壁或阴道后穹隆穿刺取液，取腹水量200ml。癌细胞发现率可达93%。值得注意的是，有时虽不能发现典型恶性细胞，但如出现间皮细胞（肿瘤刺激）、砂粒体或黏液卡红阳性细胞，亦为恶性肿瘤的特征。

（4）纯化腹水恶性细胞检查：用20Pm尼龙网孔滤器，滤去腹水中的单一细胞与小细胞，留取大细胞块，用免疫细胞化学分析，癌细胞的阳性率可达 90.6±1.7% ~ 97.5±0.5%。

（5）肿瘤穿刺细胞学检查：肿瘤贴近腹壁或阴道前或后穹窿部者，可用毫针穿刺抽吸肿瘤组织液体进行病理细胞学或组织学检查，诊断正确率高达 85% ~ 90%。

4.肿瘤标志物检查

国内外常用于卵巢上皮性恶性肿瘤的抗原有以下几种：

（1）糖类抗原 CA-125 测定：正常参考值 CA-125 < 3.4 万 u/L。血清放免法检测卵巢癌时阳性率高达 80%，临床符合率达 90%。有肝硬化肝功能失代偿者血清 CA-125 明显升高。

（2）人绒毛膜促性腺素（hCG）测定：人血清正常参考值 hCG < 10ug/L，尿 hCG < 30ug/L。于妊娠性及非妊娠性滋养细胞瘤时升高，卵巢原发绒癌时亦升高。目前更注重血清β-hCG 的检测，避免与 LH 交叉。

（3）癌胚抗原（CEA）测定：人血清正常 CEA 参考值 < 5 ~ 15ug/L。CEA 不是卵巢癌特异性标志物，主要是消化道肿瘤的标志物。卵巢腺癌时血清中阳性率约在 42% ~ 48% 之间。以上检测应综合分析，单凭一种免疫学检测，要治疗前判断某一种恶性卵巢肿瘤尚难做到。

5.内分泌检查

某些非内分泌器官的肿瘤亦能分泌相关或不相关的激素，引起相应的临床现象，被称为异位内分泌综合征或副内分泌综合征。如透明细胞癌有的能分泌甲状旁腺素样物质（实为甲状旁腺素前体）而引起高钙血症；卵巢原发性绒癌能分泌甲状腺激素而引起甲亢；有的卵巢浆液性囊腺瘤、无性细胞瘤能分泌胰岛素而导致持续性血糖过低，此类情况虽极罕见，却使"一定激素只能由一定内分泌器官生长的肿瘤产生"的临床传统观念改变，也给临床诊断造成一定困难，但有希望为临床提供监测某些肿瘤的标志。

6.生化检查

虽在上世纪 70 年代即有学者发现卵巢恶性肿瘤患者腹水中的钙、磷、尿素氮、尿酸、胆固醇、总蛋白、总胆红素、GOT、LDH、AKP 等生化指标测定值，较良性肿瘤患者及正常妇女明显增高，但并无特异性，临床上仅可用做鉴别良恶性肿瘤及监测疗效的参考。

7.影像检查

如 B 超、CT、MRI 虽已能精确显示肿瘤内部结构象，但由于囊性、实性或两者兼而有之者在各种卵巢肿瘤均可存在，而所含组织的复杂，又往往使影像缺乏特异性，故须结合其他检查，方能定性。单抗 131I-CEA、99MTC-CEA、131ICOC182B2 放射免疫显像诊断在这方面将发挥作用。CT 和 MRI 对卵巢癌早期诊断意义重大。经 CT、MRI 检查可清楚了解盆腔器官的组织结构及盆腔器官与周围组织的关系，其中，MRI 以具有较高分辨能力对人体软组织结构分辨更为准确，但对微小病灶的检测仍不理想。

8.淋巴道造影

盆腔淋巴造影可于术前比较准确地评估盆腔及腹主动脉旁淋巴结转移的存在（准确率在 80% ~ 90%），可提高术中淋巴清除的主动性和彻底性。

9.内镜检查

通常采用腹腔镜下检查及活检方法确认病理类型。根据实际情况，选择开腹探查方式病检，避免镜下活检可能造成的肿瘤包膜破裂，进而避免临床期别增高及肿瘤分散，从而更好地进行治疗及提高患者的预后。同时，采用腹水及腹腔穿刺液细胞学检查以便更好地了解病情。

六、治疗原则

目前，卵巢癌的治疗主要参考 NCCN 制定的《卵巢癌临床实践指南》分为三大方面：手术、化疗及放疗。用于化学治疗的药物临床上多采用以铂类与紫杉醇联合化疗，其总有效率达到了 70%~80%。但是患者在治疗疾病的同时往往还要承受化疗带来的毒不良反应，如骨髓抑制、胃肠道反应、免疫抑制等。机体的免疫功能与疾病的治疗、预后又息息相关，肿瘤患者长期受到癌细胞的侵蚀影响，免疫功能受到影响较大，往往较健康人低下，并且化疗药物具有一定的细胞毒性，会对免疫细胞造成损伤，让原本就受到抑制的免疫功能雪上加霜。由此可见，找到既有效又安全的治疗方法至关重要。在长期的临床实践中，中西医结合治疗卵巢癌在减毒增效、改善免疫力、提高生活质量上表现出其独特的价值优势，正逐渐被大家认可并广泛应用于临床。

刘松江教授认为卵巢癌的发生发展是一个正虚邪实的过程，卵巢癌患者普遍具有疼痛、有形肿物、疲劳等症状，此共性可视为正虚邪实、气虚血瘀。因此在临床上治疗应以扶正培本、祛邪攻毒为主。本病的治疗大法正如《医宗金鉴·妇科心法要诀》中所讲："凡治诸癥积，宜审身形之壮弱，病势之缓急而治之，如人虚，则气血虚弱不任攻伐，病势虽盛，当先扶正气，而后治其病，若形证具实，宜先攻其病也。"可见，在卵巢癌的中医治疗中首要也是最重要的原则就是明辨虚实，以此确定攻补治疗原则。中医学针对疾病的治疗，总结归纳了八大治法，具体为汗、吐、下、和、温、清、消、补，此八大治疗方法涵盖了包括卵巢癌在内的各种疾病的治疗原则。刘松江教授认为对于"癥"的治疗，应首选内治法，刘松江教授所带领的团队通过归纳总结了历代医家对"癥"的治疗方法，达成共识的是应根据患者个体情况、病程长短及正邪盛衰情况具体分成三个阶段进行治疗，具体如下：第一阶段，即初期，病邪初起，此时人体正气相对充足，治疗时重在攻伐；第二阶段，即中期，邪气渐盛而正气逐渐减弱，治疗时应以攻补兼施为主；第三阶段，即末期，此期邪气充盛而正气已虚衰，不耐攻伐，此期治疗应重在扶正，顾护胃气，在此基础上酌情兼顾攻邪。张仲景认为："血瘤气瘤各有虚实，而宜攻宜补。"说明患者之间有个体差异，临床表现亦有差异，治疗时，应着重分析患者发病的具体病因病机进行辨证论治。《卫生宝鉴》也曾提到"养正积自除"，说明人体正气充盛时，当邪气侵犯机体时，正邪相争，邪不胜正，正气充足则病自去。

刘松江教授及其研究团队通过大量的临床研究表明，用中药干预治疗在增效减毒方面发挥了一定的作用，不仅可以在化疗的过程中帮助患者化疗的顺利进行，而且可以改善患者预后，减轻痛苦，延长生命，提高患者的生活质量。刘松江教授认为目前中医药作为卵巢癌疾病治疗过程中的一种辅助疗法，其在作用机理方面的研究还不够深入，应通过更加精准的实验研究来进一步深入的挖掘，寻找更加有效的中药，挖掘中医药在治疗肿瘤疾病的潜力。

七、中西医治疗

（一）辨证施治

刘松江教授认为，卵巢癌属本虚标实之证。乃因气血瘀滞，痰湿凝聚，湿热郁毒，气血亏虚，相互交结而成。卵巢恶性肿瘤的治疗，提倡以某一方法为主的综合治疗。早期宜以手术为主，中、晚期则应以放射治疗或化学药物治疗为主。但是通过刘松江教授实践证实，有中医中药参与的治疗方案，其疗效相对较好，尤其是晚期卵巢癌患者。根据其病因病机及刘松江教授多年来的经验总结，将卵巢癌主要分为以下几种症型：

1.气血瘀滞证

【临床表现】神疲乏力，面色无华，形体消瘦，肌肤甲错，腹部包块，坚硬固定，腹胀腹痛，二便不畅，尿水色黄，脉细涩或弦细，舌暗紫有瘀斑。

【治疗原则】行气活血，软坚消癥。

【中药汤剂】蓬莪术丸加减。

【药物组成】当归、枳壳、桃仁、鳖甲、肉桂、昆布、木香、琥珀、生大黄、赤芍、槟榔片、莪术。

【方药分析】当归、桃仁、赤芍、莪术活血化瘀；鳖甲、昆布、琥珀消癥散结；枳壳、木香、槟榔行气导滞；鳖甲与莪术合用可加强本方活血化瘀、消癥散结之功效。全方共奏行气活血，软坚散癥之功。

【辨证加减】腹胀腹痛重者，加川楝子、延胡索、水红花子；血虚阴伤者，加三七、党参、何首乌、熟地黄；腹胀、腹大如鼓者，加大腹皮、川楝子、车前草等。

2.痰湿凝聚证

【临床表现】腹胀胃满，时有恶心，面虚浮肿，身倦无力，腹部肿块，皮下结节及压迫症状，脉滑，舌质暗淡，舌苔白腻。

【治疗原则】健脾利湿，化痰软坚。

【中药汤剂】苍附导痰丸加小三棱煎汤。

【药物组成】茯苓、枳壳、三棱、莪术、陈皮、生薏苡仁、当归、胆南星、生半夏、芫花、石菖蒲、苍术、香附。

【方药分析】苍附导痰丸加减治疗，其方中胆南星清热化痰，苍术燥湿健脾，生半夏燥湿祛痰，三者相互配伍为君药可增强燥湿祛痰之效；再配伍石菖蒲、生薏苡仁健脾利水；茯苓、生薏苡仁以健脾祛湿；再加上陈皮、香附、枳壳理气和胃，气行则湿化；当归能够和血补血以调理冲任。因此，上述诸药合用能够起到健脾化痰、燥湿行气的作用。又兼小三棱煎汤化瘀散结之功，全方共奏利湿化痰，软坚散结之功效。

【辨证加减】腹块坚硬者，加鳖甲、穿山甲、乳香、没药、山慈菇、夏谷草；身倦乏力重者，加党参、白术、黄芪等。

3.湿热蕴毒证

【临床表现】身重倦困，腹胀有块，口干苦不欲饮，大便干燥，尿黄灼热，阴道不规则出血，脉弦滑或滑数，舌质暗。

【治疗原则】清热利湿，解毒散结。

【中药汤剂】除湿解毒汤。

【药物组成】蒲公英、败酱草、鳖甲、龙葵、车前草、瞿麦、白花蛇舌草、半枝莲、大腹皮。

【方药分析】蒲公英、白花蛇舌草、半枝莲清热解毒；龙葵、车前草、瞿麦、大腹皮除湿解毒，鳖甲软坚散结。本方蒲公英为主药，败酱草、白花蛇舌草、半枝莲为辅药，龙葵、车前草、瞿麦、大腹皮为使药，全方共奏清热利湿、解毒散结之功。

【辨证加减】毒热盛者，加金银花、半边莲、白花蛇舌草、蒲公英；腹水者，加大腹皮、猪苓等。

4.气血虚亏证

【临床表现】消瘦困倦，面苍神淡，心悸气短，体力不支，动则汗出，纳呆，口干不多饮，脉沉细弱，虚大无根，舌质淡红。

【治疗原则】补气养血，滋补肝肾。

【中药汤剂】参茸卫生丸加减。

【药物组成】人参、鹿茸、巴戟天、党参、锁阳、何首乌、补骨脂、山茱萸、琥珀、山药、陈皮、乳香、覆盆子、熟地黄、肉桂、桑寄生、莲子、枸杞子、茯苓、黄芪、肉苁蓉、牡蛎、麦门冬、当归、远志、桔梗、白术、牛膝、制附子、砂仁、龙骨、香附。

【方药分析】人参、党参、山药、白术、莲子、黄芪、茯苓、陈皮健脾益气；制附子、鹿茸、巴戟天、锁阳、肉桂、肉苁蓉温肾补肾；牛膝、补骨脂、山茱萸、覆盆子、熟地黄、桑寄生、枸杞子、麦门冬、当归、何首乌滋补肝肾之阴血；琥珀、远志、牡蛎、龙骨镇静安神；乳香、香附、砂仁芳香行气。全方共奏补气养血，滋补肝肾之功效。

【辨证加减】形寒肢冷者，加鹿茸。

（二）其他疗法

1.中成药

（1）爱福宁：爱福宁是以苗医治疗"龟症"（肿瘤）的秘方配伍而成的，以刺梨、苦参、金荞麦等为主要成份，用现代生物工程技术处理，精制而成。刺梨，蔷薇科刺梨的果实，又名缫丝花，苗语称豆布脱，作用为健脾和胃、消食化积，可增强机体正气（苗医称惠气）；苦参，豆科植物的根，苗语称加巩山，清热解毒；金荞麦，双子叶蓼科，荞麦属多年生草本植物，又名野荞麦、苦荞麦、金锁眼开、铁拳头等，苗语称蛙抱有，具有软坚消积的作用。本品为琥珀色或亮橙黄色液体，气微香，味酸甜微苦，具有扶正固本、软坚消滞、清热排毒的功效。

（2）桂枝茯苓丸：桂枝茯苓丸是医圣张仲景《金匮要略·妇人妊娠病脉证并治》篇中名方，由桂枝、茯苓、牡丹皮、芍药、桃仁组成。方中桂枝辛甘而温，温通血脉，以行瘀滞，为君药。瘀结成癥，不破其血，其癥难消，故配伍桃仁、丹皮活血破瘀，散结消癥，且漏下之症用行血之品，亦含通因通用之意；丹皮又能凉血以清瘀久所化之热，共为臣药。芍药养血和血，使破瘀而不伤正，并能缓急止痛；癥块的形成，与气滞、血瘀、痰结、湿阻密切相关，尤其以瘀血痰湿互结最为多见，配伍茯苓甘淡渗利，渗湿健脾，以消痰利水，配合祛瘀药以助消癥，并健脾益胃，以扶正气，为佐药。以白蜜为丸，取蜜糖之甘缓，并用丸药，"丸者缓也"，以缓和诸破泄药之力，为使药。诸药合用，共奏活血化瘀、缓消癥块之功，使瘀化癥消，诸症皆愈。

（3）复方灵芝胶囊：复方灵芝胶囊是由灵芝孢子粉、灵芝提取物、白术、土茯苓、川芎、黄芪、丹参、甘草等成分组成的纯中药制剂，主药为灵芝孢子粉和灵芝提取物。灵芝，为真菌灵芝或紫芝的干燥子实体，在《本草纲目》等医学古籍中都有记载。现代药理研究表明，灵芝所含的灵芝多糖和灵芝三萜抗癌活性很强，对多种癌症有治疗作用；配合白术、土茯苓、川芎等，共奏益气养阴、养心安神、解毒抗癌之功效，实为扶正固本、增强机体免疫功能的良药。近年临床观察证明，复方灵芝胶囊有抗癌功效，是抑制肿瘤细胞生长的有效方剂。

（4）理冲生髓饮：理冲生髓饮是国家老中医、黑龙江省名中医王秀霞教授在长期临床实践基础上总结而成的中药复方制剂，以张锡纯《医学衷中参西录》治疗妇科癥瘕方"理冲丸"为基础制成。在这一病机理论指导下，王教授对肿瘤的治疗以抗癌解毒、化瘀通络、扶正培本为基本治则，根据癌毒与痰、瘀、热、虚等病理因素兼夹主次情况，治以化痰、祛瘀、清热、扶正等法，在临床实践中形成了治疗肿瘤癌毒郁结、正气虚损证的有效验方——"理冲生髓饮"（由三棱、莪术、水蛭、桃仁、黄芪、鹿茸等中药组成）。其具有三个方面功效：一则抗癌解毒，以绝其根本；二则祛瘀通络，以消其局部肿块；三则扶正培本，以复其体虚，构成治疗卵巢癌的基本框架。

（5）参一胶囊：参一胶囊适用于各期卵巢癌患者，由人参皂苷 Rg 3 单一成分组成。人参皂苷 Rg 3 能够抑制细胞有丝分裂前期蛋白质的合成，降低细胞增殖生长速度；能够明显抑制血管内皮生长因子（VEGF）、碱性成纤维生长因子（BFGF）的表达，减少金属蛋白酶的数量，降低肿瘤细胞微血管密度，从而抑制肿瘤新生血管的形成，起到抑制肿瘤复发、扩散和转移的作用。此药具有培元固本、补益气血的功效，能够提高机体免疫力，改善肿瘤患者的食欲和精神状态，辅助抑制肿瘤的复发转移。

（6）康艾注射液：康艾注射液是临床常用的中药抗肿瘤免疫活性药物，从人参、黄芪、苦参等多种中药材中提取出来的，能够多靶点的阻滞肿瘤细胞的生长，同时还能提高患者的免疫抵抗能力。王晓彬观察比较化疗联合康艾注射液和单纯化疗治疗中晚期卵巢癌的近期总有效率、卡氏评分、不良作用及免疫功能，结果说明康艾注射液在临床治疗卵巢癌中可提高抗癌能力，增强机体免疫抵抗能力，配合化疗治疗减毒增效。

2.中药外治法

该法是使用中药，运用非口服的方法，通过刺激经络、穴位、皮肤、黏膜、肌肉、筋骨等以达到防病治病为目的的一种传统医学疗法。具有作用迅速、简便廉验、易学易用、容易推广、使用安全、毒不良反应少的特点。临床应用的过程中当遵循辨证的原则；三因制宜的原则；标本缓急，应在辨证施治原则指导下，根据病症不同而使用不用方药加以配制。中医外治法治疗卵巢癌形式多样，简介如下：

（1）中药外敷法：中药外敷法是指将新鲜中草药切碎、捣烂，或将中药未加辅形剂调匀成糊状，敷于患处或穴位的方法称敷药法。中药外敷法以中医学为理论基础，根据不同的病症，选择相应的药物，制成膏、丹、丸、散、糊等制剂，敷于相应的体表部位或穴位上，通过药物经皮吸收或对体表部位及穴位的刺激，来调节人体气血津液、经络脏腑等的功能，达到防病治病的目的。

①去水方外敷：

【组方成分】猪苓、车前子、大腹皮、商陆、薏苡仁、莪术等。

【主要功效】利水消肿，使腹水有效吸收。

【用法用量】腹腔化疗后患者平卧，用温水洗净腹壁，将去水方研粉加蜜外敷于腹部，以脐为中心，上至剑突下，下至脐下 8cm，右至腋前线，左至锁骨中线，药膏外用保鲜膜覆盖，外盖纱布，胶布固定。1 天 1 换，10 天 1 个疗程。

②活血逐水汤外敷：

【组方成分】玄胡、乳香、没药、芫花、桃仁、血冰片。

【主要功效】活血止痛、利水消肿。

【用法用量】将上方煎成 100ml 液体，加冰片 3g 调匀后外敷于腹部。

③薏苡附子败酱散：

【组方成分】生苡仁、熟附子、败酱草、青葱、食盐。

【主要功效】健脾利湿、消痈散瘀。

【用法用量】加水煎 2 次，分 3 次将药液温服，药渣加青葱、食盐各 30g，加酒炒热，趁热布包，外敷患处，上加热水袋，使药气透入腹内。每次熨 1 小时，每日 2 次。

④独角莲敷剂：

【组方成分】鲜独角莲（去皮）。

【主要功效】适用于各种肿瘤。

【用法用量】鲜独角莲（去皮），捣成糊状，敷于肿瘤部位，上盖玻璃纸，包扎固定。24 小时更换一次。（用干独角莲研细末，温水调敷也可。）

（2）针刺加耳次贴压法：

【针刺取穴】双侧内关、合谷、足三里、太冲穴。

【补泻手法】平补平泻手法。

【用法用量】得气后留针 30 分钟。癌痛发作时患者自行取王不留行籽放于小胶布中贴。

（3）香药酒擦拭：

【组方成分】乳香、没药、冰片、红花。

【主要功效】活血止痛。

【用法用量】将上药放入 90% 酒精 500ml 中浸泡 3 天，清液备用，用棉签取适量药水擦于痛处。

（4）中药保留灌肠：

【组方成分】黄芪、茯苓、当归、半枝莲、补骨脂、丹皮、赤芍、桂枝、桃仁、红花、甘草。

【主要功效】清热，凉血活血。

【用法用量】上药用水煎成 250ml 液体每晚保留灌肠，3～4 周为 1 周期。

3.非药物疗法——针灸

（1）针灸：针灸是针法和灸法的总称。针法是指在中医理论的指导下把针具（通常指毫针）按照一定的角度刺入患者体内，运用捻转与提插等针刺手法来对人体特定部位进行刺激从而达到治疗疾病的目的。灸法是以预制的灸炷或灸草在体表一定的穴位上烧灼、熏熨，利用热的刺激来预防和治疗疾病。通常以艾草最为常用，故而称为艾灸。卵巢癌患者，针刺治疗可以改善肿瘤患者的临床症状，辅助化疗的顺利进行，减轻放化疗不良反应，例如缓解疼痛，减轻化疗相关恶心呕吐的症状。

①方法一：

【取穴】大椎、足三里、血海、关元等穴。

【方法】取穴，用补泻结合手法，每日 1 次，每次 15～30 分钟。

【作用】能提高血细胞和血小板数目，提高机体免疫力，维持化疗的顺利进行。

②方法二：

【取穴】足三里、血海、膈俞、三阴交、中脘、胃俞、脾俞，毫针刺。

【方法】取穴，用泻法，得气后留针20~30分钟，每日1次，10次为一个疗程。

【作用】用于本病化疗后的辅助治疗。

（2）耳针：

【取穴】取肝、脾、胃、大肠、小肠、三焦、腹、十二指肠、缘中、屏间，或耳部压痛点、色素点等。

【方法】每次选3~4穴，用毫针刺法、埋针法、压豆法等，每日1次，双耳交替选用。

【作用】用于本病化疗后出现胃肠道反应的辅助治疗。

（3）穴位埋药法：

【取穴】足三里（双侧）、三阴交、关元。

【方法】经局麻后以手术刀切开足三里（双侧）、三阴交、关元至皮下，稍作分离，埋入麝香0.1~0.3g，严密包扎，隔15~90天交替埋藏一次。

【作用】对卵巢恶性肿瘤术后有一定疗效。

（三）西医治疗

卵巢恶性肿瘤可选用手术、化疗药物及放射治疗，但由于其病理类型复杂，定性、定位诊断及分期未经腹腔镜或剖腹探查，难以明确。故除不能手术的病例或大致已了解肿瘤类型而患者全身情况不能胜任手术者，可先使用化疗或放疗以后再视情况考虑手术者外，一般均首选手术治疗。手术探查可进一步明确肿瘤类型及其累及范围，明确分期，不仅可为术后、化疗及放疗提供依据，而且术中尽可能切除肿瘤，亦可为术后化疗或放疗创造条件，提高疗效。现将卵巢癌主要治疗方法列举如下：

1.外科手术

2012年美国国立综合癌症网络（NCCN）指南指出：对于卵巢癌的标准治疗方案为剖腹探查+全子宫及双附件切除术，同时进行全面分期手术，包括盆腔及腹主动脉旁淋巴结+大网膜+阑尾切除；Ⅱ~Ⅳ期患者需行肿瘤细胞减灭术，力图清除可见的肉眼病灶（残留病灶直径<1cm）。对于较晚期（Ⅲ/Ⅳ期）的有巨块型肿瘤或盆腹腔广泛转移的卵巢癌患者，可行新辅助化疗，2~3个周期后行中间性肿瘤细胞减灭术。

2.化学药物治疗

（1）静脉化疗：静脉化疗是目前晚期卵巢癌术后辅助治疗的标准治疗原则。以铂类联合紫杉醇的化疗为标准方案可以明显提高卵巢癌患者的5年存活率。美国GOG158研究确立了TC（紫杉醇+卡铂）方案为卵巢癌一线化疗方案U23。

（2）腹腔化疗：腹腔灌注化疗的优势在于化疗药物可以作用于肿瘤病灶，因而在病灶局部可以保持化疗药物浓度明显高于静脉化疗经肝脏灭活，再经血液循环到达病灶时的药物浓度，故而可以直接杀死大多数的肿瘤细胞。

3.放射治疗

（1）全腹照射：照射野包括全盆腹腔脏器，采用大野或分割成2~4个小野垂直照射，肿瘤剂量为25~

30Gy/6~8周。一般肝、肾的耐受量分别为30Gy及18Gy，如超此剂量时，应遮挡保护。全腹前后大野照射时，一般最大耐受量为30Gy、6~7周。此剂量对卵巢癌并非致死量，同时大野照射副反应大，病人难以耐受。Delcios等在1963年采用全腹移动至包括整个腹盆腔，每段照射在12天内完成。肿瘤照射剂量为26~28Gy，提高了放射生物效应，改善了病人的放疗反应。

（2）盆腔照射：肿瘤剂量为40~60Gy，6~8周内完成。

（3）盆腔加全腹照射：全腹照射可采用大野，或移动条形照射技术，剂量同前。盆腔脏器耐受量高，为提高疗效，可加盆腔照射，剂量为20-30Gy，此时是卵巢癌常用的方法。

（4）腹腔内放射性核素治疗：用于早期病人的预防性治疗，以及仅有小的残存肿瘤的术后治疗。手术中未能切净的恶性卵巢瘤转移灶可分别注以放射性胶体98金及32磷，或用生理盐水稀释后注入腹腔，可防止癌性腹水的产生，恶性卵巢癌已合并腹水者，可经导管放出一部分腹水，再注入胶体98金及32磷。但须注意应用放射性胶体98金及32磷作腹腔内注射，亦有引起放射性肝炎的可能，故在应用中须反复检查肝脏功能，以便及时处理。

4.激素治疗

目前针对激素替代疗法是否能够影响卵巢癌的发生和发展，以及卵巢癌术后患者继续用激素替代疗法能否诱使肿瘤复发，目前尚无定论，还在研究探索中。

5.生物治疗

目前卵巢癌的生物疗法中以单克隆抗体为主。其中，针对血清CA-125的单克隆抗体在临床试验中显示出一定的疗效，可作为新的途径，为术后复发或化疗耐药的卵巢癌患者提供新的帮助。临床前期研究表明VEGF对恶性腹腔积液的形成起着重要作用。贝伐单抗是一种直接针对识别并对抗VEGF-A的单克隆抗体，目前针对贝伐单抗的多项临床试验结果已经显示出其对于卵巢癌具有一定治疗价值，与此同时，其安全性相对较高。在美国的试验结果显示：对于初治性卵巢癌，贝伐单抗联合化疗的治疗效果明显优于单纯化疗。并且贝伐单抗对恶性肿瘤造成的腹腔积液也有明显的缓解作用。单克隆抗体由于对靶抗原的高度特异性和亲和力，使得单克隆抗体同化放疗对比，对机体其他正常健康组织的损伤较小，因此机体的耐受性大大增加，这在一定程度上填补了传统治疗的空白，但目前还需要更多更详实的临床实验研究来佐证。

6.免疫治疗

在过去的30年里，上皮性卵巢癌患者进行联合化疗和免疫治疗获得良好的结果，引起业界浓厚的兴趣。GOG等研究了免疫调节药物，如短小棒状杆菌和结核杆菌的作用，关于非特异性免疫刺激联合化疗可以改进生存期的结论仍存在歧义。已对免疫修饰在卵巢癌治疗中的潜在作用进行了研究。卵巢癌是生物疗法的适宜模型之一，因为腹腔能够对很多刺激产生炎症反应，激发抗肿瘤效应。早期的实验观察证实了卵巢癌是一个合适的模型，可以评估新颖的免疫治疗和化学免疫治疗。众多的II期临床试验使用的生物因子，如肿瘤坏死因子、白介素-2以及其他研究一直没能证明使用细胞因子对治疗结果有显著改善。因为毒性的叠加已经证明生物免疫反应修饰与标准化疗联合比最初设想更困难，鉴于此种情况，应该慎重等待此方案被证实后再进行生物免疫反应修饰的临床试验。

7.靶向治疗

当前关于临床试验新疗法的焦点是检测针对特殊分子的靶向药物。卵巢癌各种治疗中，靶向治疗的发展的速度也越来越快。由于毒性和新发的耐药性，替代或补充化疗崭露头角，贝伐单抗就是最好的证明，已被研究用于原发和再发情况的维持治疗中。其他多个药物现在正在接受研究。酪氨酸激酶抑制剂的靶点是血管内皮生长因子受体（VEGFR），对于抑制癌细胞的靶向起到重要作用。西地尼布是被研究最多的药物，可抑制 3 中血管内皮生长因子（VEGF）受体（VEGFR-1、VEGFR-2、VEGFR-3），在铂类敏感组和耐药组的反应率分别是 41%和 29%。正在进行的Ⅲ期随机试验 ICON-6，就是基于西地尼布的这一活性，进一步评估其与卡铂及紫杉醇联合应用治疗原发性卵巢癌的疗效。

多 ADP 核糖聚合酶（PARP）抑制剂也在卵巢癌治疗中受到瞩目。PARP 是负责修复 DNA 单链断裂的酶，PARP 抑制的修复机制对于同源双链修复机制缺失的肿瘤尤为有效，比如 BRCA 突变患者。奥拉帕尼是一种 PARP-1 抑制剂，不仅耐受性很好，而且在 BRCA 突变患者中的反应率达到 33%～41%。研究表明，许多散发的上皮肿瘤可能源于 BRCA 缺陷，尽管 BRCA 基因状态完整，但 BRCA 等位基因失活。因此无论 BRCA 状态如何，正在研究单独或联合使用 PARP 抑制剂治疗上皮性卵巢癌的可行性。

八、经验方证治

经验方一：养正桂苓汤治疗气滞血瘀型卵巢癌

1.立法依据

中医古籍中有载"积之成者，正气不足，而后邪气踞之"，"邪之所凑，其气必虚"的论述。刘松江教授认为卵巢癌发生的根本原因是正气内虚、邪盛正衰。卵巢癌因其特点被发现时往往已到中晚期，久病失养，导致气虚无力运血，血行迟滞迁缓而凝为瘀；然病延日久，壅遏瘀滞使血对气的运载调节亦发生障碍，进而加剧正气的损耗。王清任《医林改错》中指出"元气虚，必不能达于血管，血管无气，必然停留为瘀"，瘀留胞宫，久滞成积，终发为癥瘕。所气虚血瘀成为了卵巢癌发病的关键病机，纠正正气亏虚、瘀血阻滞的治疗要贯穿始终。

临床上卵巢癌气虚血瘀证的患者大多出现下腹坠痛或刺痛、神疲、乏力、纳差、面色晦暗或暗淡、脉细涩或弦细，而且经过手术及放化疗等中医认为攻邪之法的治疗后，更加剧了如神疲乏力、恶心呕吐、纳差等脾胃气虚的表现。刘松江教授认为卵巢癌手术治疗有损正气，易耗伤气血。卵巢癌术后，患者体质虚弱，化疗期间常常出现脾气虚弱的症状。化疗药物本身又是以毒攻毒，耗伤正气，故而正气亏虚的表现更加明显。此时，通过中药来扶助正气，去除邪气，有利于恢复人体正气，增强患者对化疗药物的耐受力，改善化疗药物的毒不良反应，辅助患者化疗的顺利进行，帮助患者完成常规化疗疗程，并能预防卵巢癌复发、转移的发生。

刘松江教授根据多年临床经验，综合提出了扶正益气健脾为固本、活血化瘀解毒为治标的治疗大法，并拟定养正桂苓汤。养正桂苓汤是在桂枝茯苓丸及四君子汤的基础上化裁而来，全方有益气扶正、化瘀解毒之功，可用于卵巢癌气虚血瘀证的治疗。通过益气扶正、化瘀解毒来调节人体气血阴阳的平衡，抑制肿瘤生长，改善机体免疫状态，从而达到扶正祛邪、抗癌抑癌，延长生存期的目的。多年来刘松江教授在此基础上辨证加减，应用于本科室就诊患者，取得了十分满意的疗效。

2.方剂组成

黄芪、太子参、炒白术、茯苓、桂枝、牡丹皮、桃仁、芍药、白花蛇舌草、半枝莲、薏苡仁、焦山楂、鸡内金、甘草。

3.方药分析

方中重用黄芪、太子参大补元气为君药，益气扶正，养正积自除；炒白术、茯苓益气健脾，补益后天之本，以资助气血的化生；桃仁、牡丹皮活血化瘀，芍药和营血、调血脉，桂枝通阳气行血脉，茯苓健脾化湿，五药合用"祛瘀而不伤正"；白花蛇舌草、薏苡仁、半枝莲配伍使用，具有清热解毒、抗癌抑瘤的作用；焦山楂、鸡内金合用健脾助运，保护胃气；甘草调和诸药。全方十四味药攻补兼施，共奏益气扶正，化瘀解毒之功。本方扶正祛邪，标本兼顾，通过扶正补虚，使元气盛，营血盈，本固正复则瘀易去，同时能鼓舞活血药力，使祛邪而不伤正，而通过解毒化瘀，使邪毒消瘀血除新血生，则正气易复，并能防止补药壅滞，使补益而不留邪。

刘松江教授认为，服用具有扶正、益气健脾作用的中药有利于提高机体免疫力。服用活血化瘀的中药可以抑制卵巢癌细胞的生长繁殖，促进肿瘤细胞的分化。临床应用当，辨证论治，随症加减，起到减毒增效的作用。刘松江教授在临床治疗中考虑到化疗耐药、不良反应的弊端，充分认识到中医药参与卵巢癌的治疗能够很好地解决这一问题，扶正益气固本，活血化瘀解毒乃治疗卵巢癌之基本方略。其意不仅有助于患者化疗的顺利进行，更可以提高患者自身的免疫力，提高患者生存率，提高患者化疗后的生存质量。

经验方二：桂枝茯苓胶囊加地龙治疗血瘀型卵巢癌术后

1.立法依据

从古代医家对积聚、癥瘕类病症的病因病机分析中可得出，古代医家多认为积聚癥瘕的病因离不开正虚和邪实两方面。正如张仲景最早叙述的肿瘤的病因病机，即正气不足，血行不畅，外邪客于人体，或内邪导致气血不通，出现气滞血瘀、湿热瘀毒、寒凝内结，痰凝血瘀等，留滞成积，迁延日久而成瘤。无论正虚还是邪实，都离不开血瘀这个病理过程。瘀血留滞于冲任，冲任不畅，胞脉停瘀，瘀积日久，渐成癥疾。

中医学研究认为，卵巢癌患者普遍具有小腹疼痛、或胀或满、腰痛、面色晦暗、舌紫、舌暗等症状，此共性可视为血瘀之证。瘀血不行，久滞胞宫，留滞成积，发为癥瘕。血瘀阻滞而不通，则顽症不除。是故，活血祛瘀、化瘀通络乃治疗卵巢癌之基本方略。桂枝茯苓胶囊组方源自东汉张仲景所著的《金匮要略》，原方载于《金匮要略·妇人妊娠病脉证并治第二十》："妇人素有癥病，经断三月，而得漏下不止，胎动在脐上者，前三月经水利时，胎也，下血者，其癥不去故也，当下其癥，桂枝茯苓丸主之。"本方乃活血通络，化瘀散结之良方，活血方中翘楚，"破结而不伤精败血，消癥而不损正"，正与卵巢癌瘀血久滞，久病伤正的病理特点相吻合，可用于瘀血所生诸证，效果极佳。

地龙为蚯蚓干燥处理后制成，气腥，味微咸，具有清热、定惊、平喘、通络、利尿的功效。李时珍在《本草纲目》中言其具有通经活络之功，若配益气行血药则可治气虚血瘀等证。此外，地龙的利尿作用对卵巢癌腹腔积液也有改善作用。桂枝茯苓丸临床广泛应用在多系统的多种疾病，但对于卵巢癌的治疗，虽有一定基础研究，但临床研究方面报道甚少。桂枝茯苓丸加地龙为刘松江教授治疗瘀血型卵巢癌的经验用方，临床应用，疗效肯定。

2.方剂组成

桂枝、茯苓、牡丹皮、赤芍、桃仁、地龙。

3.方药分析

方中桃仁、牡丹皮、赤芍活血化瘀，桂枝、茯苓温阳利水。医药古籍中对本方所用药物均有记载。桂枝散寒解表，温经通阳，可以治疗经闭痛经，癥瘕结块；茯苓利水渗湿，暖腰膝，在桂枝茯苓丸中取其温阳利水之功，二者配伍主通经活血，共为君药。患者久病，气滞痰凝，癌毒郁结，迁延日久而化热，故配伍牡丹皮、赤芍、桃仁以清热散瘀，共为臣药。牡丹皮清热凉血，活血散瘀，可治血滞经闭，痛经癥瘕；桃仁活血祛瘀，润肠通便，主治痛经，血滞经闭，产后瘀滞腹痛，癥瘕结块；原方为赤芍，取其清热祛瘀，活血凉血之功效，但刘松江教授改赤芍为白芍，在白芍散恶血，破坚积、寒热癥瘕，可治月经不调、痛经、癥瘕积聚的基础上，着重取其养血和营之功，以诠"祛瘀而不损正"；地龙为虫类药，药性峻猛，其性走窜，能钻剔搜刮，通达络脉，既可治风湿痹痛，亦可治历节风痛。在本方中起佐使药的作用，意在发挥其通络之功，以助全方活血祛瘀之力。地龙采用颗粒冲剂剂型，配合桂枝茯苓丸胶囊剂型，亦力图于缓解药物对化疗患者胃肠道刺激，更好地发挥其疗效，犹中医所谓"去性而取用"。

刘松江教授所带领团队认为，桂枝茯苓胶囊加地龙能够治疗血瘀型卵巢癌，改善卵巢癌患者血液流变学高凝状态的机理主要在于：

（1）桂枝茯苓胶囊可活血通络，化瘀散结，"破结而不伤精败血，消癥而不损正"，直接针对卵巢癌血瘀胞宫、瘀结交阻的根本病机。

（2）现代药理研究表明，桂枝茯苓胶囊的组方及地龙均含有抗肿瘤作用机制的成分。同时，地龙提取物具有的抗凝、抗血栓和溶栓作用可以有效改善卵巢癌患者的血液高凝状态。因此，在桂枝茯苓胶囊的基础上加地龙，不但增强其抗肿瘤疗效，更可以通过妊改善血瘀型卵巢癌术后患者血液流变学的角度改善患者血液的高凝状态，扩大了桂枝茯苓胶囊的适用范围，同时也为中药抗肿瘤的复发和转移提供了新的思路。

九、验案实录

验案1：卵巢癌术后　　病案号：5745

患者杨某，女，53岁。2018年7月9日初诊。主诉：乏力、自汗1年余。患者于2017年7月无明显诱因出现腹部胀痛。就诊于攀钢医院，行超声示：卵巢占位，建议进一步检查。遂于2017年7月在攀枝花市第五医院取病理示："双侧卵巢，输卵管"子宫内膜样腺癌，低分化癌（3级），行手术治疗。2017年8月8日行术后第一周化疗（多西他赛 40mg，d1 40mg d8+卡铂 300mgd1，）2017年8月、9月、10月行二、三、四周期化疗（多西他赛 40mg dl，60mg d8+卡铂 400mg dl），2017年11月、12月，2018年1月、2月行第五、六、七、八周期化疗（多西他赛 40mg dl;40mg d8+卡铂 300mg dl）。2018年4月患者于攀枝花市第五医院行抽取盆腔积液术两次。2018年6月5日患者就诊于攀枝花市中西医结合医院，行CT示：肝右后叶右下缘低密度结节影 考虑肿瘤性病变。行病理示：（肝脏）肝细胞水中伴脂肪样变性，汇管区淋巴结浸润。2018年6月28日就诊于攀枝花市中心医院行PET-CT示：胃大弯旁，肝周及原子宫直肠陷凹腹膜糖代谢异常增高灶，多系：肿瘤腹膜种植转移，腹膜部分软组织密度小结节不伴糖代谢异常增高，不除外肿瘤转移。建议手术治疗。患者现症见乏力自汗，左侧下腹隐痛，腰痛，脚跟痛，耳鸣，劳累后加重，舌体大，舌暗紫略淡，苔薄白，脉弦细略数。入睡困难，饮食良好，二便正常。免疫组化：CK 7（＋）CA125（＋） EK（＋约90%）。

（1）处方：黄芪 40g，枝 15g，茯苓 30g，莪术 15g，白术 15g，鳖甲 30g，白芍 15g，桃仁 15g，猪苓 30g，柴胡 15g，元胡 25g，白英 15g，姜黄 15g，黄精 15g，香附 10g，狗脊 10g，土鳖虫 15g，牡丹皮 15g，焦山楂 20g，鸡内金 20g，八月札 15g，黄药子 10g，大腹皮 50g，车前子 15g，浮小麦 15g，女贞子 30g，鸡血藤 25g，太子参 15g，甘草 5g。

（2）14 服，水煎服，一服药煎汁约 400～500ml，每日早晚各服用 1 次。

2018 年 7 月 26 日复诊：舌淡暗略紫苔厚，右脉弦略沉，左脉弦沉尺脉弱，失眠缓解。

（1）处方：上方狗脊 10g 改为 15g，浮小麦 15g 改为 30g。

（2）28 服，煎服法同前。

（3）按：刘松江教授认为，卵巢癌的病因病机与气滞血瘀、寒湿凝滞密切相关，在经络上与冲任二脉、肝肾二脏联系紧密，在治疗原则方面当根据患者的具体情况处理好祛邪与扶正的关系。本病案患者为中年期女患，由于工作及家庭负担沉重，且处于更年期，性情多易急躁，活血化瘀、健脾补肾的同时兼顾扶正与疏肝活血，当选用桂枝茯苓丸与逍遥丸加减。恐其益气之功欠佳而复加黄芪一味以益气活血化瘀；桂枝辛温，畅其血脉；茯苓甘淡渗湿，去久瘀之热；桃仁、牡丹皮、凉血散血；加之肝性喜调达而恶抑郁，为藏血之脏，体阴而用阳。若情志不畅，肝木不能调达，则肝体失于柔和，以致肝郁血虚，患者表现为腹部胀痛，脉弦，为肝气郁滞之表现，柴胡、香附，疏肝解郁，使肝郁得以条达；白芍酸苦微寒，养血敛阴，柔肝缓急；白芍与柴胡同用，补肝体而助肝用，使血和则肝和，血充则肝柔。木郁则土衰，肝病易传脾，故以白术、茯苓、甘草健脾益气，辅以焦山楂、鸡内金消食健胃，非但实土以御木乘，且使营血生化有源。患者乏力、自汗，故以太子参补气生津润肺，浮小麦固表止汗。患者所表现出腰痛，脚跟痛，耳鸣，劳累后加重的症状，为一派明显肝肾亏虚的表现，治以黄精、女贞子滋肾养肝；患者腹水量较多，故以猪苓、车前子、大腹皮、白英利水渗湿；辅以莪术、土鳖虫、姜黄、鸡血藤活血通络。复诊因患者口述自汗症状加重，且脉诊提示右脉弦略沉，左脉弦沉尺脉弱，故将原方调量，加大狗脊用量以增强滋补肝肾之力度，浮小麦加量以固表敛汗。全方思维缜密共奏活血化瘀、健脾补肾、疏肝解郁、益气敛汗之功效，祛邪的同时兼顾扶正。

本案之精妙在于，桂枝茯苓丸与逍遥丸为妇科恶性肿瘤常用的方剂。刘松江教授对病人仔细辨证之后根据方证相应理论选方之病，原方基础上根据患者伴随症状略有加减。全方用药精而妙，每味药物必有其所功效之处。攻邪的同时辅以扶正，整体方药要力强、中成药制剂药理更专，从而达到抗击癌邪的作用。

验案 2：右卵巢癌术后，腹膜转移　　　　　病案号：5785

患者，徐某，女，43 岁，2018 年 7 月 19 日初诊。主诉：腹胀 4 年，加重伴消瘦 2 个月。患者 2015 年 7 月因腹胀于北京市第三医院行超生检查结果示：右侧卵巢巧囊恶变可能。后于协和医院行相关检查后行右侧卵巢切除术，因术后病理示：卵巢透明细胞癌，遂行第二次手术：行扩大子宫、附件及淋巴结根治术。术后化疗 3 个周期（紫杉醇+波贝）。2018 年 5 月因腹胀就诊于北京市医大三院，行 MR 检查示：腹膜转移，腹腔，盆腔积液。于该院行腹腔灌注 1 次，后于该院腹腔积液引流 5000ml。治疗期间于北京当地医院及诊所间断口服中药汤剂一年。现患者食欲不佳，夜尿多，排便困难，眠差，腹水减轻，腹胀，汗出，消瘦，舌红略淡苔薄白，左脉弦略数，右脉寸关弦细尺弱。患者既往尿潜血病史 7 年余，结核病史 20 余年。辅助检查：术后病理示：右卵巢透明细胞癌。血常规：白细胞计数 10.17x109/L　中性粒细胞百分比 79.30%　淋巴细胞百分比 10.50%　红细胞计数 3.71x109/L　血红蛋白量 98.00 g/L。

（1）处方：黄芪 50g，当归 15g，柴胡 15g，白芍 15g，白术 15g，茯苓 50g，猪苓 30g，煅龙骨 30g，煅牡蛎 30g，桂枝 15g，桃仁 15g，土鳖虫 15g，地龙 15g，焦山楂 20g，鸡内金 20g，鳖甲 30g，五味子 15g，女贞子 30g，狗脊 20g，乌梅 15g，大腹皮 50g，夜交藤 30g，刺五加 15g，远志 15g，酸枣仁 15g，甘草 5g，元胡 20g，浮小麦 15g，灯芯草 10g，鸡血藤 20g。

（2）7 服，水煎服，一付药煎汁约 400～500ml，每日早晚各服用 1 次。

2018 年 7 月 26 日复诊：舌淡红略暗苔薄，脉弦细略沉弱，眠差缓解，自汗减轻，大便干，腹水，口苦。

（1）处方：上方减灯芯草、五味子、乌梅；加香附15g、车前子30g、栀子10g、肉桂10g。

（2）7 服，煎服法同前

（3）按：刘松江教授认为卵巢癌的病因病机主要与气滞、血瘀、痰凝密切相关，在其治疗中应辨别正邪盛衰、病势缓急。正如《医宗必读》中记载："凡治诸瘕积，宜先审身形之强弱，病势之缓急而治之。如人虚，则气血虚弱，不任攻伐，病势虽盛，当先扶正气，而后治其病。若形证俱实，宜先攻其病也。"此患者病位在下焦属肝肾二经，且患者行两次手术及术后化疗治疗，当属本虚标实。故治疗重点当以固护、培补为主，辅以解毒散结。本案选用黄芪当归汤加减与桂枝茯苓丸加减治疗，补益为主，消补兼施，扶正祛瘀。

方中黄芪、白术健脾益肾，取其正积自除之意；瘀血不去，新血难生，以当归、鸡血藤活血化瘀；患者腹胀且脉弦，治当疏理肝气，柴胡为疏肝要药，一为引经，一为行气；辅以地龙清热平肝；以女贞子、狗脊、鳖甲、刺五加滋补肝肾；元胡用以止痛；患者化疗后多易伤脾胃，当以固护脾胃，焦山楂以消食健胃；鸡内金不仅可消脾胃之积，而且无论脏腑何处之积皆能消；刘松江教授考虑到患者卵巢癌位居下焦，乃为下焦癥积之病，辅以桂枝茯苓丸加减进行温通经络以抗癌。方中桂枝辛甘而温，温通血脉，以行瘀滞，瘀结成癥，不破其血，其癥难消，故配伍桃仁、土鳖虫活血破瘀，散结消癥；白芍养血和血，使破瘀而不伤正，并能缓急止痛；癥块的形成，与气滞、血瘀、痰结、湿阻密切相关，尤其瘀血、痰湿互结最为多见，故配以茯苓甘淡利湿，渗湿健脾，以消痰利水，配合祛瘀药以助消癥，并健脾益胃，以扶正气；大腹皮行气宽中、利水消肿，猪苓利水渗湿兼以泻热，两者共用以消除腹水；考虑到患者夜尿频多，汗出，急当敛汗，煅龙骨与煅牡蛎配合应用增强平肝潜阳、镇静安神、敛汗固精之作用；浮小麦固表止汗；加之五味子、乌梅、酸枣仁以酸敛固涩；患者睡眠不佳，故以灯芯草清心除烦，远志安神益智，夜交藤养血安神以助睡眠。甘草调和诸药。复诊患者自述睡眠较前明显改善及自汗减轻，故原方减灯芯草、五味子、乌梅。患者仍有腹水，故加车前子淡渗利湿；肉桂补火以助阳；口苦乃肝经湿热，同时心火上炎的表现，以香附疏肝解郁，栀子泻火除烦，清热利湿。

本病案治疗的精要之处在于，在对患者辨证治疗时其已经属于手术及化疗之后，正气大损，脾肾脏器之盛衰多因手术及化疗而变得虚弱，刘松江教授在治疗此类患者尤其注重固护正气、培补为主，辅之以解毒散结之品，方中又根据患者的伴随症状进行随症加减，诊治思路清晰，用药兼固护胃气，正所谓"有胃气则生，无胃气则死"。刘松江教授在治疗卵巢癌术后及放化疗的患者，病因病机中，强调内虚为疾病发生发展的关键。在中医治疗方面，提出术后调理的观点与思路，尤其注重扶正，认为正气的恢复是抗癌的前提。在用药方面多以益气养血、健脾合胃为主。而本案涉及到肝肾的损伤，故在临床诊治过程中酌加补益肝肾之品，临证当加以重视。

验案 3：卵巢癌术后　　　病案号：4659

患者李某，女，43 岁，2017 年 12 月 11 日初诊。主诉：卵巢癌术后 1 年，化疗后 3 月余。患者于 2017 年 1 月因"阴道不规则排流 2 月余"就诊于黑龙江省肿瘤医院，行盆腔平扫示：盆腔多发占位，考虑来源于卵巢，遂 2017 年 1 月 16 日于黑龙江省肿瘤医院行手术切除子宫及附件，术后病理示：（右附件左卵巢）高级别浆液性腺癌，子宫平滑肌瘤。术后化疗 8 周，现患者化疗疗程结束后 9 月。现患者腹胀，眠差，入睡后易醒，不易汗出，无口苦，纳可，大小便正常，舌暗红略淡苔薄，边有齿痕，右脉弦略细尺沉，左脉弦略细尺沉，BP 120/80mmHg，既往甲减病史半年，现口服优甲乐治疗。

（1）处方：黄芪 40g，太子参 15g，白术 15g，茯苓 30g，莪术 15g，桂枝 15g，桃仁 15g，白芍 15g，土鳖虫 15g，地龙 15g，姜黄 15g，黄药子 10g，焦山楂 20g，鸡内金 20g，鸡血藤 25g，女贞子 30g，狗脊 15g，麦冬 15g，香附 10g，白扁豆 15g。

（2）7 服，水煎服，一付药煎汁约 400~500ml，每日早晚各服用 1 次。

（3）按：刘松江教授认为"寒凝外袭，气虚血瘀"为卵巢癌发生发展的基本病机，正如《难经·五十五难》云："积者，阴气也，其始发有常处，其痛不离其部，上下有所终始，左右有所穷处。"言其寒凝客于下焦，卵巢隶属下焦，易受阴寒之积，其停聚于卵巢而成癥瘕。加之"邪之所凑，其气必虚"肿瘤的根本原因在于正虚，尤其是手术和放化疗之后的患者。所以在治疗中应着重处理好祛邪与扶正的主次，主要根据正气盛衰，邪气盛而正气不虚，则必以攻邪为主；若邪气盛而正气已衰，则必以扶正培补之剂。

刘松江教授在综合分析患者病情后认为患者久病体虚，本病案的基本治法为益气、温通、化瘀，方用益元汤合桂枝茯苓丸加减治疗。《素问·咳论》云："百病生于气也。"刘松江教授认为人体生命活动在于气的运行，上焦为病则肺气虚弱，中焦为病则脾胃之气虚弱，下焦为病则元气虚弱，而诸气虚皆源于脾胃之气血生化乏源，故在用药选方之时顾护三焦，尤其顾护中焦之脾胃，同时配以活血化瘀，缓消癥块，瘀化癥消，方用四君子汤与桂枝茯苓丸加减。

方中黄芪、太子参入脾、肺经，补中益气，上焦得通；茯苓、白术、白扁豆以益中焦，焦山楂、鸡内金顾护中焦脾胃，胃气得和，升降复常；女贞子、狗脊、麦冬平补肝肾，复其元气；桂枝、桃仁、鸡血藤、姜黄温通血脉，活血祛瘀以化瘀消癥；白芍味苦而微寒，既可活血以散瘀又能凉血以清退瘀久所化之热，兼缓急止痛；地龙、莪术、土鳖虫、黄药子用以消除肿瘤之病灶；香附疏肝解郁而止痛。诸药合用，元气内充，癥块自消，为益气化瘀消癥之平剂，符合"以平为期，以通为贵"的思想。

经现代药理学研究表明，白术具有良好的抗癌作用。白术的抗癌机制与其降低肿瘤细胞的增值率，减低肿瘤组织的侵袭性，提高机体抗肿瘤反应能力及对癌细胞的细胞毒作用等有关。黄芪及黄芪多糖能多方面增强机体免疫功能，如使动物脾脏内浆细胞增生，促进抗体合成，一致被学者认为是一种免疫调节剂，对多种自身免疫性疾病有良好作用。刘松江教授用药方面善于将两者作为中药药对配伍应用，黄芪与白术均为常用的补气药，两者同用，为相须配伍，黄芪可补肺，白术善于补脾，两者合用，既可以健脾补中，又能补肺益气。因此，无论脾气虚、肺气虚、或者肺脾气虚均可应用。

2017年12月18日二诊：舌淡红略暗苔薄，右脉弦细略数尺弱，左脉弦细略数，眠差，汗出。

（1）处方：上方加远志15g、酸枣仁15g、夜交藤15g、浮小麦15g。

（2）14服，煎服法同前。

（3）按：患者夜寐较差，汗出，故加远志、酸枣仁、夜交藤以安神；加浮小麦以益气固表，敛阴止汗。

2017年12月30日三诊：舌红略暗苔薄，右脉弦细略数尺弱，左脉弦细略数，眠差，腰膝酸软。

（1）处方：上方加黄连15g、肉桂10g。

（2）14服，煎服法同前。

（3）按：患者舌红且眠差，考虑到心烦导致不寐，故加黄连以清心火；肉桂引心火下移肾水，使水火相济，心肾相交。

2018年1月15日四诊：舌暗红，苔薄，右脉弱细寸尺弱 左脉尺略沉，自诉白细胞低，腰膝酸软，入睡易醒 自汗缓解。

（1）处方：上方加黄精15g。

（2）14服，煎服法同前。

（3）按：患者腰膝酸软，舌暗红，脉沉细弱，为一派肝肾阴虚之表现，故加黄精以养阴清热，滋补肝肾。

2018年2月1日五诊：舌红略淡苔薄白，左脉弦细尺弱，右脉弦细尺弱，自汗。

（1）处方：上方加五味子15g。

（2）14服，煎服法同前。

（3）按：患者仍有自汗，故以五味子酸敛固涩。

2018年3月1日六诊：舌暗红略淡苔薄灰白，左、右脉弦细略数尺弱，汗多。

（1）处方：上方浮小麦15g改为30g、五味子15g改为20g。

（2）14服，煎服法同前。

（3）按：患者自述汗多，故增加浮小麦与五味子的药量以加强固涩、止汗的作用。

2018年3月26日七诊：舌红略暗苔薄，脉弦细略数尺弱，汗出。

（1）处方：上方加麻黄根15g。

（2）14服，煎服法同前。

（3）按：患者汗出的症状仍未见好转，固以麻黄根敛汗固表以加强止汗的作用。

2018年5月31日八诊：舌红略暗苔薄白，左脉弦细略沉尺弱，右脉弦细略沉尺弱，眠差，腹痛。

（1）处方：黄芪40g，太子参15g，白术15g，茯苓30g，莪术15g，桂枝15g，桃仁15g，鸡血藤25g，女贞子30g，狗脊15g，麦冬15g，香附10g，白扁豆15g，元胡20g，白芍15g，土鳖虫15g，地龙15g，姜黄15g，黄药子10g，焦山楂20g，鸡内金20g，远志15g，酸枣仁15g，夜交藤30g，浮小麦 30g，黄精 15g，五味子 20g，龙骨 30g，牡蛎 30g，百合 15g，生地黄 15g。

（2）28 服，煎服法同前。

（3）按：患者化疗后长期口服中药汤剂维持治疗，其他症状控制良好，唯有失眠控制不佳，患者舌红，脉细，长期失眠，日久耗伤心血，心阴亏虚，故以百合清心除烦，宁心安神以助睡眠；加之刘松江教授擅长用龙骨、牡蛎相互配伍以加强镇静安神之功效；以生地黄清热生津，滋阴养血。患者腹痛，故以元胡加强活血、理气、止痛之功，余药用法同前。

2018 年 7 月 7 日九诊：舌红略暗苔薄白，边有出血，左、右脉细数略弦尺略弱，眠差，易汗出。

（1）处方：上方加地骨皮 15g。

（2）14 服，煎服法同前。

（3）按：患者经治疗后睡眠症状改善，仍有汗出，舌红略暗，舌边有出血，刘松江教授考虑到血分有热，故以地骨皮清热凉血，兼以止汗。

2018 年 8 月 6 日十诊：舌暗略紫苔灰白，右脉弦细略数尺略沉，左脉同右脉，无腹胀，大便正常。

（1）处方：上方减香附。

（2）14 服，煎服法同前。

（3）按：患者自述症状明显减轻，且腹胀症状消失，故减香附。

2018 年 9 月 10 日十一诊：舌红略紫苔灰白，左脉弦细略数尺弱，右脉弦细尺弱，眠差。

（1）处方：上方酸枣仁 15g 改为 30g；加刺五加 15g、合欢花 15g。

（2）14 服，煎服法同前。

（3）按：患者自述近日由于情绪诱因出现睡眠质量不佳，刺五加，酸枣仁两药皆可以治疗心脾两虚之失眠，用以补益心脾之气、养心安神。

2018 年 11 月 5 日十二诊：舌体大舌暗红略紫苔薄，左脉弦细尺略沉，右脉同上，面色苍白，失眠改善，大便正常，汗出减轻。

（1）处方：上方地骨皮 15g 改为 10g；加当归 15g、龙眼肉 20g。

（2）14 服，煎服法同前。

（3）按：患者失眠症状改善，且汗出明显减轻，故将地骨皮减量；考虑到患者术后且化疗后，面色苍白无华，出现心脾气血亏虚的表现，当归为补血第一要药，故以当归补血，辅以龙眼肉补益心脾，养血安神。

2019 年 1 月 12 日十三诊：舌红略暗苔薄白，右脉弦细尺略弱，左脉弦细数尺略弱。

（1）处方：黄芪 40g，太子参 10g，白术 15g，茯苓 30g，莪术 15g，桂枝 15g，桃仁 15g，鸡血藤 25g，女贞子 30g，狗脊 15g，麦冬 15g，刺五加 15g，白扁豆 15g，元胡 20g，白芍 15g，土鳖虫 15g，地龙 15g，姜黄 15g，黄药子 10g，焦山楂 20g，鸡内金 20g，远志 15g，酸枣仁 30g，夜交藤 30g，浮小麦 30g，黄精 15g，五味子 20g，龙骨 30g，牡蛎 30g，百合 15g，生地黄 15g，地骨皮 10g，合欢花 15g，当归 15g，龙眼肉 20g，山药 30g，山萸肉 30g，蒲公英 20g。

（2）14 服，煎服法同前。

（3）按：患者自述 2 个月以来症状良好，仅有近日活动后乏力感加重，故前来就诊。刘松江教授认为术后及化疗后的调理大法多以益气养血，补益正气为主，患者久病体虚，出现活动后劳累加重，当不断扶正，故此次调方中加入山药、山茱萸，起到益气养阴、补脾肺肾的作用。方中后加入蒲公英可考虑为防治术后疾病复发，消灭残余癌毒之意。

刘松江教授认为，卵巢癌的病因大抵由于气滞、血瘀、寒凝聚于下焦，首先《灵枢·百病始生》言"清湿袭虚，则病起于下"，卵巢隶属"胞宫"范畴，位居下焦，言寒邪外客停聚于卵巢而成其癥积。其次，"邪之所凑，其气必虚"，肿瘤患者大多由于素体虚弱或久病多虚导致，气行则血行，气滞或者气虚都可以导致血瘀，终致积阴受寒、敛滞聚瘀。在辨证立法，遣方用药方面应根据患者病情，权衡扶正与祛邪的缓急轻重。如《校注妇人良方》："若形气虚弱，需先补脾胃为主，而佐以消导；若形气充实，先疏导为主，而佐以补脾胃。"刘松江教授指出，在卵巢癌的诊治中应重视辨别正邪盛衰、病势缓急。结合本病案，患者卵巢癌术后及化疗后，久病体虚，不任攻伐，当急以扶正，所以本病案以益气、温通为基本治法，辅以化瘀。方用益元汤合桂枝茯苓丸加减治疗。刘松江教授在补益的过程中兼顾上焦之心肺，中焦之脾胃，下焦之肝肾。其中尤其注重补益脾胃之先天之本，使气血生化有源，再根据患者具体症状加以加减变化。用药精当，患者病情改善，取得良好的治疗效果。

十、预防与调护

（一）预防

卵巢癌的发生目前虽尚不能预防，但早期发现卵巢癌，及时适当处理，对防止其增长、变性、并发症及保存卵巢功能具有重大意义。定期进行妇科病的普查普治是及时防止卵巢癌发展的最好措施。

1.合理安排膳食

膳食因素与肿瘤发生的关系已有诸多报道，常喝茶、多吃蔬菜水果，少吃甜食、肉类、高脂肪食物和腌制食品可能是减少肿瘤发生的保护因素。

（1）饮用少量白酒、常吃豆制品、多吃蔬菜水果，少吃甜食、和腌制食品可预防或减少肿瘤的发生。

（2）经常喝茶是卵巢癌的保护因素。

（3）食用豆类食物对卵巢癌是保护因素。

（4）卵巢癌发病率和死亡率与动物性脂肪的摄入量呈正相关。我国学者调查中也发现动物性脂肪摄入量增加，患卵巢癌的危险性也增加。说明长期进食高脂肪，高热量食物，营养过剩导致肥胖，是卵巢癌的主要诱发因素。

（5）大豆异黄酮的抗癌作用已经得到许多学者的研究证实。

（6）英国的营养学家发现，每周吃胡萝卜的妇女患卵巢癌的可能性比普通妇女降低。除胡萝卜外，橙类的水果以及红薯、哈密瓜、南瓜等"有色"果蔬也都是富含胡萝卜素的食物。另外，专家指它可以抑制肿瘤细胞的形成与生长。

卵巢癌病人的饮食调理是很重要的，手术治疗后，临床多见气血两虚，脾胃不振，既有营养物质缺乏，又有机体功能障碍，因而在饮食调护上，既要注意适当补充营养，又不可长期进食高热量食物。当补充高维生素、蔬菜水果以调理脾胃功能，振奋胃气，恢复化血之源。卵巢癌术后尚应注意多服养身调经、滋补肝肾之品。

2.加强公众教育

加强公众教育，倡导平衡膳食与健康生活方式，提高居民自我保健意识和能力。卵巢癌的发生与生活环境、行为因素、遗传因素和饮食习惯、膳食结构等诸多方面息息相关，早期预防、积极治疗尤为重要。响应国际抗癌联盟组织的号召"预防可预防的疾病，治疗可治疗的患者，通过系统付诸实现"。利用医院这个窗口，加强健康教育工作，倡导文明健康的生活习惯，倡导合理的膳食搭配，注意良好饮食习惯的培养，以清淡和素食为主，减少高脂肪的摄入，加强高蛋白、蔬菜水果等富含膳食纤维食物等的摄入。

3.调整情绪，适当的心理疏导。

婚姻状况对每个人来讲都是很重要，婚姻失败或不幸者往往精神压力大，心情压抑，长期的精神压抑有损健康，且心理社会应激与各类肿瘤发生有着极为密切的关系。有研究报道，不幸的生活事件，精神创伤，情绪压抑或愤怒，焦虑，性格急躁，也是卵巢上皮性癌发生的危险因素，特别是心理因素在卵巢癌发生过程中起着重要作用。不良的情绪和紧张的状态能抑制免疫系统机能，从而削弱了机体对抗肿瘤的能力，而对肿瘤易感。有研究报道个体遭受精神创伤、承受高度的工作压力、长期精神压抑能影响机体内分泌状态，削弱机体对肿瘤的抵抗力，从而促使癌的发生，所以调整情绪，适当的进行心理疏导，对于卵巢癌患者的预防十分重要。

（二）调护——辨证膳食

1.气血瘀滞证——益母草煮鸡蛋

【配方】益母草 50g，鸡蛋 2 枚。

【制作方法】益母草洗净切段，与鸡蛋加水同煮，鸡蛋煮熟后去壳取蛋再煮片刻即成。每日 1 剂，吃蛋饮汤。此方载于《饮食疗法》。益母草性平味苦辛，活血调经，利水消肿。《本草蒙筌》载："去死胎，安生胎，行瘀血，生新血。"现代研究证实益母草碱对子宫癌、白血病有一定的抑制作用，鸡蛋清热解毒，行瘀止痛。两味相和，宜于卵巢癌血瘀者。

2.痰湿凝聚证——三仁蒸乳鸽

【配方】乳鸽 350g，亚麻仁（胡麻仁）、薏苡仁各 60g，桃仁 15g，火腿肉 30g，葱、生姜、精盐各适量。

【制作方法】先将乳鸽宰杀放血，去内脏及脚爪后洗净，放入沸水中煮烫 2 分钟，捞出待用：再将亚麻仁、桃仁、薏苡仁、葱姜放入鸽腹内；盘上摆放火腿肉，再将鸽子肉放入火腿上，用蒸锅久蒸，至鸽肉烂熟后即可食用，佐餐食用。亚麻性润，专于解散风热湿毒，薏苡仁利水渗湿，桃仁活血祛瘀，乳鸽、火腿肉共奏健脾除湿之效，诸药合用起到燥湿祛痰的功效。

3.湿热蕴毒证——黄花鱼木耳汤

【配方】黄花鱼 1 条（300～400g），木耳 20g。

【制作方法】黄花鱼刨洗去肠脏，木耳清水浸泡洗净，将黄花鱼放油锅中炸至微黄去油，放入木耳，加适量清水煮熟，和盐调味，温热服食。黄花鱼是一种性味甘平的食材，健脾升胃是它最重要的功效。木耳性平味甘，具有滋补、润燥、养血益胃、活血止血、润肺、润肠的作用。两者合用具有清热化湿的作用。

4.气虚血亏证——乌贼白果

【配方】乌贼肉 60g，白果 10 枚。

【制作方法】调料适量。两味洗净，入锅中，加水适量，煮至肉烂，加调料即成。每日 1 次，连汤服用。此方载于《嘉善诊余录》。乌贼性平味咸，养血滋阴。所含蛤素对癌细胞有一定抑制作用。白果又称银杏，性甘味平，敛肺定喘，治乳痈溃烂。白果提取物在试管试验中是一种较强的自由基清除剂，有抗衰抑癌的作用。两味相和，补益气血。

（闫　珺）

第四节　乳腺癌

一、概述

乳腺癌是乳腺导管和乳腺小叶上皮细胞在各种内外致癌因素的作用下，细胞失去正常特性而异常增生，以致超过自我修复限度而发生癌变的疾病，以乳腺肿块为主要临床表现。乳腺癌具有女性发病率高，颇具侵袭性，但进程缓慢，自然生存期长等特点。

乳腺癌是女性最常见的恶性肿瘤之一，其发病率呈上升趋势，已成为世界上许多国家共同关心的问题。据世界卫生组织国际癌症研究中心（International Agencyfor Researchon Cancer，IARC）统计，2008 年发达国家女性乳腺癌年龄标化发病率为 66.4/10 万，年龄标化病死率为 15.3/10 万，发展中国家年龄发病率为 27.3/10 万，年龄标化病死率为 10.8/10 万。就世界范围而言，2008 年全球女性乳腺癌新发病例达 138 万，占全部女性恶性肿瘤发病的 22.9%，大约 46 万女性因乳腺癌死亡，占所有女性恶性肿瘤死亡的 13.7%，占所有女性死亡的 1.7%。

据统计，我国每年女性乳腺癌发病 16.9 万，在女性最常见的恶性肿瘤中排第二位，我国女性因乳腺癌而死亡的人数约 4.5 万，在女性最常见的恶性肿瘤死亡原因中排第六位。但我国妇女乳腺癌的发病率和死亡率仍处于世界较低水平，根据 IARC 的估计，2008 年中国女性乳腺癌标化发病率为 21.6/10 万，在全球 184 个有统计资料的国家中位列第 99 位，标化死亡率为 5.7/10 万，位列第 145 位，均显著低于世界平均水平。但不容忽视的是我国庞大的人口基数，每年女性乳腺癌发病例数达到 16.9 万，占全球总发病数的 12.25%，仅次于美国（18.2 万），位列全球第二。然而，随着生活质量的提高，我国女性乳腺癌发病率和死亡率明显上升。在过去的 20 年中，全球乳腺癌绝对数量上升了 1.4 倍。世界上大多数国家和地区乳腺癌的发病率上升了 30%~40%。由于我国原来的发病率非常低，上升幅度尤其显著。根据我国 4 个具有完整历史记录的肿瘤登记点资料的时间趋势分析，各地女性乳腺癌 1988~2007 年发病率增长了 1.2~2.8 倍，标化发病率增长了 4.0~7.3 倍，平均每年增长 2.49%~1.07%。以上海为例，自 1973 年以来，乳腺癌发病率以每年 2.9% 的速度持续增长，高于同期美国白人（1.1%）和亚裔人群（1.5%）。虽然我国乳腺癌的死亡率不高，但近年来增长速度引人注目。根据我国 3 次全死因回顾性调查结果的比较，我国女性乳腺癌的死亡率呈持续上升趋势，自 20 世纪 70 年代的 2.95/10 万上升到 2004~2005 年的 5.90/10 万，上升近 1 倍；标化死亡率自 3.74/10 万上升到 5.09/10 万，升幅为 36.10%，城市女性乳腺癌标化死亡率上升幅度（42.23%）比农村（24.64%）高，但农村近 10 年上升幅度显著高于城市地区。

现代医学诊断乳腺癌的技术不断提升，使乳腺癌患者在初期得以治疗。目前乳腺癌的治疗手段是以手术为主，配合术后放化疗及内分泌治疗等的综合疗法，虽然治法已经相对完善，但仍有许多患者会发生复发、转移，而且放、化疗的不良反应及药物的耐药也成为许多患者治疗上的障碍。随着人们对乳房的审美逐渐提高，保乳手术治疗乳腺癌必将会被广泛地推动，中医药作为全球性首要辅助综合治疗措施之一，以其独特的理论体系和治疗方法，将会更加推进及稳固中医药综合治疗在治疗乳腺癌中的地位。中医学以患者个体情况为基础，将辨病辨证相结合，标本兼治、攻补兼施，以个体化量裁为原则，可贯穿整个治疗乳腺癌的过程，有着明显的优势。然而肿瘤本身的复杂性，单纯中医药治疗是存在着根除癌灶困难和剂量使用控制问题，所以中医药在参与综合治疗中，应在中医基本理论指导下，选择中医传统优势和特色领域。现代医学治疗乳腺癌无论在技术上还是在用药方面，都是采取攻邪杀癌的手段，进而导致人体脏腑气血亏虚，正气受损，更莫论现代医学治疗的一些后遗症，令人体正气雪上加霜。刘松江教授认为正气虚是乳腺癌发病的基础，所以中医参与治疗乳腺癌时，应特显中医扶正保本的特色，扶助正气从益气、养血、滋阴和温阳四大治法着手，与现代医学配合有着其合理性和互补性，更可提高乳腺癌的疗效和患者的生活质量，对乳腺癌的治疗具有广阔的应用前景。

所以，中药在治疗乳腺癌方面的作用逐渐受到重视。中医药在治疗乳腺癌方面具有独特的优势，通过中医药的治疗，弥补了西医治疗的不足，可以调节机体的免疫力，减少并发症，减轻放化疗后的毒不良反应，增加疗效，减少癌症的复发转移，提高患者生活质量，对于那些已经丧失手术机会，又不适宜进行放化疗及其他治疗的患者，提供了一种较好的治疗手段。虽然中医治疗乳腺癌的作用比较缓慢，肿瘤大小、形态以及活性的改变可能相对并不明显，但患者的临床症状可明显改善，生活质量可以得到提高，远期生存率有所提高。

二、中医沿革

乳腺癌属于中医"乳岩""乳石痈""妒乳""翻花奶""石榴翻花"等范畴。虽然中医历代文献中未见"乳腺癌"这一确切病名，但早在宋金时期，中医学的文献中就有对乳腺癌的症状描述及病名的记载，以乳岩命名，作为一个病种出现。宋·陈自明《妇人良方》谓："若初起，内结小核，或如鳖棋子，不赤不疼，积之岁月渐大，馋岩崩溃如熟石榴，或内溃深洞，血水滴沥，此属肝脾郁怒，气血亏损，名曰乳岩。"金·窦汉卿《疮疡经验全书》中提到"乳岩，此毒阴极阳衰……捻之内如山岩，故名之。"同时兼有以"乳石痈""妒乳""石榴翻花"等命名者，隋·巢元方《诸病源候论》有"乳石痈候"，其中提到"石痈之状，微强不甚大，不赤……但结核如石"，"不痛者……其肿结确定，至牢有根，核皮相亲，不甚热，微痛"；《备急千金药方》卷二十三"妇人女子乳头生小浅热疮，痒搔之出黄汁出，浸淫为长，百种治不差者，动经年月名为妒乳"；明朝《普济方》"有辅奶，又名石奶，初结如桃核，渐次浸长至如拳如碗，坚硬如石，数年不愈。将来溃破，则如开花石榴之状，又反转外皮，名番花奶"。再者，奶岩一名，元·朱震亨在《格致余论》中云："遂成隐核，如大棋子，不痛不痒，数十年后方为疮陷，名曰奶岩。以其疮形嵌凹似岩穴也，不可治矣。"乳疳一名，在明·申斗垣《外科启玄》曰："有养螟蛉子为无乳，强于吮之，久则成疮，经年不愈，或腐去半截，似破莲蓬样，苦楚难忍，内中败肉不去，好肉不生，乃阳明胃中湿热而成，名曰乳疳。"

元明清时期，各代医家又有较大的发展，对乳岩的症状描述更加确切详尽，明·陈实功在《外科正宗》中说："经络痞涩，聚积成核，初如豆大，渐若围棋子；半年一年，二载三载，不痛不痒，渐渐而大，始生疼痛，痛则无解，日后肿如堆栗，或如覆碗，色紫气秽，渐渐溃烂，深者如岩穴，凸者若泛莲，疼痛连心，出血则臭，其时五脏俱衰，四大不救，名曰乳岩。"详细描述了早期、晚期的临床表现，符合乳腺癌的发展过程；明·薛己《女科撮要》："乳岩……初起小核，结于乳内，肉色如故，其人内热夜热，五心发热，肢体倦瘦，月经不调……若苒苒日月渐大，泵岩色赤，出水腐溃深洞。"清·吴谦《医宗金鉴》："乳岩初，结核隐痛……耽延，续发如堆栗，坚硬岩行，引腋胸，顶透紫光先腐烂，日流污水日增痛，溃后翻花餐出血，即成败证，药不灵。"

在乳腺癌的治疗及预后方面，历代医家在长期同疾病的斗争中积累了十分宝贵的经验，《外科医案汇编》云："治乳症，不出一气字……若治乳从一气字着笔，无论虚实新久，温凉攻补，各方之中，夹理气疏络之品，使其乳络通。"清·邹岳《外科真诠》："得此症者，于肿核初起时，果能清心涤虑，静养调理，内服和乳汤、归脾汤等药，虽不能愈，亦可延生。若妄行攻伐，是速其危也。此症即俗名石榴翻花发。"《医略存真》指出，"治岩宜解郁清肝"，"初觉即用消散"。朱丹溪也强调早期情志治疗，并辅"以本草单方青皮汤，间以加减四物汤，行以经络之剂"。《外科正宗》认为："知觉若早，姑用清肝解郁汤，或益气养荣汤。"《疡科心得集》用养肝清热、化痰散结的当归清营汤治疗乳癌，《疡医大全》则用清热解毒，通络消肿的化圣通滞汤治疗乳癌。根据历代医家的记载，早期的治疗多以疏肝、清肝解郁、养血调肝、益气活血、清气化痰、清热解毒等疏化消散之法。晚期破溃的治疗，《外科正宗》则认为"结核不知疼痛，久而渐大，破后惟流污水，宜养血清肝"，"又男子乳节，当以八珍汤加山栀、牡丹皮。口干作渴者，加减八味丸。肾气素虚者，肾气丸。已溃作脓者，十全大补汤"。朱丹溪认为"夫气血凝滞，多因营卫之气弱不能运散，岂可复用流气饮以益其虚。况各经气血多少不同一人年四十以上，阴血日衰，若于血少经分而病痈肿，或脉症不足，当以补接为主"。清代林佩琴《类治证裁》认为"元气削弱，大剂人参煎服可消。若用攻坚解毒，必致溃败不救。凡溃后，最忌乳没等药"。清代陈士铎《辨证录》认为"治法必须大补其气血，以生其精"，其所研制的化岩汤具有补益气血，解毒散结之功，一直沿用至今。可见对晚期破溃的治疗，古代医家多以大补气血、健脾和胃、滋阴补肾的调补为主。

刘松江教授通过对历代医学文献的深入研究，再经过多年的临床实践经验，对乳腺癌的病因病理、发病特点、临床表现、预防治疗等方面均有了独到见解，如确立了疏肝解郁、化瘀解毒、调补气血、宁心安神等治疗大法，应用人参养荣汤、乳癌抑郁方等诸多方剂，以及调养情志等各种辅助疗法，为中医药治疗乳腺癌开辟了一条新的道路。

三、病因病机

（一）中医病因病机

1.六淫外邪，正气亏虚是乳腺癌发病的前提及决定因素

早在《素问·刺法论篇》就有"正气存内，邪不可干"，《内经·评热病论》有"邪之所凑，其气必虚"的记载。正虚邪恋，乳络空虚，外邪一旦侵入机体，客于经络，导致阴寒内盛，阳气虚衰，寒凝血瘀，阻塞经络，气血运行不畅，津液输布受阻，致瘀血凝滞，痰凝湿聚，热蕴毒结，蓄而不去，而癌瘤成也。《内经》中有"八风客于经络之中，为瘤病者也"，"积之所生，得寒乃生，厥乃成积也"的论述。《诸病源候论》则论曰："有下于乳者，其经络为风寒气客之，则血涩结成痈肿。而寒多热少者，则无大热，但结核

如石。"故六淫外侵，正气不足，气血亏虚，正不胜邪，而邪气踞之是乳腺癌发病的前提及决定因素。

2.情志所伤，忧思郁怒是乳腺癌发病的重要因素

七情失调，郁怒伤肝，则肝失疏泄，气机郁滞；气能行血、行津，气机郁滞则会导致气血运行不畅而成血瘀，还会导致气滞津液停留而成痰，形成气滞、瘀血、痰浊相互搏结于乳络，日久蕴毒而成本病。再者，思则气结，忧思伤脾，使脾气郁结，不能正常运化水液，水液内停形成痰浊，痰浊又可阻滞气机流通而形成气滞，影响血液运行则成血瘀日久亦会形成痰浊、气滞、瘀血搏结于乳络形成本病。元·朱震亨在《格致余论》中谈道："若夫不得于夫，不得于舅姑，忧怒闷郁，昕夕积累，脾气消阻，肝气横逆，遂成隐核……名曰奶岩。"《傅青主女科》曰："经云女子七七而天癸绝，有年未至七七而经水先断者，人以为血枯经闭也，谁知是心肝脾之气郁乎。"可见情志内伤，忧思郁怒是发病的重要因素。

明·薛己《女科撮要》认为"乳岩属肝脾二脏郁怒，气血亏损"；清·祁坤《外科大成》："按乳头属足厥阴肝经，乳房属足阳明胃经。外属足少阳胆经，是症也，女子多发于乳，盖由胎产忧郁损于肝脾，中年无夫者多有不治。"因此，乳房为阳明经所司，乳头为厥阴肝经所属，脾胃相互表里，忧思郁怒则肝脾两伤，肝郁气滞，阻滞气机。瘀血内停，肝失疏泄，气郁化火，脾失健运，痰浊内生，以致痰热搏结，经络痞塞，阻滞日久，结滞乳中而成本病。因此，乳腺癌与肝脾二脏的失调有密切关联。

3.饮食失宜影响乳腺癌的发生

《痹论》谓："饮食自倍，肠胃乃伤。"《济生方》云："餐五味、鱼腥、奶酪、强食生冷果菜，停蓄胃脘……久则积聚。"元·朱丹溪在《丹溪心法》中指出："凡人身上、中、下有块者，多是痰"。以及《金匮钩玄》曰："痰夹瘀血，遂成窠囊。"由此可见，过食肥甘厚味辛辣之品损伤脾胃，运化失司，酿痰生热，湿热积蓄，以致阳明经络不通、气血不畅，气滞、痰凝、血瘀等病理产物阻滞于乳络而为病。而《外科真诠》谓"宜节饮食，息恼怒，庶免乳岩之变"，提出了饮食因素可以影响本病的发生。

4.肝肾不足，冲任失调是乳腺癌的重要发病机理

"妇人以冲任为本，若失于将理，冲任不和，或风邪所客，则气壅不散，结聚乳间，或硬或肿，疼痛有核"可见肝肾虚，天癸竭，冲任失调可致津血不足，月经不正，气血运行失常，气虚无力推动血行，气滞血瘀，久而聚痰酿毒，互结于乳房而生癌瘤。可见，冲任二脉损伤是本病重要的发病机理。

5.房欲劳伤与乳腺癌的发病有关

《举痛论》曰："劳则气耗。"《脉经》："若房劳过度，则伤肾。"房劳过度，耗伤精气，损伤肝肾，气血亏虚，痰瘀凝滞聚结成核，为男子乳岩之成因，《外科正宗》指出："又男子乳节，与妇人微异，女损肝胃，男损肝肾，盖怒火房欲过度，以致肝虚血燥，肾虚精怯，血脉不得上行，肝经无以荣养，遂结肿痛。"现代研究认为中医的肾与免疫功能密切相关，而免疫功能低下与肿瘤的发生具有相关性。

总之，刘松江教授经过多年的临床探索与研究，在中医学整体观念和辨证论治的思想指导下，对乳腺癌的病因病机有独特的见解，认为乳腺癌的发生，多由先天不足、后天失养，正气虚弱或内伤七情、外邪入侵，邪气旺盛，日久导致痰凝血瘀而发病。脏腑亏虚、气血不足为发病之本，气郁、痰浊、瘀血、热毒等为发病之标。病位在乳房、肝、肾、脾、胃。外邪是致病的条件，决定因素是内因，二者合而为病。在正气虚衰，即气、血、阴、阳俱虚，同时气郁、痰浊、瘀血、热毒等邪气盛实的基础上，产生因虚致实，因实而虚，虚实夹杂的复杂病理过程，以致气滞、痰浊、瘀血、热毒内蕴，结滞于乳络而成乳岩。

（二）西医病理生理

乳腺癌是发源于乳腺导管和小叶上皮组织的恶性肿瘤。其病因尚不能完全明了，已证实的某些发病因素亦存在着不少争议。目前，刘松江教授认为，乳腺癌发病的高危因素有以下几个方面：

1.月经史

女性初潮年龄＜12岁、停经年龄＞55岁是乳腺癌发生的危险因素。人工绝经后乳腺癌发病率降低。同时妇女停经年龄越大，发病率越高，并同时指出月经周期短、经期长也是乳腺癌发生的主要危险因素之一，并且月经紊乱的妇女患乳腺癌的危险性比月经正常者高大约5倍。

2.婚育史

结婚年龄迟、未生育、初潮与初产间隔长、初产年龄晚、生育胎数少是乳腺癌的危险因素。大量流行病学调查发现，未婚女性及未育妇女患乳腺癌的危险性要比已婚及生育过的妇女大，而妇女第一胎正常妊娠年龄越小她一生患乳腺癌的概率也越小。产次增多可降低乳腺癌的危险性。哺乳是乳腺癌的保护因素，有研究表明哺乳妇女乳腺癌发生的危险性要低于不哺乳的妇女。而且据大量流行病学调查发现乳腺癌高发区较低发区人群的母乳喂养哺养率低。

3.生活方式及饮食习惯

（1）吸烟：一般认为吸烟有致癌作用，当吸烟的妇女，烟龄≥40年或在首胎足月出生前开始吸烟，其患乳腺癌的危险性提高30%~40%。被动吸烟也被发现是乳腺癌的危险因素，且被动吸烟年龄愈早危险愈大。

（2）饮酒：乳腺癌危险性随着酒精消耗量的增加而上升，特别是每天消耗增加10g酒精危险性增加7%。酒精的作用机制可能包括DNA损害、增强乳腺癌易感性和提高类固醇激素水平。研究表明，与不饮酒者相比，每天摄入＞25g酒精的妇女有更高的雌激素和脱氢表雄酮硫酸盐水平。

（3）营养及饮食：乳腺癌的发生与个人的饮食习惯有关。高脂肪、高热量饮食、少食蔬菜及微量维生素摄入过少的妇女患乳腺癌的概率都将增大。

4.内外源性激素

雌酮、雌二醇和雄激素水平高者，增加乳腺癌的危险性。

5.其他

乳腺癌的家族史、精神心理因素、青春期乳房曾多次受放射线照射者、乳腺的良性疾病病史如乳腺良性肿瘤、乳腺囊肿、乳腺增生等。肥胖，尤其是绝经后肥胖或伴有糖尿病者也都会增加乳腺癌的危险性。

（三）西医病理分型

按照组织类型可分为三大类：

1.非浸润性癌（原位癌）

包括小叶原位癌和导管内癌两类。

2.早期浸润性癌

即非浸润性癌开始突破基底膜者，分为早期浸润性小叶癌和早期浸润性导管癌。

3.浸润性癌

（1）非特殊型乳腺癌。

（2）浸润性导管癌（占浸润性癌的半数）、髓样癌、硬癌、单纯癌、腺癌。

（3）特殊型腺癌：乳头状癌、腺样囊性癌、黏液腺癌、大汗腺癌、Paget病（乳头湿疹样癌）、鳞状细胞癌和浸润性小叶癌等。

4.其他

包括分泌型癌、富脂质癌、印戒细胞癌、纤维腺瘤癌变和乳头状瘤癌变。

四、临床表现

（一）症状

早期常无明显的临床表现，或仅表现为轻微的乳房疼痛，性质多为钝痛或隐痛，少数为针刺样痛，常呈间歇性且局限于病变处，疼痛不随月经周期而变化。至晚期癌肿侵犯神经时则疼痛较剧烈，可放射到同侧肩、臂部。

（二）体征

1.乳房肿块

肿块部位以乳腺外上限最常见；肿块大小多与就诊时间相关，肿块直径1cm时容易被扪及，偶尔可扪及直径0.5cm，但目前临床所见以直径2~5cm者居多。乳腺癌的肿块多为单发包块，亦有多发者，通过对乳腺癌患者的手术标本进行连续切片检查，可发现部分乳腺癌病灶呈多中心性，亦有双侧原发者。多数乳腺癌的肿块表现为不规则的圆形或卵圆形，但是也有其他形状，比如有扁平状和不规则状，有时候也有条索状、片状或呈局限性增厚，大多数肿块的表面欠光滑，边界不清楚，但癌瘤较小或为特殊类型时，上述特征不典型，甚至类似良性表现，还有少数癌肿以膨胀性生长为主，向四周浸润较轻，即使体积较大也可扪及清楚的边界。多数乳腺癌为质地硬、实性的肿块，少数质地较软或呈囊性，如小叶癌。肿块的移动性普遍较差，但肿块体积小者，则活性大。

2.乳房疼痛

早期乳腺癌患者多无疼痛感觉，不容易被发现。中晚期乳腺癌可有乳房的疼痛，表现为乳房刺痛、钝痛、隐痛、胀痛或胀感不适。晚期乳腺癌患者可有持续性的局部胀痛和灼痛。如果更年期绝经妇女有明显的乳房疼痛，应警惕乳腺癌的可能性。

3.乳头溢液

非妊娠期从乳头流出血液、浆液、乳汁、脓液，或停止哺乳半年以上仍有乳汁流出者，称为乳头溢液。乳腺癌的溢液多见于单侧乳房的单个乳管口，溢液可自行溢出，亦可挤压而被动溢出，其性质多见于血性、浆液血性或水样溢液，常常是溢液污染内衣而被发现。

4.局部皮肤改变

皮肤的变化一般在癌症的早期或深部部位，皮肤表面并没有异常变化，而浅表肿瘤或较晚期的癌症可引起多种皮肤变化。如出现皮肤粘连的"酒窝征"；生长较快、体积较大的肿瘤，血液供应丰富，表面皮肤由于膨胀性压迫，常变得较薄，使肿瘤表面皮肤下的浅表血管特别是静脉表现曲张；当癌肿增长到一定程度时，因癌细胞堵塞皮内和皮下淋巴管，形成癌块表面局部的淋巴水肿，进而会形成局部的淋巴水肿，形成"橘皮样的改变"；晚期癌症可出现"卫星皮肤结节"作为癌细胞扩散的主要原发灶；急性和慢性乳腺炎，或与感染有关的癌症，局部皮肤可出现温度升高、发红、肿胀；当肿瘤发展到晚期时，可发生溃疡，常常会伴有渗血不止，严重的病人可发生坏死感染。当乳腺癌发展到晚期时，癌将固定在胸壁内而不易被推动，如向背部和侧胸壁形成"错甲状癌"。

5.乳头和乳晕异常

当病灶侵犯到乳头或乳晕下区时，乳腺的纤维组织和导管系统可因肿瘤侵犯而挛缩，牵拉乳头，使乳头偏向肿瘤一侧、病变进一步发展可使乳头扁平、回缩、凹陷，直至完全回缩入乳晕下，看不见乳头。有时因乳房内纤维组织挛缩，使整个乳房抬高，临床可见两侧乳头不在同一水平面上。乳头糜烂、结痂等湿疹样改变常是 Paget 病的典型症状。

6.腋窝及锁骨上窝淋巴结

乳腺癌早期无转移者，一般触摸不到腋窝及锁骨上窝淋巴结。若乳房肿块具有恶性征象，同时触及的腋窝及锁骨上窝淋巴结较大，质地较硬，活动性较差，或相互融合，则说明转移的可能性大。

（三）常见并发症

乳腺癌常见的并发症为"肿瘤食欲不振—恶病质综合征"。食欲不振既是恶病质的原因之一，又是恶病质的临床表现。同其他晚期癌症的恶病质表现一样，患者可出现食欲不振或厌食、消瘦、乏力、贫血及发热等，甚至严重衰竭以致死亡。

（四）乳腺癌的癌前病变

现在公认的乳腺癌前病变有：①小叶及导管不典型增生；②柱状上皮不典型增生；③小叶原位癌；④乳头状病变；⑤异常增生放射状疤痕。

（五）乳腺癌转移

血性转移是乳腺癌的主要致死原因。此外，乳腺癌可发生身体任何部位的转移。对侧乳腺转移，广泛的皮下结节，卵巢转移，广泛的腹膜转移，眼、心包、脾等部位的转移亦屡有报道。乳腺癌卵巢转移有其特殊性，似乎乳腺癌细胞对卵巢有特别的"亲和性"。

（六）临床分期

1950 年，纽约 Francis Delafield 医院的 Haagensen 和 Stout 提出 Columbia 临床分期系统，遵循 Steinthal 分期原则将乳腺癌分为 ABCD 四个期：

A 期：无皮肤水肿、溃破、肿瘤不与胸壁固定，临床腋淋巴结不大；

B 期：无皮肤水肿、溃破，肿瘤不与胸壁固定，腋淋巴结肿大小于 2.5cm，与皮肤及腋窝深部组织无粘连；

C 期：凡有以下情况中任何一种，均可被确定为 C 期：a.皮肤水肿，不超过乳房表面的 1/3；b.皮肤破溃；c.胸壁固定；d.腋淋巴结肿大超过 2.5cm；e.腋淋巴结与皮肤及腋窝深部组织粘连；

D 期：包括以下情况：a.C 期 5 个症状中的两个；b.皮肤广泛水肿，超过乳房表面的 1/3；c.皮肤破溃；d.皮肤有卫星结节，胸壁固定；e.炎症样癌；f.临床有锁骨上淋巴结侵犯；g.胸骨旁淋巴结；h.同侧上肢水肿；i.远处转移。

六、诊断要点

（一）病史

肿块常是乳腺癌患者的首发症状，要问明肿块出现的时间、大小、部位、生长速度快慢以及近期是否有改变，是否疼痛，疼痛的性质。乳头是否糜烂、是否溢液，以及溢液的时间，溢液的性质。乳头、乳晕以及乳房的皮肤是否有改变，腋窝是否有肿块，是否合并妊娠及哺乳，以及患者的月经史及家族史，等等。

（二）体格检查

乳腺的检查应先查健侧后查患侧，检查时应按照一定顺序。先视诊，注意双侧乳房是否对称，外形是否异常，皮肤有无炎症样改变及桔皮样水肿等，触诊用手指平摸，乳房检查时，上臂伸过头部查乳腺内半，上臂垂下查乳腺外半，查到肿块时按三带区、四个象限记录部位，同时对肿块的性质、部位、大小、质地、压痛、活动度、边界情况、单发或多发、以及与周围组织关系详加描述。并压迫乳晕，检查是否有溢液排出，有液体排出时，应记录液体的性质。检查锁骨上淋巴结时，应注意胸锁乳突肌起点深处之前的淋巴结。腋窝淋巴结检查时应用手将患者上臂举起，用另一手按在腋窝处，再将上臂放下，用手托着患者肘部，检查腋窝淋巴结锁骨下淋巴结检查，因有胸肌覆盖，难查出。应仔细检查各区域淋巴结有无肿大，并记录下肿大淋巴结的性质。

（三）辅助检查

1.乳腺 X 线钼靶摄片

目前，乳腺 X 线钼靶摄影已成为首选的、最基本的乳腺影像学检查方法，为乳腺癌的早期检出和诊断提供了一个很好的技术，虽然乳腺 X 线摄影对乳腺癌的检测非常有效，可清晰显示微小肿块和细小钙化，但传统的乳腺钼靶摄影对早期乳腺癌尤其对致密型乳腺的乳腺癌诊断具有较大的局限性。乳腺 X 线钼靶摄影适应症：年龄大于 40 岁的乳腺肿瘤的妇女普查；具有乳腺癌高危因素或者家族史中有乳腺癌的患者者；单侧或双侧乳房内有性质不明的肿块；乳腺增生病治疗无效怀疑恶变者；乳头溢液伴或不伴肿块者；腋窝淋巴结肿大性质不明；怀疑乳腺癌但不可触及乳房肿块等。其直接征象表现为乳腺内肿块影。肿块形态可呈结节状，不规则状或分叶状；边缘模糊或呈毛刺状；肿块密度一般比乳腺腺体高，内可有出血、坏死或钙化。乳腺癌患者在 X 线片上有 35%～50% 可见钙化，其钙化灶呈线状、蚯蚓状或短杆状，也有的呈圆形、卵圆形或泥沙样钙化。一般恶性钙化的颗粒微小，呈圆形、不规则多角形，较密集，局限在一处或成丛成簇。间接征象表现为血管增多、增粗，病灶周围有细小血管丛肿块密度增高影外周有一低密度的环形透亮带；皮肤由于淋巴管受侵而增厚乳头内陷及腋窝淋巴结肿大影等。

2.乳腺彩色多普勒检查

超声显像检查可清晰了解乳腺组织形态、边界、有无肿物、大小、形态、性质（囊性或实性）等情况，同时超声检查无损伤性，可以反复应用，在乳腺疾病的诊断中有一定的优势，已被列入了乳腺检查项目之一，这对早期发现乳腺癌有非常重要的意义。乳腺癌超声上的重要表现是癌肿向周围组织浸润而形成的强回声带，正常乳腺结构被破坏以及肿块上方局部皮肤增厚、凹陷等图像。超声检查对于鉴别肿物的囊、实性很有帮助，主要缺点是不能显示微小钙化，对于直径小于1cm的肿块诊断的准确性不高。对乳腺组织致密者较有价值。

3.乳腺CT检查

CT扫描具有高密度分辨率，并可进行横断面扫描，空间定位准确，可清晰显示乳腺各层解剖结构，对囊肿、出血和钙化的敏感性高，一般不会遗漏病灶，可具体显示病灶的位置和深度，及时了解胸肌、胸骨后及腋窝淋巴结有无侵犯，增强扫描更能提高致密型乳腺中恶性病变的检出率，明显优于钼靶摄片。行增强前后CT扫描诊断乳腺癌的准确率高，可用于不能触及的乳腺病变活检前定位，确诊乳腺癌的术前分期，检查乳腺区、腋部及内乳淋巴结有无肿大，有助于制订治疗计划。但因其检查费用高，X线辐射剂量大，不适合对乳腺疾病的初诊。乳腺癌CT的表现为不规则肿块或结节状影，边缘毛刺有分叶，导管牵拉征，腺体结构紊乱，局部皮肤受累或脂肪间隙变形、消失，增强后病变均见强化。

4.乳腺MRI检查

MRI具有良好的软组织分辨力，是一种无创的、可重复实施的检查方法。通过不同序列可以多方位、多层面扫描，能够清楚地显示乳腺皮肤、皮下脂肪，并能将正常的腺体与病灶区分开来，清晰显示病灶与周围腺体及脂肪组织的关系，尤其是近胸壁处的病灶能清晰显示病灶累及与浸润情况。结合应用脂肪抑制技术，可以消除脂肪信号的干扰，明确病变组织的性质和范围，更好地显示细微结构，对诊断十分有利。

5.正电子发射断层显像术（PET）检查

PET是利用进入人体并参与体内生物活动的各种示踪剂发射的能量成像，18氟-脱氧葡萄糖（18F-2fluoRodexyglucose，18F-FDG），为PET成像最常用的示踪剂。与常规影像学的解剖显像不同，18F-FDGPET采用分子成像，反映组织的代谢信息。恶性肿瘤的特征之一就是有氧葡萄糖代谢增高，PET上乳腺癌表现为癌灶部位异常浓聚。18F-FDGPET检查的优势：①采用分子成像，反映组织代谢变化，而肿瘤代谢的变化往往早于解剖形态的变化，因而在早期乳腺癌的检测中具有独特的优势；②鉴别诊断多灶性和多源性病变时，PET的敏感度和特异度远远高于X线片和超声联合检查；③在致密型乳腺、隆乳术后、肿块活检术后、术后复发的病人，PET不受乳腺结构改变的限制，诊断敏感性和准确性较高；④全身PET可以较早地发现乳腺癌的远处转移，有助于乳腺癌的治疗和预后判断。PET诊断乳腺癌具有较高的特异性，可以作为术前常规影像学检查的补充手段，也是术后随访、观察疗效的重要方法。对于临床无法明确诊断又不愿接受有创性检查的病人，PET是肿瘤定性诊断的首选检查方法。

6.乳腺内镜检查

乳管内镜检查（FDS）是一种微型内镜，是乳管内最新的检测手段，在诊断、治疗和定位方面具有重要作用，在诊断伴有乳头溢液的乳腺癌方面有早期诊断、病灶定位、引导活检等多方面的临床应用价值。对其他乳管内病变，如乳管内乳头状瘤，导管扩张等有较高的辅助诊断价值。乳腺癌的镜下征象为，管壁斑块状隆起、成簇的乳头状隆起、管壁粗糙伴有点状出血。而良性导管内乳头状瘤即使体积很大，也多是单个隆起的息肉样病灶，并且周围的导管壁无改变。这种良恶性肿瘤的形态学区别是它们不同的生长特征所决定的；乳头状瘤在其发生部位独特生长，具有癌沿管腔蔓延的特点。

7.乳腺导管造影检查

乳腺导管造影不仅可清晰显示乳管及细致结构，而且可以了解病变的部位及范围，弥补平片的不足。对乳头溢液的良恶性乳腺疾病均有较大诊断价值，尤其是对乳头溢液而体检无包块，X线摄片无钙化及其他体征的病例。乳腺导管造影术应在脱落细胞学、X线平片检查后应用。

8.肿瘤标志物检查

在癌变过程中，由肿瘤细胞产生、分泌，直接释放细胞组织成分，并以抗原、酶、激素或代谢产物的形式存在于肿瘤细胞内或宿主体液中，这类物质称肿瘤标志物。检查方法有癌胚抗原（CEA），降钙素，铁蛋白，单克隆抗体等。

9.细胞学及活组织检查

细胞学检查包括细针吸取细胞学检查、乳头溢液涂片细胞学检查、乳头或肿瘤刮片细胞学检查及乳腺肿瘤切除标本印片细胞学检查。主要用于孤立病变、考虑为囊肿、良性或恶性肿瘤；临床明显的囊性病变，可行诊断性穿刺；乳腺癌术后瘢痕上孤立或多发的小结节；可疑的远处转移病灶，包括皮肤结节和肿大的淋巴结等可行诊断性穿刺。用于乳腺癌诊断的活组织检查方法有切除活检、切取活检、针刺活检、溃疡病灶的咬取活检、乳管内镜咬取活检等。

10.其他

近红外线扫描，液晶及远外热图像检查等。

七、治疗原则

对于乳腺癌的治疗，现代医学的手术可以直接去除大量癌细胞，各种化疗药物可以通过血管直达病杜，靶向治疗也获得了较大的发展。刘松江教授经过多年的临床研究，认为根据外邪性质的差异，致病的病理产物不同，而有各自的不同症候表现。并且乳腺癌患者病机以虚为主，而手术、放化疗又会伤及患者的气血津液，使患者进一步受到损伤。因此，在此种情况下，中医中药治疗可发挥巨大作用。

刘松江教授认为在临床上，中医药治疗乳腺癌总体以扶正与祛邪相结合为总原则，协同现代医学的手术、放化疗，在治疗中强调辨证论治。明辨正邪衰盛、病变部位及病程阶段而确立不同的治法。一般早期宜祛邪为主，扶正为辅；中期宜扶正祛邪同时兼顾；晚期宜扶正为主，祛邪为辅，强调扶正不留邪，祛邪不伤正，攻补兼施。并且，刘松江教授认为乳腺癌患者配合中医药辨证施治，应用扶正与祛邪中药，可调整机体阴阳、气血、脏腑和经络功能，改善机体物质代谢，增强机体免疫功能和抗病力，减轻放化疗毒副反应，提高手术切除率及放化疗完成率，减少复发及转移，在协同治疗乳腺癌术后损伤、减轻放化疗的不良反应以及毒不良反应方面亦起着重要作用。从刘松江教授多年的临床经验来看，中医辨证治疗能够提高患者的综合治疗效果，延长带瘤生存期，对患者生存质量的改善产生积极影响。

八、中西医治疗

（一）辨证施治

同一种病，由于病因病机、发病阶段的不同及患者体质的差异、反应的强弱而表现出不同的症状。辨证分型则是综合辨证情况将同一种疾病所表现出的不同症状分成若干种类型，它是对疾病深入认识的产物，也是研究确立治疗方法的依据，通过对症型的研究能加深对疾病的了解，进一步掌握其辨证论治的规律，为拟定治疗方法提供更准确的依据。刘松江教授经过多年的临床经验，将乳腺癌常见的辨证分型归纳为以下几个方面：

1.肝气郁结证

【临床表现】乳房结块，皮色不变，两胁胀痛，或经前乳房作胀，经来不畅，郁闷寡言，心烦易怒或精神忧郁，口苦咽干，头晕目眩，舌苔薄白或微黄，或舌边瘀点，脉弦或脉滑。

【治疗原则】疏肝解郁。

【中药汤剂】逍遥散加减。

【药物组成】柴胡、当归、白芍、茯苓、白术、甘草、薄荷、生姜等。

【方药分析】方中柴胡，苦、平，微寒。归肝、胆、肺经，疏肝解郁，可以条达肝气，为君药。白芍，酸、苦，微寒。归肝、脾经，养血敛阴，柔肝缓急。当归，甘、辛，苦温。归肝、心、脾经，养血活血，且其味辛，乃血中气药；归、芍二味与柴胡相合，补肝体以助肝用，使血和而肝气柔，共为臣药。肝病易传脾，木郁则土衰，故以白术、茯苓、甘草健脾益气，非但实土以御木乘，使运化有权，营血生化有源，共为佐药。用法中加薄荷少许，疏散郁遏之气，透达肝经郁热；生姜降逆和中，且能辛散达郁，亦为佐药。柴胡为肝经引经药，甘草调和药性，均兼为使药之用。诸药相合，可使肝用得复，肝体得养，脾运得健，肝脾协调。

【辨证加减】刘松江教授认为：一方面，乳岩患者久病体虚，故在治疗的同时需扶正固本，加用黄芪、太子参益气之品，所谓"正气存内，邪不可干"；另一方面，乳岩患者多有情志不畅，乳房胀痛明显，需加用香附、枳壳、郁金、川芎、王不留行、延胡索等疏肝理气、止痛的药物，增强君药柴胡疏肝之力；如火盛便秘者加丹皮、山栀、大黄等清泻肝胆；再者，加用抗肿瘤药红豆杉、藤梨根、重楼以增强抗肿瘤效果、防止复发。

2.肝肾阴虚型

【临床表现】乳房内肿块，质地硬韧，粘连，表面不光滑，五心烦热，午后潮热，盗汗，口干，腰膝酸软，兼有月经不调，舌质红，苔少有裂纹，脉细或细数无力。

【治疗原则】滋补肝肾。

【中药汤剂】知柏地黄汤加减。

【药物组成】熟地黄、山萸肉、干山药、泽泻、牡丹皮、茯苓、知母、黄柏。

【方药分析】方中重用熟地黄为君药，填精益髓，滋阴补肾。臣以山萸肉，补养肝肾，并能涩精；干山药双补脾肾，既能补肾固精，又能补脾以助后天生化之源。三药相伍，补肝脾肾，即所谓"三阴并补"，然熟地黄用量最大，故以滋补肾之阴精为主。凡补阴精之法，必当泻其"浊"，方可存其"清"，使阴精得补，且肾为水火之宅，肾虚则水泛，阴虚而火动。故佐以泽泻利湿泻浊，防熟地黄之滋腻；牡丹皮清泄相火，制约山萸肉之温涩；茯苓健脾渗湿，配干山药补脾而助健运。此三药合用，即所谓"三泻"，泻湿浊而降相火。加之黄柏、知母清肾中伏火，清肝火，亦为佐药。

【辨证加减】刘松江教授在临床中如见失眠者，多酌加酸枣仁、远志、夜交藤、刺五加等养心安神之品；盗汗者，加煅龙牡、浮小麦等收敛止汗。

3.毒热蕴结型

【临床表现】乳房结块迅速肿大，隐隐作痛，或结肿溃破，甚则溃烂翻花，流水臭秽，痛引胸胁，烦热眠差，口干苦，大便干结，舌质红，苔薄白或厚腻，脉弦数或滑数。

【治疗原则】清热解毒。

【中药汤剂】五味消毒饮加减。

【药物组成】金银花、野菊花、紫花地丁、蒲公英、紫背天葵子、酒。

【方药分析】方中金银花性味甘、寒，最善清热解毒，清宣透邪，以之为君药。蒲公英长于清热解毒，消痈散结；紫花地丁苦寒，清热解毒，凉血消痈，二者助君药清热解毒、消散痈肿之力，共为臣药。佐以野菊花、紫背天葵子清热解毒而治痈疮疔毒；加酒少量，是行血脉以助药效。

【辨证加减】如火结便秘，加大黄、厚朴、枳实等通腑泄热；热入营血可加丹皮、生地、赤芍；晚期乳癌见消瘦乏力，面色不华，脉虚数者，可加黄芪、白术、当归。

4.气血两虚型

【临床表现】乳中结块，推之不移，或肿块溃烂，血水淋沥，疼痛难忍，头晕目眩，面色㿠白，神疲乏力，少气懒言，心悸气短，失眠，舌质淡或淡胖，舌苔薄白，脉沉细无力。

【治疗原则】调补气血，宁神安神。

【中药汤剂】人参养荣汤加减。

【药物组成】人参、熟地黄、黄芪、当归、白芍、白术、五味子、茯苓、远志、陈皮、肉桂、炙甘草。

【方药分析】本方中人参与熟地黄为君药，人参，甘、温，归心、肺、脾经，大补元气；熟地黄，甘、微温，归肝、肾经，补血滋阴，益精填髓。黄芪，甘、微温，归脾、肺经，助人参补气，合当归补血；白术，苦、甘、温，归脾、胃经，助人参补益脾胃之气；当归，甘、辛、温，归肝、心、脾经，主入血分，助熟地以补血，辛善行，兼能活血；白芍，苦、酸、甘、微寒，归肝、脾经，养血敛阴，助熟地黄之滋阴养血，兼能柔肝和营，上四味药用为臣药。茯苓，甘、淡、平，归心、脾、肾经，补利兼优，既能助人参、白术健脾，又能合白术渗湿，防熟地黄之滋腻生湿；五味子，酸、甘、温，归肺、心、肾经，配伍人参、黄芪补顾正气，配伍熟地黄、白芍收敛阴津；远志，苦、辛、微温，归心、肾、肺经，交通心肾，使上下相交而气血化生；陈皮，辛、苦、温，归脾、肺经。行气使补气药补而不滞，而充分发挥补气的作用，上四味药用为佐药。炙甘草，甘、平，归心、肺、脾、胃经，助参芪补气，调和诸药。肉桂，辛、甘、热，归脾、肾、心、肝经，导诸药入营分，配远志之入心而助生血之力。诸药相合，共成益气补血之效。

【辨证加减】若气虚卫表不固，自汗、易感冒，宜重用黄芪，加防风、浮小麦益气固表敛汗；脾虚湿盛泄泻或便溏者，当归减量，加薏苡仁、炒扁豆健脾祛湿止泻。

（二）其他疗法

1.中成药

（1）癌痛灵口服液：主要成分为人参、黄芪、骨碎补、熟地、山萸肉、茯苓、补骨脂、土鳖虫、肉苁蓉、元胡、白花蛇舌草、乳香、没药、附子、蜈蚣、蟾蜍。方中人参、熟地、黄芪、山萸肉、茯苓调养脾胃，补气养血，可提高机体的免疫功能，改善身体衰弱状况；骨碎补、补骨脂、肉苁蓉、附子温补肾阳，可增强抗癌痛效力；白花蛇舌草、蜈蚣、土鳖虫搜剔瘀毒，驱风透骨；元胡、乳香、没药、蟾蜍芳香止痛，解毒攻坚，活血化瘀，共凑扶正、补肾止痛之功。可用于缓解乳腺癌患者疼痛或术后疼痛。

（2）槐耳颗粒：由槐耳菌质组成，具有扶正固本，活血消癥的作用。可用于乳腺癌正气虚弱，瘀血阻滞的患者，症见神疲乏力、少气懒言，脘腹疼痛或胀闷等。现代药理研究证实槐耳主要成分为多糖蛋白，其可以抑制癌细胞增殖，诱导癌细胞凋零，降低乳腺癌患者复发转移率，延长无病生存期，免疫功能调节等作用。

（3）艾愈胶囊：由山慈菇、白英、淫羊藿、苦参、当归、白术、人参组成。白英清热利湿、解毒消肿、抗癌；山慈菇清热解毒、消肿散结；苦参清热燥湿、杀虫、利尿；当归补血活血、调经止痛、润肠通便；白术健脾益气、燥湿利水、止汗；人参补气益气、生津安神；淫羊藿补肾壮阳、祛风除湿。全方具有解毒散结、补气养血之功效。具有保护和刺激骨髓造血功能、增强和调整机体免疫功能、抑制肿瘤生长的多重作用。可用于乳腺癌术后气血亏虚的患者。具有保护和刺激骨髓造血功能、增强和调整机体免疫功能、抑制肿瘤生长的多重作用。

（4）艾迪注射液：主要成分为斑蝥、人参、黄芪、刺五加，其中君药斑蝥破血逐瘀，散结消癥，臣药人参、黄芪补气健脾，佐以刺五加补肾安神。现代中药研究表明，艾迪注射液的主要成分中含有：去甲斑蝥素、人参皂苷、黄芪皂苷、刺五加多糖。其中去甲斑蝥素、人参皂苷可以抑制肿瘤生长；人参皂苷、黄芪皂苷可以起到免疫调节的作用；刺五加多糖具有镇静安神的作用。其主要功效：清热解毒，消瘀散结。有利于改善乳腺癌患者的焦虑及抑郁情绪。

（5）康艾注射液：主要成分为黄芪、苦参素（苦参碱）、人参。黄芪具有益气固表、托毒生肌、利水消肿、敛汗固脱之功效。黄芪的主要成分为黄芪多糖，现代药理研究表明其具有显著的抗癌活性，并且在改善免疫、保护骨髓及心脏等方面具有一定作用。苦参素（苦参碱），是中药苦参的主要成分，具有清热燥湿，祛风杀虫的功效。苦参素还具有促进各类包块消散的功效，《神农本草经》中曾记载苦参主"癥瘕积聚"。苦参素具有广谱而高效地抗肿瘤活性，甚至能增强肿瘤患者免疫功能。人参具有大补元气、复脉固脱、补脾益肺、生津止渴、安神益智之效。人参皂苷能够干扰癌细胞分裂间期DNA合成以阻碍癌细胞分裂，抑制肿瘤生长。其主要功效：益气扶正，能够增强机体免疫功能，用于多种恶性肿瘤的辅助治疗，可以减轻白细胞低下及减少症，同时可以改善乳腺癌患者化疗期间生活质量，延长生命。

（6）另外可用于乳腺癌患者的注射剂还有：华蟾素注射液、榄香烯注射液、康莱特注射液等。

2.中药外治法

在乳腺癌的临床治疗中，常会发生一些局部不良反应或癌块局部病变。如放射性皮肤损伤，术后局部感染，术后皮瓣坏死或晚期患者乳腺癌破溃。此时刘松江教授采用一些传统中医外治疗法，往往可收到较好的效果。其强调在应用外敷药治疗时，对于局部破溃者，应以内消为目的，忌用腐蚀性药物，避免导致局部溃烂。下面介绍几种刘松江教授在临床上常用的方药：

（1）生肌玉红膏《外科正宗》：

【组方成分】当归 60g，白芷 15g，白蜡 60g，轻粉 12g，紫草 6g，血竭 12g，麻油 500g。

【主要功效】活血去腐，解毒镇痛，润肤生肌。

【适应症】用于放射性皮肤溃疡日久不愈，术后切口感染或皮瓣坏死，晚期乳腺癌瘤块破溃。

（2）二黄煎：

【组方成分】黄柏 30g，土黄连 30g。

【主要功效】清热燥湿，泻火解毒。

【适应症】用于乳腺癌术后切口感染，皮瓣坏死，放射性皮炎或化疗药物静脉外漏引起的局部红肿或溃烂。

（3）三黄洗剂：

【组方成分】大黄、黄柏、黄芩、苦参各等分。

【主要功效】清热解毒、止痒收涩。

【适应症】用于放射性皮炎及其皮肤破溃、流水、瘙痒。

（4）红油膏：

【组方成分】凡士林 30g，九一丹 30g，铅丹 4.5g。现将凡士林烊化，然后徐徐将两丹调入和匀成膏，与纱布共放入铅盒高压消毒后备用。

【主要功效】去腐生肌。

【适应症】用于乳腺癌术后切口溃疡不敛的患者。

（5）临床上常见的外用药还包括化瘀膏、珍珠散、癌痛贴等。

3.非药物疗法——针灸

（1）针灸缓解乳腺癌术后上肢淋巴水肿：

【取穴】阿是穴、合谷、肩髃、外关、曲池、肩井、肩贞、肩髎、臂臑、列缺、水分、阴陵泉等。

【方法】行平补平泻手法，留针 30 分钟，可配合艾灸膻中、肩中俞、天宗、足三里等穴位效果更加。

（2）针灸缓解乳腺癌化疗后恶心、呕吐：

【取穴】阿是穴、内关、足三里、中脘、神阙等。

【方法】行平补平泻手法，留针 30 分钟，可配合耳穴压籽提高疗效。耳穴压籽选穴：神门、胃、交感、皮质下、脾等。

（3）针灸缓解乳腺癌患者抑郁焦虑、失眠、疲乏：

【取穴】百会、四神聪、内关、合谷和太冲等。

【方法】行平补平泻，提插捻转的手法，留针 30 分钟。配合耳穴压籽：神门、心、脑、皮质下和内分泌等穴位可明显改善症状。

（4）针灸缓解化疗后白细胞减少症：

【取穴】足三里、双肾俞、双肝俞和双膈俞以及足太阳膀胱经、督脉穴位。

【方法】平补平泻手法，留针30分钟，亦可艾灸足太阳膀胱经及督脉穴位固护正气。

（三）西医治疗

随着西医医学的不断进步，乳腺癌的治疗手段也在不断更新。目前公认的西医治疗手段包括手术治疗、放疗、化疗、内分泌疗法及生物疗法等。刘松江教授认为乳腺癌应采用综合治疗的原则，根据肿瘤的生物学行为和病人的身体情况，联合运用多种治疗手段，兼顾局部治疗和全身治疗，以提高疗效和改善患者的生活质量。

1.手术治疗

手术治疗始终是早期，甚至是中期可手术乳腺癌患者的首选，然而单纯的手术治疗并不能治愈所有的乳腺癌。随着外科手术不断的革新，手术理念由"可以最大治疗"向"最小有效治疗"转变。因此乳腺癌手术以根治为目的，选择对患者损伤最小的方式，使患者尽快恢复健康，顺利完成之后的放化疗等治疗。目前，临床上常见的外科手术术式有：

（1）乳腺癌根治术：该术式主要适用于Ⅰ、Ⅱ、Ⅲa期乳腺癌的患者，还可用于可切除乳腺癌中肿瘤已侵犯胸肌或淋巴结转移融合成团的患者。但乳腺癌根治术创伤大，术后并发症多，远期疗效与改良根治术无明显差异，目前已很少采用。

（2）乳腺癌扩大根治术：乳腺癌扩大根治术是指包括清除胸骨旁淋巴结的乳癌根治切除术，该术式主要适用于Ⅱ、Ⅲ期病灶位于内侧及中央的患者。后因创伤较大、术后并发症较多、死亡率高，并未能提高患者的长期存活率，甚至结果相反，并且影响患者抗肿瘤免疫能力，所以临床应用逐渐减少。

（3）乳腺癌改良根治术：乳腺癌改良根治术是我国乳腺外科应用较广的术式之一。经过不断调整改良发展至今，有着最为悠久的历史。该术式主要适用于临床Ⅰ、Ⅱ期的早期乳腺癌患者。改良根治术与一般根治切除术的主要区别在于手术保留了胸大肌，或同时保留了胸大肌及胸小肌。刘松江教授经过多年的临床实践证实，改良根治术的临床疗效与根治术无显著差异，而且还具有创伤小、并发症少、术后生活质量高、利于乳房再造等优点。

（4）保乳手术：目前，保乳手术已成为西方发达国家早期乳腺癌的一个基本术式。目前国内较为公认的保乳术适应证为：①原发肿瘤的最大径3.0cm；②切除肿瘤/乳房体积≤20%；③肿瘤距乳晕边缘＞2.0cm；④单发病灶；⑤钼靶片显示乳房内无广泛钙化；⑥无皮肤、胸壁受累；⑦腋窝无肿大或仅有孤立、活动、直径＜2.0cm的肿大淋巴结；⑧患者必须自愿；禁忌证为：①多发癌灶；②肿瘤位于乳晕区，或累及乳头、乳晕区；③腋窝有多发淋巴结转移；④处于妊娠或哺乳期；⑤患侧乳房曾接受放疗。鉴于保乳手术局部复发率比全乳切除术高，为此，保证术中切缘阴性和术后进行辅助放疗，是目前最常用的方法。

2.放射治疗

作为治疗癌症的有效手段之一，放射治疗在乳腺癌的局部治疗中起到了重要作用。对于临床分期在Ⅰ、Ⅱ期的患者，术后辅助放疗可降低局部肿瘤的复发率，提高患者的远期生存质量。乳腺癌术后辅助放疗应遵照以下几点：

（1）对于前哨淋巴结活检阴性的患者，或腋窝淋巴结转移1～3个但腋窝淋巴结清扫彻底，且不具有其他复发高危因素的患者，放疗只需照射患侧乳腺。

（2）腋窝淋巴结转移≥4个，或虽少于4个但患者年龄≤40岁、激素受体阴性、淋巴结清扫不彻底或转移比例＞20%，HER-2阳性等高危复发因素，照射位置除患侧乳腺外，还需包括锁骨上、下淋巴引流区。

（3）腋窝未作检查或前哨淋巴结未转移而未做腋窝淋巴结清扫者，应根据各项预后因素综合判断其淋巴结转移概率，必要时加照腋窝和锁骨上、下区域。虽然放疗现已成为恶性肿瘤治疗的有效手段，但仍有一定的局限性及副反应，主要表现在以下几方面：照射范围较大时，对正常组织有一定损伤；腹部肿瘤放疗，胃肠道反应大，血象下降明显，很难达到根治剂量；易出现放射性皮炎、放射性肺炎等等。这就要求我们要不断发展新的技术，以保证在得到更好的疗效的同时，尽量减轻不良反应。

3.化学药物治疗

乳腺癌患者常常最先发现乳房肿块，以局部病变表现为主，但其本质是一种全身系统性疾病。它可以通过血液、淋巴转移。常见的转移部位有肺、骨及全身淋巴结等。早期患者手术可以根治，中晚期患者手术可以减轻肿瘤负荷，但肿瘤的转移复发可能性大，因而需要进行术后放化疗治疗。对于存在脉管癌栓、淋巴结转移及其他全身转移风险因素的患者，应常规进行术后辅助化疗治疗。乳腺癌也是实体瘤中化疗敏感的肿瘤之一，化疗可显著提高乳腺癌患者的生存率。常用的化疗药物有紫杉类、蒽环类等。

（1）新辅助化疗：新辅助化疗是指在恶性肿瘤局部实施手术或放疗前应用的全身性化疗。其多用于有手术机会的局部晚期乳腺癌、原发肿瘤较大、临近淋巴结有转移等患者，其目的是术前给予全身治疗，以杀灭全身微小转移灶，减轻肿瘤负荷，并抑制肿瘤在手术切除后的快速增殖。目前，CAF方案和AC方案是临床上常用的新辅助化疗方案。然而新辅助化疗也存在一些弊端。如某些对化疗不敏感的患者，在化疗过程中病情进一步进展，肿瘤负荷变大，则会扩大手术范围，增加手术难度，甚至会有可能失去手术的机会。

（2）乳腺癌术后辅助化疗：乳腺癌术后辅助化疗，目的是消灭一些亚临床的转移病灶，提高生存率，尤其适用于淋巴结转移患者。适应证：①肿瘤＞2cm；②淋巴结阳性；③激素受体阴性；④HER-2阳性（对T1a以下患者目前无明确证据推荐使用辅助化疗）；⑤组织学分级为3级。常用的辅助化疗方案如AC-T方案、TAC方案、AC方案等，化疗周期一般以6个疗程为宜。

4.内分泌治疗

内分泌治疗在乳腺癌治疗中占有不可替代的重要地位，它的优势在于毒性反应一般较轻，对正常组织的损害不明显，交叉耐药现象少，口服药物服用较方便。目前临床使用最多的是抗雌激素药物、芳香化酶抑制剂、促性腺激素释放药物等。常见药物有：

（1）抗雌激素药物：三苯氧胺（他莫昔芬）、托瑞米芬、氟维司群等，是绝经期前乳腺癌患者首选内分泌药物。

（2）芳香化酶抑制剂药物：第一代芳香化酶抑制剂、氨鲁米特及第二代福美司坦现已很少在临床上使用，目前临床上常用的是第三代芳香化酶抑制剂，包括甾体类依西美坦和非甾体类阿那曲唑、来曲唑，第三代芳香化酶抑制剂是绝经后复发转移乳腺癌的首选内分秘治疗药物。

（3）孕激素类药物：如甲地孕酮、甲孕酮等。此类药物可作为晚期转移性乳腺癌的二线治疗药物。

（4）促性腺激素释放激素（LH-RH）药物：如戈舍瑞林，其与阿那曲唑联合应用适用于晚期乳腺癌绝经前患者。内分泌治疗药物的选择主要依据患者的月经状况，即是否绝经，以及激素受体情况来选择具体药物。

乳腺癌内分泌治疗药物选择原则应遵循：

（1）一般不建议重复使用一线治疗用过的药物。

（2）三苯氧胺治疗失败的患者首选芳香化酶抑制剂。

（3）若芳香化酶抑制剂治疗失败可选择孕激素或氟维司群。

（4）既往未使用过抗雌激素药物的患者，仍可选择三苯氧胺治疗。

（5）ER 阳性的绝经前患者可采取卵巢功能抑制治疗，然后按绝经后妇女进行内分泌治疗。

5.分子靶向治疗

分子靶向治疗是在分子水平上，特征可以表达肿瘤细胞的使用，表达产物的特定基因或基因的肿瘤细胞作为治疗靶点，靶向药物只能特异性地选择，形成对的靶点，从而再最大程度上杀死肿瘤细胞，且尽量不损伤正常细胞。乳腺癌的分子靶向治疗发展日渐成熟，已投入临床的靶向治疗药物有：①HER-2 分子靶向药物，最常用的药物是曲妥珠单抗；②作用于血管内皮生长因子靶点的药物，如贝伐单抗，可有效抑制肿瘤新生血管；③作用于表皮生长因子靶点的药物，如西妥昔单抗等；④作用于其他靶点的药物，如酪氨酸激酶抑制剂拉帕替尼、多聚二磷酸腺苷核糖聚合酶-1、src 和 mTOR 信号通路抑制剂等等。虽然分子靶向治疗的疗效还有待观察，但对于肿瘤基因的探索为人类治愈肿瘤疾病提供了又一新的道路。

九、经验证治

经验一：乳癌方治疗肝郁毒瘀型乳腺癌

1.立法依据

乳腺癌作为临床上女性最常见的恶性肿瘤，根据各大医家及学者的临床研究及探索，乳腺癌的诊断及治疗已经趋于完善。刘松江教授将乳腺癌看作是全身性疾病的一个局部表现，由于先天禀赋、年龄、病程、病理类型、治疗措施等的不同，乳腺癌患者往往存在着个体差异，表现出同病异证，故目前刘松江教授对乳腺癌的治疗仍然坚持辨证论治，辨证与辨病相结合。根据刘松江教授多年的临床经验来看，肝郁毒瘀型的乳腺癌患者也比较常见，因此采用具有疏肝解郁，益气健脾，化瘀解毒功效的中药配伍成乳癌方，在临床治疗中取得了比较满意的疗效。

刘松江教授一直强调整体观念，肿瘤的发生、发展是正虚邪实所致，而正虚是肿瘤的发病基础，因此，在治疗时应注意在祛邪的同时兼顾正气，通过调整机体的脏腑、阴阳、气血经络的功能，使正气存内，做到祛邪扶正并举。刘松江教授亦认为，乳腺癌手术后，机体处于邪去正衰的状态。而再使用化疗药物乃药毒入体，虽能杀灭癌细胞但是耗气伤阴，损伤气血，尤其是损伤肾及脾胃功能。如果脾胃功能受损，清阳不升，浊阴不降，胃气上逆，导致了恶心、呕吐、食欲下降等消化道副反应。故临床上，改善上述症状是乳腺癌患者的就诊目的。因此，经过多年的临床经验，刘松江教授认为本病症是以肝气郁结，冲任失调为基本病因病机，以气滞血瘀为主要病理变化，故以疏肝解郁，化瘀解毒为主要治疗大法。

2.方剂组成

柴胡、郁金、当归、白术、白芍、太子参、薏苡仁、茯苓、半夏、女贞子、全瓜蒌、黄芪、竹茹、陈皮、枸杞子、麦冬、白花蛇舌草、半枝莲、大枣、生姜、甘草。

3.方药分析

乳癌方中以柴胡、郁金为君药。柴胡，辛、苦，微寒，归肝、胆经，具有疏肝解郁之功。郁金辛、苦、寒，归肝、心、肺经，郁金能行气解郁，并有活血祛瘀止痛之功。当归、白芍、茯苓、白术、太子参、薏苡仁、全瓜蒌、黄芪共为臣药。当归甘、辛、温，白芍苦、酸、微寒，养血和血柔肝。茯苓、白术健脾和中益气，太子参甘、微苦、平，归肺、脾经，补气健脾、生津润肺，用于方中有益气养阴，防理气药过多有伤阴之虑，佐以薏苡仁利水渗湿、健脾益气。《本草纲目》曰："薏苡仁，阳明药也，能健脾益胃。……亦能胜水除湿，故泄泻用之。"用于方中，可助白术之健脾功效。全瓜蒌甘、微苦寒，宽胸理气、润燥，可加强疏肝理气的功效。黄芪属补气药，归脾、肺经，健脾益气。与太子参配伍，相辅相成，疗效益增，以益气扶正，而治其本，增强机体抗病能力。方中以枸杞子、半夏、生姜、麦冬、竹茹、陈皮、女贞子、白花蛇舌草、半枝莲、大枣、甘草共为佐使药。枸杞子属补阴药，归肝、肾经，滋补肝肾。半夏辛散温燥，入肺、脾、胃三经，善治胃气上逆之恶心呕吐。生姜为"呕家圣药"，温中止呕，可解半夏毒。两药合用为《金匮要略》生姜半夏汤，具和胃化饮，降逆止呕之功。麦冬养阴生津，竹茹除烦止呕，陈皮理气健脾，三药合用益气健脾，生津止呕。女贞子味甘、苦，性凉，能滋补肝肾，益精养血。白花蛇舌草，半枝莲具清热解毒，活血化瘀之效。大枣补中益气，养血安神。甘草补脾益气，缓急止痛，调和诸药。全方共奏疏肝解郁，益气健脾，化瘀解毒之功。

刘松江教授认为服用疏肝解郁、化瘀解毒配合益气健脾、和胃降逆的中药，不仅可以显著改善胃肠功能紊乱，减轻恶心、呕吐、腹胀等症状，增进食欲，在化疗之后服用此方也可以增加疗效，又能避免或减轻化疗的毒副反应，提高患者化疗的完成率，提高患者免疫功能，减少肿瘤的复发与转移，延长患者的生存期和改善患者的生存质量。

经验二：中医音乐治疗治疗乳腺癌术后抑郁

1.概述

目前治疗乳腺癌最为有效的方法是乳腺癌改良根治术，可明显提高患者的生存率。虽然越来越先进的治疗手段使患者的生存率不断提高，但是在手术治疗过程中造成的女性躯体形象改变以及由此所引起的情绪和行为问题，仍会极大地影响癌症患者手术后的生活质量，并极大增加术后患者患抑郁症的可能性。癌症病人抑郁可加重治疗的副反应，影响治疗效果，加重病情，并促进肿瘤的复发、转移、恶化等，还会降低生活质量以及导致就诊次数增加、住院时间延长、治疗依从性差及增加医疗费用等。因此，抑郁症是乳腺癌常见的并发症，尤其是术后的患者，严重影响着乳腺癌患者的生存质量。

2.中医音乐治疗

《黄帝内经》记载："天有五音：角徵宫商羽；地有五行：木火土金水；人有五脏：肝心脾肺肾。""宫为脾之音，大而和也，叹者也，过思伤脾，可用宫音之亢奋使之愤怒，以治过思；商为肺之音，轻而劲也，哀者也，过忧伤肺，可用商音之欢快使之高兴，以治过忧；角为肝之音，调而直也，叫呼也，过怒伤肝，可用角音悲凉使之哀伤，以治过怒；徵为心之音，和而美也，喜也，过喜而伤心，可用徵音之火热使之惊恐，以治过喜；羽为肾之音，深而沉也，吟者也，过恐伤肾，可用羽音之思索冥想，治过恐。"认为音乐同时也是可以称之为一种治病的药物，音乐可以调节人的精神、肉体、生活以及感情，还能够深入到人们的意识里，从而达到语言文字和感觉所达不到的效果。

中医五行音乐疗法的理想境界是"乐与人和"，以及"天人合一"，它强调调畅情志、阴阳平衡、三因制宜、和合五脏，人们在听音乐的时候，让曲调、脏腑、感知、情志，互动共鸣。五行音乐以运用五音不同的音乐，可以针对不同病症，同时达到调整"肝、心、脾、肺、肾"五脏功能的目的。五行音乐的功能：宫调式属土，宫为长夏音，属土，通脾脏，可调节脾和胃的升降功能，促进全身气机的流畅。宫调式其性冲和，具有庄重、敦厚的特点。商调式属金，通肺脏，其性清肃，具有优美、高亢、悲切等特点，能促进全身气机的内收，可调节肺的宣发肃降功能。角调式属木，角为春音，通肝脏，具有柔和舒畅的特点，其性条达，可以调节肝胆的疏泄功能，能够促进体内气机的疏通畅达。徵调式属火，通心脏，可助养心气，徵为夏音，其性火热，能够促进气机的上升，具有欢快、活泼、兴奋等特点。羽调式属水，通肾脏，羽为冬音，其性如流水，具有哀怨、奔放的特点，可助养肾气可以促进人体气机的下降。

目前，通过对中医五行音乐的认识，以及不断地临床探索，刘松江教授在我院开展中医五行音乐治疗术后乳腺癌患者的抑郁状态的观察研究。中医五行音乐疗法结合了五行的生、克、乘、侮规律，针对性地干预患者的心理问题，在提高癌症患者化学疗法的生活质量的同时也可改善患者的不良情绪、社会功能和认知功能。

3.乳腺癌术后抑郁状态的治疗

通过对就诊于黑龙江中医药大学附属第一医院的乳腺癌术后伴发抑郁症的患者的临床观察及研究，刘松江教授运用中西医结合治疗的方法，对比观察临床乳腺癌患者在化疗基础上，单用自拟中药汤剂乳癌抑郁方同时配合中医五行疗法，治疗乳腺癌患者抑郁状态的临床疗效。观察发现乳癌抑郁方能够有效减轻乳腺癌患者的抑郁程度；辨证施乐的五行音乐能协同乳腺癌抑郁方，增强抗抑郁作用，两者同用，可以更好地缓解乳腺癌患者的抑郁状态。证实了配合五行音乐，比单用中药疗效更为显著。乳腺癌抑郁方是在逍遥散基础上化裁而来，方中醋柴胡主入肝经，疏肝解郁，为君药。白芍酸甘化阴，养肝阴，调肝气，养血柔肝；姜半夏辛散，化痰，并可助柴胡解郁；共为臣药。党参、生白术、茯苓与使药甘草寓意四君子汤，补气健脾；陈皮理气和中；浙贝母化痰开郁；薄荷与疏肝理气之品同用，疏肝解郁；石菖蒲开心窍，祛湿浊，醒神志；酸枣仁、远志补益心脾，安神定志；黄芪、当归补心血，宁心神；在疏肝药物中加入沉降的泽泻，升降兼施，共为佐药。甘草调和诸药，为使药。诸药相合，共奏疏肝解郁、健脾化痰、宁心安神之效。治疗中根据不同患者的具体病情随症加减，血瘀明显者，加莪术、泽兰；阴虚者，加麦冬、生地；肝郁化火者，加夏枯草、龙胆草；食欲不振者，加焦三仙、鸡内金；患侧上肢肿胀者，加桂枝、忍冬藤、桑白皮；痛剧者，加元胡；失眠严重者，加夜交藤、合欢皮；肾虚者，根据阴虚阳虚的不同，酌加药物。此外，化疗期间出现肝功损伤者，加虎杖、五味子；血象异常者，加鸡血藤、女贞子；恶心呕吐者，加竹茹。

中医五行音乐，"同质选曲"选用宫调式乐曲《姑苏行》《鹧鸪飞》及《春绿江南》《紫竹调》《春江花月夜》等数首江南丝竹乐曲，曲调亲切爽朗，有"木"之特性，可入肝，使肝气畅达，起到疏肝理气的效果，"生克选曲"选用羽调式乐曲《胡笳十八拍》，风格清纯，凄切哀怨，苍凉柔润，如天垂晶幕，行云流水，具有"水"之特性，可入肾，滋水涵木，共奏疏肝理气之效，达到良好的治疗目的。

刘松江教授在临床实践中，充分发挥祖国医药的优势，将多种传统治疗方法有机结合，在目前普遍广泛应用的中药配合化疗的基础上，加入以中国古典民族调式音乐为主、将《黄帝内经》中医五行生克规律及"五音疗疾"理论融入音乐中的中医五行音乐疗法，治疗乳腺癌术后抑郁状态，取得了比单纯中药加化疗更好的疗效。两种中医治法的结合，既提高了临床疗效，又降低了患者的治疗费用，为临床治疗乳腺癌术后抑郁状态提供了更广阔的思路，值得临床广泛应用及深入研究。

十、验案实录

验案 1：乳腺癌　　　病案号：5304

患者苏某，女，47 岁。2018 年 3 月 22 日初诊，主诉：左乳疼痛 2 个月。该患者于 2014 年 10 月 20 日在哈尔滨医科大学附属第四医院（以下简称哈医大四院）体检行彩超示："右乳占位。"2014 年 12 月 25 日于哈医大四院行手术切除治疗，术后病理显示为："高级别导管内癌。"术后化疗 4 个疗程。2015 年 6 月 15 日起于本院宋爱英老师处口服中药汤剂治疗 1 个月后停药，于 2017 年 1 月 18 日开始口服他莫昔芬 1 个月后，因行妇科彩超发现子宫内膜增厚故而停药。2018 年 3 月 21 日于哈医大四院复查，行 B 超检查：左乳腺腺体增生，右乳切除术后，右腋下可探及淋巴结，大小：0.6（0.37cm，边界清楚，皮髓质界限不清晰。现患者症见间断性左侧乳腺疼痛，经量较前减少。眼干，腰痛，纳可，睡眠可，大小便正常。舌红略淡苔薄白，右脉弦细数，尺脉略弱，左脉弦细数略见尺脉弱。血清肿瘤标志物（2018 年 3 月 21 日，哈尔滨医科大学附属第四医院）：CA724：33.08U/ml。

（1）处方：黄芪 40g，太子参 15g，白术 15g，茯苓 15g，莪术 15g，柴胡 15g，白芍 15g，夏枯草 25g，橘核 15g，郁金 15g，乳香 15g，没药 15g，姜黄 15g，黄药子 10g，焦山楂 20g，鸡内金 20g，元胡 20g，鸡血藤 25g，女贞子 15g，香附 10g，狗脊 10g，甘草 5g，夜交藤 35g。

（2）14 服，水煎服，一付药煎汁约 400～500ml，每日早晚各服用 1 次

2018 年 4 月 9 日二诊：舌红略淡苔薄，脉细数略弦尺脉弱。

（1）处方：上方去夜交藤，加刺五加 15g。

（2）21 服，煎服法同前。

2018 年 5 月 3 日三诊：舌红略淡苔薄，脉弦细略数尺沉弱，便秘，大便 1 次/2～3 天。

（1）处方：上方加柏子仁 15g，酸枣仁 15g。

（2）28 服，煎服法同前。

2018 年 11 月 8 日四诊：舌淡红略紫苔薄，右脉弦细略数尺脉弱，左尺脉弱，便干，寐差。

（1）处方：上方加火麻仁 15g。

（2）28 服，煎服法同前。

2018 年 12 月 8 日五诊：刘松江教授嘱咐患者继续服用上方

（1）14 付，煎服法同前，不适随诊。

（2）按：刘松江教授认为，乳腺癌术后患者出现固定部位的疼痛症状，多因为肝气不舒，气机阻滞，久则由气及血，导致血行不畅，经隧不利，乳络闭阻，气滞血瘀，故治疗上以疏肝解郁，健脾益气为基本治疗原则，方用乳癌方加减。方中黄芪、太子参、白术、茯苓补气健脾，柴胡、郁金、香附疏肝行气解郁，乳香、没药、元胡活血行气止痛，姜黄破血行气止痛，黄药子、橘核、夏枯草散结消肿，鸡内金、焦山楂

健脾消食，女贞子补肝肾明目，狗脊健腰膝，鸡血藤、夜交藤养血活血通络，甘草调和诸药。复诊因患者仍有腰痛的症状，并且出现便秘，寐差，故加刺五加加强健腰身之力，柏子仁，酸枣仁养心安神，火麻仁润肠通便。刘松江教授通过诸药的配伍，从整体出发，辨病与辨证结合，调和各脏腑功能，使肝气舒，脾气健，肠腑通，经络畅，从而达到改善患者症状，调节患者的情绪，延长肿瘤患者的生命的目的。

经治疗大半年，患者症状明显改善，病情基于稳定。刘松江教授认为对于乳腺癌术后患者的治疗，应在补气的基础上，着重注意保护胃气，也就是健运脾胃的功能，以及条畅气机的升降，以保患者各脏腑的协调工作。脾胃为后天之本，气血生化之源，是正气强弱的重要体现，所谓"有胃气则生，无胃气则死"，并且，脾主升清，胃主降浊，两者相辅相成，协调作用，因而气血旺盛，毒素不蓄，肿瘤不生。因此，刘松江教授在治疗此病的处方中使用了大量的疏肝行气、健脾消食的中药，并且嘱咐患者保持心情的舒畅，树立战胜疾病的信心，消除对疾病的恐惧，充分调动机体自身抗肿瘤的免疫力，预后良好。

验案 2：乳腺癌术后　　　病历号：5240

患者刘某，女，40 岁。2018 年 3 月 12 日初诊，主诉：口苦 7 年余。患者平素乳腺有肿块，2013 年患者于当地医院就诊行超声检查示乳腺结节，后定期复查。2016 年患者于大庆龙南医院复查，行超声示乳腺占位，建议进一步检查，后就诊于哈尔滨医科大学附属第三医院，病理提示：浸润性导管癌 II 期，建议手术治疗，2016 年 3 月行手术治疗。2016 年 4 月始行化疗治疗 4 个疗程。现患者：睡眠差，饮食良好，大便干，日行 1 次，小便正常，舌淡暗边有齿痕，苔薄，右脉细数尺沉，左脉弦细寸尺弱。辅助检查：超声（2018 年 1 月 8 日哈医大三院）：左乳缺如，右乳局切术后，右乳腺增生（BI-RADS：1 类），锁骨上多发淋巴结超声（与前一次比较无明显变化），甲状腺双侧叶多发结节性占位（II-RADS：3 类 与前次比较无明显变化），左下颈近锁骨上多发淋巴结，右侧卵巢无回声区（生理性？），盆腔少量积液，脂肪肝，肝结节性占位。肿瘤标志物：（2018 年 1 月 8 日）：无异常；甲功：Anti-TG：125.7IU/ml；Anti-TM：105.4IU/ml；性激素六项：孕酮＞40ng/ml。

（1）处方：黄芪 30g，当归 15g，柴胡 15g，白芍 15g，白术 15g，半夏 15g，黄芩 15g，陈皮 15g，夏枯草 25g，橘核 15g，姜黄 15g，黄药子 10g，王不留行 15g，焦山楂 20g，鸡内金 20g，郁金 15g，百合 15g，生地 15g，鸡血藤 25g，女贞子 30g，元胡 25g，香附 15g，麦冬 15g，狗脊 10g，甘草 5g，远志 15g，酸枣仁 15g，夜交藤 30g。

（2）14 服，水煎服，一付药煎汁约 400 ~ 500ml，每日早晚各服用 1 次。

2018 年 3 月 29 日复诊：舌淡略紫苔薄，脉细数略弦，尺弱，大便干，口苦，睡眠改善，自觉热。

（1）处方：上方加龙胆草 15g，地骨皮 15g。

（2）14 付，煎服法同前。

（3）按：刘松江教授认为，患者术后经历长时间化疗，正气已伤，现患者肝肾不足，气血亏虚，脾胃功能也已受损，而在虚症的基础上，患者兼有肝郁气滞，血脉瘀滞之实证，所以刘松江教授采用扶正祛邪之大法，以乳癌方加减治疗，以女贞子、狗脊滋补肝肾，以黄芪、白术、当归、白芍补气养血，又以焦山楂、鸡内金、陈皮恢复脾胃功能，肝肾同补，气血得复，后天之本得以运化，则患者之虚证得以补益，又以郁金、元胡、香附以行气止痛，以夏枯草、橘核、姜黄、黄药子、王不留行活血消癥，"气为血之帅，血为气之母"气行则血不瘀，血行则气不滞，则患者之实证也得到改善，再加之远志、夜交藤、酸枣仁养心安神以改善患者睡眠，甘草调和诸药。刘松江教授认为患者主诉之口苦主要原因是肝气郁结，肝胆疏泻不畅，故以疏肝解郁的乳癌方来治疗，诸药配伍，则可以使患者寝食得安，气力得复，诸痛得消，可谓严谨精妙矣。复诊患者症状改善，睡眠改善，但自觉发热，故加清肝经湿热之龙胆草，清退虚热之地骨皮，诸药配伍，调整阴阳，和谐脏腑，扶正祛邪，抗癌防变。

刘松江教授认为，在恶性肿瘤的诊治过程，顾护胃气，抗癌解毒不言而喻，但临床上患者经过手术、放化疗治疗后往往表现肝肾亏虚之证。补肝肾药物的应用，不仅可以补益肾气，调摄冲任，固摄先天；再者，肾火也可以温煦脾土，配合补气健脾的药物，使先后天平衡，气血生化有源，正气得固，则邪气易被杀灭或驱逐出外，防止或延缓癌症的复发和转移，从而延长患者的生存时间。

验案 3：　　乳腺癌术后，右腋窝下转移　　病历号：1727

梁某，女，35 岁，2015 年 3 月 5 日初诊。主诉：右乳腺癌术后 1 年余，右腋窝淋巴结清扫术 1 月余。该患者自行发觉右乳肿物，于 2013 年 5 月 17 日就诊于哈尔滨医科大学附属第三医院，行右乳单切术 + 前哨淋巴结活检术，术后化疗 4 周期 。2015 年 1 月 26 日复查发现右腋下肿物，后行右腋窝淋巴结清扫术。现患者饮食二便尚可，寐差多梦，偶有耳鸣，舌暗红苔薄，左脉细略弦，尺弱，右脉弦细略数，尺弱。辅助检查：生化：CREA：47.0，血常规：BASO：2.00%；BASO：0.09%，凝血：Fbg：1.88，超声（哈尔滨医科大学附属第一医院 2015 年 1 月 22 日）提示：双乳乳腺增生，右腋下淋巴结肿大（不排除转移可能），肝结节性占位。病理结果：右腋下淋巴结转移低分化癌。

（1）处方：黄芪 40g，柴胡 15g，夏枯草 25g，白芍 15g，白术 15g，茯苓 15g，半夏 15g，白英 15g，莪术 15g，姜黄 15g，黄药子 10g，焦山楂 20g，鸡内金 20g，郁金 15g，太子参 15g，元胡 20g，甘草 5g，夜交藤 30g，珍珠母 15g。

（2）14 服，水煎服，一付药煎汁约 400～500ml，每日早晚各服用 1 次。

（3）按：刘松江教授认为该患者素体正气不足，加之职业原因，长期情志不舒，故肝气郁结，肝血瘀滞，日久发展为乳腺肿瘤。肿瘤形成以后，损伤患者正气，消耗患者阴精，加重患者正气不足，致精血亏虚，患者又进行了多次手术及放化疗治疗，正气更伤，脾胃功能也受到损伤。而这些虚损之证又加重了气郁血瘀，为肿瘤的生长提供了环境。现患者处在一个虚实夹杂，本虚标实的情况，故现在应该全面的考虑患者病情，扶正与祛邪兼顾，保证祛邪而不伤正，扶正而不留邪，故选用乳癌方，方中黄芪、白术、茯苓、焦山楂、鸡内金、太子参补气健脾，消食化积，以补益后天之本、一身之气，气为血之帅，一身之气得补，则一身之血得行；以白芍、夜交藤、珍珠母养血安神，患者气血得复，饮食恢复，睡眠得安，则正虚之本得到改善，又以柴胡、夏枯草、半夏、莪术、姜黄、黄药子、郁金、元胡行气活血、散结消徵，白英抗癌解毒，诸药配伍，补气且行气，健脾且疏肝，活血且养血，消徵且散结，可使患者正气强盛，阴阳平衡。

2015 年 3 月 19 日二诊：舌暗红苔薄，右脉弦数略沉尺脉弱，左寸弱，足冷，心悸。

（1）处方：上方甘草换为炙甘草 15g，加陈皮 15g，砂仁 15g，牛膝 15g，肉桂 10g。

（2）14 服，煎服法同前。

（3）按：刘松江教授认为，患者出现足冷，则是由于肝肾亏虚，气血运行不畅，阳气不通，不能温煦四肢引起的，故增加肉桂补火助阳，温经通脉，牛膝补益肝肾，引火下行；同时佐以陈皮理气健脾，砂仁化湿行气，既可鼓舞脾胃行气，又可防止温热之肉桂滋生胃火；患者出现心悸，将生甘草换为炙甘草15g，则合《伤寒论》炙甘草汤之意，治疗心动悸，二则调和诸药。而现代药理研究表明，肉桂有扩张血管，促进血液循环的作用。故四药配合使用，综合调理，效果良好。

2015年4月2日三诊：舌暗红，苔薄白，脉细数略弦，尺脉弱，睡眠中常惊醒。

（1）处方：上方加酸枣仁15g，远志15g。

（2）21服，煎服法同前。

（3）按：因患者睡眠中常惊醒，故刘松江教授增加酸枣仁、远志以镇静安神、养心益肝，保证患者睡眠质量。

2015年4月30日四诊：舌红苔薄白，右脉弦细略数关弱，左尺弱，纳可，足冷缓解，仍有睡眠中常惊醒。

（1）处方：上方减肉桂，珍珠母用量增加为30g，加龙眼肉20g，柏子仁15g。

（2）28服，煎服法同前。

（3）按：因患者足冷好转，故去温热之肉桂，防其长期服用增加患者脾胃运化的负担。然患者仍然出现睡眠中常惊醒，多是由于气血生化无源，血不归经，血不养心所致，故在上方的基础上增加柏子仁、龙眼肉养心养血安神，珍珠母镇精安神。

2015年6月4日五诊：舌暗红尖甚，苔薄，脉沉弦略细，尺弱，右侧偏头痛，以前额、枕后疼痛为主，脚凉明显减轻。

（1）处方：上方元胡用量增加为25g，加蔓荆子15g，白芷15g。

（2）21服，煎服法同前。

（3）按：因患者出现头痛，考虑可能由于外感风寒引起的，故用白芷，辛散温通，长于止痛，且善于治疗足阳明胃经头痛，《本草纲目》云："白芷，治鼻渊……眉棱骨痛。"配伍蔓荆子、元胡增强其行气止痛之力。

2015年7月2日六诊：舌暗红尖甚，右脉细数略弦，左脉细，头痛及脚凉均有好转，夜寐多梦，二便可。

（1）处方：上方减柏子仁，加合欢皮20g。

（2）14服，煎服法同前。

（3）按：患者诸症好转，二便正常，但夜寐多梦，多由情志不畅，肝郁气滞，郁而化热，热扰心神所致。然柏子仁重在润肠通便，安神，故减去柏子仁，酌加偏于解郁安神的合欢皮。如《本经》所云："主安五脏，和心志，令人欢乐无忧。"且合欢皮还有抗肿瘤的作用。

2015年7月16日七诊：患者一般状态良好，无不适症状，刘松江教授嘱咐患者继续服用上方14付，巩固治疗，定期复查，若有不适，及时就诊。

2015年8月6日八诊：舌红苔薄，脉弦细略数，尺弱，睡眠较差，入睡困难，经行头痛，偶有便秘。
辅助检查：彩超（2015年7月15日，哈尔滨医科大学附属第三医院）：肝结节性占位，大小为18mm×7mm（考虑血管瘤的可能），右乳保乳术后，左乳乳腺增生。

（1）处方：黄芪40g，柴胡15g，夏枯草25g，白芍15g，白术15g，茯苓15g，半夏15g，焦山楂 20g，莪术 15g，太子参 15g，元胡 20g，鸡内金 20g，姜黄 15g，黄药子 10g，炙甘草 15g，白英 15g，夜交藤 30g，珍珠母 15g，陈皮 15g，砂仁 15g，牛膝 15g，酸枣仁 15g，远志 15g，龙眼肉 20g，蔓荆子 15g，合欢皮 20g，生地 15g，百合 15g。

（2）28 服，煎服法同前。

（3）按：患者入睡困难，便秘舌红，脉数，刘松江教授考虑患者有阴虚内热之象，故加生地滋阴清热，百合滋阴、养心安神，则合《金匮要略》百合地黄汤之意，且生地为补血良剂，可改善患者血虚之证。

2015 年 9 月 24 日九诊：舌尖红，脉弦略细，右关弱，左寸弱，盗汗。

（1）处方：上方加煅龙骨 30g，煅牡蛎 30g。

（2）14 服，煎服法同前。

（3）按：龙骨归心、肝经，牡蛎归肝、胆、肾经，即两者俱归于肝经，均有平肝、补肝之用；龙骨味辛以开破癥瘕坚积，牡蛎味咸以软坚散结，两者配伍且皆为煅制取其收敛固涩之意。刘松江教授认为患者盗汗多由长期放、化疗后，肝肾亏虚，阴虚内热，故酌加煅龙骨、煅牡蛎收敛固涩以敛汗。

2015 年 10 月 17 日十诊：因患者病情稳定，刘松江教授嘱咐患者继续服用上方，21 付，煎服法同前，若有不适，及时就医。

2015 年 11 月 19 日十一诊：舌红苔薄白，少津，脉弦细略数，尺弱，头痛已愈，腰酸痛。

（1）处方：上方炙甘草减量为 10g，去蔓荆子，加狗脊 10g。

（2）28 服，煎服法同前。

（3）按：患者乳腺癌术后 3 年余，近三个月患者坚持口服刘松江教授中药治疗，效果明显，反应病情较为稳定。因患者头痛已愈，腰酸痛，故刘松江教授减去祛风止痛之蔓荆子；增加狗脊补肝肾，强筋骨。

2016 年 1 月 21 日十二诊：舌红尖甚，苔薄，脉弦细略数尺弱

（1）处方：黄芪 40g，柴胡 15g，夏枯草 25g，白芍 15g，白术 15g，茯苓 15g，半夏 15g，焦山楂 20g，莪术 15g，太子参 15g，元胡 20g，鸡内金 20g，姜黄 15g，黄药子 10g，炙甘草 10g，白英 15g，夜交藤 30g，珍珠母 15g，陈皮 15g，砂仁 15g，牛膝 15g，酸枣仁 15g，远志 15g，龙眼肉 20g，蔓荆子 15g，百合 15g，狗脊 10g。

（2）28 服，煎服法同前。

（3）按：患者长期坚持服用中药治疗，均以本方随证加减，每半年复查，身体情况良好，无明显不适主诉。

2016 年 10 月 15 日十三诊：舌红略暗苔薄白，牙龈出血，右脉弦细略沉尺弱，纳少，触诊腋下淋巴结无肿大。

（1）处方：黄芪 40g，柴胡 15g，白术 20g，白芍 15g，茯苓 15g，莪术 15g，鸡内金 20g，焦山楂 20g，太子参 25g，元胡 20g，香附 10g，夜交藤 30g，法半夏 15g，甘草 5g，陈皮 15g，珍珠母 15g，砂仁 15g，牛膝 15g，龙眼肉 20g，生地 15g，狗脊 10g，夏枯草 25g，煅龙骨 30g，煅牡蛎 30g，山药 30g，山茱萸 30g，神曲 15g，麦芽 15g。

（2）21 服，煎服法同前。

（3）按：患者纳少，脾胃功能受损，故增加法半夏健脾和胃，神曲、麦芽、焦山楂组成"焦三仙"

共奏健脾消食，消积化滞之效。

2018年8月6日十四诊：舌红略紫苔薄白，右脉细数略弦尺脉弱，左脉弦细。

（1）处方：上方加姜黄 15g，黄药子 10g，桂枝 15g，枳实 15g，去香附，龙眼肉，酌加黄芪用量为 60g。

（2）14 服，配成水丸，分早晚服用。

（3）按：患者自述坚持口服刘松江教授之中药汤剂治疗，状态良好，饮食、睡眠、二便均较正常。仅近期有所不适，故来就诊。刘松江教授通过望、闻、问、切四诊合参，充分了解患者病情。酌加大量黄芪补气健脾、姜黄、黄药子活血化瘀、消痈解毒，桂枝温通经脉、温阳，枳实疏肝、行气健脾，制成水丸，嘱咐患者长期服用，定期复查，随访至今，病情稳定。

总之，刘松江教授强调乳腺癌术后的治疗，不能一味地攻邪、抗癌解毒；多数患者术后正气严重不足，脾胃受损。故处方用药应攻补兼施。且刘松江教授认为乳腺癌的发生多是由气郁、痰浊、瘀血、热毒等邪气的基础上，产生因虚致实、因实而虚、虚实夹杂的病理过程，故临床上遣方用药应从整体出发，辨病与辨证结合，达到充分改善患者症状与抗病状态，延长患者生命周期的目的。

十一、预防与调护

（一）预防

乳腺癌是常见的严重威胁女性健康的恶性肿瘤。为了更好地应对其发生，需要做好预防工作。在西医学方面主要集中于研究控制危险因素来减轻发病率，其三级预防体系亦逐步成熟。由于乳腺癌的病因学复杂，发病机制尚不明确，目前乳腺癌的预防尤其是一级预防尚处于探索阶段。

1.一级预防

是指针对病因的预防。其目的在于预防或延缓乳腺癌发病，乳腺癌的确切病因尚未明确，故真正有效用于乳腺癌一级预防手段极为有限，主要是通过积极开展卫生宣教，普及防癌知识，提高妇女的防癌意识。

2.二级预防

是指早期发现及时治疗，早发现并及时治疗是可以治愈的，实现二级预防的主要手段就是在无症状的自然人群中进行以早期发现癌症为目的的普查工作。目前一般将普查对象确定在 35 岁以上的妇女，检查方式仍以体检，B 超，钼靶 X 线乳腺摄影为主，可发现 45% 的早期乳腺癌。

3.三级预防

是指对乳腺癌的积极干预和治疗，以达到改善生存质量，延长生存期的目的。

在中医领域，"未病先防"具有悠久的历史和深厚的积淀，其大量而有效的临床实践，是中医治未病理论重要部分。刘松江教授将"未病先防"思想应用于乳腺癌领域，对预防乳腺癌有重要意义。这与一级预防和二级预防有诸多相似之处。在乳腺癌发生之前，以"未病先防"为指导，针对可能会引发疾病的诸多危险因素，采取适当措施以阻断或延缓疾病的发生。充分运用中西医的最新研究成果，中西医结合治疗乳腺癌，优势互补，互相融合，从源头上预防乳腺癌的发生。

（二）调护

1.合理膳食，饮食有度

乳腺癌的发生与脾胃功能失调密切相关。脾为后天之本，主运化，受盛水谷，输布精微物质至五脏六腑。若脾胃健旺，则"四季脾旺不受邪"，正气充盈，防御能力强，可以有效的阻止邪气侵入。反之，若饮食不节，偏嗜肥甘厚味，且饮酒不知节制，则易导致脾胃湿热内蕴，从而影响冲任运化，并可引发气滞血瘀，日久则痰湿聚酿成毒，积聚于乳而成癌。

因此，饮食要定时、定量、结构要合理。定时定量的饮食习惯可以保证人体消化有节律的进行，脾胃功能得到固护，且有利于维持平衡状态。《吕氏春秋·季春纪·尽数》云："食能以时，身必无灾。"《素问·痹论》说："饮食自倍，肠胃乃伤。"饮食过量，在短时间内大量地进食，容易对脾胃正常的消化能力造成严重影响，可能导致食滞胃肠难以消化的后果，进而引发疾病。而合理的饮食结构可以滋养五脏，促进健康。中医学认为辛辣伤气，寒冷伤阳，有些水果蔬菜性寒，有些果蔬则性温，故应选择时令果蔬，平衡阴阳。合理膳食需注重辨证饮食和三因制宜。根据人体不同的体质、所处地点、季节合理用膳。因此，调整膳食结构达到营养均衡，培养合理的饮食习惯，不仅能够固护脾胃功能，也是乳腺癌未病先防的重要环节。

预防乳腺癌，饮食调节很重要，健康饮食原则为饮食多样化，选择低脂肪、低盐、低糖膳食，控制脂肪的摄入量，粗细粮搭配，选择富含蛋白、纤维素、维生素、叶酸等易于消化吸收的食物。忌暴饮暴食，提倡少食甜品、少吃盐、少饮酒，限油腻、油炸、烧烤类食物。控制体重，尤其绝经后女性更应控制热量的摄入，减少脂肪堆积，方能使脾胃运化有度，中焦升降有权，乳腺疾病无从化生。

2.劳逸相宜，起居有常

患者应该顺应四时气候的变化，生活起居有节。劳逸相宜，则形体壮实，脏腑协调，气血充足，精力旺盛，抗御病邪能力强，同时避免其他疾病的发生。

3.调畅情志，心态平和

调畅情志，心态平和，保持心情舒畅是预防乳腺癌的重要措施，可以达到未病先防的目的。女性应避免过度紧张与焦虑情绪，提高面对现实和适应环境的能力，保持积极向上的心态，建立和谐融洽的人际关系。还可以通过向旁人倾诉、拓展兴趣爱好、加强体质锻炼来达到调整不良情绪的目的。做到以上几点，自可阻断乳腺癌中情志致病的重要一环，情志舒畅，则肝气舒、脾气顺、气血通、脉络畅，乳岩无以生。

（三）辨证膳食

药膳是以药物与食物相配合，经过烹调而形成的具有康复治疗作用的一种食疗方法。药膳食疗具有营养丰富、爽口美味、防治疾病、保健强身的特点，它充分发挥了药物与食物相配合的康复作用。乳腺癌患者应注意膳食结构，适当减少摄入脂肪。忌生南瓜、葱、母猪肉、蒜、醇酒厚味等助火生痰、有碍脾运的食物。宜食具有化痰软坚功效的食物。术后，可给予滋养气血、散结补虚之品，补益正气，提高免疫力，以利康复。乳腺癌放疗时，易伤阴耗气，宜服用滋阴、凉血、益气之品。乳腺癌化疗时，若出现恶心、呕吐等症状或白细胞减少的现象，可予和胃止呕、补气生血之品。

1.肝气郁滞证——玫瑰橘酒饮

【配方】青橘皮 20g，玫瑰花瓣 20g，青橘叶 20g、橘核 20g，黄酒 60g。

【制作方法】将玫瑰花瓣、青橘皮、橘核、青橘叶洗干净，共同置入黄酒中，加少许水混合，每日 1 剂，早晚饭后一小时温服，连续服用 10 天为一疗程。

【分析】方中玫瑰花性味甘、微苦、温，功善活血调经、柔肝健脾、解郁安神。青橘皮《本草纲目》言其性味辛、苦、温，功善破气消积、化痰除痞；青橘叶苦、辛、平，助青橘皮疏肝行气、消肿解郁、散结止痛。橘核《本草纲目》言其苦、平、无毒，归肝、肾经，理气散结止痛。黄酒既可矫味，又能活血通经，助药行其功用。全方共奏清热解毒，理气散结之功。该方主要用于乳腺癌早期，可供乳腺癌患者日常饮用。

2.毒热蕴结证——蜈蚣山甲海马散

【配方】蜈蚣 5 只，海马 2 只，炙山甲 50g，黄酒适量。

【制作方法】将蜈蚣、海马、炙山甲共同烘干，烘干后将其混合研磨成粉末状，黄酒调服，每天服用 3 次，每次 5g，连服 15 剂。

【分析】方中穿山甲《本草纲目》言其性味咸、微寒，功善解毒化脓、祛瘀消肿、活血通经。蜈蚣《本草纲目》言其辛温、有毒，归肝经，助山甲解毒散结；海马性味甘、温，补阳益气、温肾活血。黄酒推行药势，适用于中、晚期乳腺癌患者。

3.肝肾阴虚证——枸杞萸肉鸭

【配方】枸杞子 120g，山萸肉 60g，鸭 1 只，土茯苓 120g，油盐少许。

【制作方法】将鸭子宰杀后移去肠杂洗净，与枸杞、山萸肉、土茯苓共同放入锅中，加入水后，酌加盐、香油等调料炖烂，吃肉喝汤。

【分析】方中山萸肉《神农本草经》言其性味、酸、微温，入肝、肾经，功善收敛固涩、补益肝肾，对肝肾阴虚之证效佳；枸杞子甘、平，滋阴补血、养肝益肾；茯苓《神农本草经》言其甘、淡、平，入心、脾、肺、肾经，功善健脾和胃；鸭肉甘、寒，滋补阴液、益气强壮。全方共奏养肝理气、滋阴益肾、补血健脾之功。久病耗伤阴液，肝肾阴虚者可食。

4.气血两虚证——杏圆炖银耳

【配方】干银耳 30g，南杏仁 15g，北杏仁 6g，干桂圆肉 15g，冰糖 60g。

【制作方法】将银耳洗净，温水浸泡至发好，放入锅内先炖煮 1.5 小时。将干桂圆肉洗净，用清水泡 15 分钟左右。将杏仁洗净后放入开水中浸泡 20 分钟后，取出将皮去掉与杏仁，加入泡好的桂圆共同蒸 1 小时，再加入冰糖和煮好的银耳蒸煮 15 分钟即可。每日早晚饭后服用，可连服 2~3 周。

【分析】银耳《中国药学大辞典》言其性味甘、淡、平，入肺、胃、肾经，无毒，功善滋补生津、润肺养胃，为滋补佳品。南杏仁又名甜杏仁，甘、平、无毒，归肺、大肠经，功善润肺镇咳生津开胃。北杏仁苦、温、有小毒，功能消痰润燥。现代研究发现杏仁中富含维生素 B17，具有较强的抗癌能力。桂圆肉开胃益脾、养血安神，本品气味香甜、松软可口，为补益气血的美食补品。全方共奏扶正抗癌、补气活血之功。用于乳腺癌晚期患者。

（李　全）

第五节 胃癌

一、概述

胃癌是见于胃部上皮组织的消化道恶性肿瘤，也是最常见的消化道恶性肿瘤。胃癌的发病原因多与幽门螺旋杆菌感染、环境、饮食、遗传等因素有关，其发病年龄在近几年越来越趋于年轻化。临床常以上腹部不适或隐痛、食欲减退、恶心呕吐、上消化道出血、腹部包块等为主要表现，当胃癌发生转移后，还会出现腹水、咳血、呼吸困难、大便形态异常等症状。胃癌早期出现的症状较隐匿，容易被忽视，确诊率较低，大多数患者确诊时已处于中晚期，届时如果胃部肿瘤侵犯胰腺被膜时，可出现腰背部放射性剧烈疼痛，肿瘤破坏血管后，就会出现吐血、便血等症状。早期胃癌虽然经手术切除治疗提高了生存率，被治愈的概率超过了90%，而中晚期胃癌的治疗效果比起早期而言极其不理想，尤其是晚期胃癌出现转移后，5年生存率仅为5%~10%左右。

根据国际顶级医学期刊《JAMA Oncology》发布的一份全球癌症最新数据，癌症发病率排在前十位的分别为：气管、支气管和肺癌（TBL）、结直肠癌、乳腺癌、非黑素瘤性皮肤癌、前列腺癌、胃癌、肝癌、宫颈癌、白血病以及非霍奇金淋巴瘤。胃癌发病率虽然仅排第六位，但在2016年共有超过100万人发病，83.4万死亡例。全球每30多名男性、每80多名女性中就各有一名会在一生中患上胃癌。虽然胃癌的发病率低于其他癌症，但是它的死亡率极高。根据学者研究表明全球胃癌5年生存率最高的为韩国（57.9%）和日本（54.0%），奥地利、比利时、中国、意大利和德国介于30%~39%之间，丹麦和波兰的胃癌5年生存率相对较低，为18%~19%。

在我国，胃癌也是发病率和死亡率排名第三位的癌症，在我国每年约有17万人死于胃癌，几乎占全部恶性肿瘤死亡人数的1/4，且每年还有2万以上新发胃癌患者。在我国其发病率居各类肿瘤的首位。中国的胃癌发病率以西北最高、东北及内蒙古次之、华东及沿海又次之、中南及西南最低，如果再细分，根据一份研究表明：在我国，上消化道恶性肿瘤发病率与死亡率存在极其显著的地区差异，农村地区高于城市地区。食管癌高发区为河北省磁县、河南省林州市、山西省阳城县、山东省肥城市、江苏省扬中市和淮安市楚州区，我国胃癌发病率最高的3个地区为河北省涉县、山西省阳城县和江苏省扬中市，高发区与低发区发病率相差最高达17.1倍。胃癌死亡率最高的3个地区分别是河北省涉县、江苏省扬中市和四川省盐亭县，高发区与低发区死亡率可相差21.5倍。而与死亡率相反的是5年生存率。总之，胃癌一直是一种严重威胁人民身体健康的疾病。

从目前西医治疗胃部恶性肿瘤的结果看，手术治疗虽能将癌灶局部切除，使胃癌患者的病情得到明显改善，但没有从根本上消除癌细胞，癌细胞还有可能发展并重新复发或转移；手术后有时还会带来术后的功能障碍，出现一些新发症状；放射治疗后的反应和后遗症现象也是明显的；化学药物治疗对消化道和造血系统也有明显的影响。多种研究表明，中医药在此方面有独特的优势。经过观察发现，恶性肿瘤引起的各类症状服用中药后，常可获得一定改善，癌灶甚至变小或消失，但现阶段采用任何单一的治疗方法都常难以取得最佳的效果。因此，刘松江教授认为中西医结合治疗恶性肿瘤是目前较好的治疗方案，特别是对于中晚期胃部恶性肿瘤患者效果更好，恶性肿瘤的治疗目前已经进入了综合治疗的时代。

刘松江教授认为胃癌的发病机制多为饮食不节，情志失调，损伤脾胃，致使脾胃虚弱，运化失调，和降失司，则寒、湿、痰、瘀阻滞中焦，郁而化热，结聚成块，盘踞于胃而成。因此胃癌大体为本虚标实之病，内因与外因皆可导致本病的发生。内因主要与饮食、情志、素体亏虚有关，外因为机体日久受毒邪刺激，正邪相争，导致阴阳平衡失调，致使痰凝、湿聚、瘀血、热毒等病理产物积聚于胃脘部，日久成癌。刘松江教授认为使用中药，采取中西医结合治疗，可以相辅相成，因为西药的化疗药物对患者的身体正气损伤过大，而采取中医疗法可以补益患者正气。且中药治疗一般不会对身体产生新的破坏，在恶性肿瘤好转的同时，身体会逐渐得到恢复。

二、中医沿革

在古代医学中并无胃癌病名，胃癌最早症状描述史见于《黄帝内经》。有"胃反""胃脘痛""噎嗝""积聚""伏梁"等类似疾病记载。

早在1800年前，汉朝著名医学家，被后人称作医圣的张仲景，在《金匮要略·呕吐哕下利病脉证治》写道："朝食暮吐，暮食朝吐，宿谷不化，名曰胃反。"文中的胃反在临床上以脘腹痞满，朝食暮吐，暮食朝吐，吐出宿谷不化为主要表现。这是对胃癌所引起幽门梗阻时出现恶心呕吐类似症状的描述。"胃反"一词对后世影响较深，对其论述甚多。《诸病源候论》中记载有"荣卫俱虚，其血气不足，停水积饮，在胃脘则藏冷，藏冷则脾不磨，脾不磨则宿谷不化，其气逆而成胃反也，则朝食暮吐，暮食朝吐，心下牢大如……名为胃反"，这再次描述了"胃反"。明·赵献可《医贯·噎嗝论》曰："噎嗝者，饥欲得食，但噎塞迎逆于咽喉胸膈之间，在胃口之上，未曾入胃，即带痰涎而出……"病名噎嗝。《灵枢·五变》载："脾胃之间，寒温不次，邪气稍至，蓄积留止，大聚乃起。"指出积聚形成的病因。又如《素问·腹中论》有"病有少腹盛，上下左右皆有根……病名伏梁"，与胃癌出现腹部包块体征相类似，并指出该病不能治愈，预后差。《仁斋直指附遗方论》曰："癌者，上高下深，岩穴之状，颗颗累垂……毒根深藏，穿孔透里。"对"癌"有较为详尽的描述。隋唐时期，众多医家所指的"腹中积"、"脾积"即为胃癌。张锡纯的《医学衷中参西录》论胃病噎膈（即胃癌）治法及反胃治法中，用到了胃癌一词，并解释了胃癌的意思，曰："至西人则名为胃癌，所谓癌者，如山石之有岩，其形凸出也。"

晋·葛洪在《肘后备急方》卷四中记载有"凡癥坚之起，多以渐生，如有卒觉，便牢大自难治也，腹中癥有结积，便害饮食，转羸瘦"。对于胃癌发病、部分症状及恶病质进行了描述。而到了隋朝，巢元方所著作的《诸病源候论·五脏六腑病诸候》中的"脾气不足，则四支不用，后泄，食不化，呕逆，腹胀肠鸣"；"胃气不足，则饥而不受水谷，飧泻呕逆"也描述了胃癌的症状。宋代陈无择所著作的《三因极一病症方论》记载了许多类似现在胃癌的案例，"久积心腹痛者，以饮啖生冷果实，中寒不能消散，结而为积，甚则数日不能食，便出干血，吐利不定，皆由积物客于肠胃之间，遇食还发，名积心痛。及其脏寒生蛔致心痛者，心腹中痛，发作肿聚，往来上下，痛有休止，腹热涎出，病属不内外因"。其中的便出干血、吐利不定与现代医学中胃癌的呕吐、黑便一样。《医学正传·胃脘痛》云："致病之由，多由纵恣口腹，喜好辛酸，恣饮热酒，复餐寒凉生冷，朝伤暮损，日积月深……故胃脘痛。"清朝的尤怡在《金匮翼》中认为："积者，累积之谓，由渐而成，重而不移。聚者，聚散之谓，作止不常，痛无定所。故曰积者阴气，聚者阳气。"

关于本病的治疗，张景岳在《景岳全书》中已经详细记载了积聚的病因病机，并写出了积聚的四种治法："凡积聚之治，如经之云者，亦既尽矣。然欲总其要，不过四法，曰攻，曰消，曰散，曰补，四者而已。"

三、病因病机

（一）中医病因病机

《景岳全书》曰："积聚之病，凡饮食、血气、风寒之属，皆能致之，但曰积曰聚，当详辨也。盖积者，积垒之谓，由渐而成者也；聚者，聚散之谓，作止不常者也。由此言之，是坚硬不移者，本有形也，故有形者曰积；或聚或散者，本无形也，故无形者曰聚。诸有形者，或以饮食之滞，或以脓血之留，凡汁沫凝聚，旋成块者，皆聚之类，其病多在血分，血有形而静也"。《金匮翼》有云："积聚之病，非独痰食气血，即风寒外感，亦能成之。然痰食气血，非得风寒，未必成积。风寒之邪，不遇痰食气血，亦未必成积"。经云："卒然多食饮则肠满，起居不节，用力过度，则络脉伤，血溢肠外，与寒相搏，并合凝聚，不得散而成积，此之谓也，经论心肝肾皆有积，心曰伏梁，心下坚直，如梁木也。肝曰肥气，胁下气聚如复杯也。肾曰奔豚，往来上下如豚之奔也。又有伏瘕、疝瘕、瘕聚、血瘕。伏瘕者，伏结于内。疝瘕者，冲痛如疝。瘕聚者，聚散不常。血瘕者，血凝成瘕也。"所以刘松江教授认为胃癌的中医病因病机可以分为以下几点：

1.饮食不节是导致胃癌的重要因素

中国人有句古话是纵口欲而百病生，即饮食不节百病皆生。朱丹溪也曾在《格致余论》中言道："人身之贵，父母遗体，为口伤身，滔滔皆是，人有此身，饥渴洊兴，乃作饮食，以遂其生。彼味者，因纵口味，五味之过，疾病蜂起。"故疾病多从口中入，此谓病从口入。如过食生冷寒凉之物过多，则可引起脾胃受损，如果是冬季，嗜食肥甘厚味辛辣之品过多，也可损伤胃阴，《黄帝内经》也曾说过，"古之人，其知道者，法于阴阳，和于术数，食饮有节，起居有常，不妄作劳，故能形与神俱，而尽终其天年，度百岁乃去。今时之人不然也，以酒为浆，以妄为常，醉以入房，以欲竭其精，以耗散其真，不知持满，不时御神，务快其心，逆于生乐，起居无节，故半百而衰也"。所以正常的饮食与作息是长命百岁的奠基石，如果饮食不规律，则最终会导致多种疾病。同时《景岳全书.反胃》也记载："以酗饮无度，伤于酒湿，或以纵食生冷，败其真阳……总之无非内伤之甚，致损胃气而然。"所以，刘松江教授认为饮食不节是导致胃癌发病的重大因素，饮食不当不但会导致胃气损伤还会导致胃阴亏损，最后气阴两虚导致胃癌。

2.外感六淫，寒温失调与胃癌的发生密切相关

《巢氏病源》里面曾经记载过："积聚癥结者，是五脏六腑之气已积聚于内，重因饮食不节，寒温不调，邪气重沓，牢癥坚结者也。若久即成。"《灵枢·五变》也有过记载："如此，则肠胃恶，恶则邪气留止，积聚乃伤，脾胃之间，寒温不次，邪气稍至，蓄积留止，大聚乃起，由寒气在内所生也，气血虚弱，风邪博于脏腑，寒多则气涩，气涩则生积聚也。"宋代陈无择所著作的《三因极一病症方论》中也有："病者胃中寒，心下澹澹，四肢厥冷，食即呕吐，名曰寒呕。或因伤食多，致伤胃气，或因病曾经汗下，致胃气虚冷之所为也。"所以刘松江教授认为胃癌的发生与六淫病邪的侵袭有关。邪气久留人体，日久发为本病。

3.七情内伤是导致胃癌的另一重要因素

《素问》中指出："喜怒不节生乃不固。""怒伤肝、喜伤心、思伤脾、忧伤肺、恐伤肾"。所以情志内伤会使多种脏腑功能失调。同时《张氏医通·杂门》说："夫脱营者，营气内夺，五志之火煎逼为患，发则坚硬如石，破后无脓，惟流血水，乃百死一生之症。"《王旭高临证医案》记载道："心之积，名曰伏梁。得之忧思而气结也。居于心下胃脘之间，其形竖直而长。痛发则呕吐酸水，兼夹肝气。痰饮为患也。开发心阳以化浊阴之凝结，兼平肝气而化胃之痰饮。"也描述了情志对病情的影响。《养心延命录》中讲："静者寿，躁者夭。"说明了情志失调会导致病情恶化，所以刘松江教授认为"百病皆生于气"，情志内伤是胃癌发生的重要致病因素，由于情志内伤会让气血运行失调，也会使经络阻塞，最后导致胃失和降，脾失健运，脾胃失和，痰邪气滞血瘀，热毒郁结于胃，最后积聚成块而发病。

4.脾胃虚弱是胃癌发生的重要内因

《景岳全书》中描述"脾胃不足及虚弱失调之人，多有积聚之病"。说明肿瘤的产生与脾胃虚弱密切相关。隋朝·巢元方的《诸病源候论》中也提到了脾胃虚弱对积聚产生的影响："脾之积，名曰痞气。在胃脘，覆大如盘，久不愈，令人四肢不收，发黄疸，饮食不为肌肤。以冬壬癸得之，何以言之？肝病当传脾，脾当传肾，肾冬适王，旺者不受邪，脾欲复远肝，肝不肯受，故留结为积，故知痞气以冬得之也。"《病原论》也描述了由于脾胃虚弱引起的呕吐："病由脾胃虚弱呕吐者，皆由脾胃虚弱，受于风邪所为也。若风邪在胃则呕。膈间有停饮，胃内有久寒，则呕而吐。其状长太息，心里澹澹然，或烦满而大便难，或溏泄，并其候。"《张世医通》中也有记载："反胃系真火式微，胃寒脾弱，不能消谷，朝食暮吐，暮食朝吐，或一两时而吐，或积至一日一夜，腹中胀闷不可忍而复吐。"虽曰脾胃虚寒，然致病之由，必有积滞于内。张璐撰认为反胃与脾胃虚寒密不可分，而胃癌的主要症状就有反胃。所以刘松江教授认为脾胃虚弱则会完谷不化，久则灼伤胃阴；脾气虚日久，致使脾胃阳气皆虚，最终导致肾阳虚弱，脾胃失于肾阳温煦，虚寒内生，阳气不足无以化气行水，则气滞、痰阻、瘀血相互凝结，积聚为块形成肿瘤。

5.痰浊凝聚、瘀血阻滞是胃癌最常见的病理因素

《医林改错》中载："结块者，必有形之血也，血受寒，则凝结成块，血受热，则煎熬成块。"所以刘松江教授认为，瘀血积聚于胃，导致机体气机阻滞，脉络不通，积瘀为癌。患者常出现胃脘疼痛拒按、腹部肿痛、大便变黑、全身瘀斑瘀点、脘部积块、纳呆、脉弦涩，这是气滞与血瘀互结所致。

关于痰与胃癌的关系，《简明医彀》描述道："胃脘痛者，两寸脉弦滑，胸有留饮。关脉弦急，将成翻胃，沉涩为郁。总不外痰火二字。"《赤水元珠（四库本）·卷六·停饮门·痰饮》也有记载道："人之停饮留于胃脘，皆由胃气虚弱，饮水饮酒不能传化，结为痰饮。行疾而漉漉有声者，自有癖囊。在胃内饮水，则渗入停蓄于其间，其状若胞囊，不可速去，然亦不。"描述了痰与胃癌密不可分的关系。而《丹溪心法》曰："凡人身上、中、下有块者，多是痰，痰之为物，随气升降，无处不到。"沈金鳌《杂病源流犀烛》载："痰之为物，流动不测，故其为害，上至巅顶，下至涌泉，随气升降，周身内外皆到，五脏六腑皆有。"则反映了痰邪致病具有多变性、多发性、流动性、随意性的特点。所以刘松江教授认为：胃癌与痰浊是不可分离的，"百病多为痰作祟"，脾失健运，津液分布失常，肺失通调水道，津液不能布散全身，肝失疏泄，三焦运化失常，肾不能调节水液代谢，则津液积聚为痰，凝结于胸腹，停滞于胃肠，久久为之，则形成积聚，最后成为胃癌。

综上所述，刘松江教授认为积聚的发生多与七情内伤、饮食不节、脾胃虚弱、外感六淫、瘀血阻滞、痰浊凝聚等有关，以上几种原因常交错夹杂，混合致病，最后导致五脏失和，气血受损，气机阻滞、瘀血内结，或与痰湿相互夹杂，形成积聚。刘松江教授根据其多年的临床工作经验，认为胃癌发病时间较其他疾病稍缓慢，往往发现时就已经中晚期了，患者症状早期不同于其他癌症，胃癌早期症状可以没有任何症状。当出现胃部疼痛、嗳气作胀、纳呆、大便变黑的时候，就可能是胃癌早期表现了。胃癌病位在胃，但与肝、脾、肾等脏关系密切，胃与脾相表里，脾为胃行其津液，若脾失健运则酿湿成痰，阻于胃腑；胃气以降为顺，以通为用，其和降有赖于肝气之条达，肝失条达则胃失和降，气机郁滞，进而可以发展为气滞血瘀，日久形成积块；中焦脾胃有赖肾之元阴、元阳的濡养、温煦，若肾阴不足，失于濡养，胃阴不足，胃失濡润可发为胃癌，或肾阳不足，脾胃失于温煦，虚寒内生，阳气不足无以化气行水，则气滞、痰阻、瘀血变证丛生。初期痰气交阻、痰湿凝滞为患，以标实为主；久病则本虚标实，本虚以胃阴亏虚、脾胃虚寒和气血两虚为主，标实则以痰瘀互结多见。故积聚痼结者，是五脏六腑之气已积聚于内，重因饮食不节，寒温不调，邪气重沓，牢痼盘结者也。若久即成症。

（二）西医病理生理

胃癌的发病机制从西医方面可以分为以下几点：

1.与环境和饮食有关

相关研究证明：多吃水果可以降低胃癌发生，相反，如果长期摄入含有硝酸盐的食物如咸菜、香肠、皮蛋、泡菜等食物就会使患胃癌的概率大幅度提升。21世纪的人，由于食用盐的普及，许多患者都高盐饮食，但是摄入过量的高盐食物后，因食盐的渗透压高，对胃黏膜会造成直接损害。高盐食物会使胃酸分泌减少，并抑制前列腺素E2的合成，而前列腺素E2具有提高胃黏膜抵抗力的作用，这样就使胃黏膜易受损而产生胃炎或胃溃疡。同时高盐及盐渍食物中含有大量的硝酸盐，它在胃内被细菌转变为亚硝酸盐，然后与食物中的胺结合成亚硝酸胺，具有很强的致癌性。

胃癌近几年越来越趋于年轻化，其中与年轻人爱吃烧烤等食物分不开，烟熏及油炸可使食物产生多环芳香烃类化合物，其中3，4-苯并芘与胃癌的发生有关。苯并芘属于致癌性非常强的致癌物质。在烧烤的过程中，生肉中的脂肪颗粒在炭火的高温作用下溶解液化，形成脂肪滴滴落在烤炉中，脂肪焦化通过热聚合作用与蛋白质结合，形成苯并芘。烧烤的时候会反复旋转肉签，苯并芘大量附着于木签或铁签上，人们进食的时候会大量食入苯并芘。另外，食物在被烤糊的时候会产生极大量的苯并芘，因此烤糊的食物致癌危险性更大，此外经研究表明，因为烧烤食物温度往往比较高，而人们在吃烧烤的时候往往喜欢喝啤酒并佐以辣椒等刺激性调料，过烫的食物、刺激性的辣椒面以及酒精对胃黏膜都是损伤性因素，长期养成此不良饮食习惯易造成胃黏膜慢性损伤进而引起糜烂性胃炎、消化性溃疡等，胃黏膜反复损伤修复过程中有可能会发生肠上皮化生及不典型增生等癌前病变甚至有可能发生良性溃疡恶变，提高了罹患胃癌的可能。

2.与HP感染有关

HP抗体阳性人群发生胃癌的概率远高于阴性人群。HP是指幽门螺杆菌。幽门螺杆菌寄生在胃黏膜组织中，高达90%以上的十二指肠溃疡以及70%左右的胃溃疡是由幽门螺杆菌引起的。同时幽门螺杆菌是慢性胃炎的主要致病菌，因为在慢性胃炎患者人群中筛查，有90%～95%的人都是幽门螺杆菌阳性，远远高于其他人群。因此幽门螺杆菌已被世界卫生组织列为一级致癌物。

首先，幽门螺杆菌能在胃黏膜局部分解尿素产生氨，氨对局部黏膜产生伤害，氨本身具有刺激性，同时 PH 值也发生改变，从而对局部黏膜产生伤害；其次，它能产生毒素，对周围的胃壁细胞产生伤害，导致胃的慢性炎症，最后可导致胃细胞萎缩甚至肠化，最后引起胃癌。而经研究表明，清除幽门螺杆菌可以将患胃癌的风险减低 39%，所以尽早发现幽门螺杆菌是很重要的。目前最流行的测试幽门螺杆菌是否感染的实验有 C13 呼气试验、C14 呼吸试验、金标尿素酶检测、快速尿素酶法等。因此刘松江教授认为，患者及时在早期发现幽门螺杆菌感染，并采取适当的措施，对预防和控制胃癌有重大意义。

3.与遗传因素有关

虽然目前尚不确定癌症是否有遗传倾向，但根据国内外众多研究报告可知，胃癌在家族中并非按机会均等的概率分布，而是呈现明显的家族聚集现象，胃癌家族发病率是正常人群的 2～3 倍，例如著名法国将军拿破仑家族，拿破仑的爷爷、父亲、三个妹妹，甚至包括拿破仑自己都死于胃癌。因此虽然无法确定胃癌是不是遗传性疾病，但胃癌具有显著的家族聚集性，存在胃癌相关基因缺陷，可见胃癌家族史是胃癌发生的重要危险因素。所以刘松江教授建议如果一个家族中有许多人都有胃病，那么建议这个家族成员应该定期体检，行胃镜检查。

4.与癌前状态有关

世界卫生组织将癌前期病变称为癌的前兆变化，其又可分为癌前状态和癌前病变两个概念。癌前状态是一个临床概念，指一些发生癌变危险性增加的临床疾病，如慢性萎缩性胃炎、胃溃疡、胃息肉等易发展成胃癌的疾病。癌前病变是一个组织病理学概念，指相应的病理变化比正常组织或其他病理改变更易发生癌变，如胃黏膜上皮异型增生、肠腺化生、宫颈上皮异型增生与乳腺导管异型增生等。

（三）西医病理分型

1.胃癌的大体类型

目前医学大致采用的是 Borrmann 氏分类，一般分为 4 个类型：

（1）BorrmannI 型（息肉样癌）多见于胃的远侧 1/2，多为单个，偶尔亦可多个（多中心性）。

（2）BorrmannII 型（溃疡型癌）：与周围黏膜分界清楚，周围黏膜无肉眼可见的癌浸润表现。在良性活动期溃疡或肉瘤溃疡，有时亦可见到本型胃癌的某些特征，需靠活检和细胞学检查明确其性质。

（3）BorrmannIII 型（溃疡浸润型癌）：本型与 II 型胃癌的区别在于 II 型癌境界清楚，周围黏膜无肉眼可见的癌浸润。

（4）BorrmannIV 型（弥漫浸润型癌）：病变可以较局限，亦可极广泛（皮革胃）。癌肿与邻近的正常黏膜境界不清。病变处胃壁增厚、僵硬，局部蠕动消失，充气不张，以致胃腔狭小。

2.胃癌的组织学类型

胃癌根据组织结构可分为 4 型。

（1）腺癌：包括乳头状腺癌、管状腺癌与黏液腺癌，根据其分化程度分为高分化、中分化与低分化 3 种。

（2）未分化癌。

（3）黏液癌（即印戒细胞癌）。

（4）特殊类型癌：包括腺鳞癌、鳞状细胞癌、类癌等。

四、临床表现

胃癌的病变由小到大，由浅到深，从无转移到有转移是一个渐进性过程，因此早期、进展期乃至晚期各阶段之间其实并无明显界限。不仅如此，胃癌各期之间的症状常有时有很大交叉，例如有些患者的病变已经是进展期，但是胃癌的症状却不明显，而有些胃癌的病理期虽处早期但是已经有了较为明显的症状，也有些患者是因为出现了器官转移的症状或合并症就诊进而确诊的。

1.早期胃癌

早期胃癌是指癌组织限于胃黏膜层及黏膜下层，不论其范围大小和有无淋巴结转移。早期胃癌多无症状，部分患者可有消化不良症状。因为早期胃癌症状及其不明显，即使出现了临床症状，患者也会因为症状轻微而不予以重视。

一般早期胃癌可能会出现反复腹泻和便秘，便秘和腹泻对于现在的人来说很是常见的症状，然而如果总是出现腹泻和便秘的症状，应该引起重视。胃癌的早期症状就是便秘和腹泻反复出现，这是由于胃部的消化功能出现异常，影响到食物的消化和吸收，也影响到了肠道的吸收功能。有些患者还会出现厌食症状，早期胃癌损伤胃部后，会影响到人体的进食。其中胃损伤影响到食物的消化和吸收后，很多人都会出现明显的食欲下降，从而导致饮食减少，出现体重下降的现象。有时候不明原因引起的体重下降并不一定是好事，这有可能是糖尿病或者胃癌等疾病造成的，应予以重视。

2.胃癌进展期

进展期胃癌指癌组织浸润到黏膜下层，进入肌层或已穿过肌层达浆膜者。一般到了这个时期，患者的症状就会比较明显了。主要表现为：

（1）腹痛：腹部疼痛为胃癌最常见症状之一，当胃癌发展扩大，尤其在浸润穿透浆膜而侵犯胰腺或横结肠系膜时，可出现持续性剧烈疼痛，并向腰背部放射。极少数癌性溃疡穿孔的患者也可出现腹部剧痛和腹膜刺激征象。

（2）恶心呕吐：恶心呕吐也是胃癌较常见的症状之一，早期即可发生。胃窦部癌也可出现幽门梗阻的症状。

（3）呕血和黑便：癌肿表面形成溃疡时，则出现呕血和黑便。1/3胃癌患者经常有小量出血，多表现为大便潜血阳性，部分可出现间断性黑便，甚至大量呕血。

（4）咽下困难：随着胃部肿瘤逐渐长大，可出现梗阻症状，贲门或胃底癌可引起下咽困难，胃窦癌引起幽门梗阻症状。

（5）上腹部包块：腹腔肿物常见于腹腔脏器的良恶性肿瘤，由于组织的不正常的增生常在所在部位形成包块，如胃癌、胰腺癌常在上腹部见到肿块。

3.胃癌转移

当胃癌发展到晚期后，胃部肿瘤就会开始向外转移。胃癌细胞从门静脉或者体循环向身体其他部位传播，形成转移灶，这是血行转移。常见转移的器官有肝、肺、胰、骨骼等处，以肝转移为多，同时常见的胃癌转移还包括：直接浸润贲门胃底癌易侵及食管下端，胃窦癌常侵及十二指肠部位。腹膜种植转移：当胃癌肿块突破至浆膜外后，肿瘤细胞脱落、种植在腹膜和脏器浆膜上，形成转移结节。直肠、膀胱处的胃癌转移是胃癌末期的症状。胃癌向直肠转移的肿块，经由直肠指检可以确诊。女性胃癌患者可发生卵巢转移性肿瘤。淋巴转移是胃癌最为常见的转移方式。胃癌的淋巴结转移率和癌灶的浸润深度呈正相关。胃癌的淋巴结转移一般来说是循序渐进，但也可发生跳跃式淋巴转移，即最开始的第一步无转移而接下来的第二部有转移。晚期胃癌可经胸导管向左锁骨上淋巴结转移，也可以经肝圆韧带向前转移至脐部。不同的脏器转移可出现不同的临床表现：

（1）胃癌肝转移：右上腹痛、黄疸、腹水等。

（2）胃癌肺转移：反复咳嗽、咳痰、咯血、呼吸困难等。

（3）胃癌直肠转移：便血、大便异常、当侵犯尿道时还可能出现尿路刺激征等。

4.胃癌并发症

（1）出血：主要表现为消化道出血。胃癌的出血大多为少量出血，也可表现为大便隐血持续阳性。当肿瘤侵犯到较大血管，或者黏膜下层血管受到广泛浸润破坏时可发生大量呕血与黑便。

（2）幽门或贲门梗阻：胃窦部胃癌常合并幽门梗阻，表现为食后上腹部胀满、呃逆。查体上腹部见扩张之胃型、可闻及振水声。例如，如果病灶在贲门部就可发生进行性吞咽困难，严重梗阻者会出现烧心、胸骨后烧灼痛等，严重者甚至出现胃内容物反流进入气管，发生窒息而死亡。

（3）穿孔：多发生于幽门前区的溃疡型癌。癌肿穿孔致弥漫性腹膜炎，可出现腹肌板样僵硬、腹部压痛等腹膜刺激症状。

（4）原发灶直接浸润压迫胆总管，或肿大的淋巴结转移压迫胆总管，可发生梗阻性黄疸。大便呈陶土色。

五、临床分期

TNM 分期系统是目前国际上最为通用的肿瘤分期系统。首先由法国人 Pierre Denoix 于 1943 年至 1952 年间提出，后来美国癌症联合委员会（AJCC，American Joint Committee on Cancer）和国际抗癌联盟（UICC，Union for International Cancer Control）逐步开始建立国际性的分期标准，并于 1968 年正式出版了第 1 版《恶性肿瘤 INM 分类法》手册。目前已经成为临床医生和医学科学工作者对于恶性肿瘤进行分期的标准。

第 I 期，指无淋巴结转移的表浅型胃癌，或肿瘤虽已侵及肌层但不超过一个分区 1/2 者；

第 II 期，指有第一站淋巴结转移的表浅癌、T2 和 T3 癌，没有淋巴结转移的 T3 癌也属此期；

第 III 期，指有第二站淋巴结转移的各种大小肿瘤，或仅有第一站淋巴结转移甚或无淋巴结转移的肿瘤大小已超过一个分区者；

第 IV 期，凡伴有第三站淋巴结转移或远处转移的，无论肿瘤大小，均属此期。

六、诊断要点

1.症状体征

早期胃癌可无任何体征。中晚期胃癌的症状以上腹压痛最为常见。1/3 患者可扪及上腹部肿块，质地坚硬但是形状不规则，有压痛。胃癌转移到淋巴结，导致左锁骨上淋巴结肿大。癌症晚期多有发热，多呈恶病质。胃癌的伴癌综合征包括血栓性静脉炎、黑棘病和皮肌炎，可有相应的体征。

2.诊断依据

（1）0岁以后开始出现中上腹不适或疼痛，无明显节律性，并伴明显食欲不振和消瘦者。

（2）中年以上患者，出现不明原因贫血、消瘦和大便隐血试验持续阳性者。

（3）胃溃疡患者，经严格内科治疗而症状仍无好转者。

（4）慢性萎缩性胃炎伴有肠上皮化生及轻度不典型增生，经内科治疗无效者。

（5）X线检查显示胃息肉直径超过2cm者。

3.实验室检查

实验室检查早期可疑胃癌，如红血球压积、血红蛋白、红细胞下降，大便潜血阳性。血红蛋白总数低，白/球倒置等。水电解质紊乱，酸碱平衡失调等化验异常。胃癌的实验室检查种类繁多，主要有以下几种：

（1）血液检查，常有不同程度的贫血，血沉增快。一般血沉变快见于结核、风湿病、肿瘤等多种疾病。血清癌胚抗原（CEA）：正常值≤3.45μg/L。最初在结肠癌患者中发现CEA升高，后来发现在胃癌、尿道癌、卵巢癌、肺癌、胰腺癌、乳腺癌、甲状腺髓样癌、膀胱癌和宫颈癌患者中，有30%的患者血CEA升高。

（2）粪便潜血检查多持续阳性。正常人消化道胃肠黏膜上皮更新过程中每天约要丢失0.5~1.5ml的血液，这是正常生理性出血。但如果消化道的失血量每日大于2ml时，说明消化道存在病变性出血。如患者出现呕吐新鲜血液或咖啡色胃液、大便呈黑色柏油样或带鲜血时，称为显性出血。但当每天出血量小到5ml左右，通过化学试验才能检出的血液，称为大便隐性出血（FOB），简称大便隐血。通常这种少量不显著的消化道出血大便颜色正常，又因无明显的不适症状而不容易被发现，但它确实是消化道器质性病变的重要表现。因此，如果能及时检查大便隐血，就能早期发现消化道的器质性病变。

（3）胃液检查，胃液可混有血液或成咖啡色样的沉渣，胃酸缺乏，乳酸浓度的增高。

4.影像学检查

X线钡餐：X线表现气钡双重造影可清楚显示胃轮廓、蠕动情况、黏膜形态、排空时间、有无充盈缺损、龛影等，检查准确率近80%。Ⅰ型早期胃癌的隆起度＞5mm，直径在2cm左右，多为无蒂隆起病灶。在双造影时可表现为欠规则的类圆形隆起病灶，呈不规则环圈状，其表面正常，胃小区消失，在钡池内呈小的不规则类圆形充盈缺损，表面可有小结节。Ⅱ型早期胃癌非常表浅。Ⅱa型在X片上呈斑块状的隆起或结节；Ⅱb型表现为局部斑块胃小区的消失并伴小结节，周围可见胃小区粗糙不规则和破坏，有时病灶区可呈片状的涂抹样表现；Ⅱc型则表现为小片状很浅的斑块状凹陷，在对比造影时呈小的不规则浅洼积钡，周围可见小的指压迹和尖角症。Ⅲ型早期胃癌主要表现为小的不规则溃疡龛影，龛影周围可见不规则的杵状黏膜呈不规则纠集，可见融合、突出和中断，并见龛影附近的指压迹和小结节。若进行细致的观察，一般不难与良性溃疡鉴别。良性溃疡通常边缘光整、形态对称、柔软，黏膜皱襞形态规则、可达溃疡口部。

5.胃镜检查

胃癌通过胃镜检查主要有以下几点表现：①隆起型：主要表现为菜花状肿块突入胃腔，表面呈结节或分叶状，有浅表糜烂、充血、溃疡或污秽的苔覆盖，组织脆易出血；②溃疡局限型：主要表现为局限性溃疡，边缘有不规则的结节状增生，有僵硬感；或呈堤岸状增生隆起，与正常黏膜边界清楚，周围黏膜分界不清，溃疡的一方边缘常有不规则堤岸状隆起，另一方边缘无明显边界，周围黏膜有结节、凹凸不平、出血、糜烂及色泽改变等。此型最为常见；③弥漫浸润型：病变弥漫而广泛，由于癌肿在胃壁内浸润，胃黏膜呈粗糙而僵硬的改变，有浸润感，黏膜表面高低不平，有明显水肿或浅表糜烂，胃体腔狭小或扩张受限，蠕动减弱或消失，典型的病例有皮革样胃之称。

6.其余影像学检查

B超可了解周围实质性脏器有无转移。CT检查了解胃肿瘤侵犯情况，与周围脏器关系，有无切除可能。

七、治疗原则

西医治疗胃癌的方法目前首选依然是手术切除以及化疗，虽然对于早期胃癌的患者手术切除疗法无疑是最有效的，但对于中晚期胃癌的患者手术切除疗法的疗效远不及早期胃癌患者的疗效，尤其是越晚发现，患者五年内生存率越低，到了胃癌晚期，此时西医的治疗效果已经极为有限，甚至有部分医生和患者倾向于放疗和化疗，即便增加病人痛苦还是寄希望于身体康复而强行忍受，出现了"生命不息，化疗不止，死而后已"的惨痛局面。刘松江教授认为，肿瘤不是局部的疾病，而是全身病变伴随肿瘤的扩散和转移。许多晚期的肿瘤病人只是需要提高生活质量，而不是接受无休止的放疗、化疗，过度治疗忽略了"以人为本"而重视"以瘤为本"。中医治疗胃癌有其独特的方式与一定的疗效，通过对不同时期的胃癌辨证论治，与手术、放疗、化疗的配合治疗；术后及放疗后的康复治疗；防止患者病情复发。所以中医治疗癌症可以促进患者的康复，治疗时注意考虑全身的整体情况与局部癌肿的关系，通过"人瘤共存"的治疗方式，改善并提高患者的生存质量。

采取中西医结合治疗胃癌，效果反而比单纯使用西医治疗要好得多。刘松江教授认为中西医结合在胃癌的治疗上的优势大概有如下几点：中医注重标本兼治，对胃癌的治疗效果比单独西医治疗要稳定；中医治疗能增强人体免疫力，减轻西医治疗的毒副反应，中西医结合，优势互补，疗效比单一方法更好。中、晚期胃癌患者，大都体质虚弱，都有不同程度的气虚、血虚、脾胃虚弱的表现，故在治疗中注意中医八纲辨证，整体与局部的对立统一辨证关系，把中医辨证施治与西医抗癌治疗结合起来，同时发挥扶正与祛邪的作用，因此治疗时既要重视癌肿，也要重视人体抗癌能力的保护和提高，提高患者机体内在的抗癌能力。化疗药物主要作用于杀伤癌细胞；而中医中药在辨证论治的基础上，从整体观念出发，进行整体与局部兼治，这样二者有机的结合，更能提高疗效，加上许多中药可以提高西药的吸收率，同时抑制放化疗药物耐药性的产生，所以中西医结合治疗，对于胃癌的五年生存率有显著提升。

刘松江教授认为胃癌的病因病机分为饮食不节、外感六淫、七情内伤、脾胃虚弱、瘀血阻滞、痰浊凝聚，故刘松江教授认为本病多由气、痰、湿、血，相互瘀结，加上患者本身情志内伤与脾胃虚弱，外邪乘机而入，正如《难经》中写道："外中于寒，内伤忧怒，则气上逆，六俞不通，凝血蕴裹不散，津液涩渗，着而不去，积乃成已。"最后导致脾胃失调引起患者呕吐、黑便、胃痛等症状，故理气、化痰、燥湿、活血化瘀、调节情志是本病主要治标之法。随着病情的发展，部分患者出现胃热伤津、脾胃虚寒、气血两虚的症状，则应对症治疗，活血补气。胃癌病位在胃，因为瘀血阻滞、痰浊凝聚的缘故，多会使胃部气机运化不畅，正如《杂病广要》中提到："结者沉伏结强于内（按，此亦积，不须别立名）。然有得之于食，有得之于水，有得之于忧思，有得之于风寒，凡使血气沉滞留结而为病者，治须渐磨溃消，使气血流通，则病可愈矣。"所以在治疗中应始终重视调畅气机、行气活血化瘀。而到了胃癌的晚期，则需要注重患者的体质，这段时期需要扶正祛邪，补充胃气。只有胃气得充，脾气得健，才能使气血生化有源，也才能助药以祛邪。

八、中西医治疗

刘松江教授认为治疗胃癌还需要重视病人的心理调护，饮食有节，劳逸适度，情志舒畅，保持正气充沛，气血流畅，是预防积聚的重要措施。在血吸虫流行区域，要杀灭钉螺，整治疫水，避免感受虫毒。此外，黄疸、胁痛、疟疾、久泻、久痢等应及时治疗，病情缓解后，要继续清理余邪，疏畅气血，调肝运脾，防止邪气残留，气血瘀结成积。

（一）辨证施治

1.痰瘀阻滞型

【临床表现】腹部积块渐大，质地较硬，固定不移，时消瘦，时有寒热，女子或见月事不下隐痛或刺痛，纳谷减少，体倦乏力，舌质紫暗或有瘀点瘀斑，脉细涩。

【治疗原则】祛瘀软坚，兼调脾胃。

【中药汤剂】膈下逐瘀汤加减。

【药物组成】香附、乌药、枳壳、陈皮、当归、川芎、桃仁、红花、三棱、莪术、人参、白术、炙甘草。

【方药分析】香附、乌药、枳壳、陈皮疏肝理气宽中；当归、川芎、桃仁、红花活血祛瘀止痛；三棱、莪术活血软坚消积；人参、白术、炙甘草健脾扶正。本方活血祛瘀之品较多，因而逐瘀之力较强，止痛之功更好。本方中之甘草所以用量较重，一则是取其调和诸药，使攻中有制；二则是协助主药以缓急止痛，更好发挥其活血止痛之能。

【辨证加减】吞咽梗阻，腹满不食者，也可改用通幽汤破结行瘀，滋阴养血。积块疼痛甚者，加五灵脂、延胡索、佛手等活血行气止痛；痰瘀互结者，加白芥子、半夏、苍术等化痰散结。

2.肝胃不和型

【临床表现】腹中结块柔软，攻窜胀痛，时聚时散，脘胁胀闷不适，常随情绪波动而起伏，舌淡苔薄，脉弦。

【治疗原则】疏肝解郁、健脾养血。

【中药汤剂】逍遥散加减。

【药物组成】柴胡、当归、白芍、薄荷、香附、青皮、枳壳、郁金、白术、茯苓、生姜、甘草。

【方药分析】柴胡、当归、白芍、薄荷疏肝解郁；香附、青皮、枳壳、郁金行气散结；白术、茯苓、生姜、甘草调理脾胃。当归、白芍与柴胡同用，补肝体而助肝用，血和则肝和，血充则肝柔。诸药合用，使肝郁得疏，血虚得养，脾弱得复，气血兼顾，体用并调，肝脾同治。白术、茯苓、甘草健脾益气，实土以御木乘，使营血生化有源，共为佐药。加薄荷少许，疏散郁遏之气，透达肝经郁热；烧生姜降逆和中，辛散达郁，亦为佐药。柴胡为肝经引经药，又兼使药之用。

【辨证加减】兼瘀象者，加延胡索、莪术活血化瘀；兼有热象者，加左金丸泻肝清热；寒湿中阻，脘腹痞满、舌苔白腻者，可用木香顺气散以疏肝行气，温中化湿。

3.脾胃虚弱型

【临床表现】积块坚硬，饮食减少，体倦肢软，少气懒言，面色萎黄，大便稀溏，舌淡，脉虚，胃部绵痛。

【治疗原则】补中益气。

【中药汤剂】补中益气汤。

【药物组成】黄芪、人参、白术、炙甘草、当归、陈皮、升麻、柴胡、生姜、大枣。

【方药分析】脾胃为营卫气血生化之源，脾胃气虚，纳运乏力，故见饮食减少，少气懒言，大便稀溏；脾主升清，脾虚则清阳不升，中气下陷，故见脱肛，子宫脱垂等；清阳陷于下焦，郁遏不达则发热；气虚腠理不固，阴液外泄则自汗。方中黄芪味甘、微温，入脾、肺经，补中益气，升阳固表，故为君药。配伍人参、炙甘草、白术，补气健脾为臣药。当归养血和营，协人参、黄芪补气养血；陈皮理气和胃，使诸药补而不滞，共为佐药。少量升麻、柴胡升阳举陷，协助君药以升提下陷之中气，共为佐使。炙甘草调和诸药为使药。

【辨证加减】全身浮肿者，可合真武汤以温阳化气利水。便血者，可合黄土汤温中健脾，益阴止血。

4.气血两虚型

【临床表现】胃脘部疼痛绵绵，全身乏力，心悸气短，头晕目眩，面色无华，虚烦不眠，自汗、盗汗，面浮肢肿，或可扪及腹部积块，或见便血，纳差，舌淡苔白，脉沉细无力。

【治疗原则】补益气血、扶正祛邪。

【中药汤剂】八珍汤合化积丸加减。

【药物组成】人参、白术、茯苓、地黄、川芎、甘草、当归、白芍、三棱、莪术、阿魏、瓦楞子、五灵脂、香附、槟榔。

【方药分析】八珍汤益气补血，由化瘀，软坚消积，适用于瘀血内结之积块。常用药：人参、白术、茯苓、甘草健脾益气；当归、白芍、地黄、川芎养阴补血；三棱、莪术、阿魏、瓦楞子、五灵脂活血化瘀消癥；香附、槟榔行气以活血。

【辨证加减】阴伤较甚，头晕目眩，舌光无苔，脉象细数者，加生地、玄参、枸杞、石斛等养阴生津，牙龈出血、鼻衄者，加丹皮、白茅根、三七等凉血止血、化瘀消肿。

（二）其他疗法

1.中成药

（1）胃乃安胶囊补益剂：本品为硬胶囊，内容物为棕色的粉末；气香，味微苦。主要功效：补气健脾，活血止痛。适用于脾胃气虚，瘀血阻滞所致的胃痛，症见胃脘隐痛或刺痛、纳呆食少；慢性胃炎、胃及十二指肠溃疡见上述症候者。用于治疗消化性溃疡、慢性萎缩性胃炎、糖尿病性胃轻瘫、慢性糜烂性胃炎。方中黄芪、红参补气健脾，黄芪兼有托毒生肌之效；三七活血化瘀，止痛止血生肌，与黄芪相伍可补气通脉、祛瘀生新；牛黄与珍珠层粉均有清热解毒作用，且牛黄定惊解痉，珍珠粉宁心安神，制酸止痛，收敛生肌。全方共奏补气健脾，宁心安神，祛瘀止痛，清热生肌之效。

（2）肿节风片：成分为肿节风。具有清热解毒，消肿散结的功效。适用于肺炎、阑尾炎、蜂窝组织炎，属热毒壅盛症候者，并可用于癌症辅助治疗。肿节风，味苦、辛、平。归心、肝经。功用清热凉血，活血消斑，祛风通络。用于血热发斑发疹，风湿痹痛，跌打损伤。

（3）复方斑蝥胶囊：成份斑蝥、人参、黄芪、刺五加、三棱、半枝莲、莪术、山茱萸、女贞子、熊胆粉、甘草。主要功效补气健脾，活血止痛。适用于脾胃气虚、瘀血阻滞所致的胃痛，症见胃脘隐痛或刺痛、纳呆食少；慢性胃炎、胃及十二指肠溃疡见上述症候者。现代应用用于治疗消化性溃疡；慢性萎缩性胃炎；糖尿病性胃轻瘫；慢性糜烂性胃炎、胃癌。用法用量口服，一次4粒，一日3次。方中黄芪、红参补气健脾，黄芪兼有托毒生肌之效；三七活血化瘀、止痛、止血、生肌，与黄芪相伍可补气通脉、祛瘀生新；牛黄与珍珠层粉均有清热解毒作用，且牛黄定惊解痉，珍珠粉宁心安神、制酸止痛，收敛生肌。全方共奏补气健脾，宁心安神、祛瘀止痛、清热生肌之效。

（4）胃复春片：本品为补益剂，具有健脾益气、活血解毒之功效。主治胃癌癌前期病变及胃癌手术后辅助治疗。适用病症用于胃癌癌前期病变及胃癌手术后辅助治疗。方中红参为君药，具益气健脾之功；臣药香茶菜具理气解毒活血之效；佐以枳壳理气，全方共奏健脾益气、活血解毒之功。

（5）康艾注射液：系吉林长白山制药 2003 年研制成功的独家品种，由黄芪、人参、苦参 3 味中药提取制成。根据目前的研究，其主要有效成分为黄芪甲苷、人参皂苷 Rg1、人参皂苷 Re、人参皂苷 Rf、人参皂苷 Rb1、苦参碱、氧化苦参碱等，具有益气扶正、增强机体免疫的功能、增强化疗疗效、减轻化疗不良反应和肿瘤患者疼痛以及改善机体微循环等作用，临床主要用于肝癌、肺癌、结肠癌、乳腺癌、胃癌、白血病以及白细胞减少症等的治疗。

（6）复方苦参注射液：由苦参、白土苓制备而成。根据目前的研究，其主要有效成分为苦参碱、氧化苦参碱、槐定碱、氧化槐果碱等，具有清热利湿、凉血解毒、散结止痛等功效，临床主要用于肝癌、胃癌、直肠癌、肺癌等的治疗、缓解癌痛及出血和提高人体免疫功能等。

2.中药外治法

中医外治法是指将药物应用相应的治疗方式施用于皮肤、孔窍、经络、俞穴等部位，以发挥其疏通经络、调节气血、解毒化瘀、扶正祛邪等作用的治疗方法。在漫长的发展过程中，中医外治理论逐渐成熟、方法应用灵活、剂型不断丰富，适用于内外诸病及疑难杂症，另外该方法使用简便、见效迅速、费用低廉、安全稳妥，故备受历代医家和患者的青睐。

（1）中药灌肠疗法：

【组方成分】主要以大承气汤为主加减，生大黄 10g（后下）、芒硝（分冲）9g、枳实 12g、厚朴 15g，并根据肿瘤类别选用生半夏、蟾皮、全蝎、蜈蚣、白花蛇舌草、半枝莲、土茯苓等抗癌。

【主要功效】泻下破瘀，适用于胃癌晚期转移造成的肠道梗阻。

【用法用量】灌肠方法采用第一、第二煎混合液，煎成 200～300ml 药液作灌肠用。—般患者每日灌肠 2 次，每次 100～150ml。药液温度以 39℃～41℃为宜；插入肛管深度 15～30cm，插入后快速将药液滴入，灌肠后，嘱患者先左侧卧，后右侧卧，最后平卧 30 分钟以上，使药液均匀地分布在肠腔内，保留 1

小时以上，以利于药液充分吸收，更好地发挥作用。

（2）中药贴敷疗法：

【取穴】神阙穴。

【药物】沉香 1g、胡椒粉 3g、枳实 200g、丁香 75g、丹参 300g、厚朴 150g、吴茱萸 75g、生大黄 300g、人参 300g。将药物调制成糊状，均匀铺在棉纸上，贴在患者神阙穴。

【主要功效】常规治疗结合神阙穴中药贴敷，能够促进胃癌术后患者胃肠功能的恢复，缩短住院时间，提高患者的生存质量。

【用法用量】穴位贴敷时嘱患者取仰卧位，将肚脐暴露出来，用 75% 的酒精消毒。将药物贴敷于神阙穴（肚脐）、双胃俞穴。每日使用 1 贴，1 周为 1 个疗程，连续治疗 1 周。

（3）中药坐浴疗法：

【组方成分】金银花、蒲公英、马齿苋各 30g，芒硝、川椒各 25g，大黄、黄柏、红花、川芎各 20g，煎后熏洗。

【主要功效】通过水温及药液的作用，促进局部血液循环，增加抵抗力，减轻炎症及疼痛，使疮面清洁，利于组织修复。

【用法用量】先将药物置于盆内，加水约 2000～3000ml，文火煎 30 分钟，先用药液热气熏蒸。待药液温度降至 40℃ 左右时，开始坐浴，每次半小时，每日 1 次，炎症明显者每日 2 次。每剂药可连用 2 天，每次用时将药液煮沸。

（4）中药泡洗疗法：

中药泡洗疗法又称药浴，是指在浴水中加入药物的煎汤或浸液，或直接用中药蒸气沐浴全身或熏洗患病部位的健身防病方法。主要是药物对人体的影响。药物水溶液的有效成分，从体表和呼吸道黏膜进入体内，可起到舒通经络、活血化痰、驱风散寒、清热解毒、祛湿止痒等功效。现代药理研究也证实，药物的气味进入人体后，能提高血液中某些免疫球蛋白的含量，从而达到强身健体防治疾病的目的

【组方成分】麻黄、艾叶、桃仁各 15ｇ，细辛、制附子、红花各 9ｇ，桂枝、防风、羌活、独活、苍术、当归各 30ｇ

【主要功效】用于晚期胃癌引起的慢性肾衰竭，具有补肾并且改善消化道症状的作用。

【用法用量】浸泡后水煎 3 次，共取煎液 7500ml，放在浴缸让病人浸泡，隔天 1 次，每次 20～30 分钟，用冷热水调温，使温度保持在 40℃ 左右。

3.非药物疗法——针灸

（1）胃癌化疗引起的白细胞减少症：

【取穴】足三里、三阴交、内关、阴陵泉、血海、气海、关元。

【方法】方法：足三里、三阴交、内关、阴陵泉、血海均用提插捻转平补平泻之法，气海、关元用捻转补法。每日治疗 1 次，留针 30 分钟。

（2）晚期胃癌：

【取穴】中脘、章门。加减：肝胃不和者，补足三里，泻行间；气血双亏者，补足三里、三阴交、隔俞、脾俞。

【配穴】痰湿结聚者，泻丰降，平补平泻公孙；脾肾阳虚者，灸脾俞、肾俞，并可配耳穴神门、内分泌、胃、脾、肾等，进针后略加捻转 3 分钟，留针 4~8 小时。

【方法】得气后进行提插捻转补泻，令针感传向病所或针感沿经络上下传导，留针 20 分钟。隔日治疗 1 次，20 次为 1 疗程。

（3）胃癌化疗或放疗期间：

【取穴】内关、足三里。

【配穴】脾胃不和者，加中脘；气血双亏者，加中脘、肾俞、太溪；肝胃不和者，加期门、太冲。

【方法】方法：针刺得气后提插补泻为基础，稍加变通，留针 15~30 分钟，隔日 1 次，15 次为 1 疗程，疗程间可根据病人具体情况休息 7~10 天。适应证：胃癌化疗或放疗期间。

（4）胃癌腹痛者：

【取穴】内关、中脘、足三里、合谷、曲池、手三里、胃区阿是穴。

【方法】方法：针刺得气后提插捻转，证属实热者，宜泻法，刺浅而不留，出针宜快。证属虚寒者，宜补法，刺较深而久留，出针宜慢，留针 30 分钟。隔日针刺 1 次。

（5）针灸治疗术后顽固性呃逆或重症患者呃逆：

【按法】①按压百会穴。患者坐卧位均可。操作者左手扶头，右手中指指端点按百会穴上，施以揉压，由轻渐重，至产生较强酸胀感为度；②拇指按压膻中穴；③按压止呃穴、巨阙穴；

【针刺】①针刺双侧内关、足三里；②针刺迎香穴；③针刺缺盆穴。每日 1 次，采取平补平泻法，留针 40 分钟。

（6）耳针止呃：

【取穴】膈、胃、肝、脾、交感。

【配穴】神门、皮质下、肾上腺。

（7）穴位封闭止呃法：

【方法】用维生素 B1、B6 各 1ml，取双侧内关作穴位封闭，有效率在 95%以上。

（三）西医治疗

1.手术治疗

将胃癌的原发病灶，连同部分组织及其相应的区域淋巴结一并切除，临床上不残留任何癌组织。又因其区域淋巴结清除的范围不同，而分为不同的四种根治术：未将第一站淋巴结完全清除的称 R。术式：将第一站淋巴结完全清除为 R1 术式，同样清除全部第二站或第三站淋巴的，称为 R2 或 R3 术式，又可根据淋巴结转移程度与淋巴结清除范围的关系，区分为绝对根治与相对根治二种，绝对根治是指淋巴结清除超越转移淋巴结第一站以上，如第一站淋巴结有转移，施行 R2 或 R3 根治，即谓绝对根治。如仅作 R1 手术，虽然临床上也无残存转移淋巴结，但只能认为是相对根治。另外还有姑息性手术等，姑息手术是非根治性手术，主要在于能解除患者痛苦，改善患者生存质量。

2.内镜治疗

同样是早期胃癌，除了手术治疗也能使用内镜治疗，早期胃癌中的黏膜内癌特别适合内镜治疗，通常使用的内镜治疗是内镜下黏膜切除术以及内镜黏膜下剥离术，适用于中或高分化、无溃疡、直径不超过2cm并且没有淋巴结转移的患者，同时应当采取切除癌变组织进行病理检查，如果检查发现切缘癌变或浅表性癌肿侵袭黏膜下层，则需采取第一种治疗方法及手术治疗。消化道病变内镜切除术始于对息肉等较小病变的活检钳除。近年来，内镜切除术发展迅速，对消化道早癌和癌前病变的内镜诊疗尤其受到重视。内镜下息肉／腺瘤切除术是通过圈套器、（热）活检钳等完成消化道息肉／腺瘤的切除，其突出特点是微创，很多欧美国家在高危人群内镜筛查中执行"发现后即切除"的策略，极大地降低了消化道恶性肿瘤、尤其是结直肠癌的发病率和死亡率。

3.化学治疗

不同于其他肿瘤，胃癌的临床实践目前仍以化疗为主，如火如荼的靶向治疗在胃癌领域进展不大，迄今我们所拥有的也不过是针对HER-2阳性患者的曲妥珠单抗和国产的用于三线治疗的抗血管生成靶向药阿帕替尼。因此，在现阶段以及未来的一段时期，化疗仍是胃癌药物治疗的基本策略。而且，经过长期大量的临床实践，化疗已被反复证实确能给患者带来很多获益。早期的胃癌患者，如果没有任何转移灶，进行手术切除治疗后一般不需要进行化学放疗法。虽然胃癌不同于其他癌症如白血病、淋巴瘤那些对化疗非常敏感的疾病，但是手术前、手术中、手术后进行化疗、放疗仍然具有相当大的作用，术前进行化疗可以使胃癌肿瘤变小，增加手术切除根治的成功率。胃癌联合化疗由氟脲嘧啶+阿霉素+丝裂霉素到氟脲嘧啶+阿霉素+甲氨喋呤到现今的氟脲嘧啶+表阿霉素+顺铂方案。多西他赛+顺铂+氟脲嘧啶较单药氟脲嘧啶改善生存，但毒性更大，适合PS评分和器官功能良好患者，该方案以及含表阿霉素的方案有多种改良，均不影响结果。而胃癌的化疗失败多与胃癌癌细胞对化疗药物产生耐药性或多药耐药性有关。

4.免疫检查点阻断治疗

免疫系统可以基于肿瘤特异性抗原或由细胞应激诱导的分子的表达来特异性地鉴定和消除肿瘤细胞。T淋巴细胞具有免疫监视功能，从而防止肿瘤的发展。在T淋巴细胞膜的表面上，存在若干免疫检查点，这些"检查点"在正常情况下能抑制T细胞的功能，同时肿瘤细胞能够针对性地选择这些抑制机制，阻止对自身组织的持续T细胞应答。因此，这些天然抑制性检查点的选择性阻断可以使T细胞持续活化，进而激活和促进有效的抗肿瘤反应。其中可包括以下两种。

（1）抗PD-1/PD-L1治疗：PD-1是一种表达于T细胞和其他免疫细胞表面的共抑制受体。PD-L1是PD-1的配体之一，PD-L1与PD-1结合可以下调T细胞免疫应答，它们在抑制效应T细胞功能中起重要作用。许多临床研究表明，抗PD-1和PD-L1抗体治疗对很多晚期恶性肿瘤具有可靠的疗效。此外，这种治疗也能直接作用于巨噬细胞，对于治疗恶性肿瘤具有实质性意义。Nivolumab和pembrolizumab是目前获批应用于胃癌治疗的抗PD-1抗体。另外，已有证据证实，抗PD-L1抗体atezolizumab和抗PD-1抗体nivolumab组合是胃癌治疗的有效方法。

（2）抗CTLA-4治疗：CTLA-4是表达于活化T细胞和调节性T细胞（Treg）表面的共抑制分子。T细胞表面的CTLA-4受体与抗原提呈细胞表面的B7家族配体相互作用抑制T细胞刺激信号传导。因此，应用抗CTLA-4抗体抑制这种相互作用可以引起T细胞再激活和增殖以及肿瘤微环境中免疫抑制性Treg数量减少。

5.放射治疗

胃癌术前放疗能使肿瘤缩小，提高切除率；能降低癌细胞的活力，从而降低手术的局部种植率和降低因手术挤压而造成的血行性播散；杀灭或抑制肿瘤瘤床浸润的微小病灶和区域淋巴结转移灶，达到降低术后局部复发率和提高生存率。术前放疗能将 5 年生存率提高 10%～15%。胃癌术前放疗一般不增加手术困难及手术并发症。对进展期胃癌手术切除原发灶及转移淋巴结之后，对瘤床及淋巴引流区实施一次大剂量术中照射，以期控制手术不能控制的腹腔亚临床瘤灶及淋巴转移灶，减少术后局部复发和远地转移，能将 Ⅱ～Ⅲ期胃癌 5 年生存率提高 10%～20%。胃癌的术后放疗适用于胃癌分化程度低、淋巴结转移阳性率高，或胃癌姑息切除后有局限性病灶或转移淋巴结残瘤，或术后切缘有癌残留者。对高度可疑或病灶处应作银夹标记，以便术后放疗定位。

6.靶向治疗

分子靶向治疗在胃癌的治疗中还处于研究阶段。王李杰等通过对近几年有关胃癌分子靶向治疗文献的总结，认为除曲妥珠单抗获得 ToGA 试验认证外，其余靶向药物并未取得理想预期效果。靶向药物会出现腹泻、皮疹、手足综合征等难以忍受的毒不良反应，而且其费用昂贵，治疗的安全性及有效性需要进行大量的临床实验证实，因此靶向治疗任重道远。分子靶向治疗在大肠癌、肺癌、乳腺癌等肿瘤中取得了许多可喜的研究结果，并已相继获批投入临床使用。胃癌靶向治疗虽相对滞后，目前靶向治疗策略主要包括：表皮生长因子受体靶向治疗，血管生成抑制剂，基质金属蛋白酶抑制剂，多靶点抑制剂，mTOR 抑制剂，c-Met 抑制剂，IGF-1R 抑制剂，HSP 90 抑制剂等。

九、经验方证治

健脾温中汤治疗脾胃虚寒性胃癌

1.立法依据

癌症患者几乎都离不开化疗，同时几乎所有的化疗药物都会产生消化道反应、神经毒性反应及血常规、肝、肾功的异常。而中药的不良反应远低于西医的化疗药，并且中药可以针对病灶多靶点进行治疗有很大优势，标本兼治，扬长避短。刘松江教授认为，本病发生乃因正气亏虚、脏腑气血阴阳功能失调，导致气滞、血瘀、痰凝，积聚胃脘部，久居成癌瘤，由此可见脾胃亏虚是本病基本病机。胃癌术后患者，加之放化疗等功伐，使脾胃更为虚弱。癌病病情缠绵难愈，日久则阳气亏虚，可表现为胃脘隐痛、喜温喜按等脾胃虚寒之证。通过运用中药在辨证施治的基础上，扶正祛邪，有助于机体恢复。

刘松江教授根据自己数十年的临床经验，总结出胃癌患者术后多是脾胃虚寒型，中医辨证正虚为本、邪实为标，以脾胃虚弱、胃阳不足为主要病机。病变主要在胃，与肝、脾、肾等脏腑关系密切，故确立健脾益气、温中散寒的治法。自拟健脾温中汤，临床取得了令人满意的疗效。而经过实验研究表明，健脾温中汤确实能显著降低肿瘤标志物并提高患者免疫力。

2.方剂组成

黄芪、党参、白术、茯苓、桂枝、白芍、高良姜、姜半夏、陈皮、白花蛇舌草、半枝莲、白英、鸡内金、鸡血藤、女贞子、杜仲、香附、甘草。

3.方药分析

刘松江教授认为此方只要病机相同，均可灵活用之，尤其对脾胃疾病具有较高的临床应用价值。辨其证要点有：心下痞满、肠鸣下利、恶心呕吐、纳呆、气短、失眠等。胃癌的病因病机无非是饮食不节、外感六淫、七情内伤、脾胃虚弱、瘀血阻滞、痰浊凝聚这几种，由于饮食不节，外感六淫，而损伤脾胃，使脾胃虚弱，脾胃运化功能失调，进而使湿、痰、瘀血等阻滞中焦，郁而化热，结聚成块，盘踞于胃形成，脾胃虚损是胃癌发生、发展和转移的根本因素。而胃的和降与脾的升清作用相互配合，起到气机中枢的作用，脾之气不能健升，则胃之浊气不能顺降，致使气滞血行不畅，络阻血瘀，日久成癌。

刘松江教授强调治疗中除应补脾益气、辛开苦降之外，应兼顾健脾升清，而健脾温中汤以黄芪、党参为君药。黄芪，甘、温，归脾、肺二经，善于补气升阳，为补气健脾之要药，且有补而不腻之特点。党参，甘、平，主入脾、肺经，能补中益气，生津兼养血，《本草从新》："主补中益气，和脾胃，除烦渴。中气微弱，用以调补，甚为平妥。"与黄芪相配伍，使补气健脾之功效倍增。鼓动清阳之气，中气滋生，百病不生，以扶正祛邪，达到治病求本之目的。

白术、茯苓、桂枝、白芍、高良姜、姜半夏、陈皮、白花蛇舌草、半枝莲、白英共为臣药。白术，性苦、味甘、温，归脾、胃经，补气健脾，亦可燥湿利水，强脾胃，有进食之效。白术与党参、黄芪相配伍，可用于脾胃虚弱的体虚倦怠、纳差、便溏，与茯苓、陈皮相配，健脾气兼燥湿止泻。茯苓，味甘、淡，性平，健脾运湿，亦可安神，主要配合君药补益脾气。桂枝，辛、甘、性温，温通经脉。白芍，味酸、甘，性微寒，归肝、脾经，养血调经，与甘草相配，酸甘化阴缓急止痛；与桂枝相配调和营卫、助阴扶阳，平调机体之阴阳。与黄芪、桂枝相配，三药取其黄芪建中汤之意，使中焦脾胃功能恢复。高良姜为辛热之品，归脾、胃经，散寒止痛、温中止呕。与半夏相配，有温散寒邪、和胃止呕之功。陈皮，味辛、苦，性温，归脾、肺经，可行气健脾，化痰兼燥湿，同时配合补气药使其补而不滞。半夏，味辛，性温，归脾、胃、肺三经，入脾燥湿而祛痰，降逆气、和胃止呕。白花蛇舌草、半枝莲、白英、可清热解毒、抗癌，为刘松江教授治疗消化道肿瘤常用药对，临床取得了较好效果。

鸡内金、鸡血藤、女贞子、杜仲、香附共为佐药。鸡内金，甘、平，归脾、胃、小肠经，消食化积力强，并能健运脾胃。同时与白花蛇舌草、半枝莲、白英相配可保护胃气。鸡血藤，苦，性甘、温，入肝、肾经，补血、活血兼通络。女贞子，味甘、苦、性凉，入肝、肾经，可补肝肾之阴，其药力平缓，具有补而不腻之势。杜仲，味甘、微辛，性温，入肝、肾经，补肝肾，强筋骨。杜仲与鸡血藤、女贞子配伍应用，可补肾健骨，行气补血，益精填髓。改善化疗期间引起的骨髓抑制症状、肝肾功能（肌酐、尿素氮升高）损伤。香附，性辛、微甘、味苦，归肝、脾、三焦经，具有理气解郁，调经止痛之功效，《汤液本草》："香附子，益血中之气药也。"此药物与补益药物相配，可使全方补而不滞。

甘草，性味甘、平，有补中益气、缓急止痛等功效。本方取其甘缓，补中益气，调和诸药之用。诸药相配伍，意在健脾益气、温中散寒。使虚弱之症得以恢复，温经通脉使虚寒之象缓解。

十、验案实录

验案1：胃窦癌　　　病案号：5762

患者刘某，男，41岁。内镜黏膜下剥离手术3月。患者于2018年5月体检时发现胃溃疡、十二指肠溃疡，后口服奥美拉唑、中药汤剂等对症治疗，后症状改善，2018年7月于哈尔滨医科大学附属第二医院复查胃镜病理示：（胃窦）高级别上皮内肿瘤/黏膜内癌，后于2018年7月10日于医大二院行内镜黏膜下剥离手术。父亲有患胃癌。（2018年7月2日，哈尔滨医科大学附属第一医院）胃镜：食管正常，浅表性胃炎，胃窦隆起性病变待查，十二指肠球部变形。病理示：（胃窦）高级别上皮内肿瘤/黏膜内癌。现患者乏力、饮流食，眠可，二便可，舌淡暗，苔白微滑，右脉细数，尺略弱，左脉细数，略弦，尺略弱。

（1）处方：黄芪40g，太子参15g，白术15g，茯苓30g，莪术15g，白英15g，白花蛇舌草30g，半枝莲30g，生生薏苡仁30g，神曲15g，山楂15g，麦芽15g，内金15g，鸡血藤25g，黄精15g，女贞子30g，香附10g，狗脊10g，夜交藤30g，甘草5g，白豆蔻15g，佩兰15g。

（2）14服，水煎服，一付药煎汁约400～500ml，每日早晚各服用1次。

2018年11月24日复诊：舌红略淡，苔薄白，右脉弦细略沉，尺略弱，左脉同上，腹胀。

（1）处方：上方加栀子15g、淡豆豉15g、佛手15g。

（2）14服，煎服法同前。

（3）按：刘松江教授认为，患者行胃部肿瘤切除术后脾胃虚寒，脾胃功能减退，因为"脾虚为本，胃病为标"，脾胃虚损是胃癌发生、发展和转移的根本因素，故补益胃气，胃气充足则病情缓解。而胃的和降与脾的升清作用相互配合，起到气机中枢的作用，脾之气不能健升，则胃之浊气不能顺降，致使气滞血行不畅，络阻血瘀，日久成癌。长期使用化疗类药物可致气阴耗伤，瘀毒互结，久则毒邪伤脾胃，脾胃功能失调，故需解毒化瘀，又因胃癌术后患者长期服用抗癌类药物，使脾胃更为虚弱，致使脾胃虚寒。故扶正固本、健脾温中是最主要的治疗原则。方用自拟健脾温中汤。

健脾温中汤以黄芪、太子参为君药。黄芪，甘、温，归脾、肺二经，善于补气升阳，为补气健脾之要药，且有补而不腻之特点。太子参归脾、肺经。具有益气健脾之功效，与黄芪相配伍，使补气健脾之功效倍增。鼓动清阳之气，中气滋生，百病不生，以扶正祛邪，达到治病求本之目的。白术补气健脾，亦可燥湿利水，强脾胃，有进食之效。白术与太子参、黄芪相配伍，可用于脾胃虚弱的体虚倦怠、纳差、便溏，与茯苓相配，健脾气兼燥湿。白英、莪术、白花蛇舌草、半枝莲、生生薏苡仁解毒散结抗癌；半枝莲、白花蛇舌草、生生薏苡仁三药解毒利湿。鸡内金消食化积力强，并能健运脾胃。同时与白花蛇舌草、半枝莲、白英相配可保护胃气。鸡血藤，入肝、肾经，补血、活血兼通络。女贞子、狗脊、黄精，皆可入肝、肾经，可补肝肾之阴，且药力平缓，具有补而不腻之势。狗脊与鸡血藤、女贞子配伍应用，可补肝肾，补气活血、益精填髓。神曲具消食化积之力，可开胃化食，常与山楂配伍，用治食积内停所致的食欲不振、消化不良、脘腹胀闷等症。山楂配神曲、麦芽：山楂性微温，善消油腻肉积；神曲性温，既消米面食积，又和胃；麦芽性平，既消米面食积，又健胃。三药相合，既消各种食积，又健胃和中。香附归肝、脾、三焦经。疏肝解郁、理气宽中、调经止痛。白豆蔻功效化湿、行气、温中、止呕，佩兰有解热清暑、化湿健胃、止呕的作用，夜交藤养心安神。甘草用于调和诸药，发挥各种药物最大功效。复诊患者自述腹胀，故增加佛手理气和中，燥湿化痰，因患者情绪比较焦躁，故增加了淡豆豉和栀子以解表除烦。

经治半年余，患者症状明显改善，偶有乏力、腹胀，且乏力症状明显减轻，睡眠良好。刘松江教授讲授认为，对于胃癌，应该辨证论治，该患者因为胃气不足导致脾失健运，化源不足，气血虚少而不能上荣于头面、全身脏腑机能衰减，最终使患者自觉时时乏力。正如《景岳全书》里说："平人之常气禀于胃，胃者平人之常气也，人无胃气曰逆，逆者死。"又曰："人以水谷为本，人绝水谷则死，脉无胃气亦死。"正以人之胃气即土气也，万物无土皆不可，故土居五行之中而主于四季，即此义也。刘松江教授经常说胃是水谷精微之仓、气血之海，胃以通降为顺，与脾相表里，脾胃常合称为后天之本。胃与脾同居中土，但胃为燥土属阳，脾为湿土属阴。脾主运化，运化水谷和水液，运化水谷功能正常则气血生化有源，脏腑、经络能得到充分的营养发挥正常生理功能；运化水液的功能正常则维持人体水液代谢的相对平衡。正如《医宗正鉴》里说："积聚宜攻，然胃强能食，始可用攻。若攻虚人，须兼补药，或一攻三补，或五补一攻，攻邪而不伤正，养正而不助邪，则邪正相安也。"

验案 2：胃癌术后　　病案号：6409

患者孙某，男，71 岁。2018 年 12 月 14 日初诊。主诉：食后有噎感，饮水后呃逆，腹泻。患者于 2018 年 8 月因黑便就诊于哈尔滨医科大学附属第二医院，行胃镜，病理活检示胃腺癌，后于 2018 年 8 月 13 日就诊于哈尔滨医科大学附属第三医院，完善相关检查后于 2018 年 8 月 20 日行胃癌根治术，术后病理示：浸润溃疡型，低-中分化腺癌，于 2018 年 8 月 27 日出院，术后于哈尔滨医科大学附属第三医院行化疗 3 个周期至 2018 年 11 月 20 日，后口服化疗药至 2018 年 12 月 4 日。现患者食后有噎感，饮水后呃逆，眠可，小便黄，偶有腹泻（2～3 天 1 次）。听力下降，腰背痛，晨起口干口苦，右手震颤，消瘦，腹中肠鸣，平易略暴怒。舌暗红略紫苔薄白，左脉弦细略沉，尺略弱，右脉弦细寸略弱。既往腔隙性脑梗塞 3 年，肛瘘手术史 8 年，胃癌根治术。复检：病理（2018 年 8 月 31 日，哈尔滨医科大学附属第三医院）。诊断：（胃）浸润溃疡型，低-中分化腺癌，侵出胃壁肌层，大弯侧累及纤维脂肪组织。

（1）处方：黄芪 40g，党参 15g，白术 15g，茯苓 15g，莪术 15g，半夏 15g，陈皮 15g，炮姜 15g，焦山楂 20g，内金 20g，白英 15g，竹茹 15g，乌梅 15g，鸡血藤 25g，女贞子 30g，黄精 15g，白扁豆 15g，狗脊 15g，元胡 25g，芡实 15g，甘草 5g，半枝莲 30g，生生薏苡仁 30g，白花蛇舌草 30g。

（2）14 服，水煎服，一付药煎汁约 400～500ml，每日早晚各服用 1 次。

（3）按：刘松江教授认为该患者先是胃癌切除术后，后又化疗后损伤正气，脾气亦虚，从而出现土虚木乘之证，又因患者平素多有情志不节，或烦躁或抑郁，故患者表现为常常暴怒。刘松江教授采用健脾温中、理气法调畅全身气机，有助于患者心情开朗，恢复脾胃运化功能，另一方面脾气健运，可以气血、生化有源，补益正气，维持体内水液代谢平衡，从而可以起到扶正祛邪调整阴阳气血的作用，故使用自拟健脾温中汤加减。

方中黄芪、党参为君，黄芪益气行水，党参又能生津，两药合用，补气作用加强，既补中又固表；白术、茯苓有燥湿健脾之功；莪术善于行气、破瘀、消积；莪术与黄芪同用，可奏益气化瘀之功，病变往往可以消弭于无形；因为黄芪得莪术补气而不壅中，攻破并不伤正，两药相伍，行中有补，补中有行，相得益彰；陈皮辛苦性温，有理气健脾、燥湿化痰之功，半夏味辛性温，燥湿化痰、降逆止呕；二药配伍，陈皮得半夏之助，痰清气自降，理气和胃之力尤著；半夏得陈皮之助，则气下而痰清，化痰之力尤胜；二药相使为用，理气健脾、降逆止呕、燥湿化痰作用显著；焦山楂，内金健脾消食；白英具有具有清热利湿、解毒消肿之功效，竹茹行气和胃止呕，性偏于凉，与半夏配伍，一寒一热，相互为用，健脾燥湿，和胃止呕力彰；陈皮、竹茹相配伍也能降逆止呕，兼以舒畅中焦气机；乌梅具有敛肺、涩肠、生津之功效，黄芪偏于健脾益气，黄精重于补气养阴，二药配伍，气阴两益，脾肾双补，具有健脾补肾，益气生津的功效；

白豆蔻甘，用于治疗脾胃虚弱；狗脊能补肝肾、强腰膝；芡实益肾固精；元胡理气止痛消胀；白花蛇舌草、半枝莲、生生薏苡仁三药与白英、莪术配伍具有解毒抗癌功效；女贞子疏肝补肾，鸡血藤性温，味苦、涩，有补血止血、活血通经的功效；炮姜可用于温中止痛；甘草调和诸药。此方使脾胃升降复职，气血生化有源，肝气得以调达，可有效减轻化疗后消化道副反应。

经治疗，患者食后有噎感，饮水后呃逆，平素略暴躁症状，腹泻明显缓解。刘松江教授认为，患者老年男性，年逾七旬，平素焦躁，加之使用化疗药物后引起脾胃运化失调致脾胃虚弱、肝气郁结，肝气犯脾，气机郁结，运化失常，致患者腹痛、腹泻。刘松江教授认为胃的和降与脾的升清作用相互配合，起到气机中枢的作用，脾之气不能健升则胃之浊气不能顺降，致使气滞血行不畅，络阻血瘀，日久成癌。故治积之法，以理气为先，则津液流行，积聚何由而成，故治疗中除应和胃健脾外，还应适当调畅气机，与理气并行。

验案3：胃癌术后　　　病案号：2438

患者李某，男，63岁。2015年12月5日初诊。主诉：胃癌术后，浆膜外脂肪组织转移，小弯侧，大弯侧淋巴结转移。该患于2015年11月3日因上腹部不适伴间断呕吐2月就诊于双鸭山煤炭总医院，行胃镜检查，病理提示（胃窦）腺癌（分化较差），伴坏死；（食道）鳞状上皮黏膜慢性炎，溃疡形成。后于2015年11月12日行手术治疗，术后病理提示：远端胃溃疡型低分化腺癌，伴黏液分泌及坏死，癌组织浸透肌层达浆膜外脂肪组织，并可见脉管内癌栓，自取小弯侧，大弯侧淋巴结见转移癌，分别为（1/14，10/23）。术后拟定化疗6期，（下周开始）。现患者无明显不适症状，食可，眠可，二便可，舌暗略紫，苔薄白，右脉弦细略数，左脉弦细略寸弱。超声：（2015年11月9日）左室整体舒张功能减低；（2015年11月19日）双肾盂少量积液双侧输尿管全程扩张膀胱内剩余尿量约751毫升，前列腺体积增大，回声欠均匀。

（1）处方：黄芪50g，太子参15g，白术15g，茯苓15g，陈皮15g，法半夏15g，鸡内金20g，焦山楂20g，五味子25g，虎杖25g，莪术15g，黄精15g，鸡血藤25g，女贞子30g，麦冬15g，夜交藤30g，竹茹15g，元胡20g，香附10g，甘草5g。

（2）7服，水煎服，一付药煎汁约400～500ml，每日早晚各服用1次。

（3）按：刘松江教授认为此病机为"寒热互结，胃失和降"又兼"脾虚为本，胃病为标"，脾胃虚损是胃癌发生、发展和转移的根本因素。刘松江教授强调治疗中除应补脾益气、辛开苦降之外应兼顾健脾升清，故予健脾温中方加减：方中以黄芪为君，太子参、白术、茯苓为臣助黄芪扶正固本、健脾升化；焦山楂、鸡内金健脾和胃化滞。黄精、五味子、麦冬滋阴生津，虎杖解毒祛瘀、莪术破气行血，两者配伍可有散瘀止痛作用。女贞子，补肝肾之阴，其药力平缓，具有补而不腻之势。鸡血藤、女贞子配伍应用，可补肾健骨，行气补血，益精填髓，改善化疗期间引起的骨髓抑制症状、肝肾功能（肌酐、尿素氮升高）损伤。因患者呕吐故结合患者临床症状加陈皮、竹茹理气以降逆止呕，兼以舒畅中焦气机；元胡理气止痛消胀，香附辛微、甘苦，归肝、脾、三焦经，具有理气解郁之功效，与补益药物相配，可使全方补而不滞。夜交藤养心安神，法半夏燥湿化痰，甘草，性味甘平，有补中益气、缓急止痛等功效。本方取其甘缓，补中益气，调和诸药之用。诸药相配伍，意在健脾益气、温中散寒。

现代药理证实：香附善行少腹，主入肝经，能疏肝主治胸胁胀痛，作用缓和，为气中之血药。含有挥发油、生物碱、黄酮类等成分。可以抑制子宫收缩、降低肠管紧张性、具有拮抗乙酰胆碱样作用，能够抗炎、抗菌、强心、降血压。甘草具有抗糖皮质激素样作用、抗炎、调节免疫力，抑制胃肠道胃酸的分泌、抗溃疡、解痉挛，此外还具有抗肿瘤、改善肝功异常、镇痛、抗惊厥及抗微生物等作用。

2016年3月5日二诊：舌暗红紫苔薄，右脉弦细略数，左脉弦略数，寸弱。

（1）处方：上方焦山楂20g改为15g；加白英15g、狗脊10g。

（2）7服，煎服法同前。

（3）按：因患者年岁已高，肝肾亏虚，为了增强补益肝肾之力，故予狗脊补肝肾，强腰膝。另给予白英以增强清热解毒、抗癌作用之力。

2016年05月12日三诊：舌暗红苔薄，脉弦寸脉细。

（1）辅检回报：CT（2016年5月4日，双鸭山煤炭总医院）1、腹腔多发淋巴结肿大2、肝脏多发乏血供病变，考虑为囊肿3、肝内多发片状低密度影，考虑肝损害可能4、双肾多发小囊肿5、腹腔积液。

（2）处方：上方去虎杖、竹茹；五味子25g改为20g；加姜黄15g、大腹皮50g、车前子30g、黄药子10g、煅龙骨30g、煅牡蛎30、牛膝15g。

（3）21服，煎服法同前。

（4）按：因患者呕吐症状减轻故去竹茹，且CT显示患者可能肝损害，而虎杖中存在水解型鞣质，对肝有毒性作用，故去虎杖；黄药子具有解毒化瘀作用，代替虎杖；患者CT示腹腔积液故予大腹皮、车前子、牛膝利水消肿；煅龙牡平肝潜阳、镇静安神。

2016年6月16日四诊：舌暗红，苔白，脉弦，寸略弱，左尺略沉，咽喉痛（偶痛），手麻木。

（1）处方：上方加当归15g、牛蒡子25g。

（2）7服，煎服法同前。

（3）按：因患者咽痛，故予牛蒡子利咽消肿；因患者手麻木，予当归活血化瘀。

2016年8月27日五诊：舌淡略暗，苔薄白，脉弦略数尺弱，脉弦略数寸弱。

（1）处方：黄芪50g，太子参15g，白术15g，茯苓15g，陈皮15g，半夏15g，内金20g，焦山楂15g，五味子20g，莪术15g，黄精15g，鸡血藤25g，女贞子30g，麦冬15g，夜交藤30g，元胡20g，香附10g，甘草5g，麦芽15g，神曲15g，白英15g，狗脊20g，姜黄15g，黄药子10g，大腹皮50g，车前子30g，煅龙骨30g，煅牡蛎30g，牛膝15g，当归15g。

（2）7服，煎服法同前。

（3）按：药物用法大致同前。以自拟健脾温中汤加减，补气益胃，燥湿利水，解毒抗癌，病情稳定，刘松江教授嘱患者坚持原方继服3个月，不适随诊。

2016年11月26日六诊：舌暗红略淡，苔灰薄，脉弦略数关略弱。

（1）处方：黄芪50g，太子参15g，白术15g，茯苓15g，陈皮15g，半夏15g，内金20g，焦山楂15g，五味子20g，莪术15g，黄精15g，鸡血藤25g，女贞子30g，麦冬15g，夜交藤30g，元胡20g，香附10g，甘草5g，麦芽15g，神曲15g，白英15g，狗脊20g，姜黄15g，黄药子10g，大腹皮30g，煅龙骨30g，煅牡蛎30g，牛膝15g，当归15g，灯心草10g，败酱草15g。

（2）7服，煎服法同前。

（3）按：患者自述3个月以来状态良好，仅仅近日有所不适，故前来就诊。刘松江教授通过问诊及舌脉，重新调方。较前有所不同的是，这次增加灯心草、败酱草，目的在于败酱草能够解毒祛瘀，刘松江教授认为此患者毒邪壅盛，故予败酱草解毒祛瘀，而患者之前CT示腹腔积液，故予灯心草，清热利水。

2017年4月1日七诊：舌红略暗，苔薄，右脉弦细略沉寸弱，左脉弦寸弱。

（1）处方：上方败酱草15g改为20g。

（2）7服，煎服法同前。

（3）按：刘松江教授根据脉诊与舌象，认为患者毒邪仍存，故把败酱草剂量较前增加。

2017年7月15日八诊：舌淡略暗，苔白边有齿痕，左脉弦细寸弱，右脉尺略弱。

（1）辅助检查：彩超（2017年5月23日，双鸭山煤炭总医院）提示：肝内多发囊肿，胆总管上段，轻度局限性增宽。

（2）处方：上方加黄连15g、吴茱萸3g。

（3）7服，煎服法同前。

（4）按：因吴茱萸温中散寒，下气止痛，降逆止呕；黄连苦寒泻火，直折上炎之火势；吴茱萸辛散温通，开郁散结，除逆止呕，二药伍用，有辛开苦降反佐之妙用，以黄连之苦寒泻肝经横逆之火，以和胃降逆，佐以吴茱萸之辛热，同类相求，引热下行，以防邪火格拒之所应，共奏清肝和胃制酸之效，以治寒热错杂诸证。故予吴茱萸、黄连。

2017年11月23日九诊：左脉弦略细，右脉寸弱，舌红，苔薄白。

（1）处方：黄芪50g，太子参15g，白术15g，茯苓15g，鸡内金20g，焦山楂15g，白扁豆15g，吴茱萸3g，五味子20g，莪术15g，黄精15g，鸡血藤25g，女贞子30g，麦冬15g，夜交藤30g，元胡20g，香附10g，甘草5g，麦芽15g，神曲15g，白英15g，狗脊20g，姜黄15g，黄药子10g，大腹皮30g，煅龙骨30g，煅牡蛎30g，牛膝15g，当归15g，灯心草10g，败酱草20g，黄连15g，白扁豆15g。

（2）7服，煎服法同前。

（3）按：因患者间断呕吐症状较前改善，故去陈皮、半夏，予白扁豆继续健脾化湿。

2018年3月8日十诊：舌淡暗，苔薄白，右脉寸弱，左尺弱。

（1）处方：上方去黄连、吴茱萸；加夏枯草25g、半夏15g。

（2）5服，煎服法同前。

（3）按：因夏枯草具有抗肿瘤作用并且能够用散结消肿解毒的作用，刘松江教授根据舌苔、脉象去黄连、吴茱萸，予半夏降逆止呕，夏枯草散结消肿解毒。半夏、夏枯草配伍兼具安神，治失眠功效。

2018年4月14日十一诊：舌红略暗，苔薄，左脉弦略数寸关略细，右脉弦细略数尺略沉。

（1）辅助检查：上腹部增强CT（2018年2月1日，双鸭山煤炭总医院）印像：胃癌术后改变，正中腹壁结节影，不除外转移，肝脏及右肾多发小囊肿，十二指肠降段憩室；腹部彩超（2018年1月31日）诊断：肝实质回声不均匀，肝内多发囊肿，胆囊壁不光滑，腹壁切口皮下肌层低回声包块血常规（2018年3月16日，双鸭山煤炭总医院）：LYMPH# 1.00×109　MONO 10.1% RBC 4.28×1012　PCT 0.16%。生化（2018年3月16日）GLB 17.10g/L　A/G 2.8　GLU 3.80mmol/L　CREA 55umol/L；病理（2018年3月20日）诊断及意见：（腹壁）切口皮下肌层低回声包块，考虑为转移性腺癌。

（2）处方：黄芪 50g，太子参 15g，白术 15g，茯苓 15g，鸡内金 20g，焦山楂 15g，白扁豆 15g，莪术 15g，黄精 15g，鸡血藤 25g，法半夏 15g，土鳖虫 15g，女贞子 30g，麦冬 15g，夜交藤 30g，元胡 20g，香附 10g，甘草 5g，麦芽 15g，神曲 15g，白英 15g，狗脊 20g，姜黄 15g，黄药子 10g，大腹皮 30g，煅龙骨 30g，牛膝 15g，白扁豆 15g，当归 15g，灯心草 10g，败酱草 20g。

（3）7 服，煎服法同前。

（4）按：上方去夏枯草，予土鳖虫，土鳖虫具有化痰、利水及壮腰健肾的作用，因为患者生化示 A/G2.8，而夏枯草具有肝毒性，故去夏枯草。

2018 年 5 月 19 日十二诊，舌淡暗略紫，苔薄白，右脉弦略细，寸略弱，左脉弦略细，尺略弱，呃逆。

（1）辅助检查：上腹部胸部 CT（2018 年 5 月 11 日，哈尔滨医科大学附属第三医院）1.胃术后改变；2.腹壁增厚；3.肝内结节，转移瘤待除外；4.肝多发囊肿；5.双肺结节；6.双肺慢性炎症。

（1）处方：上方去元胡、大腹皮、败酱草、灯心草；黄芪 50g 改为 40g。

（2）7 服，煎服法同前。

（3）按：因患者呃逆，刘松江教授根据脉象舌诊，以及患者 CT 回报，去元胡、大腹皮、败酱草、灯心草，并减少黄芪量。

2018 年 6 月 25 日十三诊：舌淡略紫，苔薄白，左脉弦细，右脉弦细关略弱。

（1）处方：上方加浮小麦 15g；黄芪 40g 改为灸黄芪 50g、狗脊 20g 改为 15g。

（2）14 服，煎服法同前。

（3）按：刘松江教授根据脉象舌诊，因患者体虚故把黄芪改为灸黄芪，因灸黄芪去黄芪之燥性又兼具补气滋阴之功效，而浮小麦固表益气养阴，与灸黄芪配伍，《本草纲目》里面也曾记载："益气除热，止自汗盗汗，骨蒸劳热，妇人劳损。"故有养阴益气，清热除烦止汗之功。黄芪补气升阳，固表止汗，两药配伍，相须相助。养心固卫以止汗，治心肺两虚之自汗，盗汗。

2018 年 9 月 29 日十四诊：舌淡略暗，苔薄白，脉细数，略弦，寸弱，大便可。

（1）处方：去浮小麦、煅龙灶。

（2）21 服，煎服法同前。

（3）按：患者自述 4 个月以来状态良好，大便正常，仅仅近日有所不适，故前来就诊。刘松江教授通过问诊及舌脉，重新调方。因患者病情好转故去煅龙灶、浮小麦；方中仍有太子参、白术、茯苓为臣助灸黄芪扶正固本；黄精、五味子、麦冬滋阴生津；因患者体虚，故滋阴生津、扶正固本仍是最核心的治疗原则，并继续加以焦山楂、鸡内金健脾和胃化滞；黄精、五味子、麦冬滋阴生津共助黄芪扶正固本。

2019 年 1 月 5 日十五诊：舌红略暗，苔薄，左脉弦略细寸略弱，右脉弦细寸关略弱，纳可。

（1）处方：上方加重楼 15g。

（2）7 服，煎服法同前。

（3）按：患者症状明显改善，但仍有部分余毒，故刘松江教授增加重楼以解毒化瘀。在这三年半的治疗期间，虽然药味较第一方有所不同，但总的原则仍是以黄芪扶正固本，太子参、白术、茯苓加固黄芪功效；黄精、五味子、麦冬滋阴生津，焦山楂、鸡内金健脾和胃化滞，并予重楼等药物解毒化瘀；根据患者的本身特点，肝损伤引起腹腔积液，故予土鳖虫、车前子、大腹皮等药物利水；患者长期间断呕吐故予吴茱萸、黄连、半夏等降逆止呕患者长期以本方随证加减，每半年进行全面复查，身体情况良好，间断性呕吐症状明显改善，无明显不适，随访至今，病情稳定。

刘松江教授认为，胃癌多由七情内伤、饮食不节、脾胃虚弱、外感六淫、瘀血阻滞、痰浊凝聚等所致，以上几种原因常交错夹杂，混合致病，最后导致五脏失和、气血受损、气机阻滞、瘀血内结，或与痰湿相互夹杂，形成积聚。正如《景岳全书》所言："积聚之病，凡饮食、血气、风寒之属，皆能致之，但曰积曰聚，当详辨也。盖积者，积垒之谓，由渐而成者也；聚者，聚散之谓，作止不常者也。"就胃癌的形成过程，刘松江教授认为，治疗中应始终重视调畅气机，行气、活血、化瘀，兼顾扶正固本。胃癌病位在胃，因瘀血阻滞、痰浊凝聚的缘故，多会使胃部气机运化不畅，所以早期胃癌应治以活血化瘀、降逆止呕、解毒、调畅气机之法；中晚期多以扶正固本、健脾胃、补肝肾为主，兼以解毒化瘀，以提高并改善患者生存质量为目的。

本案患者因间断呕吐，于医院检查确诊为胃癌，因患者为手术切除术后，加之放、化疗等药物攻伐，导致正虚邪实、脾胃虚弱、毒邪瘀结，病情缠绵难愈，日久则阳气亏虚，可表现为胃脘隐痛、喜温喜按等脾胃虚寒之证。通过运用中药在辨证施治的基础上，予以扶正祛邪，有助于机体恢复。予自拟健脾温中汤加减，以"黄芪"为扶正固本、补气助阳的主要治疗药物，调方过程中，还应用到半夏降逆止呕之效，用以治疗患者间断性呕吐。刘松江教授还考虑到患者腹腔积液是由于肝损害引起，故予车前子、大腹皮、土鳖虫等药物以利水；又因患者疑似肝转移，故去了部分具有轻微肝毒性药物；因患者肝肾不足，故予鸡血藤、女贞子等补肝肾。刘松江教授经常强调胃癌术后脾胃虚寒型是临床常见症型之一，中医辨证应以正虚为本、邪实为标，以脾胃虚弱、胃阳不足为主要病机；病变主要在胃，与肝、脾、肾等脏腑关系密切，故确立了健脾益气、温中散寒的治法，在临床上取得了令人满意的疗效。

十一、预防与调护

（一）预防

1.定时进餐

尤其要吃好早餐，先要预防胃溃疡；还要避免吃夜宵。有调查显示，经常三餐不定时者发生胃癌的危险性是正常人群的 1.3 倍。

2.勿暴饮暴食

《黄帝内经》里面曾说过："饮食自倍，肠胃乃伤。"《济生方》也指出："过餐五味，鱼腥乳酪，强食生冷果菜停蓄胃脘……久则积结为癥瘕。"从古人的经验看，饮食过量就会使肠胃功能失调，时间久了，生病得癌也无法避免。暴饮暴食后会导致患者头晕脑胀、肠胃不适、胸闷、气急等，情节更为严重的，可能会引发急性胃肠炎，甚至胃出血，同时暴饮暴食会在短时间内增加对消化液的需求，加重消化系统的负担。

3.不食垃圾食品

垃圾食品包括高温煎炸、烧烤、烟熏、盐腌的食品。这些食物共同特点是：在制作过程中都会产生一定量的亚硝酸盐。如果腌制时间不够久，亚硝酸盐含量更是大大超标，吃进去后，会在体内生成亚硝胺这种会导致胃癌的有害物质。

4.勿食过烫食物

有些人喜欢过烫饮食,这个习惯可增加罹患胃癌的风险。根据研究表明饮食过热会破坏食管的"黏膜屏障"。据我国食管癌高发地区的流行病学调查,食管癌患者中有很大比例的人,喜好热饮、硬食、快食或饮酒。动物实验也证明:饮酒、吃滚烫的食物、吃饭狼吞虎咽等都对食道黏膜均有一定的灼伤和腐蚀作用,当黏膜细胞出现增生性病变后,就有可能进一步发生癌变。长期食用过烫的饮食,还容易损害胃黏膜,容易引起胃炎、胃溃疡,且容易使胃黏膜代偿性加快增殖,从而产生癌变,尤其进食过烫的煎炸类食物,因为煎炸类食物本身就可能含有一些致癌物质,当胃黏膜受到损伤以后,这些致癌物质更容易进入人体,大大增加胃癌的发病概率。

5.保持心情舒畅

保持心情舒畅,用快乐的心情享受生活,通过临床统计分析发现,大多数癌症患者在患癌症前有不同程度的情绪和心理问题。因为心理因素与人体的免疫功能密切相关,人体的免疫系统在很大程度上受情绪的调节。长期情绪低落或压抑,中枢神经系统紊乱,内分泌系统失调,内脏功能减弱,机体免疫功能受到抑制。所以保持乐观的心态,积极面对生活对预防癌症极为重要。许多疾病并不是不能治疗,而是因为患者的消极的心态而使病情恶化,最后导致死亡。

6.戒烟限酒

单纯嗜酒者患胃癌的相对危险性是一般人的 2 倍;单纯嗜烟者患胃癌的相对危险性是一般人的 2.4 倍;而既嗜烟又嗜酒的相对危险性是一般人的 15.5 倍。年轻人要走出"酒是粮食精,越喝越年轻"的误区,还要避免饮烈酒。

7.适当运动

生命在于运动,运动可以改善心血管功能,增加肌肉力量,减轻疲劳乏力,缓解焦虑、抑郁情绪,有益于患者的身心健康,显著提高生活质量。大量前瞻性研究表明,积极活动的癌症患者比活动少的癌症患者癌症复发的风险更低,生存率更高。

8.定期检查

如果长期感到胃肠不适,或者存在胃肠病家族史的患者,应该定期去医院检查胃肠镜。胃癌难以治疗的一个原因在于患者不重视,导致发现时基本都是中、晚期甚至伴有癌症转移了,而如果能在早期发现胃癌,能大大提高患者的存活率。

(二)调护——辨证膳食

中医膳食药方,由各种药材与食材相互搭配而成,是治疗胃癌的一种辅助手段。希望胃癌患者能够积极调整心态,配合治疗,采用主要治疗手段与辅助调养手段相结合,从而起到更好的治疗效果,尽早地达到身体康复的目的。

1.脾胃虚弱——生薏苡仁莲子粥

【配方】生薏苡仁、莲子各 25g,大枣 10 颗,糯米 100g,红糖适量。

【制作方法】生薏苡仁、莲子洗净，大枣洗净去核，糯米淘洗干净。锅内置旺火上，加水适量煮沸，下生薏苡仁、莲子煮熟软，再加入糯米煮稠，撒入红糖和匀即可服用。生薏苡仁中含有薏苡仁酯，属油脂类化合物，是不饱和脂肪酸的 2，3-丁二醇酯，具有一定的抗癌活性，特别对消化道肿瘤，如胃癌、大肠癌，生薏苡仁都有不错的预防作用。长期食用具有强体抗癌的功效。

2.气血两虚——花生芝麻粥

【配方】花生、黑芝麻、黄豆各 25g，糯米 50g。

【制作方法】将上料洗净，黄豆研粗末。锅内加水适量，下花生、芝麻、黄豆煮熟软，加入糯米煮稠，即可随意服食，或当点心服食。硒既能抑制多种致癌物质，又能清理自由基，自由基不再能抢夺电子使细胞趋向癌变。而且硒能"祛除"致癌物的毒性，癌症最大的诱因就是致癌物，硒能促进致癌物代谢进而降低致癌性从而达到防癌抗癌的目的。假如人体已经出现癌细胞，硒也能阻断癌细胞的两个重要能量来源，在体内形成抑制癌细胞增殖的内环境。而黑芝麻中还含有丰富的硒元素，所以黑芝麻对人体抵抗癌症有很大的帮助。黑芝麻能增强细胞免疫力，提升抵抗癌症的能力。

3.痰瘀阻滞——半枝莲蛇舌草蜜饮

【配方】半枝莲 30g、白花蛇舌草 60g、蜂蜜 20g。

【制作方法】将前两味混合入锅，加水 15 碗，用大火煎煮 1 小时后，去渣取汁待药转温后兑入蜂蜜调匀即成。用法：上下午分服。功效：清热解毒，活血化瘀。半枝莲、白花蛇舌草同用，清热解毒，利水消肿；蜂蜜味甘、性平，缓和半枝莲、白花蛇舌草寒凉之性，可用于体虚、肠燥便秘、胃脘疼痛的患者。蜂蜜中含有果糖、葡萄糖、酶、蛋白质、维生素及多种矿物质，常吃可以防治贫血、心脏病、肠胃病等。其中葡萄糖和果糖可直接被人体消化吸收；所含各种酶能够促进人体对多种物质的消化吸收；乙酰胆碱可消除疲劳、兴奋神经、提高记忆力；黄酮具有抗氧化，提高机体免疫力的作用。

4.肝胃不和——百合南瓜羹

【配方】南瓜、鲜百合、枸杞子、冰糖、蜂蜜。

【制作方法】将南瓜洗净，去皮及瓤，切成大块，放入锅中煮烂，冷却后盛入打汁机里，再加蜂蜜打成糊状；百合去黑根，洗净，掰成小瓣；枸杞子洗净泡软备用。锅中加适量的清水，放入枸杞子、冰糖、百合烧沸，再转小火煮熟，然后加入南瓜茸熬浓即成。南瓜含有丰富的胡萝卜素和维生素 C，可以护肝，而且有一定的健胃作用，南瓜也很适合胃不好的人食用，其中所含的丰富果胶，可"吸附"细菌和有毒物质，包括重金属、铅等，起到排毒作用，可用南瓜煮粥或汤，滋养肠胃。经研究表明，南瓜里的β胡萝卜素对肺癌、乳腺癌、胃癌和白血病等有抑制作用。韩国研究人员表示，常食用富含β胡萝卜素的食物的人胃癌发生概率下降 35%。

（张俐佳）

第六节　大肠癌

一、概述

大肠癌是自大肠黏膜上皮起源的恶性肿瘤，包括结肠癌与直肠癌，是消化系统最常见的恶性肿瘤之一，其发病率仅次于胃癌与食管癌。根据其发生部位不同，其临床表现常各有特殊性。常见的临床表现有血便或黏液脓血便、大便形状或排便习惯发生改变、腹痛、腹部包块等症状。大肠癌起病隐匿，早期常无明显的临床表现，病情发展较慢，远期疗效优于其他消化道恶性肿瘤，预后相对较好。

全球大肠癌发病率一直在飙升，近20年来多数国家每年新增的癌症患者中大约8.5%是大肠癌。1980年新病例57.2万，1985年67.8万，1990年78.29万，2000年94.5万，2002年102.3万，2007年达120万，比1980年增加了109.8%，平均每年增加4%。死亡病例数也逐年上升，1990年43.7万，2000年49.2万，2002年52.9万，2007年63万，17年间死亡率增加44%，年均增加2.6%。根据世界卫生组织IARC公布的资料，2002年全球大肠癌男性发病率为20.1/10万，女性为14.6/10万，男性、女性死亡率分别为10.2/10万和7.6/10万，发病年龄以60~69岁之间多见，大多数国家男性略高于女性。另一方面，大肠癌的发病率在世界不同地区差异很大，在经济发达地区和国家十分常见，在西方发达国家大肠癌的发病率约居第2位，年发病率高达（35~50）/10万人。

据我国流行病学数据显示，大肠癌的发病率在中国亦呈逐年上升趋势，由20世纪70年代初的12/10万增长到目前的56/10万，升速约为每年4.2%，远超2%的国际水平。近年来我国青年人（<30岁）大肠癌患者呈上升趋势，但无性别差异。我国在80年代中期大肠癌的发病部位，结肠癌已超过直肠癌，并且老年乙状结肠癌发病呈上升趋势。我国发病区域倾向性为沿海高于内地，东部高于西北地区。其中发病率和死亡率最高的地区为长江中下游地区。据统计，我国2003~2007年结、直肠癌发病人数为71733人，发病率为28.08/10万，占全部恶性肿瘤发病总数的10.56%，在癌症发病构成中排第3位；大肠癌死亡人数为34249人，死亡率为13.41/10万，占全部恶性肿瘤死亡总数的7.80%，在恶性肿瘤死因构成中占第5位，我国大肠癌的发病率和死亡率均已高于世界平均水平。

大肠癌的发病与环境因素和生活方式有关，随着我国经济水平的提高，饮食、生活及环境的改变，人口老龄化的进程加快，越来越多的问题突显出来，包括高蛋白、高脂肪、少谷物、少蔬菜的不合理膳食，身体活动减少，超重肥胖增多等问题越来越严重。因此，大肠癌已成为目前威胁我国人民身心健康的一个重要疾病。虽然根治性手术为目前治疗本病的最佳手段，且外科手术的治疗方法也有了很大的改进，但一直有着较高的术后复发率和死亡率。而术后的化疗能有效的减少大肠癌复发和转移的风险，使大肠癌病人的年生存率维持在60%左右，因此术后配合化疗逐渐成为降低术后复发率、死亡率的综合治疗方法。然而，有相当一部分患者由于化疗过程中产生的毒不良反应或身体机能减退而被迫停止化疗，无法完成正常的化疗周期，达不到有效的治疗效果。因此，如何利用现有医疗手段使化疗效果最大化，且同时保证患者生存质量，降低化疗毒不良反应，将是肿瘤科医生目前的首要任务。

近年来，关于大肠癌综合治疗的研究表明，中医药在改善临床症状、延长生存时间、防止肿瘤复发转移、提高生活质量及配合放化疗的增效减毒等方面取得了肯定的疗效。基于"以人为本""辨证论治"等思想的指导，中医临床治疗大肠癌更注重从机体生命活动的总体水平出发，全面考虑精神、心理、生活、环境等因素的影响，具有改善症状、提高生存质量、稳定病灶、疗效持久、毒不良反应小、延长生存期和远期稳定率高等特点。大肠癌在治疗方面逐步转向多领域、多学科的治疗模式，中西医结合的综合疗法在各期大肠癌尤其是大肠癌术后患者中逐渐显现出独有的优势。刘松江教授认为，患者机体受癌毒侵袭，正气已伤，手术治疗大伤元气，而化学药物本身又属邪毒，诸多因素均可导致患者气血损伤，脏腑功能失调，因此中医药辅助治疗大肠癌术后化疗的患者，具有重要的临床意义。

二、中医沿革

祖国医学对大肠癌的认识始于《内经》时期，由于医疗条件有限，历代文献中并没有出现大肠癌的独立病名，未能将大肠分为结肠与直肠，而是统称为大肠。根据大肠癌的发病及症状特征分析可将其归结为祖国医学的"肠溜""肠澼""便血""肠覃""脏毒""伏梁""积聚""下病""滞下"等病症范畴。

"肠溜"这一病名首见于《灵枢·刺节真邪篇》，认为："有所结，气归之，卫气留之，不得反，津液久留，合而为肠溜。"《素问·生气通天论》中对"肠澼"的描述为："因而饱食，筋脉横解，肠澼为痔。"《素问》曰，"肠澼脓血"，"食饮不节，起居不时者，阴受之，……阴受之则入五脏，……，入五脏则䐜满闭塞，下为飧泄，久为肠澼"。《古今医鉴》："夫肠澼者，大便下血也"。"便血"一词首见于《素问·阴阳别论》："结阴者，便血一升。""肠覃"见于《灵枢·水胀篇》曰："寒气客于肠外，与卫气相搏，气不得荣，因有所系，癖而内著，恶气乃起，瘜肉乃生。"《外科正宗·脏毒》曰："又有生平性情暴急，纵食膏粱，或兼补术，蕴毒结于脏腑，火热流注肛门，结而为肿；其患痛连小腹，肛门坠重，二便乖违，或泻或秘，肛门内蚀，串烂经络，污水流通大孔，……凡犯此未得见其生。"《三因极一病症方论》卷十五："然肠风脏毒，自属滞下门。脏毒，即是脏中积毒。"《医学入门》卷五："自内伤得者，曰脏毒，积久乃来，所以色黯，多在粪后，自小肠血分来也。"《素问·腹中论》云："病有少腹盛，上下左右皆有根……病名曰伏梁。""伏梁"则类似于结肠癌可触及腹部肿块的临床表现。

大肠癌与祖国医学阐述的积聚癥瘕密切相关。在《灵枢·五变》首次出现积聚之名，曰："人之善病肠中积聚者……皮肤薄而不泽，肉不坚而淖泽。如此，则肠胃恶，恶则邪气留止，积聚乃伤；脾胃之间，寒温不次，邪气稍至，蓄积留止，大聚乃起。"在《金匮要略·疟病脉证并治第四》中首次提出癥瘕这一病名："此结为癥瘕。"晋·葛洪在《肘后备急方》中对癥坚的描述："凡癥坚之起，多以渐生，如有卒觉，便牢大，自难治也。腹中癥有结积，便害饮食，转羸瘦。"隋·巢元方在《诸病源候论》中论述积聚的病因为"阴阳不和，腑脏虚弱，受于风邪，搏于腑脏之气所为也"。巢元方更加详细地描述了癥瘕的区别："癥者，由寒温失节，致腑脏之气虚弱，而食饮不消，聚结在内，逐渐生长，块段盘牢不移动者，是症也，言其形状，可征验也。""若病虽有结瘕而可推移者，名为瘕，瘕者假也，谓虚假可动也。"以其对腹内肿块的活动情况作为鉴别癥瘕的要点。并进一步说明癥即是积，瘕就是聚。由上可以看出癥瘕、积聚的相关论述与大肠癌的症状、体征非常相似。《圣济总录》中认为此病之病因有四："有得之于食，有得之于水，有得之于忧思，有得之于风寒，凡使血气沉滞留结而为病者。"《医宗金鉴》亦对其病因做出了相关论述："积聚、癥瘕、肠覃之疾，皆得之于喜怒不节则伤脏，饮食过饱则伤腑，肠胃填满，汁液外溢，为外寒所袭，与内气血食物凝结相成也。"

明·张景岳《景岳全书·杂证谟·痢疾》曰："痢疾一证，即《内经》之肠澼也，古今方书，因其闭滞不利，故又谓之滞下。"清·尤在泾《金匮翼》中也提出："痢疾古名滞下，亦名肠澼"。由此可见，祖国医学的古籍中之"痢疾"与现代医学之痢疾不同，祖国医学之摘疾亦指大肠癌症状中的"腹痛""里急后重""脓血便"等临床表现。

从以上叙述中，可以看到中医关于积聚、脏毒、锁肛痔等症状的描写与直肠癌、肛管癌很相似，同时指出其难治性和不良预后。

三、病因病机

（一）中医病因病机

1.正气亏虚是引发大肠癌的关键

邪不能独伤人，"积之成也，正气不足，而后邪气踞之"。肠癌之发生必先有正气亏虚，其人或禀赋不足，或老年体弱，或久泻久痢，脾肾亏虚，复有邪毒入侵，内结痰湿、气滞、瘀血，攻注于肠道，发为肿瘤。《素问评热病论》云"邪之所凑，其气必虚"，提出正气内虚是各类疾病发生的根本。隋·巢元方的《诸病源候论》曰："积聚者，阴阳不和，脏腑虚弱，受于风寒，搏于脏腑之气所为也。"《诸病源候论·大便下血候》认为大便下血"由五藏伤损所为"；《活法机要》曰："壮人无积，虚人则有之。脾胃怯弱，气血两衰，四时有感，皆能成积。"明·张景岳认为："噎隔反胃名虽不同，然病出一体，皆由气血虚弱而成"《外证医案》曰："正气虚则成岩。"《灵枢·百病始生》云："风雨寒热，不得虚，邪不能独伤人……此必因虚邪之风，与其身形，两虚相得，乃客其形。是故虚邪之中人也，留而不去，传舍于肠胃之外，募原之间，留着于脉，稽留而不去，息而成积。"《景岳全书》认为"凡脾肾不足及虚弱失调之人多有积聚之病"等都说明正气虚弱是肿瘤发生的关键。《丹溪心法》言："肠胃不虚，邪气无从而入。"提出肠风、脏毒发生的主要因素是肠胃首先虚弱，正气内亏，气血生化不足，运行不畅，流动缓慢，最终气滞血瘀，阻于局部，结于肠道。故而，正气虚是引发大肠癌的关键所在。

2.七情内伤自内部诱发大肠癌

历代医家很早就认识到精神因素与大肠癌发生发展的关系，并很早重视精神刺激所引起的心理冲突与疾病发生的关系。七情内伤是指喜、怒、忧、思、悲、恐、惊七种情志的变化异常，致使人体气机升降失常，脏腑功能紊乱，与肿瘤的发生、发展及转归、预后等存在着密切的因果关系。忧思恼怒，肝气犯脾，脾失健运，痰湿内生，毒邪蕴结，湿毒下注，肠络瘀滞，结而成块。张子和《儒门事亲》中所言："积之始成也，或因暴怒喜悲思恐之气。"《外科正宗·脏毒论》提出："又有生平性情暴急，纵食膏粱或兼补术，蕴毒结于脏腑，炎热流注红门，结而为肿。"《内经》云："喜怒不适…寒温不对，邪气胜之，积聚已留。"宋·窦汉卿《疮疡经验全书》："脏毒者……皆喜怒不测，饮食不节……"《素问·通评虚实论》云："隔塞闭绝，上下不通，则暴忧之病也。"以上均表明若平人情志不畅，精神压抑或思虑过度等均可引发大肠癌等多种疾病。刘松江教授也证实了情志因素的相关致癌作用。有研究显示绝大多数的癌症患者存在恐惧感，性格趋向恶劣，这种长期持续的负面情绪状态，对病情无任何益处，甚至可能导致病情急转直下。故刘松江教授认为情绪因素的内在影响可能诱发或加重癌症，所以，以气滞为先导，渐致血瘀、痰凝、湿聚等相兼为患，就成为肿瘤发生发展的关键。

3.外邪侵袭、饮食起居不节等外在因素影响大肠癌的发生

刘松江教授认为外邪导致疾病的发生，能够从口鼻或肌肤途径入侵机体，所以感受外邪是影响大肠癌的重要因素。因有寒气客于肠外，或久坐湿地，或外感湿毒，内客于肠腑，滞留不去，阻碍气血运行，气血瘀滞，与邪毒相搏结，积久而发为肿瘤。正如《灵枢·百病始生》中曰："积之始生，得寒乃生，厥乃成积也。"提出"积"的发生是由于感受了寒邪的侵袭。巢元方在《诸病源候论》中提出："积聚者，由阴阳不和，脏腑虚弱，受于风邪，搏于腑脏之气所为也。"《素问·风论》曰："久风入中，则为肠风飧泄。"认为风邪是引起肠风的主要因素。《证治汇补》云："积之始生，因起居不时，忧患过度，饮食失节，脾胃亏损，邪正相搏，结于腹中，或因内伤外感气郁误补而致。"《素问·至真要大论》云："夫百病之生也，皆生于风寒暑湿燥火，以之化之变也。"巢元方在《诸病源候论·恶核候》中指出："恶核者，是风热毒气，与血气想搏结成核，生颈边。又遇风寒所折，遂不消不溃。""凡病皆由荣卫不足，肠胃虚弱，冷热之气乘虚而入客于肠间，肠虚则泄，故为铜也。"《圣济总录》曰："肠风下血者，由肠胃有风，气虚挟热，血得热即妄行，因而渗入肠间，故令下血，故以为名。"《丹溪手镜》则认为积聚的的产生是："因外有寒，血脉凝涩，汁沫与血相搏则气聚而成积矣。"以上诸条说明，六淫邪气侵及人体，客于经络，扰及气血，使阴阳失调，气血逆乱，日久成积，变生肿块，或为息肉，或为恶核，或为疳、瘤等坚硬如石，积久不消则成肿瘤。现代医学所谓的化学的、物理的以及病毒等致癌因素，不外乎古人用六淫邪气或毒邪等概括的外来致癌物质。

祖国医学的古典医籍中认为大肠癌的产生与饮食起居关系密切。如《黄帝内经》曰："饮食自倍，肠胃乃伤。"《素问·生气通天论》云："因而饱食，筋脉横解，肠癖为痔。"张子和《儒门事亲》曰："积之始成也……伤酸苦甘辛咸之味，或停温凉寒热之饮。"宋代严用和《济生方》曰："过餐五味，鱼腥乳酪，强食冷果菜，停蓄胃脘遂成宿滞……久则积聚，结为癥瘕，面黄羸瘦，此皆宿食不消而主病焉。"罗天益《卫生宝鉴》云："凡人脾胃虚弱或饮食过常，或生冷过度，不能克化，致成积聚结块。"《景岳全书·病疾》认为积的生成是"饮食之滞，留蓄于中，或结聚成块，或胀满硬痛，不化不行，有所阻隔者，乃为之积"。《灵枢·百病始生》曰："起居不节，用力过度，则脉络伤阴，络伤则血内溢，血内溢则后血。肠胃之络伤，则血溢于肠外，肠外有寒，汁沫与血相搏，则并合凝聚不得散而积成矣。"酒食不节，饥饱失常，损伤脾胃，脾失健运，不能输布水谷精微，湿浊聚集成痰，痰阻气机，血行不畅，脉络壅滞，痰浊与气血相搏结，乃成癌瘤类疾病。刘松江教授认为这一点在大肠癌等消化系统疾病的发病过程中尤为重要。凡酒食过度，恣食辛辣，过食生冷油腻或不结饮食，酒食助湿生热，酿成痰湿，阻滞气机，使气、血、痰三者互结于肠道，即酿成大肠癌。故《临证指南医案》在谈论消化道肿瘤时，云其病因为："酒湿厚胃，酿痰阻气"。《医门法律》亦云："过饮，多成膈证，人皆知之"。除大肠癌以外，噎膈、反胃、舌菌、茧唇、瘿瘤等疾病的发生均与饮食水土失宜有密切关系。

4.气滞血瘀、湿热癌毒是大肠癌的病理特点

大肠癌的初起主要责之于正气内虚，正虚于里，或外感六淫之邪，或情志失调，或饮食起居不节，导致机体阴阳失和，脏腑失调，瘀血阻络，痰瘀结聚，癌毒内生，凝蓄于肠，最终导致本病发生。《医学入门》谓："伤风犯胃，泄久湿毒成癖，注入大肠。"表明本病乃是由气滞血瘀痰凝毒结与体内所存之"蓄毒"内外互结所致。

虽然以上几种因素与大肠癌的发生关系密切，但多数医家认识到本病为多种因素共同作用的结果。如《灵枢·百病始生》曰："夫百病之始生也，皆生于风雨寒暑，清湿喜怒。""卒然外中于寒，若内伤于忧怒，则气上逆，气上逆则六输不通，温气不行，凝血蕴里而不散，津液涩渗，著而不去，而积皆成矣。"《丹溪心法》曰："肠胃不虚，邪气无从而入。人惟坐卧风湿，醉饱房劳，生冷停寒，酒面积热，以致荣血失道，渗入大肠，此肠风脏毒之所由作也。"《诸病源候论》曰："积聚痼结者，是五脏六腑之气已积聚于内，重因饮食不节，寒温不调，邪气重沓，牢痼盘结者也。若久即成癥。"《景岳全书》："积聚之病，凡饮食、血

气、风寒之属，皆能致之。"《医宗金鉴》谓："积聚、癥瘕、肠覃之疾，皆得之于喜怒不节则伤脏，饮食过饱则伤腑，肠胃填满，汁液外溢，为外寒所袭，与内气血食物凝结相成也。"《圣济总录》指出其病因："有得之于食，有得之于水，有得之于忧思，有得之于风寒，凡使血气沉滞留结而为病者。"《丹溪摘玄》："由阴阳不和，脏腑虚弱，四气七情常失所以，为积聚也。久则为癥瘕成块。"《证治汇补》认为："积之始生，因起居不时，忧患过度，饮食失节，脾胃亏损，邪正相搏，结于腹中，或因内伤外感气郁误补而致。"以上都说明了大肠癌为多种病因共同作用的结果，无论是气机的阴滞、阳气的亏虚或是寒邪的侵袭，均能导致瘀血、痰浊和热毒的形成，促使肿瘤的发生或患者的病情进一步恶化。

刘松江教授认为大肠癌主要是因为正虚致癌，又由癌肿而正气愈虚，正虚才是根本，邪实则为枝节。引发大肠癌的根本因素是脾气不足则运化失司，津液不行，阻于局部。肿瘤发生的原因是体内存在癌毒；正气虚损则是肿瘤发生的内在因素；瘀滞为肿瘤的主要病理变化。由此可知，气血不调、脏腑失和、正气亏虚是导致大肠癌发病的主要原因，湿热、气滞、血瘀是基本病理变化，且本病的发生发展过程多与脾胃有关。总而言之，刘松江教授认为正气内虚、瘀血阻络、气机郁滞、热毒蕴结、痰湿结聚在临床上经常相互交叉出现，互为因果，紧密联系。其基础发病机制是由于机体阴阳失调，正气内虚。痰湿结聚、癌毒蕴结、气滞血瘀总属病之标，脾肾两虚、正气内虚乃病之本，二者相互影响，由正虚而致积聚，亦因积聚而正气愈虚，如此恶性循环，最终不治。

（二）西医病理生理

目前关于大肠癌的病因尚未得出明确结论，但大量研究表明大肠癌发病的高危因素可能与下列因素有关：膳食纤维摄入过少、叶酸摄入过少、红烧鱼、泡菜、高脂肪饮食、动物油、便秘、常处于坐位状态、家族癌症史、胆囊疾病、阑尾炎史等。

1.饮食因素

饮食因素在大肠癌中有重要的作用。流行病学研究显示大肠癌的发生与经济状况、饮食结构有明显的联系。经济发达地区、饮食中动物脂肪和蛋白质所占比例高、纤维素含量低的地域和群体发病率高。国外研究表明叶酸及维生素是大肠癌的保护因素。近几年来大量研究显示叶酸具有抑制致癌基因激活及抗氧化等作用，维生素能促进胶原组织的形成，是生物氧化过程中重要的递氧体，参与机体各种重要的代谢。

饮食结构中脂肪含量过高，糖分含量过高，首先可使胆汁分泌量增加，从而导致大肠内胆固醇衍生物浓度升高，因其中一些衍生物能引起肠黏膜细胞通透性增加，对致癌物质的吸收亦增加；其次胆汁酸和脂肪酸对大肠黏膜的刺激作用，易致肠上皮细胞脱落、修复，反复刺激亦可引起癌变；最后由于粗纤维食物吃得少，肠道排空速度降低，使食物中的胆固醇和胆汁酸的代谢产物较长时间滞留在肠道中，肠道内的厌氧菌与其作用而产生致癌物质。人体内本身存在致癌基因，平时人体内的致癌基因处于休眠状态，当外界致癌物质过多时，致癌基因就会从休眠中苏醒。刘松江教授认为：合理膳食，多吃粗纤维的食物，养成定时排便的习惯，可预防便秘，及时清除致癌物质对肠壁的作用，可避免结肠癌的发生。

2.大肠非癌性疾患

如慢性溃疡性结肠炎、息肉病、腺瘤等。大肠癌前病变主要是大肠腺瘤，研究发现80%以上的大癌由大肠腺瘤演变而来，大肠息肉的早期诊断和手术切除能明显降低大肠癌的发病率。从腺瘤演变为大肠癌大约需要 5 年以上的时间，平均 10 ~ 15 年，但也可终生不变。根据腺瘤中绒毛状成分所占比例不同，可分为管状腺瘤（绒毛成分在 20%以下）、混合性腺瘤（绒毛成分在 20% ~ 80%）和绒毛状腺瘤（绒毛成分在 80%以上，又称乳头状腺瘤）。研究发现，临床发生的腺瘤中管状腺瘤约占 70%，混合性腺瘤和绒毛状腺瘤分别约占 10%和 20%。腺瘤发生癌变的概率与腺瘤的大小、病理类型、不典型增生程度及外形有关，一般大于 2cm，绒毛状腺瘤，重度不典型增生，广基腺瘤癌变的概率较大。

3.遗传因素

遗传因素在大肠癌发病中具有相当重要的角色，从遗传学角度可将大肠癌分为遗传性（家族性）和非遗传性（散发性）。研究显示，大肠癌患者的子女患大肠癌和直肠癌的危险性比普通人群高 2 ~ 4 倍。约有 10% ~ 15%的大肠癌发生在一级亲属（父母、兄弟、姐妹、子女）中，这种家族遗传性在结肠癌比直肠癌更为常见。目前已经证实的易患因素有两种：第一种是家族性腺瘤性息肉病，为常染色体显性遗传病，子女约 50%患病，患者 5 ~ 10 岁即可出现大肠腺瘤，25 岁左右 90%已有腺瘤发生；第二种为遗传性非息肉病性大肠癌，为常染色体疾病，患者的一级亲属中 80%将发病。

4.其他

环境因素与大肠癌的发生有关，缺钼地区大肠癌多发，石棉工人大肠癌亦多。有文献报告宫颈癌患者在接受局部放射治疗后，可发生直肠或乙状结肠癌，癌变潜伏期一般在 10 年以上，癌变危险随放疗剂量增加而增加。又有研究显示曾接受胆囊切除术后有易患结肠癌倾向，大约比普通人群多 1.5 倍，可能与进入大肠的次级胆酸增加有关。

生活方式与患大肠癌风险升高的关系已受到关注。流行病学研究显示，大量体育活动可降低大肠癌的发生率，静态工作和体育锻炼较少者发生大肠癌的可能性比体力活动者高。长时间保持坐位姿势，身体缺少活动，胃肠动力下降，延长了食物残余和内源性分泌物（胆酸）等致癌物在肠内的滞留时间，因此增加了大肠癌的致病性。另外，长期的吸烟，嗜酒，肥胖以及长期抑郁也均和大肠癌的发生有关。

（三）西医病理分型

1.大肠癌的大体类型

（1）隆起型：凡肿瘤的主体向肠腔内突出者，均属本型。

（2）溃疡型：肿瘤形成较深（深达或超出肌层）之溃疡者均属此型。根据溃疡之外形及生长情况，又可分为局限溃疡型与浸润溃疡型两种。

（3）浸润型：肿瘤向肠壁各层弥漫浸润，使局部肠壁增厚，但表面常无明显溃疡或隆起。

2.大肠癌的组织学类型

（1）大肠上皮性恶性肿瘤：乳头状腺癌、管状腺癌、黏液腺癌、印戒细胞癌、未分化癌、腺鳞癌、鳞状细胞癌和类癌。

（2）肛管恶性肿瘤可分为：①鳞状细胞癌；②类基底细胞癌（穴肛原癌）；③黏液表皮样癌；④腺癌；⑤未分化癌；⑥恶性黑色素瘤。尽管分类繁多，大肠癌以腺癌为主，占 90%以上。

四、临床表现

大肠癌早期常无明显的临床表现，可无明显症状、体征或仅有隐约不适、消化不良等。随着癌肿的不断增大或并发症的发生才出现一系列相应症状和体征。大肠癌常见的主要临床表现为腹痛、排便习惯改变、便血、黏液脓血便、腹部包块、肠梗阻及贫血等。症状的不同一般与病变所在部位、病理类型及患者年龄等有关。

1.腹痛

大肠癌最常见的临床表现为腹痛，多成反复性隐痛、钝痛或绞痛，症状逐渐加重。由于癌肿糜烂、继发感染刺激肠道，表现为定位不确切的持续隐痛，或仅为腹部不适或腹胀感。

2.排便习惯与粪便性质改变

排便习惯与粪便性质改变常为最早出现的症状，多表现为排便次数增加、腹泻、便秘、或腹泻与便秘交替；有黏便、脓血便或血便、里急后重，粪便变细等与痢疾症状相似的临床表现。大肠癌早期病变仅限于黏膜，可无症状，或仅有排便习惯改变。当肿瘤生长到一定程度时，即可出现便血，血色多淡黯，黏附于大便表面。当肠道黏膜受致病因素刺激后，肠腔内会产生大量黏液或纤维素，则会出现黏液便。当炎症浸及黏膜固有层，导致肠壁血管痉挛、血液循环障碍，可出现肠黏膜上皮细胞缺血、变性、坏死脱落，发生脓血便，一般出血量不多，间歇性出现。老年患者反应迟钝，对痛觉不敏感，有时癌瘤已发生穿孔、腹膜炎时才觉腹痛而就医。患者大多有顽固性便秘，也可见排便次数增多。

3.腹部肿块

肿瘤长到一定程度，腹部即可扪及肿块。老年患者多消瘦，且腹壁较松弛，肿块易被扪及。肿块以右半结肠癌腹多见，多为瘤体与网膜或四周组织侵润粘连形成的肿块，质硬，边界不规则，条索状或结节状，有的肿块可随肠管有一定的活动度，晚期时的肿瘤侵润较严重，肿块多固定。

4.肠梗阻

大肠癌引起的肠梗阻一般为癌症晚期症状，多表现为低位不完全性肠梗阻，可出现腹胀、腹痛和便秘，体格检查可见腹隆、肠型、局部有压痛，并可闻及亢进的肠鸣音。左侧结肠梗阻多见，因为右侧结肠腔径比较宽，粪汁稀薄，故一般不发生梗阻，而左半结肠肠腔相对狭小，乙状结肠肠腔迂曲，且相对狭窄，粪便在左侧结肠已形成，因此左侧结肠癌时更容易发生慢性进行性肠梗阻，先出现腹胀、腹部不适，然后出现阵发性腹痛、肠鸣音亢进、便秘或粪便变细（铅笔状、羊粪状）以致排气排便停止，有时甚至可出现急性肠梗阻。而急性肠梗阻多由浸润性结肠癌引起，由肿瘤引起肠套叠、肠梗阻的老年患者不少，故对老年人肠套叠须警惕结肠癌的可能。无论急、慢性肠梗阻，恶心呕吐症状均不明显，如有呕吐，则小肠（特别是高位小肠）可能已受肿瘤侵犯。

5.全身中毒症状

由于肿瘤生长消耗体内营养，长期大便隐血，尤其是颜色可呈果酱样或血液与大便均匀混合而不易察觉，导致长期慢性失血，所以症状以贫血、消瘦为著。肿瘤继发感染，发生癌肿溃疡腐烂、感染、毒素吸收等，病人常可出现发热、消瘦、乏力、浮肿等中毒症状。由于左、右结肠在胚胎学、解剖学、生理功能和病理基础上都有所不同，因而二者发生肿瘤后的临床表现也不同。临床表现出现的频度，右侧结肠癌依次以腹部肿块、腹痛及贫血最为多见；左侧结肠癌依次以便血、腹痛及便频最为多见；直肠癌依次以便血、便频及大便变形多见。

6.晚期症状

除了上述由局部引起的表现外，医生还应该注意到肿瘤是全身性疾病，大肠癌发展到后期会引起相应的晚期症状。例如，肿瘤盆腔广泛浸润而导致的腰、骶部疼痛；坐骨神经痛和闭孔神经痛；向前浸润阴道及膀胱黏膜导致阴道流血或血尿，严重者可出现直肠阴道瘘、直肠膀胱瘘；肠穿孔导致急性腹膜炎、腹部脓肿；远处转移如肝转移导致肝大、黄疸、腹水；肺转移导致咳嗽、气促、血痰；脑转移导致昏迷；骨转移导致骨痛、跛行等。最后会引起恶病质、全身衰竭。

五、临床分期

大肠癌分期的目的是为了估计预后，并对各种治疗方式进行比较，用于指导治疗。

1929 年 Dukes 等推荐组织分期，可提示大肠癌的预后。1980 年 Pihl 结合 Dukes 分类又加以改良，并提出 D 期。Dukes 改良分期病变范围：

A 期　　癌瘤浸润深度未穿出肌层，且无淋巴结转移；

B1 期　　癌瘤浸润深度超过肌层，未侵出浆膜，无淋巴结转移；

B2 期　　癌瘤浸润深度穿透浆膜外，无淋巴结转移；

C1 期　　癌瘤伴有肠旁及系膜淋巴结转移，但肠系膜根部尚无淋巴结转移；

C2 期　　癌瘤伴有系膜动脉结扎处淋巴结转移；

D 期　　　癌瘤伴有远处器官转移，或因局部广泛浸润或淋巴结广泛转移而切除后无法治愈或无法切除者。

六、诊断要点

1.以临床病象为依据

大肠癌的早期症状多不明显，易被患者或医生所忽视。一般报告直肠癌误诊率达 50%～80%，多数误诊误治半年以上，有的竟达数年之久，以致失去治愈机会。因此，凡 20 岁以上有：

（1）近期出现持续腹部不适、隐痛、气胀。

（2）大便习惯改变、出现便秘或腹泻，或二者交替。

（3）便血。

（4）原因不明的贫血或体重减轻。

（5）腹部肿块等，应考虑大肠癌的可能，并进行相关检查。

2.体格检查

（1）腹部视诊和触诊，检查有无肿块。右半结肠癌 90% 以上可扪及肿块。

（2）直肠指检：简单易行。我国 80% 以上的直肠癌做直肠指检可以发现，如采取左卧位可以扪及更高部位的癌瘤。检查时要了解肿块的位置、形态、大小，以及占肠周的范围、基底部活动度、肠腔有无狭窄、病灶有无侵犯邻近组织脏器。还须注意指套有无血染和大便性状、盆底有无结节。

3.大便隐血试验

大便隐血实验对本病的诊断虽无特异性，但方法简单易行，是大规模普查时或对一定年龄组高危人群检查大肠癌的有效手段和常用方法，对早期诊断有帮助。包括免疫法和化学法，免疫法的敏感性和特异性均高于化学法。而快速、简便、经济则是化学法的优点。其诊断结肠癌的敏感性达50%~90%，但其特异性为20%~30%。可多次进行该检查以提高其特异性。

4.脱落细胞学检查

脱落细胞学检查是通过多种手段获取大肠黏膜表面细胞，进行细胞学检查的诊断方法。多采用肠镜直视下刷取及直肠肛门处肿瘤指检涂片法做直接涂片，必要时可将刷取物及指套用盐水洗脱后，离心沉淀涂片。该方法的准确率可达80%~90%，对早期大肠癌的诊断起到比较关键的作用。

5.肿瘤标志物

血清肿瘤标志物检测对肿瘤患者的阳性检出率有助于肿瘤早期发现，当有恶性肿瘤病变时，肿瘤标志物会明显升高，但糖抗19-9（CA19-9）和癌胚抗原不是大肠癌的特异性抗原，不能用作早期诊断。CA19-9和CEA联合检测的敏感性明显高于单项检测。对估计预后、监察疗效和术后转移复发方面有一定价值，如治疗前CA19-9和CEA水平较高，治疗后下降，说明治疗有效，反之无效。手术后患者的CA19-9和CEA水平升高，预示有复发或转移的可能，应做进一步检查，明确诊断。CEA等肿瘤标志物虽然不是大肠癌所特有，但多次检验观察其动态变化，对大肠癌疗效评价、监测复发、判断预后有很大的价值，其含量检测对结肠癌患者术后复发和早期转移有重要诊断价值。

6.内镜检查

内镜检查在早期结肠癌的检出方面具有很大的优势，是诊断肠癌的主要方法，其检查准确率达90%~95%。检查前需做彻底的肠道准备，其优点是可弥补钡剂灌肠的不足，还可直视下钳取可疑病理，可收集冲洗液或擦刷下来的脱落细胞进行细胞学检查，有利于早期极微小的大肠癌的发现。内镜检查最常见的合并症是穿孔和出血，据美国内镜协会的资料，其穿孔发生率为0.2%~0.3%，出血发生率为0.07%~0.1%。

内镜检查也有局限性，如遇到其他原因或肿瘤所致的肠腔狭窄时，既不能继续进镜，又可能遗漏狭窄部位以上多发肿瘤。因此在内镜确诊肿瘤后，特别是在直肠和左半结肠癌管腔有狭窄而不能检查全结肠时，应辅助钡剂灌肠。此外，大肠癌有5%~10%为多发癌，且术后可发生第二原发大肠癌，手术时可能遗漏同时存在的第二处癌，故术后3~6个月即应首次结肠镜检查。

7.钡灌肠检查

是检查大肠癌的常规检查方法之一，对早期大肠癌发现率和诊断率很高，可清楚显示黏膜破坏、肠壁僵硬、结肠充盈缺损、肠腔狭窄等病变。

8.影像学检查

CT、MRI检查可以很好的显示肿瘤的大小、部位、形态及其与周围组织的关系、是否有系膜淋巴结受累及远处脏器转移等，为判断肿瘤分期，了解周围组织转移情况，制定治疗计划和判断预后提供依据。他们发现盆腔肿块的敏感性高，对诊断直肠癌术后复发有一定的价值。PET-CT显像也能检出大肠癌的原发灶，而且灵敏度很高，但全身显像主要在于能同时检出转移灶，全面了解病变的累及范围，进行准确的临床分期，为临床选用合理的治疗方案提供科学依据。其对于肿瘤的定性及了解全身转移情况有重要意义，但价格昂贵，必要时可行该项检查。普通超声检查可帮助发现结直肠癌肝转移和腹腔淋巴结转移的情况。直肠内 B 超检查，可检测肿瘤的范围及侵犯邻近脏器如膀胱、前列腺等的情况。

七、治疗原则

目前，现代医学认为，一部分的肠癌的患者经过手术、放疗或放化综合治疗后，在临床上取得了良好疗效，生存期得以延长，但是在肠癌的其他脏器转移及癌症复发率方面，还具有很多不稳定因素，尚没有令人满意的治疗及预防手段。西医西药治疗中，治疗效果并不理想。在中医中药治疗方面，依据中药的扶正祛邪、减毒增效的理论，通过改善肠癌患者的免疫功能，以达到抗癌作用。随着中西医疗法的不断推广，延长了一部分患者的生存期，中西医结合疗法发挥了自身优势。中西医结合的治疗多数是中药配合手术或化疗进行的综合治疗。大肠癌术后的中医药治疗应用较多，因大部分患者在术后都要接受不同程度的放化疗等，而手术本身又大伤正气，故对于术后患者采取中药进行扶正治疗尤为重要。化疗已成为恶性肿瘤治疗的重要手段之一，已经从过去的以缓解症状为目的的姑息性疗法发展成一种根治性治疗的手段和方法。虽然化疗是治疗恶性肿瘤的主要手段，但是在化疗过程中会产生较重的毒副反应，从而被迫停止化疗，导致一些患者不能完成规定的疗程。

中医药与化疗相结合，通过对不同患者、不同病理阶段的辨证施治以及整体辨病治疗，在提高化疗疗效、增强患者体质、减轻化疗的毒副反应等方面发挥了较大的作用。中药的参与一可减轻手术后副反应及并发症，促进身体机能迅速恢复；二可配合化疗或放疗，增强放化疗敏感性，同时减轻放化疗不良反应；三可发挥抗肿瘤作用，提高机体免疫力，防治或降低复发；四可对不宜接受手术或放化疗治疗的患者改善临床症状，提高生存质量。目前中医治疗大肠癌有两大特色，一个是中医将辨病和辨证相结合，另一个是给药途径多样。总之，中医药与西医疗法有明显的协同效用，能提高肿瘤治疗的近期与远期疗效，对于大肠癌术后抗转移复发及延长生存期都有明显的作用。

不同时期的临床医家对大肠癌的辨证分型存在不同理解，刘松江教授总结发现，大肠癌患者早期以痰湿阴浊、热毒内蕴、血瘀内阻等症型为主。正盛邪实，施以攻削癌瘤之法，先攻后补或攻补兼施，以确保祛邪而不伤正。中晚期患者多以脾肾两虚、气血两虚为主要临床特点，邪愈盛则正愈虚，久病损耗正气，脾肾气血亏虚，甚则正气虚衰，大骨枯槁，大肉陷下，此时若施以祛邪之法，非但难以祛除邪气，反易伤及正气而使病情加重，当以扶正为主，调理一身气血，增强机体御邪的能力，兼之以攻邪。经历代医家详细论证，其本虚标实之候已确认无疑，究其治法，总以扶正为主，兼以祛邪。正如《内经》所云："寒者热之，热者寒之，温者清之，清者温之，散者收之，抑者散之，燥者润之，急者缓之，坚者软之，脆者坚之，衰者补之，强者湾之，各安其气，必清必静，则病气衰去，归其所宗，此治之大体也。"

刘松江教授通过大量的临床研究发现，用中药干预治疗能够明显改善肿瘤患者的临床症状，降低化疗的毒不良反应，改善患者生活质量，延长生存期。刘松江教授认为目前中医药在本病的治疗中只起到了辅助作用，应更深入探讨中医药在防治大肠癌转移方面的作用，通过科学的实验研究，寻找更为有效的中药及复方制剂，使中医药在治疗肿瘤疾病上发挥更大的优势。

八、中西医治疗

（一）辨证施治

刘松江教授认为，大肠癌属本虚标实之证。乃因脏腑气血亏虚，兼血瘀、痰凝、湿毒等久蕴聚积，相互交结而成。临床应分清虚实并结合脏腑辨证进行分型论治。根据其病因病机，将大肠癌主要分为以下几种症型：

1.湿热瘀滞证

【临床表现】腹痛拒按，腹中包块，大便带血或有黏脓血，里急后重，或便溏，舌质紫黯或有瘀点，苔黄腻，脉弦数。

【治疗原则】清利湿热，行气化瘀。

【中药汤剂】葛根芩连汤合膈下逐瘀汤加减。

【药物组成】葛根、黄芩、黄连、炙甘草、灵脂、当归、川芎、桃仁、丹皮、赤芍、乌药、元胡、香附、红花、枳壳。

【方药分析】方中重用葛根，甘辛凉润，入脾胃经，既能解表退热，又能生发脾胃清阳之气而治下利；当归、川芎、赤芍养血活血，与逐瘀药同用，可使瘀血祛而不伤阴血，共为君药。加以苦寒之黄连入心与小肠、黄芩入肺与大肠，清热燥湿，厚肠止利；丹皮清热凉血，活血化瘀；桃仁、红花、灵脂破血逐瘀，以消积块，共为臣药。佐以香附、乌药、枳壳、元胡行气止痛；尤其川芎不仅养血活血，更能行血中之气，增强逐瘀之力。甘草甘缓和中，调和诸药，为本方使药。全方外疏内清，以逐瘀活血和行气药物居多，使气帅血行，表里同治，更好发挥了活血逐瘀，破癥消结之力，又能使表解里和，热利自愈。

【辨证加减】腹胀腹痛甚者加枳实、槟榔、延胡索；痛引两胁者加柴胡、郁金；便血甚者加槐花、血余炭、三七、地榆炭、仙鹤草。

2.肝肾阴虚证

【临床表现】腹胀痛，大便形状细扁，或带黏液脓血，形体消瘦，五心烦热，头晕耳鸣，腰膝酸软，盗汗，舌红，少苔，脉细数。

【治疗原则】滋补肝肾，清泻肠热。

【中药汤剂】知柏地黄汤加减。

【药物组成】知母、黄柏、熟地黄、山药、山茱萸、茯苓、丹皮、泽泻。

【方药分析】方中熟地黄入肾经，味厚纯阴，重用以滋阴补肾，填精益髓，为君药。山茱萸入肝肾经，滋补肝肾，固涩精气；山药入脾肾经，双补脾肾，养阴固精，同为臣药。君臣相配，肾肝脾三阴并补，不仅滋阴益肾之力相得益彰，而且兼可养肝补脾。泽泻利水湿而泄肾浊，可制熟地黄滋腻之弊；丹皮清泄虚火，并制山茱萸之温涩；茯苓渗湿健脾，配山药补脾而助健运，配泽泻共泻肾浊，引虚热下行，则真阴得复其位。外加黄柏、知母滋阴泻火，为佐药。诸药合用，共奏滋阴降火之功。

【辨证加减】急躁易怒、尿赤者，加龙胆草、黄芩、栀子。

3.气血两虚证

【临床表现】腹胀痛，大便成形，或带黏液脓血，肛门坠胀，甚至脱肛，面色萎黄，唇甲不华，少气乏力，神疲懒言，舌淡，苔薄白，脉沉细无力。

【治疗原则】补气养血。

【中药汤剂】八珍汤加减。

【药物组成】人参、白术、茯苓、炙甘草、当归、白芍、熟地黄、川芎。

【方药分析】方中人参大补元气与熟地黄滋阴养血相配，共为君药。白术、茯苓健脾渗湿，助人参益气补脾；当归、白芍养血合营，助熟地黄滋养心肝，均为臣药。川芎为佐，活血行气，使地黄、人参补而不滞；炙甘草为使，益气和中，调和诸药。全方八味实为四君子汤和四物汤的复方。用法中加入姜枣为引，调和脾胃，以资生化气血，亦为佐使之药。诸药合用，共奏气血两补之功。

【辨证加减】形寒肢冷者，加鹿茸，仙灵脾。

4.脾肾阳虚证

【临床表现】腹胀痛，畏寒肢冷，面色苍白，少气乏力，纳食不振，腰膝酸软，大便溏薄，小便清长，舌淡胖，苔白滑，脉沉细微。

【治疗原则】温补脾肾。

【中药汤剂】附子理中汤合四神丸加减。

【药物组成】附子、人参、白术、炮姜、炙甘草、肉豆蔻、补骨脂、五味子、吴茱萸、大枣

【方药分析】方中附子温补脾肾，温补先天真阳；另重用补骨脂辛苦温涩，补肾壮阳，温脾止泻，补中能涩，尤善补命门之火以散寒邪，为治疗肾泄之要药，《本草纲目》谓其"治肾泄"，共为君药。人参微寒，补气益脾，有刚柔相济之意；白术健脾燥湿，补中焦之土；炮姜温胃散寒；肉豆蔻温脾涩肠止泻，温中行气，与补骨脂配伍，增涩肠暖脾止泻之力，并能温脾行气以止痛，共为臣药。吴茱萸辛苦热，一能温暖脾肾，助阳止泻，二可散寒止痛；五味子酸甘温，生发脾胃阳气，涩肠止泻以治标，为佐药。炙甘草补后天脾土、调和上下最能缓中；大枣益气补中，益胃生津，合生姜意在温补脾胃，鼓舞运化，共为方中使药。诸药合用，配合得当，可温补脾肾之阳，使火旺土强，阳复寒去，脾得运化，大肠得固，肾泄自愈。治疗中下焦虚寒、火不生土诸证。

【辨证加减】里急后重者，加木香、槟榔、白芍；大便泻下无度者，加诃子肉、罂粟壳。

（二）其他疗法

1.中成药

（1）平消胶囊：该药主要成分为郁金、白矾、五灵脂、火硝、仙鹤草、马钱子、干漆、枳壳等8味中药，是根据《金匮要略》中硝石矾石散化裁而成。具有活血化瘀、软坚散结、消炎止痛、清热解毒、扶正补虚、温经通络等功效。方中仙鹤草、五灵脂具有活血化瘀、补虚止痛的作用；火硝、白矾入气分胜湿，二药相伍具有消瘀逐浊的功效；枳壳、郁金能行气解郁、散结消痞；干漆加强祛瘀消坚之力；马钱子消肿止痛、祛毒活络。对肿瘤具有缓解症状、缩小瘤体、抑制肿瘤生长、提高人体免疫力、延长患者生命的作用。

（2）西黄丸：该方为清代著名医家王洪绪所创，由麝香、牛黄、炙乳香、炙没药、黄米饭组成，原载于《外科证治全生集·卷四》。方中牛黄清心、退热、化痰、通窍、散肿结，为主药。辅以麝香芳香辛窜之性，通经络、散结滞、辟恶毒、除秽泄，为辅药。主辅配合，相得益彰，牛黄配伍麝香辛窜助火之弊，麝香增牛黄化痰散结之功。佐以炙乳香、炙没药活血祛瘀、消肿定痛。以黄米饭为辅料制成丸，既可调胃和中，又免诸药攻邪太过而伤脾胃。全方配合，功可清热解毒、活血化瘀、消坚排脓。临床上主要用于痈疽疔毒，瘰疬，流注，癌肿等的治疗，对于降低患者身体损害的潜在风险、延长患者的生存时间、提高生活质量，有着积极意义。

（3）康赛迪胶囊：该药既含有黄芪、人参、刺五加等药物益气生血以养脾胃后天之本，同时选用斑蝥化瘀消积以肃邪分之郁热。《神农本草经》将人参列为"上品"，其有大补元气、健脾益气、生津止渴、宁神益智的功效；黄芪补气升阳、固表内托；刺五加扶正固本、补气安神；辅以斑蝥辛寒，破血逐瘀、攻毒散结。诸药合用，使其具有双相广谱抗癌作用，既可控制肿瘤生长、抑制转移，又可改善症状、提高免疫功能，进而提高患者的生存质量。

（4）艾迪注射液：该药主要由人参、黄芪、刺五加、斑蝥组成，其成分、作用均与康赛迪胶囊类似，具有清热解毒，消瘀散结的功效。因其为注射液，故适用于无法进食或脾胃虚弱的患者，可减少其恶心呕吐、腹泻等相关不良反应的发生，主要用于气虚瘀毒内蕴的大肠癌患者。

（5）华蟾素注射液：该药是中华大蟾蜍阴干全皮经提取而制成的一种注射用灭菌水溶性制剂，其主要成分为大量的吲哚生物碱，另外还含有一定量的氨基酸、肽类与精氨酸复合物等。中医学认为其具有清热、解毒，消肿，止痛等功效。华蟾素通过抑制癌细胞 DNA 和 RNA 的合成，阻碍细胞的分裂繁殖，抑制癌细胞生长，诱导癌细胞凋亡，参与对癌细胞的直接杀伤，提高机体免疫力，提高化疗药物的抗癌作用并降低其毒性，具有良好的抗癌作用，适用于中晚期大肠癌热毒较盛者。

（6）其他可用于大肠癌晚期或有虚证表现的扶正中药注射液有：参芪扶正注射液、参麦注射液、生脉注射液、黄芪注射液、香菇多糖注射液和猪苓多糖注射液等。

2.中药外治法

中药外治法是指药物配制加工成散剂（外用散剂）、膏药剂（又称硬膏）、油膏（又称软膏）、药捻、洗剂、栓剂、灌肠剂、雾剂、糊剂、滴剂等剂型，涂敷、粘贴、撒布、点滴、灌导、拭洗于体表穴位或病灶局部。在选用时，应在辨证施治原则指导下，根据病症不同而使用不用方药加以配制。中医外治法治疗大肠癌形式多样，临床应用以灌肠居多，另有针灸、外敷等。临床研究表明，中医外治法对大肠癌具有良好的治疗效果。

（1）中药灌肠疗法：中药灌肠法是将药液从肛门灌入或滴入肛肠，达到治疗疾病的一种外治方法。有单独使用者，有配合化疗者，也有联合内服中药者。其方法简单，应用方便，通过辨证与辨病相结合用药，可治疗局部疾病，亦可用于治疗全身疾病。

【组方成分】生大黄、地榆炭各 15g，三七、五倍子各 10g，白花蛇舌草、藤梨根各 30g。

【主要功效】收敛止血，可以有效控制出血。

【用法用量】浓煎至 100ml，取汁放置后用纱布过滤，装入输液瓶内，温度保持在 38～41℃，导管插入肛门 15～30cm，滴药速度为 30～40 滴/分，于每晚睡前行保留灌肠，1 剂/日。10 天为 1 个疗程，疗程间隔 3 ~ 5 天。

（2）中药贴敷疗法：将药物贴敷于身体某部，病在内者贴敷要穴或循经取穴，病在局限浅表者贴于局部，通过药物透皮吸收，刺激穴位发挥作用，达到改善症状，调节免疫，控制病灶，以及康复保健的目的。

【取穴】神阙、双涌泉。

【药物】行气通腑膏。（生大黄粉 100g，厚朴粉 100g，冰片研粉 20g，以食醋搅拌成糊状，分装成盒，每盒 10g。

【主要功效】化疗期间在神阙、双涌泉进行穴位贴敷中药，防治化疗引起的便秘；也可用于口服吗啡制剂引起的便秘。

【用法用量】将穴位皮肤洗净，把中药膏 2g 摊在磁疗贴上，立即贴附在穴位上，4 ~ 6 小时后揭去，每日 1 次或中病即止。

（3）中药泡洗疗法：将中药和水盛于器械内，浸泡身体某部位，利用水温对皮肤、经络、穴位的刺激和药物透皮吸收以疏通经络、气血，能直接作用于病灶局部，达到改善症状、调节免疫以及康复保健等目的。

【组方成分】黄芪 60g、地龙 15g、土鳖虫 10g、全蝎 10g、川乌 15g、水蛭 10g、红花 30g、附子 40g 等。

【主要功效】通利血脉。可有效预防奥沙利铂化疗所致神经毒性。

【用法用量】中药煎取 2000ml，水温 45℃，放于腿浴治疗器，浸泡四肢，每日 1 次，每次 40 分钟，每周连用 5 天。

（4）中药坐浴疗法：通过疏通经络、流畅气血以改善局部和全身功能，促进局部血液循环，祛腐生肌，减轻黏膜渗出，达到行气活血、清热燥湿、止痛等目的。

【组方成分】黄柏 60g、苦参 30g、紫花地丁 60g、蒲公英 60g、制乳香 30g、制没药 30g、五倍子 15g、莲房 30g、槐花 15g、地榆 15g、大黄 25g、蛇床子 15g、防风 15g。

【主要功效】清热止疡。可用于低位直肠癌术后吻合口炎。

【用法用量】煎取药汁 2000ml，1 剂/日，2 次/日，每次 1000ml。调温 37 度，每次 30 分钟，10 天为 1 个疗程。

3.非药物疗法——针灸

针灸是针法和灸法的合称，针法是把毫针按一定穴位刺入患者体内，运用捻转和提插等针刺手法来治疗疾病；灸法是把燃烧着的艾绒按一定穴位熏灼皮肤，利用热的刺激来治疗疾病。循证医学研究表明，对于大肠癌患者，针刺治疗可以改善肿瘤患者的临床症状，减轻放化疗不良反应，例如缓解疼痛，减轻化疗相关恶心呕吐。

（1）肠癌术后癃闭，解除患者小便闭塞不通、小便不利等症状：

【取穴】三阴交、膀胱俞、太溪、阴陵泉等穴位。

【方法】直刺，提插捻转，行平补平泻法，留针 30 分钟，每日 1 次。

（2）肠癌术后肠梗阻：

【取穴】内关、足三里、天枢、上脘、中脘、下脘。

【方法】平补平泻，留针30分钟，每日1次。

（3）放化疗直肠、膀胱反应：

【取穴】合谷、天枢、上巨虚、足三里。

【配穴】里急后重者加气海；黏液便者加阳陵泉、三阴交；血便者加下巨虚。

【方法】行平补平泻手法，得气后留针20分钟，每日针1次，1~2周为1疗程。

（4）对癌痛的辅助治疗：

【取穴】双侧足三里。

【方法】行提插捻转等手法，得气为宜，留针15分钟，每日1次，15次为1疗程。

（5）肠癌晚期合并肠梗阻：

【取穴】足三里、气海、上巨虚。

【配穴】天枢、关元、下巨虚。

【方法】足三里、上巨虚、下巨虚施以快速进针，采用提插捻转泻法，轻插重提，大幅度捻转，以患者出现酸、麻、胀或沿经脉走向传导感为宜，反复施以强刺激手法，每隔5分钟重复手法1次，留针30分钟。气海、关元、天枢采用呼吸补泻的补法。

（6）镇痛，用于肿瘤本身或者治疗引起的周围性或中枢性神经源性镇痛：

【取穴】耳部的阿是穴。

【方法】耳针及耳穴局部75%乙醇溶液消毒，针直刺入穴0.7mm，持续按压25~55分钟，以局部微痛为度。

（7）耳穴对放化疗胃肠道反应的辅助治疗：

【取穴】恶心呕吐：取内分泌、胃；食欲不振取内分泌、交感；呃逆取食道、贲门。

【配穴】上述各症分别取肾、贲门、食道；脾俞、胃。

【方法】用胶布将王不留行贴于穴上，每日按摩3~4次，每贴7日。

（三）西医治疗

大肠癌治疗原则是以手术切除为主的综合治疗，同时联合化疗、放疗等降低手术后复发率，提高生存率。对于不能切除的大肠癌，可采取新辅助化疗，一方面可以降低肿瘤的分期，使部分不能切除的肿瘤转化为能够切除的肿瘤；另一方面可延长患者的生存时间，提高患者的生存质量。现将大肠癌主要治疗方法列举如下。

1.手术治疗

目前手术治疗仍是大肠癌治疗最重要的方法。术式常根据病史、癌肿部位、病理分型、分化程度与临床分期来拟定。早期大肠癌，可单纯手术切除；中晚期患者以手术为主，术前、术后辅助化疗或局部放疗。对于晚期大肠癌应姑息性手术切除，化疗和放疗综合运用。

根治性大肠癌手术的切除范围包括癌肿所在肠袢及其肠系膜。既切除了癌肿本身，又可以彻底清除可能转移的区域淋巴结。因此，只有进行彻底的手术才有可能治愈大肠癌。腹腔镜下行大肠癌手术也有一定的优势，腹腔镜根治性手术治疗大肠癌能达到与开腹手术一致的肿瘤根治性效果，在患者术后的恢复情况、术后并发症以及机体的免疫功能方面，腹腔镜大肠癌手术后的短期内的各项指标优于开腹手术。

2.化学药物治疗

临床诊断的大肠癌患者，20%～30%已经属 Dukes 分期 D 期，手术无法根治，必须考虑化疗。化学药物治疗可阻止癌细胞扩散，杀伤或消灭体内的肿瘤细胞。术后辅助化疗是化疗开始于手术后的一定时间内，其目的为消灭微小转移病灶或在手术过程中可能导致播散的病灶。对于大肠癌术后的患者，除极少数的原位癌外，基本上都应进行化疗。术后进行化疗对延长患者生存期是有一定意义的。有数据显示术后接受正规化疗的患者其年生存率多可提高 10%～20%。大肠癌术后辅助化疗一般开始于术后 2～4 周为最佳。结直肠癌根治性切除术后是否需要辅助化疗，目前已达成共识：I 期大肠癌术后患者不需要辅助化疗，III 期大肠癌术后患者应进行术后辅助化疗，对于 II 期大肠癌术后辅助化疗的价值，尚存在争议。

3.放射治疗

对于手术不能切除的肿瘤或为了适应手术或有远处转移病灶者，局部放疗也是治疗大肠癌常用的方法之一，可以缩小肿瘤，改善症状，多与其他治疗方案联合应用。大肠癌外科手术治疗后 5 年生存率一般在 50%～60%，治疗失败的原因是局部复发率比较高，虽然近年来全直肠系膜切除（total mesorectal excision, TME）开展以来，局部复发率有所降低，但仅靠此难以达到更好的疗效，所以治疗大肠癌要考虑综合治疗。目前研究较多、效果较好的是手术切除与放疗的综合治疗，包括术前放疗、术中放疗、术后放疗、"三明治"式放疗既姑息性放射治疗等。①术前放疗可提高手术切除率；减少淋巴结受侵率和晚期病人百分率；减少远处转移；减少局部复发率和提高生存率。一般使用直线加速器或多或 60C0 高能治疗机，采用前后两野或四野盒式技术，每次 2Gy，每周 5 次，总剂量为 46Gy/4～5 周；②为了提高肿瘤组织的照射剂量及减少正常组织的不必要照射，近年来有报道采用术中直视下治疗。剖腹后暴露肿瘤及周围受侵组织，避开小肠及输尿管，用电子线一次照射 10～20Gy，根据照射组织厚度，能量可选择在 6～18MeV 范围内。此方法也可用于照射复发危险很高的部位；③术后放疗可以减少局部复发率；术后放疗开始早的患者，其效果更好，一般宜在术后两个月内开始；提高生存率，术后放疗病人 5 年生存率比单纯手术明显提局。术后放疗效果常不如术前放疗。原因是手术破坏了盆腔的正常结构，局部组织因纤维化而血运受到了破坏，细胞含气量下降。通过术后放疗可消灭根治性切除后可能存在的亚临床病灶；对非根治性切除者的残留癌灶进行补充治疗；④姑息性放射治疗多因为全身情况差等原因不能耐受手术治疗的患者，可采用放射治疗作为姑息性治疗的手段，从而达到减轻症状，甚至延长生存时间的目的。但放疗对机体伤害较大，对于身体状态差的晚期大肠癌患者应慎用，注意防止毒不良反应造成的人体免疫功能的损伤。

4.生物治疗

大肠癌的生物治疗尚处于探索阶段，临床上应用的生物治疗包括免疫疗法和基因疗法，目前免疫疗法在临床上应用较多。其目的主要是激活、调动人体自身的抗癌能力，恢复内环境的平衡，类似于中医所谓的"扶正固本，调和阴阳"。针对大肠癌的基因治疗已有多种方法，有些方法已从理论走向实践，包括免疫自杀基因治疗、分子基因治疗、抑制肿瘤血管生成基因治疗、基因缺陷纠正等多种治疗方法。其主要方式是通过修复参与肿瘤发生相关的基因或通过提高细胞免疫功能从而加强机体的抵抗能力，达到抑制肿瘤甚至杀死肿瘤细胞的目的。生物治疗可以防治肿瘤的复发、转移，还能对放疗、化疗起到减毒增效的作用。

5.靶向治疗

分子靶向治疗是针对在细胞分子水平上已经明确的致癌位点（该位点既可以是肿瘤细胞上的一个蛋白分子，也可以是一个基因的片段），来设计对应的治疗药物，药物进入体内后会特异性地选择致癌位点与之结合从而发挥作用，使肿瘤细胞发生特异死亡，而不波及肿瘤细胞周围的正常细胞组织，因此分子靶向治疗又被称为"生物导弹"。目前，大肠癌的药物治疗处于从单纯细胞毒性药物的治疗向分子靶向治疗时代逐渐过渡的阶段。常用的靶向药物包括有，表皮生长因子受体抑制剂：吉非替尼、厄洛替尼、昔妥西单抗、帕尼单抗等；血管内皮生长因子抑制剂：贝伐单抗、瓦他拉尼等。虽然一些靶向药物对大肠癌治疗的疗效已经获得公认，但是这些药物的应用方式仍存在一些争议。

6.介入治疗

当手术治疗达不到预期效果的时候，介入治疗可以提高疗效。大肠癌的介入治疗包括经动脉灌注化疗、选择性动脉栓塞治疗、肿瘤直接穿刺注药治疗、经淋巴管灌注化疗等。

九、经验方证治

扶脾益肠汤治疗结肠癌术后

1.立法依据

近年来，许多医家结合大量科学研究及临床实践，确立了比较稳定的大肠癌中医症候模式，用现代医学手段对大肠癌明确诊断后，结合中医理论的指导，分清邪正虚实，遣方用药。根据刘松江教授多年临床实践所见，脾虚型大肠癌最为多见。刘松江教授认为本病的发生机制主要为诸多因素导致脾胃受损，水谷精微不能运化输布，以致湿毒内生。脾胃为后天之本，气血生化之源，脾胃受损则正气不足，正气存内，邪不可干，正气不足，易受外邪，邪毒壅滞肠道，日久积聚成块。由此可知，脾气亏虚是本病的基本病机。

刘松江教授认为大肠癌手术治疗极易耗气伤血，化疗期间常常出现脾气虚弱的现象。大肠癌术后患者，体质虚弱，化疗药物本身又是以毒攻毒，耗伤正气，故而正气亏虚的表现更加明显。值此时机，以中药汤剂辅助，通过扶正为主、兼以祛邪的辨证施治，有助于保护及恢复人体的正气，提高患者对化疗的耐受能力，改善不适症状，减轻化疗的毒不良反应，提高患者的生活质量，帮助患者完成常规化疗疗程，并能预防大肠癌复发、转移的发生。

刘松江教授通过多年来累积的丰富的治疗大肠癌的临床经验，认为大肠癌术后患者中医辨证整体属脾气虚，并因术后少量残留癌毒的存在，病灶局部余邪未清。正虚为本，邪实为标，以脾气亏虚、余毒未清为本病的主要病机，病位在大肠，主要与脾胃大肠功能失调有关。中医理论上认为化疗药物本身亦属毒邪，多会耗气伤津。因此将健脾益气、滋阴解毒定为治疗大肠癌的大法，并拟定扶脾益肠汤，辨证加减，取得了十分满意的疗效。

2.方剂组成

黄芪、太子参、香附、茯苓、砂仁、白术、陈皮、法半夏、鸡内金、生地、麦冬、鸡血藤、女贞子、半枝莲、白英、五味子、杜仲、竹茹、甘草。

3.方药分析

扶脾益肠汤中以黄芪、太子参为君药。黄芪性微温味甘，归脾、肺经，为补脾肺之气要药，健脾益气，且补而不腻。太子参甘润，微苦平，入心、脾、肺三经，其补益脾气之功虽不及党参，但药性平和，寒温皆宜，更有养阴生津之妙，化疗期间应用十分恰当。《陕西中草药》记载：太子参补气益血，健脾生津。治病后体虚，肺虚咳嗽，脾虚泄泻，小儿虚汗，心悸，口干，不思饮食。两药相合，大大增加补益之力，补益脾气以扶正，可增强机体免疫力，以期治病求本。二药相合，大补脾气，滋阴生津，而治病本。脾胃为后天之本，培补脾气，扶正培本，以助正气祛未尽之病邪外出，对改善患者临床症状、提高机体免疫力、改善患者生存质量疗效肯定。且太子参与君药黄芪及臣药白术配伍，可有效改善患者疲倦乏力症状。

茯苓、白术、陈皮、法半夏、香附、砂仁为臣药健脾益气，增强君药药效。茯苓性味甘、淡、平，入心、肺、脾经，具有渗湿利水，健脾和胃，宁心安神的功效。茯苓之利水，与其他直接利水的中药不同，是通过健运脾肺功能而达到的。故其功效主要为健运脾肺，本方主要取其健脾之功，配合芪参健脾益气。白术味苦、甘，性温，归脾、胃经，甘先入脾，可健脾益气、燥湿利水、止汗、安胎，为补脾要药。《药性赋》记载："味甘，气温，无毒。可升可降，阳也。"其用有四：利水道，有除湿之功；强脾胃，有进食之效，君枳实有消痞之妙。白术与太子参、甘草配伍，可补益脾气，用于脾胃虚弱，食少胀满，倦怠乏力，泄泻。其与陈皮、茯苓等相伍，健脾燥湿止泻。陈皮性温，味辛、苦，入脾、胃、肺经，理气健脾，调中、燥湿，化痰。因其既能健脾，又能理气，故用于本方中，配合补气药，补而不滞，有防止壅遏作胀的作用。半夏辛、温，归脾、胃、肺经，温能养脾，辛能醒脾，可健脾化痰，宽胸散结，与陈皮共同构成药对，补而不滞。此外，法半夏亦有抗肿瘤作用。香附理气，解六郁，《本草衍义补遗》记载："香附子，必用童便浸，凡血气药必用之，引至气分而生血，此阳生阴长之义也。"该药为气中之血药，与补益药配伍应用，亦取补而不滞之义。砂仁味辛，性温，归脾、胃、肾经，可化湿开胃，温脾止泻，理气安胎。砂仁辛温芳香醒脾，配君药，可促中州运化，使上下气机贯通，痛泻自止。砂仁与香附共同应用，行气止痛，可有效缓解腹部胀痛。以上诸药与君药相合，可有效减轻脾气亏虚导致的疲倦乏力等临床症状。

白英苦、平，有小毒，清热利湿，解毒消肿，抗癌。半枝莲味辛、苦，性寒，归肺、肝、肾经。清热解毒，活血祛瘀，消肿止痛，抗癌。半枝莲、白英为刘松江教授治疗消化道恶性肿瘤常用药对，刘松江教授认为两药合用，清热解毒、活血化瘀，在既往临床应用中显示出了良好的抗癌作用，并常同时辅以鸡内金，顾护胃气。此外，鸡内金化坚消食而运脾，本身也有一定的抗癌作用。麦冬甘、微苦、凉、滋阴生津、润肺止咳、清心除烦。《神农本草经》记载："主心腹结气，伤中伤饱，胃络脉绝，羸瘦短气。"生地味、甘，性寒，归心、肝、肾经，有清热凉血、益阴生津之功效，与麦冬配伍，用于化疗等热毒之邪导致的热伤气津，具有清热养阴生津的功效，有效缓解化疗导致的气阴两虚。鸡血藤味苦、甘，性温，入肝、肾经，补血，活血，通络。女贞子味甘、苦，性凉，入肝，肾经，补肝肾阴，乌须明目，其药补而不腻。刘松江教授常以以上两药配伍，补血行气，益肾填精，改善化疗引起的骨髓抑制。竹茹甘、微寒，入肺、胃、胆经，清热止呕，涤痰开郁。竹茹配半夏、陈皮，一寒一温，温清相济，和胃降逆，有效缓解化疗导致的恶心呕吐。五味子味酸甘，性温，归肺心肾经，具有益气生津，敛肺滋肾，及安神的功效。《本草新编》记载："盖五味子入肺、肾二经，生津止渴，强阴益阳，生气除热，止泻痢有神。但不宜多用，多用反无功，少用最有效。尤不宜独用，独用不仅无功，且有大害。必须同补药用入汤丸之内，则调和无碍，相得益彰耳。"五味子与麦冬配伍，酸甘化阴，有助于阴液化生，同时其尚有保护肝功之效，可防治化疗导致的肝功能损害。杜仲味甘，性微辛温，入肝、肾经，补肝肾，强筋骨，安胎。杜仲与鸡血藤配伍，可补肾壮骨，益精添髓，防治化疗导致的肾功能损伤。另外，杜仲也有抗癌作用。甘草为使药，味甘，性平，补脾益气，清热解毒，缓急止痛，祛痰止咳，调和诸药。在本方中，取其甘缓之性，调和诸药之功。诸药合用，共同起到益气健脾，滋阴解毒的功效。

刘松江教授认为，服用具有健脾益气、滋阴养血作用的中药有助于提高机体免疫力，抑制肿瘤细胞生长繁殖，诱导肿瘤细胞的分化和凋亡，结合临床症状进行辨证加减，配合其他药物，具有抗转移及对化疗患者起到减毒增效的作用。刘松江教授在临床中应用化疗药物消灭残余病邪的同时，充分考虑到术后患者的体质因素及化疗药物的毒不良反应，抓住病本，以补益脾气、扶正培本为基础，遣方用药，立健脾益气、滋阴解毒之方剂，其意不仅在于提高机体正气帮助患者顺利完成化疗正常疗程，更寓调动患者自身免疫机能以对抗肿瘤增殖之意。化疗结束后稍加辨证增减，继续长期服用本方，可达延长生存期、提高治愈率之效。此外，本方亦针对化疗可能导致的不良反应进行预防性用药，符合传统及现代医学均提倡的"未病先防"的思想。在化疗过程中配合本方，可以减毒增效，提高化疗耐受性，并有效提高患者的长期生存质量。

十、验案实录

验案 1：乙状结肠癌，肝转移　　病案号：6063

患者陶某，女，59 岁。2018 年 9 月 29 日初诊，主诉：腹痛 5 月余，便血 1 月。患者于 2018 年 4 月无明显诱因出现上腹痛，伴腹泻。就诊于当地医院诊断为肠炎，给予消炎对症治疗，症状稍好转。后于哈医大二院行腹部 CT 示：考虑结肠癌可能，肠镜示：结肠癌 Borrmannl 型，结肠多发息肉，病理示（乙状结肠）腺癌，化疗 6 周期（奥沙利铂），化疗前消化系统 CT 示肝内多发占位性病变（考虑转移瘤），肝囊肿。2018 年 9 月 8 日停止化疗，现于黑龙江中医药大学附属第一医院就诊，患者现腹痛，便血，纳差，眠可，小便频，大便干稀不调，便粘。舌淡略紫苔薄白，右脉弦略数寸尺弱，左脉弦细略数关弱。消化系统 CT 示：肝内多发低密度灶，最大约 12mm，脾大，局部肠管管壁增厚，符合占位。CEA：11.57 ng/ml。

（1）处方：黄芪 40g，太子参 15g，白术 15g，茯苓 15g，柴胡 15g，半枝莲 30g，生薏苡仁 30g，白花蛇舌草 30g，鸡内金 20g，焦山楂 20g，败酱草 20g，白头翁 15g，鳖甲 30g，秦艽 15g，土鳖虫 15g，附子 10g，马齿苋 15g，仙鹤草 30g，鸡血藤 25g，女贞子 30g，白扁豆 15g，香附 10g，狗脊 10g，甘草 5g，元胡 25g。

（2）14 服水煎服，一服药煎汁约 400～500ml，每日早晚各服用 1 次。

2018 年 11 月 24 日复诊：舌红略淡，苔薄白，左脉弦细略沉，关略弱，右脉弦略数，尺弱，大便可，无便血，偶有腹痛。

（1）处方：上方去仙鹤草。

（2）14 服，煎服法同前。

（3）按：刘松江教授认为，患者化疗后正气虚弱，脾胃功能衰退，总体为本虚标实之证。故治疗以扶正祛邪为原则，重视脾胃功能的恢复和重建，方用扶脾益肠汤加减。因损伤脾胃，脾肾阳虚，大便不规律，便秘与腹泻交替，故以黄芪、太子参、白术、茯苓、炒扁豆、狗脊补益气阴，健脾益肾；附子补火助阳止痛；焦山楂、鸡内金健脾和胃；便时腹痛，考虑仍有湿热下注肠道，故用生薏苡仁、半枝莲、败酱草、白花蛇舌草、马齿苋清热利湿，解毒抗癌，其中薏苡仁与败酱草均能解毒消痈，二者配伍，一个补气，一个入血，可共奏健脾利湿、消痈排脓之功；鳖甲软坚散结；柴胡疏肝理气；元胡、香附、秦艽活血行气止痛；鸡血藤与女贞子配伍补血行气，益肾填精；土鳖虫破血逐瘀；刘松江教授认为患者便血是由于邪毒滞留，久聚成块，阻塞肠道，化热伤及血络，热毒炽盛，肉腐络损所致，故在攻补兼施之基础上，佐以清热凉血止血之仙鹤草、白头翁，另外仙鹤草有一定的抗癌作用，可同白花蛇舌草配伍具有清热解毒、化瘀止血、消肿散结的功效，既能辅助正气，又能消瘤抗癌，标本兼治；甘草调和诸药。复诊因症状改善，无便血，故去凉血止血之仙鹤草以减轻止血之力。诸药配伍，通过补气血、滋肝肾、健脾胃，从整体上调整脏腑功能，改善机体内平衡，生发正气，增强并调动自身免疫功能，控制癌瘤发展。

经治 2 月余，患者症状明显改善，偶有腹痛，大便成形，无便血，情绪稳定，血常规多次复查均在正常范围内，肝转移灶经腹部超声复查基本稳定。刘松江教授认为，对于结肠癌之诊治，早期发现、早期确诊乃是取得良效之关键。然一旦确诊，即需治本与治标相结合，对于要求保守治疗或全身情况不能耐受手术的患者，以中药治疗为主，以内外合治、攻补兼施为基本原则。无论病初、病中或晚期，总不离正气内虚，故用药除祛邪外，必扶正固本，还可改善患者的生存质量，延长生存期。切忌妄用攻邪，滥伐虚体，以免正气更伤，邪实更甚，毒邪内陷，加速病情恶化。此外，刘松江教授强调患者应该注意饮食、生活环境之调摄，保持心情舒畅，适当参加体育活动，促进气血流畅，防治气滞血瘀，方有利于改善症状，增强体质，促进康复。

验案 2：直肠癌术后　　病案号：6416

患者王某，女，71 岁。2018 年 12 月 27 日初诊，主诉：食欲减退 1 月余。患者于 2018 年 10 月 30 日因便中带血，肛门坠胀感 5 个月就诊于黑龙江中医药大学附属第一医院行肠镜示：进镜至肛门 4～8cm 见一不规则肿物，绕肠管 1/3 面积生长，肿物色暗红，质脆，易出血。病理示：直肠腺癌。后就诊于省肿瘤医院于 2018 年 11 月 8 日行直肠癌扩大根治术，术后病理示：直肠隆起型中分化腺癌，伴黏液腺癌，侵及深肌层。未行放化疗等治疗，建议定期复查。现患者乏力、消瘦，无食欲，纳差，小便可，大便少，眠可，眼干，耳鸣。舌淡暗略紫，苔薄白，右脉细数略弦，尺略沉，左脉弦细略数尺略弱。患者既往糖尿病病史 20 年，高血压病史 15 年，冠心病病史 5 年，CEA：4.93 ng/ml，CA199：7.57U/ml。

（1）处方：黄芪 40g，太子参 15g，白术 15g，茯苓 15g，文术 15g，半夏 15g，陈皮 15g，焦山楂 20g，鸡内金 20g，半枝莲 30g，生薏苡仁 30g，白花蛇舌草 30g，砂仁 15g，鸡血藤 25g，女贞子 30g，香附 10g，麦冬 15g，白扁豆 15g，甘草 5g，元胡 25g。

（2）14 服水煎服，一服药煎汁约 400～500ml，每日早晚各服用 1 次。

2019 年 1 月 10 日复诊：舌淡紫略暗，苔薄，脉弦细，尺略弱，纳可，无恶心。

（1）处方：上方去半夏；加薄荷 10g、马齿苋 20g、败酱草 20g。

（2）14 服，煎服法同前。

（3）按：刘松江教授认为患者直肠癌根治术后，耗气伤阴，再加上肠癌患者病多体虚，由虚而致积，因积而益虚，二者互为因果关系。而本案始终遵循刘松江教授辨证论治的法则，针对脾胃虚弱为本，湿热癌毒为标的疾病特点，故应采用益气养阴、清热解毒的治疗原则进行治疗，方用扶脾益肠汤加减。处方中黄芪、太子参、白术、茯苓、白扁豆等益气健脾，防止滋阴之药不能运化；麦冬养阴清热生津；文术活血化瘀、消积退肿；半枝莲、白花蛇舌草清热解毒消瘤；鸡内金、砂仁、焦山楂、生薏苡仁健胃和中，攻补兼施，防苦寒之品伤及后天脾胃；半夏健脾化痰与用于理气的香附、陈皮、元胡配伍，补而不滞；鸡血藤与女贞子配伍补血行气，益肾填精，补而不腻；元胡行气通络；甘草调和诸药。本药既可增强体质和机体免疫力，又对缓解患者临床症状，具有明显的疗效。另外生薏苡仁、半枝莲、白花蛇舌草、女贞子等药物经实验研究表明具有明显抗癌作用，同时还兼有升高机体白细胞、恢复正气之功。黄芪、生薏苡仁有防止肠组织增生、纤维化的作用，还有消除水肿、生肌排脓的功效。复诊因症状改善，故去降逆止呕之半夏，加薄荷以增强清热行气之力，加马齿苋、败酱草以解毒抗癌，清肠中湿热，目前患者仍继续治疗、追访中。

经治疗，患者症状明显缓解，精神转好，胃纳改善，大便成形。刘松江教授认为，患者为老年女性，年逾七旬，癌毒久居人体，耗气伤阴，气阴两虚，故眼干，肝肾不足则耳鸣。又加之手术刺激，阴血受损。"阴者，藏精而起亟也"，阴液亏虚，无以起亟化气，故而面色少华，神疲乏力；正气不足，无以抗邪，则毒热猖狂于中焦，《黄帝内经》云："中焦如枢。"脾以升，胃以降，升清降浊，则气机调畅，然毒热聚于中焦，胃肠功能受扰，气血循行障碍，枢机不转，气机阻滞，故见食欲减退，纳差。"大肠者，传导之官，变化出焉"，毒蕴气机阻滞，大肠传导失司，则大便少，气虚则便失禁。故刘松江教授从"虚""毒"论治，将本病辨证为气阴两虚，毒热蕴结，法当健脾益气、滋阴解毒，诸症得以改善。

验案3：乙状结肠癌术后　　病案号：1197

患者张某，女，65岁。2014年8月7日初诊，主诉：结肠癌术后3月，大便难、便血1年余。该患者于1年前因大便难、便血于市医院行肠镜取病理示：（结肠）中分化腺癌侵透深肌层，双切断未见侵及。市医院确诊为乙状结肠癌。后于医大一院行结肠癌根治术。现患者大便难，纳可，眠可，小便可，大便次数增多，但便量少，舌红略淡，苔薄黄微腻，脉弦细略沉，左尺弱，舌燥。

（1）处方：黄芪40g，太子参15g，白术15g，茯苓15g，夏枯草25g，柴胡15g，白芍10g，文术15g，半枝莲30g，黄精15g，鸡血藤25g，白花蛇舌草30g，女贞子30g，生薏苡仁30g，焦山楂20g，鸡内金20g，白豆蔻15g，佩兰15g，香附10g，甘草5g，元胡20g，五味子15g。

（2）7服水煎服，一服药煎汁约400～500ml，每日早晚各服用1次。

（3）按：刘松江教授经常强调治疗肠癌要以"胃气为本"，认为脏腑"皆得气于胃"，所以刘松江教授经常依据"有胃气则生，无胃气则死"来判断患者的预后，同时认为肿瘤手术及放化疗往往对脾胃功能造成很大的伤害，在潜方用药时方谨守病机，权衡利弊，始终注意保护患者的胃气。此案患者手术切除术后，患者大便难、便次不规律已有一年，正气受损，气血亏虚，脾胃虚弱，平素情志抑郁，结合发病病因病机，乃属肝郁脾虚，湿瘀互结之证。故行以疏肝健脾益气，清热解毒活血之法，予以扶脾益肠汤合逍遥散加减。方中采用半枝莲、白花蛇舌草、生薏苡仁、夏枯草清热利湿，解毒抗癌的同时，还应用太子参、白术、茯苓等健脾益气；黄芪益气利水；莪术破血祛瘀，行气止痛；白豆蔻、佩兰化湿健胃；鸡内金、焦山楂健脾和胃，促进食欲；黄精、五味子益气生津，补脾滋肾，以固根本；鸡血藤与女贞子配伍补血行气，益肾填精；元胡、香附理气止痛；甘草兼调和诸药。

经现代药理证实，白花蛇舌草、半枝莲及生薏苡仁对多种肿瘤有抑制作用，白花蛇舌草还具有免疫增强的作用。故三药常常相须为用，清热解毒、抗瘤之力显著加强。同时，刘松江教授为了顾护脾胃，还配伍太子参和茯苓，配伍前者可清补而无壅滞胃气之弊，益气养胃，配伍后者可一燥一渗，健脾益气，运利结合，使健脾除湿效力增强。

2014年8月14日二诊：舌暗红略淡，苔薄，右脉弦细略数尺弱，口苦，反酸。

（1）处方：上方加黄连15g、吴茱萸3g、煅瓦楞子20g、栀子10g。

（2）7服，煎服法同前。

（3）按：患者口苦、反酸，胃灼热，则是由于肝胃郁热导致，故以左金丸加煅瓦楞子疏肝清胃，抑制胃酸，同时少佐栀子清除胃热。

2014年8月21日三诊：胸中烦热，右脉弦略细尺弱，反酸减轻，大便稀。

（1）处方：上方栀子10g改为15g；加山药20g、山萸肉20g。

（2）7服，煎服法同前。

（3）按：因患者胸中烦热，大便仍稀，故增加栀子清热除烦，山药及山萸肉涩肠止泻。

2014年8月28日四诊：舌淡略暗，苔薄，大便先干后稀，脉弦细略数。

（1）处方：上方去煅瓦楞子、黄连、吴茱萸、栀子；加芡实15g、白扁豆15g。

（2）14服，煎服法同前。

（3）按：患者口苦、反酸症状得以改善，故去煅瓦楞子、黄连、吴茱萸及栀子。但患者大便先干后稀，故增强健脾止泻之力，故加芡实、白扁豆。

2014年9月18日五诊：舌淡略暗，苔薄白，脉弦细，右尺略弱，大便难。

（1）处方：上方加升麻15g、槐花15g。

（2）14服，煎服法同前。

（3）按：患者肝经仍有火热，故加槐花清泻肝火，升麻清热解毒。

2014年10月16日六诊：舌暗略淡，苔薄微黄，脉弦细略数，便稀，便次多。

（1）处方：黄芪40g，白术15g，茯苓15g，升麻10g，夏枯草25g，柴胡15g，文术15g，太子参15g，黄精15g，鸡血藤25g，女贞子25g，连翘15g，焦山楂20g，鸡内金20g，陈皮10g，枇杷叶15g，白豆蔻15g，佩兰15g，香附10g，甘草15g，元胡20g，五味子15g，山药25g，山萸肉25g，防风10g。

（2）14服，煎服法同前。

（3）按：刘松江教授仍以健脾益肾、清解肠毒为大法选方用药。

2014年11月13日七诊：舌暗红略淡，脉弦细略数，便稀量多。

（1）处方：上方去佩兰、防风、陈皮；山药改为30g、山萸肉改为30g；加白扁豆15g、赤石脂15g。

（2）7服，煎服法同前。

（3）按：因患者再次出现便稀量多，调整方药，故予以山药、山萸肉、白扁豆、赤石脂增强健脾止泻之功。

2014年11月20日八诊：舌暗苔薄，脉弦细略数两尺弱，腹泻减轻，便黏。

（1）处方：上方甘草改为10g；加白芍15g。

（2）14服，煎服法同前。

（3）按：因患者反复腹泻易致阴液亏损，加之腹痛症状，故增加白芍一味，性味酸甘，有补脾制肝之功，取法于古方芍药汤之意，配合甘草酸甘养阴，柔肝缓急。

2015年1月15日九诊：舌淡略暗，苔滑，脉弦略数，自觉便不尽，便条细。

（1）处方：黄芪40g，白术15g，茯苓15g，升麻5g，夏枯草25g，柴胡15g，文术15g，太子参15g，黄精15g，鸡血藤25g，狗脊15g，白扁豆15g，焦山楂20g，鸡内金20g，赤石脂15g，槐花15g，益智仁15g，山药25g，香附10g，甘草15g，元胡20g，五味子15g，山萸肉25g，车前子15g。

（2）7服，煎服法同前。

（3）按：药物用法大致同前，此后两次复诊，均以扶脾益肠汤和合逍遥散加减，补脾益肾，健脾养阴，解毒抗癌，病情稳定，刘松江教授嘱患者坚持原方继服3个月，不适随诊。

2015年11月12日十二诊：舌暗红略淡，苔薄，右脉弦细略数，尺弱，身偶起药疹，大便频，3~4次/日。

（1）处方：柴胡15g，白芍10g，白术20g，茯苓15g，防风10g，陈皮15g，僵蚕15g，苦参20g，五味子15g，山药30g，山萸肉30g，文术15g，元胡20g，半枝莲30g，生薏苡仁30g，狗脊10g，甘草5g，麦冬15g，白花蛇舌草30g，白扁豆15g，三仙各15g，鸡内金20g，天麻15g，瓦楞子15g。

（2）14服，煎服法同前。

（3）按：患者结肠癌术后2年余，近半年来，患者持续间断服药，反映病情较为稳定。近日又出现大便不规律、大便不成形，偶有药疹，便频。刘松江教授考虑到因耗伤阴血日久，虽脾胃得以温养，但仍需调护，故刘松江教授在扶脾益肠汤的基础上增强健脾和胃、涩肠止泻之力，另少佐僵蚕以增强通络搜毒之功。

2016年4月7日十三诊，舌暗略淡，苔薄，脉弦细略数，尺略弱，近日血压高140/90mmHg，大便黏。

（1）处方：上方去防风、僵蚕、苦参、瓦楞子；加黄连15g、吴茱萸3g。

（2）7服，煎服法同前。

（3）按：因患者偶起药疹及其他症状改善，但仍有肝经湿热，大便黏腻，反酸，故去防风、僵蚕、苦参及瓦楞子，加黄连和吴茱萸，刘松江教授取《丹溪心法》左金丸之义，黄连可清泄肝火，又清胃热，为清热泻火之主药，少佐辛热之吴茱萸，既能开肝经之郁，又能降胃气之逆，并制黄连苦寒败胃偏胜之性。

2016年11月24日十四诊：舌淡红略紫苔薄，脉弦略细尺略弱，便黏。

（1）处方：柴胡15g，白芍10g，白术20g，茯苓15g，陈皮15g，五味子15g，山药30g，山萸肉30g，文术15g，半枝莲30g，生薏苡仁30g，白花蛇舌草30g，甘草5g，麦冬15g，元胡20g，狗脊15g，白扁豆15g，三仙各15g，鸡内金20g，天麻15g，瓦楞子15g，钩藤15g，石决明15g，芡实15g。

（2）14服，煎服法同前。

（3）按：药物用法大致同前。

2017年2月11日十五诊：舌略红略淡苔薄，右脉弦细尺略弱，左脉弦细略数尺弱，眼干涩，便稀，眠差。

（1）处方：上方加益智仁15g。

（2）14服，煎服法同前。

（3）按：患者便稀眠差，故增加益智仁温脾止泻，余药用法同前。

2017年3月2日十六诊：舌红略暗苔薄，右脉弦细，左脉弦细，大便粘。

（1）处方：上方白术改为30g。

（2）14服，配制水丸，分早晚服用。

（3）按：因患者便粘，刘松江教授根据舌苔脉象加白术至30g以增强燥湿利水之功。

2018年7月7日十七诊：舌质略暗苔薄白，左脉弦细数尺弱，右脉尺弱，胃反酸，大便难。

（1）处方：柴胡15g，白芍10g，白术30g，茯苓15g，陈皮15g，炒山药30g，山萸肉30g，文术15g，半枝莲30g，生薏苡仁30g，炙甘草15g，白花蛇舌草30g，麦冬15g，元胡20g，狗脊15g，白扁豆15g，神曲15g，麦芽15g，鸡内金20g，芡实15g，益智仁15g，葛根15g，瓦楞子20g，海螵蛸15g，煅龙骨30g，煅牡蛎30g，黄连15g，吴茱萸3g。

（2）7服水煎服，一服药煎汁约400～500ml，每日早晚各服用1次。

（3）按：患者自述5个月以来状态良好，大便较为正常，仅仅近日有所不适，故前来就诊。刘松江教授通过问诊及舌脉，重新调方。较前有所不同的是这次增加龙骨、牡蛎，目的在于龙骨能够镇惊安神、平肝潜阳、收敛固涩，牡蛎能够潜阳补阴，软坚散结，二药合用，重镇安神、潜阳滋阴、软坚散结之功力增，为临床常用的药对。仍有黄连及吴茱萸制约患者之胃热反酸，佐以健脾化湿和胃药品，调护脾胃，增补肝肾。

2018年8月27日十八诊：舌淡红略暗，苔薄，眠差，大便可，偶反酸，无腹胀。

（1）处方：上方去白扁豆；甘草改为10g；加远志15g、酸枣仁15g、龙眼肉20g。

（2）14服，配制水丸，分早晚服用。

（3）按：患者症状明显改善，仅眠差一症未见改善，故刘松江教授增加远志、酸枣仁及龙眼肉养心安神。另外，临床上将汤剂做成浓缩剂，对改善患者自觉症状，抑制肿瘤标志物的升高有一定作用。治疗期间，患者坚持服中药，虽然药味有加减变化，但总的原则仍是扶正与祛邪相结合。患者长期以本方随证加减，每半年进行全面复查，身体情况良好，大便基本正常，无明显不适，随访至今，病情稳定。

刘松江教授认为，肿瘤的形成大抵由于患者正气亏损，邪毒侵袭导致气滞、痰凝、湿聚等病理变化所致，正如《医宗必读》所言："积之成也，正气不足，而后邪气踞之……"就大肠癌的形成过程，刘松江教授认为，大多由于患者脾气不足，运化不能，湿浊内蕴；或由肾气亏损，气化失司，湿浊内蕴。湿邪蕴结体内，日久郁而化热，湿热下注，浸淫肠道导致气血运化不畅，湿热瘀滞凝结而成肿瘤。脾气亏虚，肾阳亏损是其发病之根本，由虚而致实，所以，临床上潜方用药当扶正与祛邪相结合，辨病与辨证相结合，扶正则重视补益脾肾，祛邪则以清热解毒、祛痰散结、活血化瘀为主。经曰："正气存内，邪不可干。""邪之所凑，其气必虚。"又曰："大肠者，传导之官。"大肠经常由于各种原因导致其传导功能失调，从而酿生湿热，病久湿热内进，伤及脾气营阴。初期以攻邪为主，常以清热利湿、化瘀解毒消积等方法联合应用；继之以健脾补肾益气佐以化瘀解毒之药巩固疗效。本案患者手术切除术后，患者大便难、便次不规律已有一年，正气受损，气血亏虚，脾胃虚弱，平素情志抑郁，结合发病病因病机，乃属肝郁脾虚，湿瘀互结之证。故行以疏肝健脾益气，清热解毒活血之法，予以扶脾益肠汤合逍遥散加减。在应用"舌半生"清热利湿，解毒抗癌的同时，调方过程中，还应用到柴胡疏散生气，芍药收摄失位之气，甘草和其不调之气。刘松江教授还考虑到由于清热解毒类药药性苦寒，久服易于伤脾胃，故常常加入健脾胃药如焦三仙、砂仁、鸡内金等。刘松江教授经常强调不能一味的涩肠攻邪，要在健脾的基础上用药。本案扶正与祛邪相结合，再结合以上诸法，辨证用药，取得了良好效果。

十一、预防与调护

（一）预防

1.合理安排膳食

绝大多数散发性的大肠癌与环境因素，特别是饮食因素密切相关，因此对饮食干预，可以降低大肠癌的发病率。病人因此要多摄入蔬菜、水果、纤维素等富含碳水化合物和粗纤维的食物。摄取适量的钙、钼、硒有助于预防大肠癌。食物中的钙离子在肠道与胆酸结合，形成不溶性的钙复合物，保护肠黏膜免受胆酸的毒性损害，起防癌作用。欧洲癌预防组织（ECP）和国际营养科学联盟（IUNS）提出了预防大肠癌的食物指南：

（1）减少饱和及不饱和脂肪酸的摄入，把脂肪供热减少到总热量摄入的30%以下。提倡蒸、烤食物，避免油炸食物。

（2）多食用绿叶和根茎类蔬菜，摄入富含维生素和矿物质的食物。

（3）进食复合性碳水化合物（如淀粉，多纤维素的谷物），保持肠功能正常。

（4）多摄入全谷物食品、蔬菜、水果等低热能食物保持适当体重。

（5）每天食盐摄入量少于5g。

（6）避免食入腌、发霉食物，吃新鲜未经加工的食物。

（7）减少酒精饮料的摄入。

我国传统的饮食结构与目前推荐的膳食结构相似。因此，从预防大肠癌的角度而言，应提倡保持我国传统的饮食结构，避免饮食结构的西方化。

2.养成良好生活方式

适当体育锻炼，以增强机体免疫力。不抽烟、不酗酒、平衡饮食、控制体重和防止肥胖。气候的转变，特别是秋冬季节，应及时添加衣服，避免受寒，防止外邪诱发疾病。

3.防治肠道疾病

通过临床观察发现某些肠道疾病很容易诱发癌症，如各种息肉、慢性肠炎、慢性痢疾等，对于肠道息肉更应及早处理。

4.定期检查

大肠癌是一种发展相对缓慢的恶性肿瘤，其癌前病变——大肠腺瘤的癌变过程也在10年以上，在人群中进行普查和筛检，及时对大肠病变早期诊断和治疗，对于预防大肠癌和防止大肠癌发展到晚期，降低死亡率都有重要作用。由于大肠癌有一定的高发群体，尤其是在四十岁以上男性中发病率最高，家族性多发性肠息肉患者、溃疡性结肠炎患者、慢性血吸虫病患者及有大肠癌家族史的人应定期检查，警惕大肠癌的信号及早期症状，如大便习惯改变，大便带血或黑便，大便形状变扁变细等。在人群中普查可用序贯粪隐血试验法，即先用化学法筛检发现阳性患者，再用免疫法剔除假阳性者，最后才用内镜确诊。因此，做好二级预防对降低大肠癌发病率，减少死亡率有很大价值。

（二）调护——辨证膳食

药膳是中医用药物与食物相配合，经过烹调而形成的具有康复治疗作用的一种食疗方法。药膳食疗具有营养丰富、爽口美味，可以防治疾病、保健强身的特点，它充分发挥了药物与食物相配合的康复作用。

1.湿热瘀滞证

（1）赤小豆薏苡仁粥：

【配方】赤小豆50g 生薏苡仁适量。

【制作方法】生薏苡仁浸透。以文火煮烂，加大米共煮成粥，加糖服食。清热利水，散血解毒。方中赤小豆甘酸平，行水，清热解毒，散血消肿；生薏苡仁甘淡微寒，健脾渗湿，清热排脓，祛风除湿；大米补脾和胃。共用于湿热蕴结型大肠癌患者。可连服10～15天。

（2）桃花粥：

【配方】鲜桃花瓣与粳米。

【制作方法】煮稀粥，隔日服一次，连服7～14天。利水活血通便。桃花苦干无毒，消肿满，下恶气，利水，消痰饮积滞，治大便艰难，配粳米使其作用缓和。此方适用于燥热便秘者，便通即停，不可久服。

2.肝肾阴虚证——贞莲桑蜜膏

【配方】鲜桑葚1000g（或干品500g）、女贞子100g、墨旱莲100g、白蜜适量。

【制作方法】女贞子、墨旱莲煎汤取汁，加桑葚久煎，每30分钟取煎液一次。加水再煎，共取煎液2次合并，以小火浓缩致黏稠时加蜂蜜300g，至沸挺火，待冷装瓶备用。每次1汤匙，以沸水冲化饮用，每日2次。滋补肝肾。前三味均能滋补肝肾。桑葚尚能补血生津，利水消肿；女贞子善清虚热；旱莲草更兼凉血止血。另外白蜜解毒。诸药同用，治疗肝肾阴虚型患者内热出血，效果颇佳。

3.气血两虚证——十全大补汤

【配方】党参30g、炙黄芪30g、肉桂10g、熟地黄30g、炒白术30g、炒川芎10g、当归10g、酒白芍30g、茯苓30g、炙甘草30g、猪肉1000g、猪肚1000g、墨鱼150g、生姜100g、杂骨及鸡鸭爪、翅、猪皮适量。

【制作方法】上述药物用纱布装袋，墨鱼发透去尽骨膜，猪肚、猪皮洗干净，将上述药物食品入锅加清水适量，武火加热至沸，移至文火上炖2小时，将肉、鱼、鸡爪捞出，晾凉切片或丝，再入汤药内即成。酌量服食，连服3～4周。补气养血。此汤由十全大补汤加味而成，原方治气血亏损，加猪肉、墨鱼使其滋阴补益作用加强。

4.脾肾阳虚证——核桃莲肉糕

【配方】核桃仁100g、莲肉（去心）300g、芡实粉60g、糯米500g。

【制作方法】核桃、莲肉加水煮烂，捣碎成泥。糯米浸水2小时候后，与桃肉莲泥及芡实粉置盆内隔水蒸熟，稍凉切块，撒白糖一层。每日早晚各一次，酌量服用，连服10～15天。温补脾肾，厚肠止泻。核桃甘温补肾，莲肉甘涩性平，能补脾涩肠，交通心肾。诸药合制成糕，厚肠胃，固精气，除寒湿。芡实甘温性平，健脾止泄，益肾固精。

十二、相关中药研究——地龙

地龙（别名蚯蚓）是我国重要的中药材之一，是《神农本草经》中收载的 67 种动物药之一。地龙性寒、味咸，传统中医对地龙的用法主要在以下几个方面：①清热息风，用于高热惊痫、癫狂；②通经活络，用于痹证及半身不遂；③清肺平喘，用于肺热哮喘；④清热利尿，用于热结膀胱、小便不利或尿闭不通。临床上炒制后对于高热抽搐、肺热喘咳、高血压、神经疾患、中风、下肢溃疡、流行性腮腺炎、烧烫伤等均具有较好的疗效。已有文献报道地龙提取物具有抗肿瘤的功效，其机制可能与降低血液黏度、降低血小板聚集率和红细胞刚性指数、改善血液流变等活血化瘀功能有关。

（一）断体地龙提取液对小鼠结肠癌移植瘤血管新生的抑制作用

对于传统中药地龙抗肿瘤的研究，始于 20 世纪 80 年代，王克为等将鼠接种 S180 及 H22 肿瘤细胞后，发现经腹腔注入或胃灌注蚯蚓提取物都显示有良好的抑瘤效果。曾小澜等应 3H-TdR 掺入法研究了地龙提取物对多种瘤细胞生长的影响，发现其对 Yak-1、P3-X63-Ag8、EC 及 S180 等肿瘤细胞株有抑制生长作用。而张祖珣等在此基础上发现，地龙组织中存在既可抑制肿瘤细胞生长，又可促进骨髓原始细胞增殖造血的活性物质，因此具有通过改善血液流变从而改善全身各组织器官代谢的作用。基于以上研究，刘松江教授进行了进一步探究，为明确其中的病理及分子机制。

血管新生是指从已有的毛细血管或毛细血管后静脉发展而形成新的血管，是恶性实体肿瘤突破上皮基底膜后进一步生长所必须的。主流学说认为，新生血管的结构特点使恶性肿瘤组织发生远处转移成为可能。因此，抑制血管新生是抗肿瘤药物治疗的重要思路。刘松江教授通过研究发现地龙提取液可以显著降低肿瘤组织的血红蛋白含量，而血红蛋白作为血液的重要组成部分，其含量与组织中的血液量以及血管密度呈正相关，提示地龙提取液对于血管新生具有可能的抑制作用。CD31 又称为血小板内皮细胞黏附分子，而CD105 又称为内皮糖蛋白，二者作为内皮细胞的重要分子标志物，在血管新生的分子诊断中具有重要作用。研究结果显示，地龙提取液能显著降低 CD31 和 CD105 的 mRNA 表达，再一次验证了其对肿瘤血管新生的抑制作用。

STAT 是一类重要的转录因子，有大量的研究表明，其激活与肿瘤生长及血管新生呈正相关，故争对STAT3 通路的靶向治疗也是当今抗癌药物开发的重要思路。在很多人源细胞系中，STAT3 的持续高表达导致了血管内皮生长因子（VEGF）的高水平；而靶向抑制 STAT3 活力则可以抑制肿瘤生长及血管新生。作为转录因子，STAT3 一般通过 JAK 蛋白的介导激活，从而形成二聚体转移到细胞核内，激活某些癌因子，比如 VEGF 的转录。刘松江教授研究团研究发现，地龙提取液可有效抑制 JAK 及 STAT3 的磷酸化，提示其显著的抗癌效果可能与抑制该通路有关。总而言之，地龙提取液对于小鼠结肠癌移植瘤的生长及血管新生有显著的抑制作用，其分子机制可能是对 JAK-STAT3 通路的抑制。

（二）断体地龙提取液对结肠炎相关性结肠癌的抗肿瘤作用

结肠炎相关性结肠癌（Colitis Associated Colon Cancer，CACC）是由炎症性肠病癌化而形成，常伴随其他部位肿瘤，如胆管癌、淋巴癌等。CACC 是炎症性肠病患者死亡的重要原因之一，其发生与患病时间、发病年龄、炎症反应程度、病变范围及结肠癌家族史等众多因素存在密切的关系。虽然 CACC 发病率仅为

0.64%，但其恶性程度高，5 年生存率明显低于大肠癌的平均水平。因此，相对于癌症的治疗，预防 CACC 的发生已经成为当前癌症治疗的热点和发展方向。癌症的化学预防（Cancer Chemoprevention）是指对癌症人群使用天然的药物或者化学合成的药物进行干预，从而阻断、抑制病变组织向癌症转变，逆转细胞的分化，从而达到预防或减缓癌症的发生。

目前 CACC 的化药预防剂主要有阿司匹林、5-氨基水杨酸（5-Aminosalicylic Acid， 5-ASA）、他汀类药物、激素替代治疗和熊去氧胆酸等，然而基于风险—效益及众多不确定性因素，CACC 的预防仍需要进一步的研究。

环氧合酶-2（Cyclooxygenase-2，COX-2）作为炎性调节因子，是炎症组织中催化花生四烯酸合成前列腺素（Prostaglandin，PG）的限速酶之一，在正常组织中一般不表达，在各种因素如癌蛋白、炎性刺激、细胞因子等的作用下，COX-2 的表达显著上调。前列腺素 E2（Prostaglandin E2）是 COX-2 的下游产物，介导人体中炎症、发热及疼痛等病理过程，能够通过促进血管形成、细胞增殖，抑制细胞的免疫功能和凋亡，参与肿瘤的发生及发展。β连环蛋白（β-catenin）是 Wnt 信号通路中的核心因子，通过以 E-cadherin/β-catenin 复合物的形式，对维持上皮组织的完整性和极性具有重要的作用。刘松江教授研究发现，PGE2 能够催化激活结肠癌细胞中 G 蛋白偶联受体 EP2（G Protein Coupled Receptor，GPCREP2），从而诱发β-catenin 的聚集。

地龙是一种传统的中药材，能够通过刺激生长因子的释放促进组织的修复，抑制细胞分裂和肿瘤的生长，具有显著的抗肿瘤作用。根据刘松江教授的实验，通过运用断体地龙提取液干预 AOM/DSS 模型小鼠，结果显示断体地龙提取液能够显著降低 CACC 小鼠 DAI 评分及结肠质量，减少结肠中瘤体的数量，修复结肠黏膜及腺体的结构，并且呈现一定的剂量依赖性。此外，断体地龙提取液还能够显著降低 CACC 小鼠结肠组织中 COX-2、PGE2、β-catenin 蛋白的表达，以断体地龙提取液高剂量组疗效最为显著。综上所述，断体地龙对结肠炎相关性结肠癌的抗肿瘤作用可能是抑制 COX-2/PGE2/β-catenin 信号通路的激活，进而显著抑制结肠炎诱发为结肠癌。

（王　浩）

第七节　胰腺癌

一、概述

胰腺癌素有"癌中之王"之称，是消化系统常见的恶性肿瘤之一。胰腺癌主要是指胰外分泌腺的恶性肿瘤，因胰腺位于腹膜后，位置较深，早期多无明显的临床症状及阳性体征，故多数胰腺癌患者在确诊时已属中晚期，具有发病隐匿，病势凶险，预后极差等特点。早期胰腺癌患者的临床症状不具有典型性，可为上腹部不适、上腹部隐痛、腹泻等消化不良的表现，常易与其他消化系统疾病混淆，至疾病中晚期，可以出现上腹部肿块、肝脏增大、胆囊肿大、黄疸以及腹腔积液等体征。到了出现腹痛、黄疸、消瘦、食欲减退、腹水等症状而就诊时，多属晚期，大都失去根治性手术机会，死亡率高，预后不佳。

近年来，胰腺癌发病率在全球范围内均呈现上升趋势，全世界每年胰腺癌新发病例大于 20 万人。在美国，每年至少有 36800 人死于胰腺癌。据 20 世纪 90 年代估计，全球胰腺癌世界人口标化发病率男性为

4.4万～10万，女性为3.1万～10万。发达国家和地区男女性胰腺癌标化发病率分别为7.9万～10万和5.0万～10万，而发展中国家和地区则为2.5万～10万和1.7万～10万。北美、欧洲、日本、澳大利亚和新西兰是胰腺癌发病率高的国家和地区，拉丁美洲和中美诸国的胰腺癌发病率也较高。

根据《2013年中国肿瘤登记年报》报道，胰腺癌的发病率在我国男性恶性肿瘤中位居第8位，在人群恶性肿瘤中死亡率排在第7位，近20年我国胰腺癌发病率升高了约6倍，发病年龄段以45～65岁为主，男女比例约为1.58∶1，且我国东北地区和华东地区的胰腺癌病死率比我国其他地区相对较高，在一定的时期内，胰腺癌将仍是我国主要好发的癌症之一。在我国的胰腺癌病例统计研究中，上海地区最近十余年胰腺癌的发病率增长了5～10万，平均每天就有5个新发胰腺癌的病例。胰腺癌常见危险因素有糖尿病、慢性胰腺炎、吸烟、胰腺癌家族史及酗酒等，除了与某些致病因素的作用有关外，还与人类寿命的延长、人口老龄化、诊断检出率等密切相关。

目前对于胰腺癌的治疗包括手术、放疗、化疗、靶向治疗等在内的多学科综合治疗手段。国内外大量研究结果表明：超过2/3的胰腺癌病人确诊前已有肝脏及其他器官远处转移，其中约有1/4为局部晚期。手术切除是胰腺癌患者获得最好效果的治疗方法，然而，胰腺癌无特异的临床表现，起病隐匿，超过80%的胰腺癌患者因病期较晚而失去手术机会，对这些患者进行手术并不能提高患者的生存率。全身性化疗是治疗Ⅲ、Ⅳ期胰腺癌的重要治疗手段，能够使患者总生存期得到延长，而化疗药物往往会给病人带来很大的毒不良反应，胰腺癌患者临床表现主要以消化道症状为主，而化疗药物往往会加重患者消化道反应。此外，化学药物、放射线等治疗对技术要求高，费用昂贵，难以大范围推广。

随着中医中药在临床治疗的普及应用，中医药逐渐成为治疗胰腺癌的手段之一，在减少患者痛苦，确保患者生活质量，延长患者生命等方面取得了明显成效。中医药一方面有抗癌作用，另一方面具有增效减毒等作用，联合化疗药物能起到相互协同的作用。因此，进一步深化对胰腺癌的中医病化理论认识，有利于开拓思路、开创临床新方法。刘松江教授根据多年治疗肿瘤的临床经验，认为胰腺癌病变部位主要与肝胆、脾胃相关，肝郁气滞，气机阻滞于腹部，则发生腹痛，脾气虚弱，无力运化水谷，食物积聚，则导致不思饮食、腹胀，又因饮食所伤，胃火冲逆，胃气不降反而上逆，则出现恶心呕吐，肝失疏泄，胆汁排泄不畅，溢于皮肤则可见黄疸，病程日久反复，瘀血、痰湿、热毒内结于人体内，则见腹中包块。刘松江教授在其临床实践中不断发展恶性肿瘤的中医辨治理论，对于恶性肿瘤的治疗有着极丰富的经验，刘松江教授认为选择合理的药材组方与西医相互配合治疗癌症，更能有效的发挥中医中药在防治癌症方面的优势，具有很大的现实意义和社会意义，并深得患者信赖与同行公认。

二、中医沿革

中医古籍文献中未见"胰腺"之名，但有很多解剖位置类似胰腺位置所在的论述。如《内经》记载；"脾广三寸，长五寸，掩手太仓，附于脊之第十一椎。"金·李东垣《脾胃论》中云："其脾长一尺，掩太仓。太仓者，胃之上口也。"明·李槐《医学入口》也持同论："脾居中脘一寸二分，上去心三寸六分，下去肾三寸六分，中间一寸二分名曰黄庭。"这些描述与现代医学胰腺解剖位置相符，文中提及之"脾"实际就是胰腺位置之所在，而且中医脾的功能也与胰腺的生理病理功能相符。清·王清任的《医林改错》中有关于"胰子"的记载："总提俗名胰子，其体长于贲门之右、幽门之左，正盖津口。总提下前连气府，接小肠，后接提大肠，在胃上后连肝，肝连脊。此是膈膜以下，总提连贯胃、肝、大小肠之体质。"此处对"胰子"

具体解剖位置的论述，可以认定"胰子"就是现代解剖学上的胰腺。

胰腺癌病名在中医古籍文献中未见明确记载，根据胰腺癌的病因病机及临床表现，刘松江教授的研究团队在深入搜集整理中医文献后，认为胰腺癌可归于中医疾病积聚、癥瘕、伏梁、腹痛、黄疸等范畴。《素问·腹中论》说："病有少腹盛，上下左右皆有根，……病名伏梁……不可治。""其气溢于大肠而着于肓，肓之原在脐下，故环脐而痛也。"《难经》："积者五脏所生，……，其始发有常处，其痛不离其部，上下有所始终，左右有所穷处。"《难经·五十五难》中说："在胃脘，腹大如盘，久不愈…发黄疸，饮食不为肌肤。"《难经·五十六难》："心之积，名曰伏梁，起脐上，大如臂，上至心下。久不愈，令人病烦心。"可以发现"伏梁"在体征上与胰腺癌具有明显的相似性。《外台秘要》记载："心腹积聚日久，块大如杯碗，黄疸，宿食朝起呕吐，支满上气，时时腹胀，心下坚结，上来抢心，旁攻两胁，彻背连胸。……按之痛，腹满不下食。"《济生方》中载："伏梁之状起于脐下，其大如臂，上至心下，犹梁之横架于胸膈者，是为也积。"《圣济总录》记载："积气在腹中，久不瘥，牢固推之不移，有癥也，……，按之其状如杯盘牢结。久不已，令人瘦而腹大，至死不治。"此积聚与胰腺癌临床表现大致相似。此外，胰腺癌的病变也出现在《伤寒论》里的"结胸""膈痛""心痛"之类的疾病描述中。《金匮要略》中描述："五劳虚极羸瘦，腹满不能食……肌肤甲错，两目黯黑。"等虚劳病的表现，类似胰腺癌晚期的消瘦症状。对于腹水的产生，《医门法律》有记载："凡有癥瘕、积聚、痞块，即呈胀病之根，日积月累，腹大如箕瓮，是名单腹胀。"文献研究显示，虽然各家对胰腺癌古代文献命名的认识略有差异，但对胰腺癌的主要临床症候特征认识却趋于一致，主要包括腹中积块、黄疸及疼痛等。

古代文献对胰腺癌的病因病机认识较为丰富，可参考古代文献中对癥瘕、积聚的病因病机认识。主要可以归结为：外感湿热毒邪、饮食不节、情志失调、脏腑亏虚。胰腺癌的临床表现，均与湿、热毒邪密切相关。如《素问·病能》指出："热聚于胃口而不行，故胃脘为痛也。"究其成因，乃热毒与痰、瘀相结，阻塞经脉，不通则痛。《素问·生气通天论》曰："高粱之变，足生大丁。"可见饮食不节可导致脾胃损伤，运化失常，湿热阻滞，日久成积。正如《济生方》所云："过餐五味，强食生冷果菜，停蓄胃脘…久则积结为癥瘕。"《素问·举痛论》云："百病生于气也。"七情所伤，使脏腑功能失调，影响脏腑气机，且情志内伤最易损伤肝、心、脾三脏，引起气血凝滞，从而导致各种病理产物生成，继发各种病症。《内经》云："邪之所凑，其气必虚。"脏腑功能虚弱，尤其是脾胃运化功能失调，上不能输精于肺，肺无卫气御邪；中不能运化水湿，而致痰湿内生；下不能滋养先天肾精，日久而致阴阳不和，进而痰饮瘀滞，积聚于内。现代医家在研究经典的基础上，借助现代医学技术及长期的临床经验，对胰腺癌的病因病机有了更进一步的认识。虽然各地医家有不同的偏重，但主要认为是外感或内伤因素使肝胆气机受阻，脾胃功能失调所致。

三、病因病机

（一）中医病因病机

1.正虚感邪是诱发胰腺癌的根本

胰腺癌主要是因正虚感邪而发病的。《素问》有云："正气存内，邪不可干。"如若正气充足，则可抵御外邪，防止疾病的发生，或病则自愈；若正气亏虚，则易受外邪、七情六欲、饮食劳逸等因素的影响，引发机体阴阳失衡，气血失和，内因、外因相互作用，积久成病，此即"邪之所凑，其气必虚。"《诸病源候论》中说："积聚者，由阴阳不和、脏腑虚弱，风邪搏于脏腑之气所为也。"认为积聚是由阴阳不和、脏腑虚弱，外来风邪与脏腑之气相搏结而致。金元·张洁古《活法机要》中记载："壮人无积，虚人则有之。脾胃怯弱，气血两衰，……，皆能成积。"明·李中梓《医宗必读》曰："积之成也，正气不足，而后邪气踞之。"说明正虚邪实是肿瘤发病的根本，人体脏腑气血阴阳亏虚，正气不足，不能抵抗外邪，致邪气犯于机体；或体虚不能抵抗外邪，久之则癥积易生。

2.外感邪毒是引发胰腺癌的外因

胰腺癌的外因是外感邪毒。《灵枢·百病始生篇》有云："得寒乃生，厥乃成积，寒与热相搏，久留而内着。"可见寒温失常，调摄失宜，宿毒内热壅滞，气郁血瘀，湿毒瘀血胶结，耗血伤阴，致癥瘕积聚内生。《景岳全书》曰："积聚之病，凡饮食、血气、风寒之属，皆能致之。"说明外感六淫等邪毒之气，若正虚不能抗邪，则致客邪久留，脏腑气血阴阳失调，衍生瘀、痰浊等病变，久则可形成结块。《诸病源候论·积聚病诸候》云："诸脏受邪，初未能为积聚，留滞不去，乃成积聚。"湿、热毒邪侵袭人体，稽留不去，导致脏腑失和，气血运行不畅，痰浊内生，气滞血瘀痰凝，日久形成积聚。

3.情志不遂是诱发胰腺癌的内因

胰腺癌的内因是情志不遂。肝主疏泄，调畅气机，若平素情志郁怒，致肝失疏泄，气机郁滞，气滞血瘀；肝郁亦可克脾，脾胃虚弱，水湿不化，郁久化热，湿热蕴结，毒邪内聚，日久湿热瘀毒积结成癌肿。《灵枢》曰："卒然外中于寒，若内伤于忧怒，则气上逆，气上逆则六输不通，温气不行，凝血蕴里而不散，津液涩渗，著而不去，而成积矣。"宋·严用和在《济生方·积聚论治》中提到："忧思喜怒之气，人之所不能无者，过则伤乎五脏……留结而为五积。"说明七情内伤致气滞血瘀，是引起癥瘕积聚的主要原因。《杂病广要》："结者沉伏结强于内，有得之于忧思使血气沉滞留结。"《外科正宗》："忧郁伤肝，思虑伤脾……致经络癌涩，结聚成核。"意指忧愁思虑中伤脾土，或恼怒肝旺，横克脾土，均致脾虚结聚成核而致病。

4.饮食不节是胰腺癌的又一致病因素

饮食不节也与胰腺癌的发病相关。《素问·举痛论》曰："饮食自倍，肠胃乃伤。"金元·朱丹溪《脉因证治》记载："食积，酒肉积，水积，涎积，血积，气积，皆因偏爱，停留不散。"《圣济总录》曰："积气在腹中，久不瘥，牢固推之不移，有癥也，此由寒湿失宜，饮食不节。致腑脏气虚弱，食饮不消……"《诸病源候论》中："癥瘕者，皆因寒温不调，饮食不化，与脏器相搏结所生也。"也指出了饮食因素对疾病的影响。酒食不节，过食肥甘厚味，损伤脾胃，脾失健运，运化水湿功能失职，则痰浊内生，痰瘀交阻，终致结为肿块。且醇酒厚味，易致湿热内生，阻滞气血，积久成毒，瘀结形成本病。

总之，刘松江教授根据此病的发病特点，认为情志郁结、饮食不节、寒温不调、久居湿地、长期接触致癌物质或久病劳损等是导致胰腺癌发病的重要原因，是内因与外因共同致病的结果，人体受到这些致病因素影响后，脏腑功能失调，湿热、痰浊胶结，引起气血闭阻，日久蕴结成积。刘松江教授总结大量文献发现胰腺癌病症多被认为是实证，病位多在脾（脾胃）、肝（肝胆），病性以湿邪、瘀血多见；刘松江教授根据诸多医家对胰腺癌辨证分型的认识，认为胰腺癌在发生发展过程中主要病性有湿热、瘀血、气滞、脾胃虚损、气血亏虚；刘松江教授又根据各类专著论述，认为胰腺癌主要有九大证素，包括湿阻、湿热、气滞、血瘀、癌毒五大实邪和气虚、血虚、阳虚、阴虚四种虚证。

刘松江教授提出，恶性肿瘤发病的关键病机是癌毒留结，癌毒与痰、瘀、湿等多种病邪相互影响，凝滞胶结附着于病患部位，结为癌肿。癌邪致病，必挟毒伤人，因此癌毒是导致癌病的一类重要致病因子，是在机体脏腑功能失调的基础上，受多种因素诱导而生成，具有特异性。癌毒留结为肿瘤发病之基、癌毒自养为肿瘤生长之源、癌毒流注为肿瘤转移之因、癌毒残留为肿瘤复发之根、癌毒伤正为肿瘤恶化之本。癌毒既是致病因素，也是病理产物。癌毒为病，多因气机郁滞，导致痰凝血瘀，诱生癌毒，癌毒与痰瘀搏结形成癌肿。肿瘤病因复杂，起病隐匿。诸邪久伏，胶着为患，积渐生变，化生癌毒。"痰、瘀、郁、毒"是肿瘤的核心病机，癌毒作为一种特异性致病因子，在产生后常依附于一些非特异性的病理因素，杂合而为病。如湿、热（火）、痰、瘀、风、寒等。癌毒的阴阳属性交错难辨，兼夹热邪为多，癌毒属邪实，正虚是癌毒形成的先决条件，癌毒致病总属正虚邪实。

（二）西医病理生理

对于胰腺癌的西医病理生理研究尚未得出明确的结论。根据临床资料的分析显示：胰腺癌的发病应该是多种因素、多种病因共同作用导致的结果。吸烟、饮酒，肥胖等威胁自身健康的行为，以及慢性胰腺炎、糖尿病、家族性遗传史等疾病因素都可能会增加胰腺癌发病风险。以下几种为胰腺癌较常见的发病原因。

1.胰腺癌与吸烟

胰腺癌的发生与吸烟的相关性已成为医界共识。长期吸烟，尤其是烟龄在 20 年以上者，是胰腺癌发病的高危因素。烟草会损害人体胰腺组织 DNA，促使抑癌基因失活，并激活癌基因，参与诱发胰腺癌。有学者曾进行了一项由大规模人群参与的前瞻性研究，结果显示当前吸烟者比从未吸烟的人群胰腺癌发病风险要高，且发病风险指数水平与吸烟的强度呈正相关，未吸烟者的胰腺癌患病率与接触二手烟环境的时间呈正相关，发病率随着暴露时间的增加而升高，结果表明不论是吸烟，还是被动吸烟都会使胰腺癌的发病率有所升高。

2.胰腺癌与饮食

目前对饮食与胰腺癌发病关系的研究相对较少。曾有研究者为制作胰腺癌模型，给大鼠的胰腺注射三硝基苯磺酸，注射约一个月后发现大鼠的胰腺组织有恶性增生出现，此试验可能说明长期食用含有亚硝酸盐类的食物可能会诱发胰腺癌。研究者们对于酒精是否可导致胰腺癌这一问题仍存在异议。学者们通过对我国胰腺癌发病危险因素数据分析，发现大量饮酒（酒精摄入量≥750g/周）是胰腺癌发病的危险因素之一。研究表明因无节制的长期食用高脂肪、胆固醇食物而导致的肥胖是增加胰腺癌发病率的潜在危险因素，人体质量指数与胰腺癌发病风险一定程度上呈正相关关系。

3.胰腺癌与糖尿病

近年来有研究显示糖尿病（DM）与胰腺癌之间有确切的相关性。研究者们对 500 余例胰腺癌患者进行筛查，发现胰腺癌伴有糖尿病的比例约占 47%，比相同年龄段非癌症人群高出 6 倍之多。在一项回顾性研究分析中，胰腺癌患者中伴有糖尿病的约占 45%，而在这些糖尿病患者中，在 2 年内的新发的人数超过了 50%。基于这一数据结果，有学者提出：糖尿病可能是胰腺癌发病后的一个早期表现，临床上可以把它作为胰腺癌早期诊断的一个线索。近年有不少研究通过研究抗糖尿病药物对胰腺癌的影响，反向研究糖尿病与胰腺癌的关系。目前已有研究表明，抗糖尿病药物种类不同，对胰腺癌的发病亦会产生不同的影响，可能会改变胰腺癌患病风险。

4.胰腺癌与慢性胰腺炎

由酒精、胆结石、遗传等因素引起的慢性胰腺炎，在某些方面与胰腺癌具有密切的关联性。研究者们在 1992～2005 年间对患过慢性胰腺炎的 223 例患者进行跟踪调查，希望能够及早发现并诊治胰腺癌，14年后汇总分析后发现竟有 8 人死于胰腺癌，这类人群的胰腺癌患病率远远高于正常人群的发病率。并且在老龄组这种差别尤为明显。研究者们进一步证实自身免疫性胰腺炎可能与胰腺癌具有更密切的关系。慢性胰腺炎病人发展为胰腺癌的风险较健康人群高，而急性胰腺炎对胰腺癌的影响相对较低，故认为急、慢性胰腺炎之间的差别可能与胰腺癌发病存在内部特定的联系，推测可能与 PRSS1、2，K-ras，SPINK I 等基因突变及染色体不稳定有关。

5.胰腺癌与遗传因素

基因突变及家族遗传是胰腺癌发病的危险因素。研究者们发现胰腺癌人群中有胰腺癌家族史的占5%～10%，并且通过数据对比分析得出结果：直系亲属中有一人偶患胰腺癌，那么家族中其他成员发病的危险性要比一般人群高两倍，而且发病危险性随直系亲属患病人数的增加而提高。多种类型基因突变后导致遗传易感性提高可能与胰腺癌发生有关，可增加胰腺癌发病的危险，并且易出现遗传倾向。学者们的研究报道指出，体内叶酸摄入不足或者叶酸代谢酶出现异常可能会使 DNA 的含量降低，进而导致基因组的稳定性降低，从而参与胰腺癌的发生。

（三）西医病理分型

1.胰腺癌的部位分类

胰腺癌肿可生长在胰腺的各个部位，胰头癌约占 60%，20% 长在胰体部位，弥漫性胰腺癌约占 10%，还有少数部位难以划分。

2.胰腺癌的组织学分类

（1）导管细胞癌来源于腺管上皮细胞，80%～90%属于此种类型。

（2）腺泡细胞癌即髓样癌，易出血坏死，此型会转移至脾、肝、肺或局部淋巴结。

（3）小细胞癌约占胰腺癌的 1%～3%，预后很差，生存期多不足 2 个月。

（4）其他：如小腺体癌、黏液性囊腺癌、乳头状囊腺癌、胰岛细胞癌等均非常少见。

四、临床表现

胰腺癌的临床表现很大程度上是由肿瘤的部位、胆管或胰管梗阻情况、胰腺受损程度及是否转移等情况决定的。胰腺癌早期可无明显特征性表现，或见上腹胀痛、食欲减退、乏力等轻微不适，数月后当症状明显时，病程多已处于中晚期，足以见此病病程之短、发展之快、恶化之迅速。

刘松江教授根据多年的临床实践经验发现：胰腺癌患者的首发症状和就诊症状大致相同，均为上腹饱胀不适、上腹痛、纳差、消瘦、黄疸、腰痛、肩背痛、乏力、腹泻、便秘、恶心呕吐、腹部肿块、口干、发热，这些症状中，仅黄疸这一症状在肿瘤的部位上有明显差异性，黄疸在胰头癌出现的频率明显高于胰体尾癌，其他症状与肿瘤的分期、肿瘤的部位没有明显相关性。出现频率较高的症状有上腹饱胀不适、上腹痛、纳差、消瘦、腰痛、肩背痛、乏力。首发症状患者多伴有腹泻，而就诊时患者便秘者较腹泻者多。

刘松江教授认为胰腺癌患者的症状和体征可主要总结为以下五个方面：

1.腹痛

多数胰腺癌患者有腹痛症状，且常作为首发症状，即为典型的胰腺癌腹痛。胰腺癌患者的上腹不适最初多表现为上腹饱胀感，或食后嘈杂感，症状不典型，无特异性，疼痛常常模糊不清，难以言明，这种情况往往延误诊断2个月以上。胰腺癌的疼痛多种多样，在病程中，疼痛的性质也会出现变化，这是因为病变的部位和引起腹痛的原因并非完全一致。腹痛的部位多在上腹部，胰头癌的腹痛多为右上腹痛，胰体尾癌的腹痛多见于左上腹痛。腹痛的性质大致可分三种：阵发性剧烈上腹痛，可放射至肩胛部；上腹钝痛；累及腰背部的上腹痛。其中上腹痛累及腰背部可能是由于肿瘤浸润，压迫腹膜后内脏神经所致，常见于胰腺癌的晚期，尤其多见于胰体尾癌。临床上认为这种痛是胰腺癌的典型腹痛，但实际上是胰腺癌晚期的表现。刘松江教授经临床观察，总结出腰痛，肩背痛患者在胰体尾癌明显高于胰头癌。

2.黄疸

黄疸也是胰腺癌患者最常见的症状，许多患者黄疸症状出现较晚。胰头癌患者黄疸症状尤为明显，呈肝外阻塞性黄疸的特征表现，尿如浓茶，陶土色粪便。黄疸通常呈进行性加重，但也有呈自然波动状态的。对邻近总胆管的小的胰腺癌患者，黄疸可为唯一的临床表现。往往这类肿瘤较易于切除。黄疸常伴有上臂、小腿和腹部瘙痒，特别是在夜间加重。瘙痒与皮肤胆盐潴留有关。皮肤中胆盐水平与瘙痒程度的关系比与血清胆红素的水平更加密切。不是所有患者都主诉瘙痒，临床上偶尔可能见到瘙痒出现在黄疸发生之前。

黄疸作为一个特有的症状在不同分期、不同部位的肿瘤，其首发症状以及就诊时症状均有明显的差异性。从首发症状上来看，黄疸在Ⅰ、Ⅱ期出现的频率较高。不同部位的肿瘤，在首发症状上胰头癌出现黄疸频率明显高于在胰体尾癌。黄疸症状的出现多与肿瘤压迫引起胆管梗阻有关。早期胆道内压力增高，胆管代偿性扩张，胆汁尚能进入肠道内，此时不出现黄疸，梗阻进一步加重后可出现黄疸，并且黄疸在Ⅰ、Ⅱ期出现的频率高。伴随症状中，恶心、呕吐多为胰腺占位后胃外受压的表现，发热多为合并感染所致。

3.体重减轻

90%的病人有渐进、显著的体重下降，晚期甚至呈恶病质状态。消瘦多由食欲不佳、忧虑、失眠、消化功能障碍、癌症消耗等导致。

4.转移情况

胰头癌局部浸润发生早，常早期压迫并浸润邻近的脏器和组织，如胆总管、十二指肠、门静脉、腹膜后组织、结肠等，从而引起一系列相关症状。胰头癌常经淋巴结转移至幽门下淋巴结，也可累及胃、肝、腹膜、肠系膜、主动脉周围，甚至纵隔及支气管周围淋巴结，也可沿肝镰状韧带的淋巴结而转移至锁骨上淋巴结，致淋巴结肿大等相关症状。胰体尾癌易早期发生血行转移，经门静脉转移至肝最为常见，并可经肝静脉侵入肺部，再经体循环广泛转移至骨、肾、肾上腺、脑等脏器而引起相关临床表现。胰腺癌也常沿神经鞘浸润或压迫腹腔神经丛，引起剧烈的腹痛和腰背痛等。

5.其他症状和体征

胰腺癌的非特异性体征和症状包括厌食、上行性胆管炎以及排便习惯的改变，如便秘、腹胀、腹泻，吸收不良、胃肠胀气、便血等，中晚期可见脂肪泻，伴持续或间歇性低热。由于胃、幽门或十二指肠直接受到侵害，或是由于胃功能紊乱，可并发胃排空障碍的症状。原有糖尿病表现加重，或出现胰源性糖尿病。部分患者也可发生血栓性静脉炎。中年人可出现忧郁症、疑虑病和癔症、焦虑症、个性突变等精神症状，一般认为是由胰腺癌引起的，这种有精神症状的患者半数以上其精神症状比生理体征和症状出现还要早6个月。

早期胰腺癌患者可无明显体征，通常可见消瘦、上腹部相应部位压痛及黄疸等。病情继续发展上腹部可触及胰腺肿块、肿大的肝脏或淋巴结 Courvoisier 征，可作为诊断胰腺癌的重要体征。听诊胰腺癌患者的左上腹或脐周，可闻及血管杂音。晚期胰腺癌患者可有腹水，且腹水量随病情不断增加，腹水量大于 1000ml 时可闻及移动性浊音。

五、临床分期

胰腺癌的准确分期，即结合手术切除或探查与病理检查的 TNM 分期，对估计预后、考虑治疗决策及对比治疗效果等都是非常必要的。

1.胰腺癌 TNM 分期标准（手术判断）

T：原发肿瘤

T1：原发肿瘤未超出胰腺。

T2：已累及十二指肠、胆管或胃，仍可手术切除。

T3：外侵较广，无法手术切除。

TX：外侵不明确或未记录。

N：区域淋巴结受累。

N0：区域淋巴结未受累。

N1：已累及区域淋巴结。

NX：区域淋巴结受累不明确或未记录。

M：远处转移。

M0：无远处转移。

M1：有远处转移。

MX：远处转移不明确或未记录。

2.胰腺癌的临床分期

Ⅰ期：T1N0MO，T1NXM0。T2N0MO，T2NXM0。TXN0MO，TXNXM0。

Ⅱ期：T3N0MO，T3NXM0。

Ⅲ期：T1N1MO，T2N1MO。T3N1MO，TXN1MO。

Ⅳ期：T-N-M1

六、诊断要点

1.以临床病象为依据

胰腺癌早期无特异性临床症状，症状取决于肿瘤所在的位置和大小。

（1）上腹部不适和疼痛：是胰腺癌最常见或首发症状，病变早期为上腹饱胀不适、隐痛或钝痛，晚期呈持续性进行性加剧的上腹痛，并出现腰背痛。

（2）消化道症状：食欲不振、消化不良最为常见，还可见恶心、呕吐、腹胀、腹泻或便秘，晚期可出现脂肪泻。

（3）黄疸：胰腺癌的主要症状，尤其是胰头癌，一般呈持续性进行性加重，皮肤瘙痒、小便色深、大便颜色变淡，甚至呈陶土色。晚期胰腺癌患者可出现腹水，肝、骨转移，伴发糖尿病、恶病质等，肿瘤侵犯十二指肠可出现上消化道梗阻症。

2.体格检查

可发现消瘦、黄疸、锁骨上淋巴结肿大、肝、胆囊肿大，及胰腺肿块（胰头癌只有 8.6%在右上腹或脐上偏右可能触及肿块；胰体尾癌，52%在左上腹或中上腹的剑突与脐之间可能触及肿块。由于胰腺位置较深，通常小的肿块不易触到，大的癌瘤多是边界不清的坚硬的结节状肿块，轻度压痛，肿块可上下活动或完全固定）。并可在局部听到短暂的收缩性杂音（此为癌瘤压迫脾动脉或其他较大动脉所致），约有 20%的病例可见有腹水。临床上对于表现为阻塞性黄疸、难以解释的体重减轻（超过正常体重的 10%）、不明原因上腹痛或腰背痛、近期出现不能解释的消化不良而胃肠道常规检查正常、突发糖尿病而又无肥胖及糖尿病家族史者，或突发无法解释的腹泻、自发性的胰腺炎发作等表现者要警惕胰腺癌的可能。

3.常规检查

（1）血常规检查：约有 30%的病人可呈轻、中、重度贫血。

（2）大便检查：若凝血机制障碍、胃肠道出血，则大便呈棕褐色或黑色，潜血试验 50%为强阳性或阳性，粪尿胆素缺乏。

（3）肝功能检查：r-谷氨酰转肽酶、转氨酶、碱性磷酸酶测定值升高，胆红素定量测定持续增高。多见于胰头癌，常由阻塞性黄疸引起。

（4）血沉：胰腺癌患者血沉往往增快。胰头癌病例约有 87%增快，平均在 66mm/h。体尾部癌患者约79%增快，平均在 35mm/h。

4.肿瘤标志物

CA19-9 是诊断胰腺癌较为理想的血清标志物，可以作为良恶性胰腺疾病的鉴别诊断，以及胰腺癌术后复发监测和预后预测的指标。CA19-9 在胰腺和肝胆系统疾病及多种恶性肿瘤中均可表达，因此并非胰腺癌特异性标志，结合其他肿瘤标志物的检测可提高灵敏度和特异性，胰腺癌患者血清癌胚抗原（CEA）阳性率颇高，超过 40ng/ml，（正常 12.5ng/ml）即可诊断。但非特异性，在慢性胰腺炎时，肝硬变和其他一些良、恶性病变也可呈阳。

5.细胞学及组织病理学检查

主要包括：①B 超、CT、EUS 引导的细针穿刺活检；②腹腔镜及术中活检；③胰液及十二指肠引流液中找脱落细胞；④腹腔冲洗液及腹水中找脱落细胞。

6.同位素扫描

在进高蛋白早餐后静脉内注射同位素 75 硒-蛋氨酸，因生理功能和蛋氨酸相同，可在胰腺内合成为胰消化酶，固可扫描出胰腺的轮廓。胰腺癌时图形不完整，有充盈缺损或放射性吸收减低区，阳性率 60% ~ 80%，但非胰腺癌所特有，且癌块需在 2.5cm 以上。假阴性 5 ~ 40%，假阳性 15% ~ 34%。显示良好的正常扫描图排除胰腺癌的可能性在 95% 以上。

7.超声及 CT 检查

（1）超声显像为本病最理想的首选检查方法。超声检查可显示 >2cm 的胰腺肿瘤，胰头癌的诊断符合率可高达 94%，体尾癌为 70%，但尚不能检出 <2cm 的肿瘤，有时亦难与慢性胰腺炎区别。近年有经纤维胃镜的超声探头，可进入胃内并紧贴胃后壁对胰腺做全面检查，从而使其诊断率大为提高。

（2）内镜进行胰导管造影（ERCP）除直接观察十二指肠壁及壶腹有无癌肿浸润外，可发现胰胆管受压、胰管阻塞、狭窄、中断、移位、突然变细的部位和范围等，诊断正确率可达 85% ~ 90%。

（3）CT 可能发现 1cm 的肿瘤，诊断准确性为 91.4%，亦有极少数难与慢性胰腺炎相鉴别。

（4）选择性动脉造影，经腹腔动脉或肠系膜上动脉造影，可显示胰腺肿块和血管推压移位征象，有助于诊断病变范围和手术切除的可能性。

8.X 线检查

（1）胃肠 X 线钡餐检查：胰头癌的阳性 X 线征象可有胃窦部或幽门前区或十二指肠球部有压迹，十二指肠第二段内部或第三段上缘有压迹及双重边缘，肠壁僵直，肠腔狭窄，充盈情况与外侧不同，黏膜皱襞变平、中断，有小锯齿状或结节性凹陷，十二指肠降段内侧反 "3" 征或十二指肠框增大。胰体尾癌可因肿块而在胃体后壁或左缘有压迹或使之右移，在侧位片可见胃后部间隙增宽，胃向前移。

（2）腹膜后充气造影检查可有局部肿块阴影。

（3）选择性腹腔动脉造影：通过腹主动脉将导管插入腹腔动脉，对肝动脉，脾动脉作选择性造影，可见有关血管突然中断、移位、弯曲或（在癌肿处）见无血管区等，同时可看出肿块的大小和位置等，但不能判断肿块的性质。

七、治疗原则

胰腺癌是一种严重危害病人生命安全的恶性肿瘤。早期常缺乏典型临床表现，待明确诊断后已属晚期，病势较急。其治疗相当困难，且预后不良，总的 5 年生存率不超过 5%。西医主要采用手术治疗，无法手术者可行放疗或化疗，以消除肿块或杀死癌细胞为最终目标。但此疗法的适应症很严，除受病程影响外，还要受患者体制、合并症、敏感程度、疗程等诸多条件的约束，且对机体的损伤大，毒副反应大。中医按辨证论治，临床上多采用扶正祛邪的方法。扶正主要以养阴生津，祛邪以清热利湿解毒、理气化瘀、消肿散结为主。辨证论治是中国传统治疗思想的结晶，有着突出的优越性和特色，同时也是恶性肿瘤的总治则，贯彻在肿瘤治疗的始终。《内经》中 "治病必求其本" 是指导肿瘤治疗的大法，在 "急则治其标，缓则治其本" 思想原则指导下，遵循 "结者散之" "坚者削之" 的原则，后又发现破结散瘀、软坚消导、散结化瘀等法。中医注重扶正与祛邪相结合调整机体平衡，靠自身的抗病能力与疾病斗争，一方面使肿瘤生长缓慢甚至缩小；另一方面使机体适应新的内在环境，减少癌肿给机体带来的损伤。中医可因症而变，不管病程多晚，也勇于派方遣药。中医中药配合西医治疗，则可使中西医相互弥补，扬长避短，既可减轻毒副反应，又可增强疗效，以提高患者的生存质量，延长生命。

在西医的治疗方法中，化疗作为手术和放疗的重要辅助手段之一，疗效确切，有助于缓解患者临床症状、延长生存期，起到姑息治疗的作用等。但是，化疗药物引起的毒副反应会降低患者的生存质量及耐受性。中药与化疗结合治疗癌症可以显著提高近期有效率和中、长期生存率。现有大量药理研究均证实部分中药与化疗药物存在协同增效作用，其机理可能与中药可以直接杀伤肿瘤细胞、诱导肿瘤细胞凋亡、增强机体免疫功能、逆转化疗耐药性等有关。总之，中医中药与西医疗法相结合治疗胰腺癌具有协同增效的作用，具有改善患者生存质量与提高生存率的明显作用。

不同医家对胰腺癌的辨证分型具有不同的见解，刘松江教授治疗胰腺癌患者，临证首辨病位、病性，将二者有机组合后整理出患者的症型以便选方用药。根据刘松江教授对胰腺癌的认识，发现胰腺癌的临床常见症型组合有湿浊阻遏证、气血瘀滞证、肝胃郁热证、气血两亏证、阴虚内热证。在遵循"从症辨证"原则前提下，在基本治法基础上，采用健脾利湿，化浊解毒；理气止痛、活血化瘀，软坚散结；疏肝解郁，和胃降逆，清热解毒；益气养血，活血散结；养阴，生津，泻火等方法配合治疗。

刘松江教授所带领的研究团队通过大量的临床研究表明，中医药治疗对于促进胰腺癌患者术后康复、对放化疗减毒增效、减轻晚期胰腺癌患者痛苦、改善生活质量、延长生存等均有一定作用和优势。在疾病早中晚期即身体邪盛正未衰时，以攻为主辨证治疗，采用清热解毒、活血化瘀、软坚散结、以毒攻毒等方法抑制肿瘤的生长，并与现代治疗手段配合治疗。在疾病中晚期，正气已损，邪气嚣张，治疗上应扶正培本，寓攻于补。临床证实中药治疗可以减轻放疗不良反应，同时具有放射增敏作用。对于康复期的患者采用将消瘤与补气养血相结合，以起到标本兼治之功，并与其他疗法配合应用，增强治疗疗效。中医药在预防胰腺癌复发、转移方面具有西医不具备的特点。

八、中西医治疗

（一）辨证施治

刘松江教授认为，临床上胰腺癌虚实夹杂。根据患者临床表现，在既往研究及中医肿瘤专家经验的基础上，并结合胰腺癌病因病机，刘松江教授将胰腺癌的分型总结如下：

1.湿浊阻遏证

【临床表现】腹部隐痛，身目俱黄，黄色晦暗，胸脘痞闷，头身困重，口干不欲饮，恶心欲呕，纳呆，大便溏薄，舌质淡红，苔白腻，脉沉细或沉迟。

【治疗原则】健脾利湿，化浊解毒。

【中药汤剂】茵陈五苓散加减。

【药物组成】茵陈、石见穿、山慈菇、泽泻、猪苓、茯苓、白术、桂枝、陈皮、法半夏、甘草。

【方药分析】方中泽泻利水渗湿为君药。臣以茯苓、猪苓加强利水渗湿之功效。佐以白术补气健脾，运化水湿，合茯苓既可彰显健脾制水之效，又可凑输津四布之功；《素问·灵兰秘典论》谓："膀胱者，都之官，津液藏焉，气化则能出矣。"膀胱之气化有赖于阳气之蒸腾，故又佐以桂枝温阳化气以利水，并可辛温发散以去表邪，一药而表里兼顾；陈皮、法半夏健脾燥湿，化浊止呕；茵陈以其苦寒降泄，长于清利脾胃肝胆湿热，为利湿退黄之要药；石见穿、山慈菇利湿，解毒退黄，散结，抗肿瘤。甘草调和诸药为使药。全方共奏健脾化湿，解毒散结之效。

【辨证加减】若脾阳不振，寒湿甚者，加制附片、干姜；湿邪郁久化热者，加藿香、木通、黄芩、薏苡仁。

2.气血瘀滞证

【临床表现】上腹疼痛，痛无休止，痛处固定，拒按，腹中痞块，脘腹胀满，恶心呕吐或呃逆，纳差，面色晦暗，形体消瘦。舌质青紫，边有瘀斑，苔薄，脉弦细或涩。

【治疗原则】理气止痛、活血化瘀，软坚散结。

【中药汤剂】膈下逐瘀汤加减。

【药物组成】延胡索、紫丹参、菝葜、藤梨根、赤芍、浙贝母、制香附、红花、桃仁、枳壳、八月札、炮山甲（先煎）、五灵脂（布包）、乌药、甘草。

【方药分析】方中桃仁破血行滞而润燥；红花活血祛瘀以止痛，共为君药。赤芍助君药活血祛瘀；枳壳尤善理气行滞，使气行则血行，血行则瘀散；五灵脂、制香附活血理气止痛共为臣药。八月札、菝葜、藤梨根清热解读以抗癌；紫丹参、赤芍活血化瘀以止痛；延胡索化瘀止痛；炮山甲化瘀通络以止痛；浙贝母软坚散结；乌药理气消胀共为佐药。甘草调和诸药为使药。合而用之，共奏活血化瘀，理气止痛，软坚散结之效。

【辨证加减】若病程迁延，乏力甚者，去五灵脂，加白术、茯苓、党参、陈皮；瘀血内结较甚者，加川楝子、三棱、莪术；腹胀明显者，加沉香、大腹皮；呕吐者，加姜竹茹、姜半夏；若有黄疸者，加茵陈、田基黄。

3.肝胃郁热证

【临床表现】腹痛拒按，脘胁胀满，身目发黄，纳呆，恶心呕吐，嗳气吞酸，心烦易怒，发热，大便干结，小便黄赤。舌质红，苔黄厚腻或燥，脉弦数或滑数。

【治疗原则】疏肝解郁，和胃降逆，清热解毒。

【中药汤剂】柴胡疏肝散加减。

【药物组成】白芍、白花蛇舌草、两面针、土茯苓、白毛藤、垂盆草、虎杖、菝葜、制香附、柴胡、枳壳、川芎、甘草。

【方药分析】方中柴胡苦辛微寒，归肝胆经，功擅条达肝气而疏肝结，为君药。制香附微苦，辛、平，入肝经，长于疏肝行气止痛；川芎味辛，气温，入肝胆经，能行气活血、开郁止痛。两药共助柴胡疏肝解郁，且有行气止痛之效，同为臣药。枳壳行气止痛以疏理肝脾，养血柔肝，缓急止痛，与柴胡相伍，养肝之体，利肝之用，且防诸辛香之品耗伤气血；白花蛇舌草、两面针、土茯苓清热解毒；白毛藤、菝葜解毒抗癌；垂盆草利湿退黄；虎杖解毒利湿，抗癌止痛；俱为佐药。甘草调和药性，与白芍相和，则增缓急止痛之功，为佐使药。全方共奏疏肝解郁，清热解毒，和胃降逆之效。

【辨证加减】若兼瘀象者，加延胡索、莪术；黄疸明显，疼痛牵引肩背，或恶寒发热，大便色淡灰白者，加茵陈、黄金草、郁金、栀子；食后腹胀者，加莱菔子、鸡内金。

4.气血两亏证

【临床表现】腹痛隐隐，扪及包块，腹胀，纳差，消瘦，面色苍白，倦怠乏力，爪甲色淡，舌质淡，或有瘀点、瘀斑，苔薄白，脉沉细。

【治疗原则】益气养血，活血散结。

【中药汤剂】十全大补汤加减。

【药物组成】鸡血藤、蚤休、黄芪、党参、全当归、熟地、茯苓、白芍、赤芍、川芎、延胡索、炒白术、枸杞子、炮山甲、炙鳖甲、甘草。

【方药分析】方中黄芪补气生血；全当归补血和血共为君药；臣以熟地补血滋阴，炒白术、党参以增强补气健脾之功。佐用茯苓健脾养心；芍药养血敛阴；川芎活血行气，以使补而不滞；枸杞子、鸡血藤养血补肝；延胡索活血缓急止痛；蚤休清热解毒，化瘀止痛；炮山甲、炙鳖甲软坚散结。甘草益气和中，调和脾胃，以助气血生化，为佐使药。诸药相合，共奏补益气血、化瘀散结之效。

【辨证加减】若兼脾虚湿困者，加薏苡仁、砂仁、陈皮、法半夏；积块日久，阴伤甚而见舌红无苔，脉细数者，加生地、沙参、石斛；呕血或便血者，加葵花、地榆炭、大黄、茜草、仙鹤草。

5.阴虚内热证

【临床表现】上腹胀满，或隐痛不适，低热不退，口干不欲饮，神疲乏力，纳差，大便干结，小便黄，舌乏津，舌光苔少，脉虚细而数。

【治疗原则】养阴，生津，泻火。

【中药汤剂】一贯煎合清凉甘露饮加减。

【药物组成】生地黄、地骨皮、白花蛇舌草、焦神曲、枸杞子、知母、沙参、麦冬、花粉、甘草、土茯苓、大黄。

【方药分析】方中生地黄，滋养肝阴，涵养肝木为君药。臣以枸杞子滋养肝肾；沙参、麦冬滋养肺胃之阴，养肺阴以清金制木，养胃阴以培土荣木；地骨皮清肺降火；知母清热泻火；白花蛇舌草、土茯苓清热解毒以抗癌；大黄清热泻火；花粉清热泻火、生津止渴；枸杞子益阴柔肝，养血；焦神曲消食健胃共为佐药；甘草调和药性为使药。诸药相和共奏滋养肝肾、养阴生津、清热泻火之效。

【辨证加减】若腹胀明显者，加大腹皮、香附、隔山消；若黄疸明显者，加茵陈、虎杖、金钱草、垂盆草；兼有血虚者，加白芍、当归。

（二）其他疗法

1.中成药

（1）抗癌宝口服液：由生黄芪120g，生白术、天门冬、枸杞子、莪术、姜半夏、无花果、八月札、生大黄、炙甘草各10g，白花蛇舌草、半枝莲各30g，本方中黄芪、白术补气健脾；姜半夏燥湿化痰；枸杞子、天门冬补气养阴；天门冬养阴生津；生大黄清热泻火；莪术、白花蛇舌草、半枝莲活血解毒；无花果润肠通便以抗癌；八月札清热解毒以抗癌；甘草调和诸药。按上述比例制成每支20ml，每毫升药液含生药1g。口服，每次20ml，每日3次，2个月为1个疗程。具有益气养阴，活血祛瘀，化痰软坚，清热解毒功能。具有抑制肿瘤生长，延长生存时间，提高生存质量之效。适用于中晚期胰腺癌。

（2）参芪抑癌液：由人参、黄芪、蟾酥、斑蝥组成，方中人参具有大补元气、复脉固脱、补脾益肺的作用；黄芪增强人参补气之作用，蟾酥攻毒抗癌、消肿止痛；斑蝥攻毒蚀疮、逐瘀散结。将上述药物提纯每次100ml，加入生理盐水经深静脉置管静滴，每日1次，45天为1疗程，间隔1周后重复，共1～2

疗程。具有扶正固本祛邪，消瘀散结，解毒止痛作用。适用于晚期胰腺癌。本药用周围静脉给药时常见浅静脉炎。

（3）胰宝康泰胶囊：由生薏苡仁、冬凌草、白花蛇舌草、佛甲草、白术、三棱、莪术、黄芪等20多味中药组成。方中薏苡仁、白术健脾燥湿；冬凌草、白花蛇舌草、佛甲草清热解毒以抗癌；三棱、莪术破血逐瘀；黄芪补气健脾。口服，每次5粒，每日3次，饭后30分钟服，可长期服用。具有健脾、活血化瘀、软坚散结作用。适用于晚期胰腺癌。

（4）复方天仙胶囊：由天花粉、威灵仙、莪术、蜈蚣、蟾酥、黄芪、麝香、人工牛黄、乳香、没药等药物组成，方中黄芪补气健脾；天花粉清热、泻火、生津；威灵仙通络止痛；莪术、乳香、没药活血通络止痛；麝香、蟾酥解毒消肿止痛；蜈蚣、人工牛黄攻毒散结，熄风通络。口服，每次2～4粒，每日3次，1个月为一疗程。具有清热解毒，化瘀消肿，益气养血功能。适用于各期胰腺癌。

（5）华蟾素注射液：该药是中华大蟾蜍皮提取而制成的一种注射用灭菌水溶性制剂，其主要成分为大量的吲哚生物碱，另外还含有一定量的氨基酸、肽类与精氨酸复合物等。中医学认为其具有清热、解毒、消肿、止痛等功效。华蟾素通过抑制癌细胞DNA和RNA的合成，阻碍细胞的分裂繁殖，抑制癌细胞生长，诱导癌细胞凋亡，参与对癌细胞的直接杀伤，提高机体免疫力，提高化疗药物的抗癌作用并降低其毒性，具有良好的抗癌作用，适用于中晚期胰腺癌热毒较盛者。

（6）艾迪注射液：该药主要由人参、黄芪、刺五加、斑蝥组成，具有清热解毒，消瘀散结的功效。因其为注射液，故适用于无法进食或脾胃虚弱的患者，可减少其恶心、呕吐、腹泻等相关不良反应的发生，主要使用于中晚期胰腺癌。静脉滴注50～60ml，加入生理盐水或5%葡萄糖注射液中静脉滴注，每日1次，每15日为1疗程。

（7）其他可用于治疗的中成药还有：肿节风片、针剂、清胰利胆冲剂、鳖甲煎丸等。

2.中药外治法

中医外治，历史悠久，内容丰富。就概念而言可分为广义和狭义两个方面，广义的外治法为：诸如药物外敷、外洗、针灸、推拿等疗法，即泛指使用非口服药物而从体外进行治疗或药物等外施于体表的方法。狭义的外治是指：运用一些治疗措施，如药物、物理方法、一定器械或者手术等，直接作用于病变部位或者患者体表，从而达到治疗疾病的目的。作用直接迅速，运用方便灵活是外治法的明显优势。中医外治法治疗胰腺癌形式多样，临床应用以贴敷疗法居多，另有泡洗、针灸等。临床研究表明，中医外治法对胰腺癌具有良好的治疗效果。

（1）中药贴敷疗法：穴位贴敷疗法是指在传统的针灸医学基础上应用中药作用于腧穴，通过经络对机体的调整作用，而达到预防和治疗疾病的一种疗法。穴位贴敷疗法为根据药物的属性，辨证组方，使之在患者身体的相应穴位进行吸收，进入机体体液，通过经脉气血输至五脏六腑、四肢九窍，进而发挥其药理作用。即药物气味入于皮腠、腧穴，继之入于孙脉、络脉，进而入经脉，随气血运行，内达于脏腑，散布于全身，从而发挥药物的治疗作用，达到改善症状，调节免疫，控制病灶，以及康复保健等目的。

【取穴原则】近部取穴：在病痛的局部和邻近处选取腧穴；远部取穴：在距离病痛较远的部位选取腧穴，既可取与病变脏腑经脉相表里的经脉上的腧穴（表里经取穴）或名称相同的经脉上的腧穴（同名经取穴）进行治疗；随证取穴：针对某些全身症状或疾病的病因病机而选取腧穴。

【药物】肉桂、川乌、草乌、麝香、冰片、白芥子、生南星、乳香、没药、血竭、雄黄、蟾酥、皂角刺、桔梗、黄芪、木香、香附、丁香、厚朴、枳实。

【主要功效】破瘀止痛、健脾理气。

【用法用量】将穴位皮肤洗净，将中药制成中药膏2g摊在磁疗贴上，立即贴附在穴位上，4~6小时后揭去，每日1次或中病即止。

（2）中药泡洗疗法：中药泡洗法将中药煎汤且待药液稍温后，将中药和水盛于器械内，浸泡身体某部位，因药与热共同作用于患处，可使人体脉络通畅，腠理疏通，药物透皮吸收以疏通经络、气血，能直接作用于病灶局部，达到改善症状、调节免疫以及康复保健等目的。

【组方成分】桂枝15g、附子15g、红花10g、地龙30g、水蛭30g、桃仁10g、乳香10g、没药10g、苏木10g、血竭10g、牛膝15g。

【主要功效】滋补肝肾。

【用法用量】中药煎取2000ml，水温45℃，放于腿浴治疗器，浸泡四肢，每日1次，每次40分钟，每周连用5天。

3.非药物疗法——针灸

针灸是针法和灸法的合称，针法是把毫针按一定穴位刺入患者体内，运用捻转和提插等针刺手法来治疗疾病；灸法是把燃烧着的艾绒按一定穴位熏灼皮肤，利用热的刺激来治疗疾病。现代医学认为，针刺可以通过人工激活的方式对人体进行自然生物调节，促进释放内源性阿片物质和脑垂体后叶素，提高β内啡肽含量。部分研究认为针灸可以有效缓解抑郁并提高患者的痛阈，但是目前仍然需要进一步探究。中医针灸方法具有缓解胰腺癌疼痛、退黄等作用。

（1）胰腺癌腹痛明显：

【取穴】足三里、中脘、内关、中渚、天突、章门、涌泉。

【配穴】纳呆、恶心呕吐者加脾俞、胃俞。

【方法】若虚证为主，则用毫针刺，补法，可加灸，每日1次；若实证为主或虚实夹杂者，则用毫针刺，泻法或平补平泻，不灸，每日1次。

（2）胰腺癌黄疸明显：

【取穴】至阳、腕骨、足三里、中渚、大陵。

【配穴】胆囊穴、胆俞、阳陵泉。

【方法】毫针刺，用泻发，每日1次，2周为1疗程。

（3）耳针对放化疗胃肠道反应的辅助治疗

【取穴】恶心、呕吐加贲门、胃；呃逆加耳中；便秘加大肠、便秘点。

【方法】毫针刺，中强度刺激，或用王不留行贴压，每日按摩3~4次，每贴7日。

4.非药物疗法——推拿

推拿适用于胰腺癌腹胀、腹痛、恶心呕吐者，采用推、拿、抹、摇、拍击等手法，达到扶正固本，理气止痛功效。常用取穴：大椎、肩井、脾俞、胃俞、中脘、气海、天枢、足三里以及胰腺在足部、手部及耳部的反射区。

（1）采用擦、拿、抹、摇、拍等手法：

【部位】大椎、肩颈、脾俞、胃俞、中脘、气海、天枢、足三里。

【功效】扶正固本，理气止痛。适用于胰腺癌腹痛，腹胀，恶心呕吐者。

（2）采用一指禅、按揉、拍击、擦、摩等手法：

【部位】脾俞、胃俞、肝俞、中脘、天枢、内关、合谷、腹部。

【功效】理气健脾，温阳补肾。适用于证属胰腺癌脾虚气滞者。

（3）揉腹，艾灸关元、神阙：

【部位】关元、神阙、腹部。

【功效】理气健脾，温阳补肾。适用于胰腺癌证属脾肾两虚，伴腹痛腹泻者。

（三）西医治疗

早期治疗胰腺癌的最有效的措施是手术切除，但是因为早期诊断比较困难，手术切除率一般也不会太高，所以胰腺癌的临床治疗是往往采用综合的治疗方法。对于Ⅰ～ⅡA期的胰腺癌病人来说，实行根治性手术，并要注意手术之后的随诊，对于有高危倾向的患者，则考虑行术后辅助化疗；对ⅡB～Ⅲ期患者，术后辅助化放疗或手术联合新辅助化疗；对于不存在手术指征的Ⅳ期患者，即可选择应用化学药物、放射、中药、生物等综合治疗方法。现将胰腺癌主要治疗方法列举如下：

1.根治性术

根治性术常用的手术方式有：

（1）胰头十二指肠切除术。目前该术式仍是胰头癌病人的标准根治性手术方式。适用于胰头处肿瘤，且无远处转移、侵犯或只是局部侵及门静脉者。随着临床对根治性手术的重新定义以及划分腹腔淋巴结，现多在传统手术切除范围的基础上，行完整肿瘤周围组织器官等处淋巴结清扫术。

（2）保留幽口的胰头十二指肠切除术。该术式不切除胃幽口，而是将十二指肠的断端与空肠直接吻合，行消化道重建。此术式多应用于胰头、壶腹癌，需要十二指肠球部和胃幽口没有肿瘤浸润、胃周围不存在淋巴结的转移，因没有影响胃的储存和其消化功能，所以有利于改善营养状态、预防倾倒综合征。

（3）胰体尾联合脾脏切除术。此术式是临床上胰体尾癌的典型标准切除术式。由于脾脏与胰体尾部之间血管联结密切，故对无转移的患者，除将胰体尾部、瘤体及其周围淋巴结切除外，脾脏亦应连带切除。

（4）全胰切除术。癌灶侵及全胰而无转移者为全胰切除术的绝对适应证。该术式不仅保证了完整的切除了肿瘤，还避免了术后发生胰瘘的可能，其缺点是可能引起糖尿病等多种营养代谢并发症，造成病人术后的生活质量变差，要终生应用胰岛素、服用消化酶；⑤扩大胰十二指肠切除术。本术式主要适用于腹腔重要血管受侵犯或腹腔多组淋巴结转移的情况。

2.姑息性手术

姑息性手术主要目的是解除由肿瘤压迫所导致的胆道、胰管和十二指肠的梗阻。主要方法有：胆管支架植入术、肝管空肠吻合术、胆管引流术、腹腔镜腹腔干神经阻断术等。姑息性手术虽然没有从根本上消除肿瘤，对延长其生存期也不是很有意义，但是可以减轻肿瘤负担，提高生存质量。

3.化疗

化疗对早期胰腺癌术后以及没有手术指征的胰腺癌患者治疗具有非常重大的意义。目前常选用氟尿嘧啶、链脲霉素、洛莫司汀、甲氨蝶呤等联合化疗，由于胰腺癌对于大多数化疗药物敏感度较低，故临床疗效一般。不同化疗药物的作用机制对肿瘤具有不同的效果，联合用药能够分别作用在肿瘤细胞代谢增生不同的环节，能够加强对于肿瘤细胞的杀伤作用，还可以减少化疗药物的副反应，同时降低肿瘤细胞对药物的耐药性。

4.放疗

放射治疗是胰腺癌治疗的重要手段之一。术前放疗可使肿瘤局限化，提高胰腺癌切除的成功率，对无手术条件者以高剂量局部照射及放射性核素局部植入照射等方法联合化疗，一定程度上可延长患者生存期。现阶段主要的放疗技术有伽玛刀、射波刀、调强放疗、放射性粒子、三维适形放射治疗等，可在术前、中及术后放疗时根据病情选用。随着近年来放疗技术的不断改进与突破，胰癌放疗效果也随之提升，在改善预后、缓解疼痛及消化不良症状等方面有了很大的进步。

5.介入治疗

目前区域灌注化疗和放射性粒子植入是主要的介入治疗手段，其他介入方法还有瘤内注射（材料有无水己醇、化疗药物等）、动脉内插管栓塞、光动力、物理消融和介入导向生物等。根据治疗目的不同，有针对相关并发症的介入治疗，如疼痛介入治疗、梗阻介入治疗等。

目前肿瘤内介入化疗最主要就是针对于肿瘤治疗、症状治疗，特别在对症治疗以及提高患者生活质量的方面具有显著的疗效。瘤内直接注射化疗药物的给药方法提高了实体性肿瘤内药物的浓度，减少全身用药的不良反应，对于一些不能够进行手术切除的胰腺肿瘤患者来说是一种较为理想的治疗方法。

6.分子靶向治疗

分子靶向治疗是以引起细胞癌变的某些标志性分子或者蛋白为靶点，针对性选择阻断剂，通过分子水平干预这种恶性信号传导通路，从而抑制肿瘤生长、进展及转移，而不波及正常的组织细胞。与传统化疗药物相比，分子靶向药物对肿瘤细胞针对性强、精准度高，可调节并稳定肿瘤细胞，具有靶向性及非细胞毒性的特点，近年来分子靶向治疗在临床上得到广泛应用，几乎涵盖了各种肿瘤的治疗。

7.生物免疫治疗

目前生物免疫治疗主要指应用各类免疫细胞、免疫因子进行抗肿瘤治疗，分主动、被动免疫治疗两类，免疫活性细胞包括树突状细胞、自然杀伤细胞、细胞因子诱导的杀伤细胞等，免疫活性因子包括白介素、干扰素、肿瘤坏死因子、转化生长因子以及集落刺激因子等。

8.基因治疗

基因治疗是指通过相关途径将目的基因高效、特异、安全的转移到靶细胞，通过对遗传物质进行修正、补充、或改造并表达出有治疗作用的基因产物，进而直接针对导致肿瘤的异常基因发挥作用，引起肿瘤细胞主动性调亡。治疗方法包括基因介导的前体药物激活治疗、替代抑癌基因、反义核酸技术和小干扰RNA技术抑制已激活的原癌基因、以及溶瘤病毒的应用等。

9.物理治疗

物理治疗是运用物理方法和手段使肿瘤细胞变性坏死，从而起到杀伤肿瘤细胞的作用，主要治疗手段有射频消融、高能超声聚焦热疗、冷冻等。但是由于胰腺解剖位置深、组织脆弱、有术后膜漏等风险，而且物理疗法极其容易损伤周围正常组织，在临床上没有得到广泛的应用。

10.其他治疗

除了上述多种治疗，对胰腺癌患者采用各种支持疗法也十分有意义。如营养不良者可选用静脉输注各类所需营养液，消化、吸收功能障碍可给予胰酶制剂治疗，控制血糖，伴有阻塞性黄胆者补充维生素 K，对顽固性胰痛患者可给予镇痛及麻醉药，痛剧者必要时可行交感神经节阻滞或腹腔神经丛注射疗法。

九、经验方证治

胰腺癌患者疼痛的治疗

1.立法依据

刘松江教授认为胰腺癌患者的疼痛是肿瘤科医生面临的最棘手问题，也是临床研究工作的重点。肝主疏泄，擅协助脾之运化功能，脾主运化，气机通畅，有助于肝之疏泄。脾失健运，气滞于中，湿阻于内，会影响肝气的疏泄，肝失疏泄，气机郁滞，不通则痛，故"胰腺癌"患者往往有腹胀、上腹部隐痛或中等程度的疼痛。

刘松江教授通过多年的临床经验总结出其痛乃七情郁结，饮食失调，久而肝脾受损，脏腑违和，脾运受阻，湿热内蕴，瘀毒内结，故其治当在健脾为主的基础上，辅以疏肝理气，以减轻癌痛。用药应加大舒肝理气的力度。方以《景岳全书》柴胡疏肝散为主方随证加减。柴胡疏肝散出自经典《景岳全书·古方八阵》，其卷五十六提道："若外邪来解，而兼气逆肋痛者，宜柴胡疏肝散主之……可治胁肋痛，寒热往来。"该方主治肝气郁结，疏泄失调，气机郁滞所导致的一系列临床症状。它基于《伤寒论》中的四逆散（柴胡、枳实、白芍、甘草）为基础方去枳实，加枳壳、香附、陈皮而来，合用共具疏肝行气，活血止痛之效。

2.方剂组成

柴胡、陈皮、川芎、香附、枳壳、白芍、甘草。

3.方药分析

方中柴胡为君药。其味苦，性平、微寒，归肝、胆经，具疏肝解郁，行气止痛之功。臣以香附味辛，微苦、平，入肝、脾及三焦经，其擅长于治气病，能通三焦之气机，宽脾胃之滞气，疏肝经之郁结，为治气郁之首选药，香附药入肝经，以疏肝解郁、行气止痛为功效，主要可用于气机郁滞引起的诸种痛症。川芎味辛，性温，归肝、心包经；活血行气以止痛，与香附配伍助柴胡解肝经之郁滞，并增行气活血止痛之效。白芍，味苦、酸，性微寒，药入肝、脾经，具有补血敛阴、柔肝止痛的功效，性静而主收，因而又能安脾。陈皮味辛、微苦，性温，入脾、肺经，具有理气健脾；枳壳，性微寒，味苦、酸，具有理气宽胸、行滞消胀之功效。上三药合用，共奏疏肝和胃、行气健脾之功，共为佐药。甘草调和诸药，缓急止痛，为使药。

通过临床辨证可配合理气散结、清热解毒之抗肿瘤中药，如：八月札、枳壳、香附等。气滞易成瘀，常加用活血化瘀抗肿瘤之中药，如：三棱、莪术等。出现黄疸，先辨其阴阳，阳黄者用茵陈蒿汤化裁，阴黄者用茵陈术附汤化裁；胃肠道出血加白及、参三七、茜草根、仙鹤草等，并减少中药用量，可用粉剂、颗粒剂以减少胃肠道负担；气虚加党参、白术、黄芪等；汗多者加玉屏风散、麻黄根、煅龙牡等；阴虚加鳖甲、知母、地骨皮等；胃中反酸加黄连、吴茱萸、煅龙牡等。并且中药用量亦随症状的不同而灵活运用。

刘松江教授认为中医中药是治疗胰腺癌患者出现癌痛的重要手段之一，在改善临床症状、提高患者生活质量、延长生存期等方面的作用是肯定的且不容忽视的，其弥补了西医学在治疗胰腺癌方面的不足，尤其对于晚期胰腺癌和高龄患者，中医药可作为主要的治疗选择，并能体现出显著优势。通常胰腺癌患者出现疼痛的症状，且无法忍受时，多半服用吗啡类麻醉剂以缓解疼痛。而这类镇痛剂又常麻醉胃肠，以致胃肠功能障碍，常表现为严重呕呃、便秘等症状。中医药治疗胰腺癌疼痛的价值在于减少西药吗啡类制剂的用量，增强其镇痛效果，减轻其不良反应、成瘾性、依赖性并逐渐替代之。

十、验案实录

验案 1：胰腺癌术后转移　　病案号：7031

患者尉某，女，52 岁。2019 年 5 月 13 日初诊。主诉：双下肢疼痛、腰痛 2 月余。该患者于 2017 年 12 月出现上腹部疼痛，腹胀的症状，就诊于黑龙江省医院行胰腺 MRI 增强提示：胰头部占位。病程中出现皮肤巩膜黄染、腹胀、嗳气的症状。于 2018 年 1 月行手术治疗（胰头切除，胆全切），术后病理提示：胰腺中分化腺癌，淋巴内可见腺癌转移，化疗六个周期。既往史：患者陈旧性肺结核病史 30 余年，否认高血压，糖尿病，冠心病病史，否认肝炎病史。辅助检查：病理：胰腺中分化腺癌，侵及十二指肠，淋巴结内见腺癌转移（2018-01-19，黑龙江省医院）。血常规：ALP：46.0×109/L。肿瘤标志物：CEA：2.08ng/ml AFP：3.67ng/ml CA125：7.6u/ml　CA199：237.89u/ml CA72-4：39.07u/ml。现患者双下肢疼痛、腰痛、小腹疼痛、头痛、咽痛、乏力、情绪急躁、多梦，纳可，睡眠可，二便尚可。舌红略淡，苔薄白，左脉弦细略数尺脉弱，右脉同上。

（1）处方：黄芪 40g，太子参 15g，白术 15g，茯苓 15g，莪术 15g，柴胡 15g，白芍 15g，半夏 15g，陈皮 15g，焦山楂 20g，鸡内金 20g，白英 15g，鳖甲 30g，白花蛇舌草 30g，半边莲 30g，生薏苡仁 30g，土鳖虫 15g，姜黄 15g，黄药子 10g，沙参 30g，麦冬 15g，郁金 15g，元胡 25g，蔓荆子 15g，牛蒡子 20g，鸡血藤 25g，女贞子 30g，威灵仙 15g，夜交藤 30g，珍珠母 30g，甘草 5g，狗脊 10g，五味子 25g，虎杖 25g。

（2）7 服，水煎服，一付药煎汁约 400～500ml，每日早晚各服用 1 次。

2019 年 5 月 18 日二诊：舌红略淡边有齿痕，苔薄白，右脉弦细略数，尺脉弱，左脉弦细略数，尺略弱，头痛、小腹痛好转，腰痛。

（1）处方：上方去蔓荆子；加骨碎补 10g、茴香 15g。

（2）7 服，煎服法同前。

2019 年 5 月 27 日三诊：舌淡略暗，苔薄白，左脉细数尺脉略弱，右脉细数略弦，尺脉略弱。背痛，头痛及心悸好转。

（1）处方：上方加木香 10g。

（2）7服，煎服法同前。

（3）按：刘松江教授认为，胰腺癌术后患者出现双下肢和腰部的疼痛症状，病在中焦脾胃。癌毒伤人正气而易致虚、瘀、毒，加上手术及化疗治疗更进一步损伤正气，脾气虚，运化无力，湿气内停，郁而化热，久之则影响肝之气机。肝脾不调为本病之病机，故以清热化湿、疏肝行气止痛、扶正抗癌解毒为基本原则。方中黄芪、太子参、白术、茯苓补气健脾；柴胡、白芍、郁金疏肝行气解郁；陈皮、半夏燥湿理气；姜黄、黄药子、土鳖虫破血消肿逐瘀；白花蛇舌草、半边莲、半枝莲、生薏苡仁抗癌解毒；莪术、元胡活血行气止痛；鸡内金、焦山楂健脾消食；虎杖清热利湿退黄；牛蒡子、蔓荆子疏散风热、清利头目；女贞子补肝肾明目；狗脊健腰膝；鸡血藤、夜交藤养血活血通络；威灵仙祛湿通络；五味子酸甘敛阴；沙参、麦冬养阴生津；鳖甲滋阴潜阳、软坚散结；珍珠母安神；甘草调和诸药。复诊患者仍以多部位疼痛为主要症状就诊，而刘松江教授根据患者病情，从整体出发，辨病与辨证结合，对症治疗。通过诸药的配伍，酌加骨补脂补肾活血通络，茴香、木香理气止痛，调和各脏腑功能，改善患者症状，延长患者的生命周期。

验案 2：胰腺癌术后　　病案号 6064

患者于某，女，53 岁，2018 年 9 月 29 日初诊。主诉：前胸后背疼痛 2 个月余。患者于 2 个月前无明显诱因出现皮肤、巩膜黄染伴肌肤瘙痒的症状，有恶心无呕吐的症状。于 2018 年 8 月 21 日就诊于哈尔滨医科大学附属第三医院行增强 CT 示：低位胆道梗阻，胆总管占位可能，胰头占位伴胰管扩张，胆囊占位。2018 年 9 月 6 日于该院行手术治疗，术后病理报告为：胰头内见腺癌，胆囊慢性炎伴胆石症。术后口服斑蝥胶囊，灵芝孢子粉维持。现患者前胸后背疼痛，纳可，睡眠尚可，大便干，小便黄。舌红略暗，苔薄白，右脉弦细数寸，尺弱，左脉同上。既往史。糖尿病病史半个月，冠心病病史半个月，否认肝炎，结核等病史。辅助检查：CT：1.腹部术后改变，胰头改变。2.胆道引流术后改变。3.少量腹水。4.脾内钙化灶。5.双肺小结节，双肺炎症，建议复查。6.双侧胸腔积液。

（ ）1 处方：黄芪 60g，太子参 15g　白术 15g，白英 15g，茯苓 50g，莪术 15g，鳖甲 30g，土鳖虫 15g，白花蛇舌草 30g，半边莲 30g，生薏苡仁 30g，半枝莲 30g，焦山楂 20g，木香 10g，鸡血藤 25g，女贞子 30g，香附 15g，狗脊 15g，元胡 25g，茵陈 50g，五味子 25g，虎杖 25g，大贝 20g，大腹皮 50g，甘草 5g，夜交藤 30g，鸡内金 20g。

（2）7服，水煎服，一服药煎汁约 400～500ml，每日早晚各服用 1 次。

2018 年 10 月 26 日二诊：舌红略淡苔薄白，右脉沉细略弦，尺脉弱，左脉弦细数略沉寸，尺弱。腹泻，反酸。

（1）处方：上方加竹茹 15g、黄连 15g、吴茱萸 3g、白扁豆 15g。

（2）7服，煎服法同前。

（3）按：刘松江教授认为胰腺癌术后患者出现疼痛的症状，应从经络循行为起点，认为足厥阴肝经布于两胁；足太阴脾经，入腹属脾络胃；木盛则乘土，土壅亦可致木郁。因此此病例辨证当为湿热毒瘀内郁，厥阴木土不调，不通则痛。方中黄芪、太子参、白术、茯苓补气健脾，木香、香附疏肝行气解郁；大贝开郁散结；大腹皮行气利水；土鳖虫破血消肿逐瘀；白花蛇舌草、半边莲、半枝莲、生薏苡仁、白英抗癌解毒；莪术、元胡活血行气止痛，鸡内金、焦山楂健脾消食；茵陈、虎杖利湿退黄；女贞子补肝肾明目；狗脊健腰膝；鸡血藤、夜交藤养血、活血、通络；五味子酸甘敛阴；鳖甲滋阴潜阳、软坚散结；甘草调和诸药。诸药合用，共奏调和肝脾、清热化湿、消肿散结、理气活血止痛之功。

复诊患者出现腹泻、泛酸的症状，刘松江教授认为此症状多由肝郁化火，横逆犯胃，肝胃不合所致，故取左金丸之义。重用黄连清肝泄热，佐以辛热之吴茱萸。一者疏肝解郁，二者反佐以制约黄连之寒，使泻火无凉遏之弊。酌加竹茹止呕，白扁豆止泻，综合调理，改善患者症状。

验案 3：胰腺癌术后　　　病案号：2213

患者刘某，女，63岁，2015年9月3日初诊。主诉：胰腺癌术后11个月。该患者于2014年8月因上腹部疼痛就诊于哈尔滨医科大学附属第一医院行CT等检查，诊断为"胰腺癌"，予手术治疗。治疗后就诊于哈尔滨医科大学附属第三医院化疗6个周期。现患者无明显不适，乏力，纳可，睡眠尚可，二便正常。舌暗红，苔少，脉弦细略数，尺弱。既往史：高血压病史多年，自述有心肌缺血病史，否认冠心病及糖尿病史。辅助检查：病理：胰腺中分化腺癌侵至十二指肠黏膜下层及胆道全层。胰周淋巴结（0/6），第8组淋巴结（0/5）均未见癌转移。

（1）处方：黄芪 25g，太子参 15g，柴胡 15g，白芍 15g，白术 15g，茯苓 15g，莪术 15g，焦山楂 20g，鸡内金 20g，鳖甲 30g，秦艽 15g，白花蛇舌草 30g，半边莲 30g，半枝莲 30g，生薏苡仁 30g，黄精 15g，鸡血藤 25g，女贞子 30g，香附 10g，麦冬 15g，沙参 20g，狗脊 10g，甘草 5g，元胡 20g，夜交藤 30g，五味子 15g。

（2）7服，水煎服，一服药煎汁约400～500ml，每日早晚各服用1次。

（3）按：刘松江教授认为胰腺癌病位在中焦，与肝、胆、脾、胃、肾等器官有密切关系，故在治疗时应顾护正气，注意保护胃气，不宜攻伐过甚，特别是术后放、化疗的患者。并且应把握好扶正与祛邪的关系，扶正宜贯穿疾病治疗的始终。故刘松江教授重用黄芪、太子参、白术、茯苓、黄精补气健脾；柴胡、香附、白芍疏肝行气解郁；白花蛇舌草、半边莲、半枝莲、生薏苡仁、抗癌解毒；秦艽祛风，莪术、元胡活血行气止痛；鸡内金、焦山楂健脾消食；女贞子补肝肾明目；狗脊健腰膝，鸡血藤、夜交藤养血活血通络，五味子酸甘敛阴；沙参、麦冬养阴生津；鳖甲滋阴潜阳，软坚散结，甘草调和诸药。全方共奏疏肝补气健脾，抗癌解毒之功。

2015年9月24日二诊：舌暗苔薄，脉弦，右尺脉弱。自述服药后口鼻干燥，血压升高，双脚麻木，两胁肋时有疼痛，偏头痛。

（1）处方：上方加天麻 15g 、钩藤 15g、石决明 15g、远志 15g、酸枣仁 15g、蔓荆子 15g。

（2）7服，煎服法同前。

（3）按：刘松江教授认为患者出现头疼，血压升高的症状，多半由于情绪激动等诱因，肝阳上亢，肝风内扰所致，故取"天麻钩藤饮"方之意。酌加天麻、头疼、石决明平肝潜阳，息风通络；蔓荆子清利头目；远志、酸枣仁镇静养心安神。

2015年10月24日三诊：右胁肋疼痛，头晕头痛有所缓解，偶有痰。右脉弦，尺脉弱。

（1）处方：上方去蔓荆子；加桑白皮 15g、桑葚 15g。

（2）7付，煎服法同前。

（3）按：患者术后疼痛的症状减轻，故去蔓荆子，但仍保留"天麻钩藤饮"方之意。因患者偶有痰，结合脉象，加用桑白皮泻肺化痰，并且现代药理研究表明桑白皮有降压的作用；桑葚补肾阴，补血润燥。

2015 年 11 月 5 日四诊：舌暗红苔薄，右脉弦，下肢麻木，乏力，身痒。

（1）处方：上方去天麻、钩藤、石决明；加百合 15g、苦参 20g、僵蚕 15g、生地 15g。

（2）28 服，煎服法同前。

（3）按：患者头晕、头痛的症状消失，并且血压正常，故去天麻、钩藤、石决明。酌加苦参祛风止痒，生地清热凉血，《本草逢源》："干地黄，内专凉血滋阴，外润皮肤荣泽。"并且生地提取液有抗过敏的作用；百合、僵蚕镇静安神，则合《金匮要略》百合地黄汤之意，且生地为补中、补血良剂，可改善患者血虚乏力之证。

2015 年 12 月 5 日五诊：乏力好转，血压正常，舌暗红苔薄，右脉弦，尺脉弱。

（1）处方：黄芪 25g，太子参 15g，白术 15g，茯苓 15g，莪术 15g，焦山楂 20g，鸡内金 20g，鳖甲 30g，白英 10g，黄精 15g，鸡血藤 25g，女贞子 30g，白花蛇舌草 30g，半边莲 30g，半枝莲 30g，生薏苡仁 30g，香附 10g，麦冬 15g，沙参 20g，狗脊 10g，甘草 5g，元胡 20g，夜交藤 30g，五味子 15g，远志 15g，酸枣仁 15g，桑葚 15g，百合 15g，生地 15g，苦参 15g，僵蚕 15g。

（2）14 服，煎服法同前。

（3）按：患者一般状态良好，无不适症状，刘松江教授嘱咐患者继续服用上方 14 付，巩固治疗，定期复查，若有不适，及时就诊。

2016 年 4 月 28 日六诊：舌暗红苔薄，脉弦。尺略弱，多汗。

（1）辅助检查：CT：1.肝多发结节，囊中可能。2.右肾囊肿。3.右肺小结节。（2016 年 4 月 18 日，哈尔滨医科大学附属第三医院）生化：未见明显异常。（2016 年 4 月 15 日，哈尔滨医科大学附属第三医院）

（2）处方：上方加浮小麦 15g。

（3）14 服，煎服法同前。

（4）按：近三个多月，患者坚持口服中药治疗，定期复查。因患者复查生化，肝功正常，酌加浮小麦固表止汗。

2016 年 9 月 1 日七诊：舌暗红苔薄，脉弦，尺脉略弱，左寸略弱。

（1）按：此后三次复诊均以扶正抗癌解毒为基本原则，根据患者症状及脉象随证加减，患者症状良好，病情稳定。

2016 年 9 月 17 日八诊：舌红略苔薄，左脉弦，尺脉略弱，右脉弦略细，尺脉略弱。恶心。

（1）处方：上方加佛手 15g、竹茹 15g。

（2）14 服，煎服法同前。

（3）按：《本草再新》云："佛手，治气疏肝，和胃化痰，破积，治噎膈反胃。"《本草汇言》："竹茹，清热化痰，下气止呃之药也。"故佛手与竹茹配伍，增加止恶之力。

2016 年 10 月 6 日九诊：舌暗略紫苔薄，脉弦尺脉略弱，恶心症状消失，易疲劳。

（1）处方：上方去竹茹，加黄芪 50g。

（2）14 服水煎服，煎服法同上。

（3）按：因患者无恶心，但易疲劳，故去竹茹，重用黄芪补气健脾，增强患者抵抗力。

2016 年 10 月 27 日十诊：舌暗红，苔薄，脉弦略细，尺脉略弱。

（1）按：刘松江教授嘱咐患者继续服用上方巩固治疗，若有不适，及时就医。

2017 年 3 月 4 日十一诊：舌暗苔薄，左脉弦略细，尺脉弱，后背痛，口干，口苦，眼干，自汗。

（1）处方：加金钱草 15g、龙胆草 15g、浮小麦 15g。

（2）28 服，煎服法同前。

（3）按：刘松江教授认为患者出现上述症状，多因为中焦运化不利，肝经湿浊内生，郁而化热，不通则痛。故酌加金钱草、龙胆草既泻肝胆实火，又祛肝经湿热；浮小麦固表止汗。

2017 年 11 月 16 日十二诊：舌暗红略淡，苔薄，左、右脉弦细略数，尺脉略弱。口干，右侧后背部疼痛。

（1）处方：黄芪 25g，太子参 15g，炒白术 15g，茯苓 15g，莪术 15g，焦山楂 20g，鸡内金 20g，鳖甲 30g，白英 10g，黄精 15g，鸡血藤 25g，女贞子 30g，白花蛇舌草 30g，半边莲 30g，半枝莲 30g，生薏苡仁 30g，香附 10g，麦冬 15g，沙参 20g，狗脊 15g，甘草 5g，元胡 20g，夜交藤 30g，龙胆草 10g，远志 15g，酸枣仁 15g，当归 15g，牛膝 15g，天冬 15g，百合 15g，生地 15g。

（2）14 服，煎服法同前。

（3）按：该患者坚持口服中药治疗至今，刘松江教授发现患者容易出现身体各部位疼痛的症状，这一直也是治疗的重点。故以疏肝、补气、健脾为根本，活血、行气、止痛为关键，是抗癌解毒必不可少的基本治疗原则，临床上再根据患者症状、体征，结合脉象，随证加减，从整体改善患者不适症状，延长其生命周期。

2018 年 3 月 10 日十三诊：舌淡暗苔薄，右脉弦细，尺略弱，左脉同上。后背痛。

（1）辅助检查：肝功能、血常规未见异常。腹部 CT：腹膜多发淋巴结（未见明显变化）。（2017 年 11 月 8 日，哈尔滨医科大学附属第三医院）

（2）处方：上方去龙胆草；加葛根 15g、伸筋草 15g。

（3）14 服，煎服法同前。

（4）按：《伤寒论》："太阳病，项背强几几……葛根汤主之。"故加用葛根、伸筋草舒筋活络，祛风止痛。

2018 年 3 月 31 日十四诊：舌体略大，舌红略淡，右脉弦略细，尺略沉，左脉弦略细，寸脉弱。发热、恶心。

（1）处方：上方去当归、百合、生地；加柴胡 15g、连翘 15g、黄芩 15g、金银花 15g。

（2）7 服，煎服法同前。

（3）按：刘松江教授因患者出现发热、恶心的症状，取小柴胡汤加减。邪犯少阳，病在半表半里，正邪相争，故发热；肝胆犯胃，胃失和降，气逆于上，故恶心。柴胡透泄少阳之邪，疏泄气机之郁滞，黄芩清泄少阳之热；二者配伍，一散一清，共解少阳之邪。再酌加连翘，金银花增强祛热之力。

2018 年 7 月 19 日十五诊：舌淡暗边有瘀斑，苔薄，右脉弦略数，尺脉弱，左脉弦细略数，寸脉弱，发热恶心好转，后背部疼痛减轻，口干。

（1）处方：上方去柴胡、黄芩、金银花、连翘；加野菊花 15g、绞股蓝 15g。

（2）14 服，煎服法同前。

（3）按：因患者发热、恶心的症状好转，故去柴胡、黄芩、金银花、连翘。患者出现口苦的症状，多由于癌毒炽盛，郁热化火所致，故酌加野菊花、绞股蓝清热解毒。

2018年10月8日十六诊：舌红略暗，右脉弦略细，尺沉，寸短，左脉弦略细。关节疼痛。

（1）辅助检查：肝脏增强CT示：①肝多发囊肿。②中上腹术后改变。③肠系膜上动脉边缘局限性低密度。

（2）处方：上方加透骨草15g、丝瓜络15g。

（3）14服，煎服法同前。

（4）按：透骨草，入肝、肾经，舒筋活络，活血止痛；《本草再新》："丝瓜络，通经络，和血脉，化痰顺气。"故二者配伍增强全方通经络，行气止痛之力。患者胰腺癌术后4年来，一直口服中药汤剂治疗，病情稳定，随访至今。

胰腺癌属中医"伏梁"范畴，刘松江教授认为其发生发展与后天失养、饮食失调、七情郁结导致机体免疫监控功能失调、基因突变密切相关。胰腺癌之病正虚而中焦脾胃功能失调是其关键，脾虚则木郁，土虚则生湿，湿郁化热，气滞血瘀，痰瘀湿热相搏结而成本病。患癌之后气虚而郁，胆汁排泄受阻，以致出现阴阳气血逆乱的复杂局面。气机阻遏，则见腹痛；阻滞胆道，胆汁外溢而成黄疸；久病耗气伤正，更伤脾胃。因此，本病内在失衡的"关节点"在于中焦，故治疗上理当集中精力调理中焦，只有调控后天脾胃之枢纽，以后天促先天，调气以调瘀，同时力避免滋腻伤中、攻伐伤正，通过调动机体自身的免疫、康复功能控制病情发展，才能延长胰腺癌病人生存期，提高其生活质量，最终达到抗癌转移，甚至治愈的目的。

十一、预防与调护

（一）预防

胰腺癌是常见的消化道恶性肿瘤之一。近年来，无论发达国家和发展中国家，胰腺癌的发病和死亡均呈上升趋势。目前已发现导致胰腺癌发生、发展的许多危险因素，如胰腺癌男性发病率高于女性；黑人发病率高于白人；环境因素，如吸烟、高脂肪含量肉食的摄入，蔬菜、水果摄入量少和职业毒物的接触史等；各种类型的慢性胰腺炎以及遗传基因的作用。因此，减少在危险因素中的暴露是胰腺癌预防中的重要环节。

1.纠正不良的生活习惯

目前胰腺癌发病机制尚不明确，吸烟是最为肯定的因素。高脂肪、高动物蛋白、高胆固醇饮食可增加患胰腺癌的危险，多食蔬菜、柑橘类水果、纤维素和维生素C可降低患胰腺癌的风险。因此，纠正不良的生活习惯，是预防胰腺癌发生的基础。

2.加强高危人群的筛查

胰腺癌早期没有任何明显的症状及特异的体征，缺乏简单、可靠的诊断方法。因此，不仅患者会被误诊，有的严重影响胰腺癌的生存率。一般来说，具备以下情况者应警惕胰腺癌的可能：

（1）有胰腺癌家族史者。

（2）40岁以上，以不明原因的胰腺炎为首发症状者。

（3）突发糖尿病患者，特别是无家族史、无肥胖症等糖尿病易发因素，很快出现胰岛素抵抗者。

（4）慢性胰腺炎反复发作者，特别是慢性家族性胰腺炎和慢性钙化性胰腺炎患者，均应作针对胰腺癌的全面检查。

3.定期检查，防患于未然

30岁以上者至少要坚持每年1次的例行体检。对于年龄大于40岁的人，如果上腹部疼痛，出现黄疸、不适、恶心呕吐等症状，或突发糖尿病、胰腺炎、体重下降等症状，要留意是否患有胰腺肿瘤。而对于患有胰腺癌、胰腺息肉家族史的高危人群均应每年定期进行腹部专科检查。胰腺癌可疑患者，首先采用腹部超声和螺旋CT检查。定期检查还能够防止复发、转移的现象发生。所以，胰腺癌检查、复查是必不可少的一项，也是预防胰腺癌的重要措施。通过检查以便及早发现病变，及时治疗，提高胰腺癌的治疗效果及预后。

（二）调护

1.护理

（1）生活护理：生活起居有节，生活环境良好，适当体育锻炼，劳逸结合，保持身体内环境的平衡，有利于提高自身的免疫力，同时要积极治疗慢性胰腺炎，慢性胆囊炎等，有肿块和假性囊肿的早日切除。积极开展防癌普查队，40岁以上的人群有条件者定期做B超检查。以早期发现，早期诊断，早期治疗。

（2）饮食护理：饮食要规律：一日三餐至五餐，按时按点，避免暴饮暴食，中间不要加餐及零食，随便加餐会导致胰腺不规律的分泌胰液，加重胰腺的负担。

注意饮食搭配：选择富含营养、易消化、少刺激性、低脂肪的饮食，可给高蛋白、多碳水化合物的食物，如奶类、鱼肉、蛋清、菜汤等。可配合具有软坚散结、疏肝理气的食物，如山楂、麦芽、紫菜、海藻等。

注意烹饪方法：少油炸、忌食用坚硬食物，多采用炖、煮、蒸、熬的方法。

（3）精神护理：由于胰腺癌的恶化程度高、进展快、疼痛重，故要给予病人足够的关怀与安慰，向患者讲解胰腺癌的科学知识，使患者正确对待疾病，乐观面对人生，以增强自身的免疫力，积极配合治疗。不要过度劳心伤神，做好自我的心理放松，可适当配合打太极拳、练气功、听音乐等活动。

2.辨证膳食

刘松江教授认为胰腺癌发病的关键病机为"虚""瘀""毒""虚"重在脾，"瘀"有痰、湿、气、血之分，"毒"为热毒。药膳的调理原则为"扶正""祛瘀""解毒"。由于本病多虚实夹杂，故药膳调理更多采用攻补兼施的方法，调节人体阴阳、气血、脏腑平衡，提高患者的生存质量，实现"人瘤共存"。

（1）湿浊阻遏证——桃树根炖瘦猪肉：

【配方】瘦猪肉300g、桃树根120g、料酒15g、高汤750g、酱油100g、白糖10g、调料适量。

【制作方法】桃树根洗净，瘦猪肉洗净，切成2.4cm长，1cm宽的块。将瘦猪肉，核桃树根共放入砂锅内，加葱，生姜，精盐，水，酱油，用武火煮沸后转用文火炖，熬至肉熟烂即可。桃树根味甘、涩，性凉，有小毒，功能清热解毒，祛风利湿，活血消肿。瘦猪肉味甘、咸，性平，入脾、胃、肾经。《随息居饮食谱》谓为其能"补肾液，充胃汁，滋肝阴，润肌肤，利二便。止消渴，起尪羸"。《本经逢源》认为猪肉"精者补肝益血"。方中猪肉既可防湿去阴伤，又可制桃树根之毒。两物合用，功补兼施，适用于胰腺癌证属湿热蕴结证者。食肉喝汤，2天1剂，15天为1个疗程。

（2）气血瘀滞证——砂仁鹅肉汤：

【配方】鹅肉 250g、砂仁 6g、陈皮 3g、党参 15g、红枣 4 枚。

【制作方法】将鹅肉切去肥油，洗净切块；砂仁拍碎；红枣去核。把上述用料（砂仁除外）放入锅内，加水适量，武火煮沸后，文火煮 1.5 小时，然后放入砂仁在煮 20 分钟，调味即可。鹅肉性平，味甘；归脾、肺经，益气补虚和胃，并且现代药理研究表明鹅血中还含有抗癌因子，能增强人体体液免疫而产生抗体。党参、大枣补气健脾养血；陈皮理气健脾；砂仁化湿行气。全方共奏补气健脾、行气止痛之功，适应于胰腺癌气血瘀滞者。

（3）肝胃郁热证——黄花木耳瘦肉汤：

【配方】黄花菜 50g、黑木耳 50g、猪瘦肉 100g。

【制作方法】黄花菜水发后，挤去水分切断。黑木耳洗净切成丝。猪瘦肉切碎。先将猪瘦肉加入适量清水煮开，然后加入黄花菜，黑木耳至各物熟烂，和油盐调味，温热服用。黄花菜，性味甘、凉，有清热平肝、利湿热、宽胸膈的功效；木耳，性味甘、平，入胃、大肠经，有润燥补中、凉血的功效；猪瘦肉性味甘、平，入脾、胃、肾经，有补肾养血、滋阴润燥的功效。可用于胰腺癌肝胃郁热证见消瘦、乏力伴腹胀、黄疸的患者。

（4）阴虚内热证——粉葛猪胰汤：

【配方】粉葛 100g、猪胰 1 条、猪骨 250g。

【制作方法】粉葛切成薄片，猪胰洗净切成片，猪骨斩断。将上三物一起放入锅内，加水煮汤 1~2 小时，和盐调味后服用。粉葛，性味甘、辛、凉，无毒，入脾、胃经，有解肌退热、生津止渴、滋润筋脉的功效；《医学启源》谓："除脾胃虚热而渴。"猪胰性味甘、平，入肝、脾、肺经，有益肝、补脾、润燥的功效；猪骨性味甘、平，有补阴益髓的功效。全方共奏生津润燥、补脾益胃的功效，可用于阴虚内热的胰腺癌患者。

（5）气血两亏证——桃仁人参粥：

【配方】桃仁 15g、人参 10g、粳米 80g、柿饼 50g。

【制作方法】桃仁打破，人参切片，柿饼去核、蒂切细丝。先用清水适量煮桃仁、人参约 1 小时，再放粳米、柿饼熬稀粥，温服。桃仁，味苦、甘，性平，入心、肝、大肠经，有祛瘀止痛、润肠通便的功效；《神农本草经》："主瘀血，血闭癥瘕。"人参味甘、微苦，性温，入脾、肺经，有大补元气、生津开胃的功效；《本草汇言》："人参，补气生血，助精养神之药也……"粳米性味甘、平，入脾、胃经，有补中益气、健脾和胃的功效；《食疗本草》："温中，益气补下元。"柿饼，味甘、涩，性寒，有健胃气、厚肠胃的功效。诸药配伍，养血益气，活血化瘀，可用于晚期胰腺癌气血两亏证。

（初云海）

第六章　论文集萃

刘松江应用半夏泻心汤治疗恶性肿瘤经验

刘松江，主任医师、教授、硕士生导师，黑龙江省名中医，黑龙江中医药大学附属第一医院肿瘤科学术带头人，师从我国中医药学专家、国家重点学科方剂学学科奠基人段富津教授，从事肿瘤临床研究多年，擅长运用经方治疗良恶性肿瘤疾病，衷中参西，平中见奇，临床疗效卓著，深受患者好评。现将其临证经验浅述如下。

一、对半夏泻心汤的认识

半夏泻心汤是《伤寒杂病论》中经典方之一，是辛开苦降的代表方剂，融合清、温、消、补、和诸法，在临床上广泛用于多种疾病的治疗。张仲景《伤寒论》曰："伤寒五六日，呕而发热者，柴胡汤证具，而以他药下之，柴胡证仍在者，复与柴胡汤。此虽已下之，不为逆，必蒸蒸而振，却发热汗出而解。若心下满而硬痛者，此为结胸也，大陷胸汤主之；但满而不痛者，此为痞，柴胡不中与之，宜半夏泻心汤。"原方主要用于治疗伤寒误下之"心下痞"证，即胃脘满闷，按之柔软而不痛。《金匮要略·呕吐哕下利病脉证治》曰："呕而肠鸣，心下痞者，半夏泻心汤主之。"此条文补充半夏泻心汤亦可治呕吐、下利、肠鸣、嗳气诸症[1]。

半夏泻心汤为小柴胡汤去柴胡、生姜，加黄连、干姜，本方共7味药，以半夏为君药，降逆止呕，消痞散结；以辛热干姜为臣，温中散寒；又加苦寒之药黄芩、黄连，泄热除痞。以上4味配伍，可辛开苦降、平调寒热、调畅气机。佐以人参、大枣补脾益气，甘草为使药，调和诸药。全方配伍，寒热互用以和其阴阳，辛苦并进以调其升降，补泻兼施以顾其虚实[2]。半夏泻心汤基本病机是中虚痞满，气机升降失常，寒热互结，在《伤寒论》中虽为误下之证，但也可出现在多种外感病与内伤病之中。刘教授认为此方只要病机相同，均可灵活用之，尤其对脾胃疾病具有较高的临床应用价值。辨其证要点有：心下痞满、肠鸣下利、恶心呕吐、纳呆、气短、失眠等。

二、应用于胃癌

郭某，女，45岁，教师，2016年11月5日初诊。2016年2月16日因胃痛就诊于当地医院，行胃镜并取病理提示：（贲门、胃底）低分化腺癌。口服替吉奥、槐耳颗粒8个月。既往慢性浅表性胃炎病史5年。主诉：胃脘部胀痛，饮水呛咳，恶心，食欲不振，消瘦，舌淡苔薄白，脉沉细。方药：黄芪40g，太子参15g，白术15g，茯苓15g，半夏15g，干姜15g，黄芩15g，黄连15g，白英15g，莪术15g，白花蛇舌草30g，半枝莲30g，薏苡仁30g，陈皮15g，竹茹15g，焦山楂20g，鸡内金20g，香附10g，元胡25g，甘草5g。7剂，水煎服，早晚分服。二诊：胃痛、胃胀症状减轻，偶有恶心，上方加减继服21剂巩固治疗。三诊：纳增，饮水呛咳缓解，身体状况明显转好。患者每月复诊1次，随访1年，患者病情基本稳定，未见复发与转移征象。

按：胃癌是发生在胃黏膜上皮组织的恶性肿瘤，是消化系统最常见的恶性肿瘤之一，发病率在我国居于第 2 位。近年来，以根治性手术切除为主的综合治疗虽然使胃癌患者的病情得到明显改善，但术后仍有 30% ~ 80% 患者会出现复发与转移。多种研究表明，中医药在此方面有独特的优势[3]。胃癌在中医中属于"胃痞""反胃""癥瘕"等范畴，其发病机制多为饮食不节，情志失调，损伤脾胃，致使脾胃虚弱，运化失调，和降失司，则寒、湿、痰、瘀阻滞中焦，郁而化热，结聚成块，盘踞于胃而成[4-5]。刘教授认为此病机与半夏泻心汤证"寒热互结，胃失和降"相吻合，又有"脾虚为本，胃病为标"，脾胃虚损是胃癌发生、发展和转移的根本因素。而胃的和降与脾的升清作用相互配合，起到气机中枢的作用，脾之气不能健升，则胃之浊气不能顺降，致使气滞血行不畅，络阻血瘀，日久成癌。刘师强调治疗中除应补脾益气、辛开苦降之外应兼顾健脾升清，故予半夏泻心汤合六君子汤加减：方中以黄芪为君，太子参、白术、茯苓为臣助黄芪扶正固本、健脾升化；半夏、干姜、黄芩、黄连辛开苦降，泻心消痞；白英、莪术、白花蛇舌草、半枝莲、薏苡仁解毒散结抗癌；结合患者临床症状加陈皮、竹茹理气以降逆止呕，兼以舒畅中焦气机；焦山楂、鸡内金健脾和胃化滞；元胡、香附理气止痛消胀，甘草调和诸药。其辨证准确，用药灵活，故疗效卓著。

三、应用于化疗后消化道反应

于某，女，64 岁，2017 年 3 月 9 日初诊。2016 年 3 月患者因便血就诊于肿瘤医院。行超声示：盆腔占位，取病理示：宫颈鳞癌。放疗 8 次，化疗 4 个周期（奈达铂增效化疗 40mg/次），腔内后装放疗 8 个，口服斑蝥胶囊 2 个月。主诉：患者自觉胃中灼热反酸，恶心呕吐，腹胀，纳差，眠尚可，偶有便秘。舌质红，苔黄腻，脉细数略滑尺脉弱。方药：姜半夏 15g，党参 15g，白术 15g，茯苓 20g，黄芩 15g，黄连 15g，柴胡 15g，白芍 15g，焦山楂 20g，鸡内金 20g，紫苏子 15g，竹茹 15g，豆蔻 15g，佩兰 15g，甘草 5g。7 剂，水煎服，早晚分服。服药同时加姜枣水保护胃气。二诊：恶心呕吐症状减轻，食纳转好，全身状况较好，减竹茹加白花蛇舌草、山慈菇等抗肿瘤药物，继续服用巩固治疗，症状明显缓解。

按：化疗是治疗恶性肿瘤的重要治疗手段之一，多数恶性肿瘤患者在接受抗癌药物治疗后都会出现消化道的副反应，一般会出现恶心呕吐、腹痛腹泻、厌食反酸等症状。这是由于化疗药物在杀伤肿瘤细胞的同时，也会对消化道有不同程度的损伤，若不能很好地控制这些反应，对患者的身心都将造成极大负担，以致有些患者被迫中断化疗疗程，导致治疗的失败[6]。肿瘤化疗后消化道反应当属"胃痞""呕吐"等范畴，化疗药毒最易损伤脾胃，胃主受纳降浊功能受损，致使胃气痞塞，升降失调，则出现一系列的化疗后消化道症状。刘师认为情志因素也与呕吐、反酸、腹胀等胃肠道反应密切相关，常见忧思伤脾，肝气犯胃等。如《四明心法》有云："凡为吞酸尽属肝木，曲直作酸也；虽分寒热二端，总之治肝为根本。"治疗中除应和胃健脾外还应适当疏肝。选用半夏泻心汤合四君子汤加减以平调寒热，和中开痞，兼以疏肝。方用：姜半夏和胃降逆止呕，党参温养脾胃共为君药，白术、茯苓有燥湿健脾之功；芩连苦泄清中焦邪热；焦山楂、鸡内金健脾消食；加以柴胡、白芍共奏疏肝健脾之功；紫苏子、竹茹行气和胃止呕；患者湿热之象显著，予豆蔻、佩兰芳香化湿，醒脾和胃；甘草调和诸药。此方使脾胃升降复职，气血生化有源，肝气得以调达，可有效减轻化疗后消化道副反应。

四、应用于放疗后口腔溃疡

何某，男，63 岁，退休工人，2016 年 10 月 20 日初诊。患者于 2016 年 6 月 23 日因左侧口底肿物就诊于当地医院，诊断为口底癌，病理诊断：中分化鳞癌。行放疗 35 次，放疗后造成放射性口腔溃疡，最大 0.6cm×0.8cm，久不愈合。主诉：口疮灼痛，进食尤甚，咽干，大便秘结，小便正常，食欲欠佳，睡眠尚可。舌质暗红，苔薄微黄，脉弦细略沉。方药：半夏 15g，黄芩 15g，黄连 15g，党参 15g，白术 15g，干姜 10g，肉桂 10g，莪术 15g，牡丹皮 10g，玉竹 15g，天花粉 15g，北沙参 15g，麦冬 15g，柏子仁 15g，甘草 5g，7 剂，水煎服，早晚分服。二诊：口疮疼痛减轻。巩固药效继续服用 14 剂后咽干、便秘等症状改善，口腔溃疡明显好转。

按：放射治疗中，放射线损伤口腔毛细血管，引起局部循环障碍，致使口腔黏膜充血水肿，形成溃疡[7]。临床常见于头颈部肿瘤接受放疗的患者，主要表现为：局部疼痛、充血、糜烂、溃疡或疼痛造成的进食困难等。本病常妨碍患者发声与进食，严重影响患者的心理状态及生活质量。口腔溃疡属于中医学"口疮"范畴。刘师认为，放射线属热性杀伤性物质，可致气阴耗伤，热瘀毒互结，久则热毒伤脾，脾失健运，易成寒热错杂之势。如《圣济总录》曰："又有胃气弱，谷气少，虚阳上浮而为口疮者。"经放疗治疗后的患者病机多为阴虚火旺，气血凝滞，阴阳不和，故予半夏泻心汤加减调节寒热、散结除痹、理阴和阳。方用：黄芩、黄连清宣郁热，党参、白术健脾和中，姜、夏辛开和胃，协调阴阳，少量肉桂引火归元，莪术行气破血、消积止痛，牡丹皮清热凉血，北沙参、麦冬甘寒，滋养肺胃阴津以润燥；加入玉竹、天花粉养阴清热，柏子仁养心安神、润肠通便，甘草调和药性。诸药配伍，共奏除热降逆，清升浊降之效，虚火热毒不得上攻，故口腔溃疡消失。

五、结语

恶性肿瘤是现代多发病及常见病之一，中医治疗可有效地发挥其提高疗效，降低不良反应的发生，充分显示了中医治疗肿瘤的优势与前景。刘松江教授在肿瘤疾病治疗方面具有丰富的临床经验，治疗中注重方证辨证与抓主症，善于从脏腑关系入手，调和气机升降。常运用半夏泻心汤等诸多经典方剂加减治疗多种肿瘤疾病及其并发症，取得了显著疗效。此外，刘师尤为重视肿瘤患者的病后调护，常与患者亲切交谈，对其饮食习惯、生活起居、心理状态进行指导，以减少疾病复发。刘师教导，在临床治疗中我们要谨守病机，精心辨证，灵活运用，体现中医异病同治的辨证思想。同时，中西医各有所长，应学贯中西，充分将中、西医的治疗优势结合起来，这样才能更好地服务于患者，取得良好疗效。

参考文献

[1] 张仲景.伤寒论[M].北京：人民卫生出版社，2000：343-344.

[2] 金岩，邓健男，李沛清.半夏泻心汤临床应用研究进展[J].亚太传统医学，2015，11（2）：58-59.

[3] 左婷婷，郑荣寿，曾红梅，等.中国胃癌流行病学现状[J].中国肿瘤临床，2017，1（44）：52-58.

[4] 阳国彬，刘玉芳.《伤寒论》泻心汤类方在胃癌治疗中的价值初探[J].天津中医药大学学报，2016，35（2）：80-83.

[5] 骆欢欢,李海霞,周福生,等.以半夏泻心汤为例从归经理论探讨仲景方的现代应用[J].天津中医药，2013，30（3）：153-154.

[6] 宋媛媛.半夏泻心汤联合四君子汤治疗消化道反应的临床观察[J].陕西中医，2016，37（5）：578-579.

[7] 杜海峰，关娜，张学红.参芪汤治疗放疗后口腔溃疡的临床观察[J].河北中医，2017，23（4）：686-689.
（本文由张文思撰写，刘松江指导，发表于《江西中医药》2019年1月第1期）

（李　雨）

Fusobacterium nucleatum 在肠癌中诊断及治疗意义

一、引言

大肠癌包括结肠癌和直肠癌，是我国最常见的恶性肿瘤之一，每年有新患病者约376000人和每年因大肠癌死亡的人数大约191000。虽然随着电子肠镜和体检的普及，在西方发达国家中，大肠癌的发病率已明显下降，但是我国由于人口基数大，定期电子肠镜筛查的比率一直很低，因此对早期发现大肠癌很少。目前普遍认为大肠癌的发生与基因突变、饮食、运动等有关，而且基因突变在腺癌的发病中是其主要原因。最近几年随着人体微生物与健康的研究成为热点，癌症与肠道微生物的关系也获得广泛的关注，尤其是与大肠癌的关系。

二、正常肠道菌群

人体的肠道是一个复杂的器官，主要由100万亿个微生物组成，包括细菌，真菌，病毒等，而其中细菌占99%。人群的肠道菌群主要由硬壁菌（Firmicutes）、拟杆菌（Bacteroidetes）和放线菌（Actinobacteria）为主组成，肠道中96%~99%是厌氧菌；[1-3]但是也包含着具有潜在致病性的需氧或兼性厌氧菌，以大肠杆菌（Escherichia coli）、肠球菌和少量变形杆菌为主。在粪便中发现的正常细菌群有600多个，这些肠道细菌维形成肠道的生物屏障，发挥着保护宿主的作用。正常的肠道菌群具有：①保护宿主，防治致病菌侵袭；②参与物质代谢、营养合成及转化；③促进免疫成熟；④促进生长及抗衰老；⑤抗肿瘤。

但是，肠道菌群的失衡可能与全身多系统疾病有关，包括胃肠道疾病、呼吸系统疾病、心血管疾病、免疫相关疾病及神经系统疾病等，尤其是与胃肠道疾病关系更为密切，其机制可能与多种原因导致肠道细菌在数量和菌种上发生改变，破坏了稳定的肠道环境及生物屏障有关。肠道细菌的上述作用，不仅在炎症性肠病（IBD）中得到共识，其在胃肠道癌症中的作用也引起了学者的关注。尤其是肠道细菌最集中的肠道。

三、大肠癌患者肠道菌群的变化

weisburger和同事通过无菌小鼠的实验，首次发现肠道微生物与大肠癌有关系[4]，但是由于这些菌群不可培养，为进一步研究的困难。最近几年随着检测技术的新发现，对大肠癌患者的粪便及癌组织的研究发现，大肠癌患者的肠道菌群与健康患者的存在着显著的差异。Kostic及其同事利用元基因组测序技术对9列样本的初步检查发现在肠癌患者中梭杆菌（Fusobacterium）和牛链球菌（Streptococcaceae）的数量明显增加。[5]后来的研究进一步

证实Streptococcaceae在肠癌患者组织样本中增加，同时检测到Firmicutes、Bacteroidetes和梭状芽胞杆菌（Clostridia）减少。因此在。最初人们发现肠癌与牛链球菌的关系最为密切，但是随着研究的进一步发展，发现越来越多的肠道细菌。对大肠癌患者的粪便与健康健康患者粪便样本、肠癌组织与周围组织及

健康患者组织进行分析发现具核杆菌（Fusobacteri umnucleatum（F.nucleatum））、大肠杆菌（Escherichia coli（E.coli））、脆弱类芽孢菌（Bacteroides fragiles（B.fragilis））在肠癌患者的数量明显增加[6-8]。而梭状芽孢杆菌（Clostridiales）、粪杆菌（Faecalibacterium）、布氏杆菌（Blautia）、双歧杆菌（Bifidobacterium）相对减少[9]。我国学者对我国结直肠癌患者粪便样本的研究显示：肠球菌（Enterococcus），埃希氏菌属（Escherichia），克雷伯菌属（Klebsiella，）链球菌属（Streptococcus）和消化链球菌属（Peptostreptococcus）增加，罗氏菌属（Roseburia）和产丁酸菌减少[10]。

在这些变化中可能与大肠癌有关的主要是 Escherichia coli、Bacteroides fragiles、F.Nucleatum 明显的数量增加。而在这些细菌中，最近几年额研究集中在 F.Nucleatum 上，研究显示其在肠癌患者中增加415 倍。[5, 11]因此在此基础上我们就与肠癌有密切关系的 F.Nucleatum 细菌进行探讨，探讨其在肠癌患者中早期诊断肠癌、预估患者的预后。

四、F.Nucleatum 与肠癌机制

具核杆菌（F.nucleatum）是一种革兰氏阳性厌氧菌，其在口腔中常见，最初发现其与口腔的炎症有关。其在肠癌中的作用已经得到共识，F.Nucleatum 具体的是如何触进结直肠的发生及发展的机制，目前尚不十分明确。一种可能机制是激活 Wnt 通路，促进细胞分化。具核杆菌产生两种黏附蛋白：FadA 和 fap2，FadA 与血管内皮 Cadherin 结合激活 B/WNT 信号通路，导致细胞的增殖；[12]利用 LR4/P-PAK1 调节因子，激活 B/WNT 信号通路。[13]另外一种机制可能与增加肿瘤环境浸润细胞有关。[14]此外，F.nucleatum 可能参与肠癌免疫逃逸从而利于肿瘤细胞生长。[15, 18]另外，研究发现高 Fn 相关性肠癌患者具有 MSI-H、CIMP-H 的生物学特征。[16, 17]这些生物学特征与肠癌治疗有关。

五、F.nucleatum 临床应用可能性

在 2012 年发现与周围临近的组织相比,肠癌组织中 F.nucleatum 数量明显增多。[19]2013 年利用 16rRNA 发现肠癌患者的粪便中的数量也显著增加，[20]最近一项对肠癌患者粪便研究进一步证实了高 F.nucleatum 与肠癌的关系。[21]在检测肠癌患者与健康人群中发现，F.nucleatum 增加的肠癌患者比数量正常的肠癌患者更易发生淋巴结转移。[19]且 F.nucleatum 数量高的肠癌患者总的生存期短。[22, 23]在这之后，研究者把注意力集中在 F.nucleatum 的增加是否与肠癌的发展有关。在最初发现 Fn 数量高的肠癌患者发生淋巴结转移的数量更高(29/39)。[19]但是随后在肝转移灶中同样发现 F.nucleatum 的数量增加[24]。这些数据证实 F.nucleatum 不仅与肠癌发生有关，而且与转移有关。

接下来,研究者追寻了 F.nucleatum 是否与肠癌的分期有关,答案是肯定的。最初在一项对腺瘤的研究并未发现 F.nucleatum 的数量明显增加,但是分化差的腺瘤比分化好的腺瘤 F.nucleatum 的数量却明显高[25]。该结果在后来的两项研究中也得到证实[26, 27]。且对癌前病变及早期肠癌的研究也发现 F.nucleatum 的数量增加。[16]对Ⅰ-Ⅱ期患者的粪便样本进行基因检测发现 F.nucleatum 的数量同样增高[28]。对各期肠癌患者的细菌基因检测发现，Ⅳ期肠癌患者 F.nucleatum 水平比Ⅰ-Ⅲ的水平明显增高[29]。这些数据表明从早期癌前病变到晚期肠癌 F.nucleatum 的数量都增加，并且呈逐渐增加的趋势。但是目前这需要进一步大数据支持。

以上结果证实，F.nucleatum 数量的增加与肠癌的发生及发展有关，F.nucleatum 在肠癌患者早期就已经出现的微生物学改变，为我们通过无创性进行常规细菌检查、早期发现肠癌成为一种可能。并且一项

METEA 分析演示粪便 F.nucleatum 的敏感性与特异性分别为 71% 和 76%，而对腺瘤的敏感性及特异性分别为 36% 和 73%[30]。随后一项多中心数据分析也显示了利用 F.nucleatum 进行肠癌诊断的可行性[31]。

目前，肠癌主要以手术、化疗为主，最新的免疫抑制剂在肠癌的治疗中显示出较差的疗效[32]。化疗的失败是肠癌复发及治疗失败的主要原因，肿瘤化疗抵抗是一个极其复杂的过程。但是在研究肠道细菌导致肠癌的发生的同时，有趣的是还发现肠道细菌参与抗癌的治疗，在此，探讨 F.nucleatum 在肠癌治疗中的作用，寻找新的有效治疗。F.nucleatum 增加与肠癌的治疗也有关。高 F.nucleatum 数量会减低 5-Fu 化疗的敏感性[33, 34]。通过对肠癌患者化疗后复发的细菌检测发现，复发的患者比未复发的患者 F.nucleatum 数量明显增高[33]。F.nucleatum 可能激活自噬通路[33]，而自噬通路在肿瘤的耐药中占有重要地。因此 F.nucleatum 可能通过激活自噬通路导致肠癌患者治疗失败，而在其中 miR-18a+ 和 miR-4802 的选择丢失在其中作用[33]。最近的研究发现 F.nucleatum 可能通过上调 BiRCS 的表达导致 5-Fu 耐药[34]。F.nucleatum 通过多种通路导致肠癌化疗药物奥沙利铂、氟尿嘧啶类药物耐药，也许可以利用抑制这些通路提高化疗药物的疗效。

六、总结

虽然目前 F.nucleatum 是如何参与肠癌的发生及发展的机制尚不十分明确，但是利用 F.nucleatum 的增加来筛查及诊断早期肠癌、中晚期肠癌，预测预后或许不失为一个有效可行的方法；由于在腺瘤及癌前病变中就出现了数量上的变化，因此用于早期的高危人群的筛查成为一种可能；肠癌的治疗依旧停留在手术及化疗阶段，免疫治疗在肠癌中治疗受到限制，尤其是 F.nucleatum 相关性肠癌对化疗的抵抗导致化疗的失败，因此研究通过阻断 F.nucleatum 的耐药通路提高化疗的敏感性也许成为可能。肠道细菌在癌症诊断及治疗中的作用尚待我们进一步大研究，也许这将是抗癌治疗的又一大突破。

参考文献

[1] Eckburg PB，Bik EM，Bernstein CN，et al.Diversity of the human intestinal microbial flora[J].Science，2005，308（5728）：1635-1638.

[2] Ley RE，Hamady M，Lozupone C，et al.Evolution of mammals and their gut microbes[J].Science，2008，320（5883）：1647-1651.

[3] Qin J，Li R，Raes J，et al.A human gut microbial gene catalogue established by metagenomic sequencing[J].Nature，2010，464（7285）：59-65.

[4] Weisburger JH，Reddy BS，Narisawa T，et al.Germ-free status and colon tumor induction by N-methyl-N'-nitro-N-nitrosoguanidine[J].Proc Soc Exp Biol Med，1975，148：1119-1121.

[5] Kostic AD，Gevers D，Pedamallu CS，et al.Genomic analysis identifies association of Fusobacterium with colorectal carcinoma[J].Genome Res，2012，22（2）：292-298.

[6] Viljoen KS，Dakshinamurthy A，Goldberg P，et al.Quantitative profiling of colorectal cancer-associated bacteria reveals associations between fusobacterium spp，enterotoxigenic Bacteroides fragilis （ETBF）and clinicopathological features of colorectal cancer[J].PLoS One，2015，10（3）.

[7] Castellarin M，Warren RL，Freeman JD，et al.Fusobacterium nucleatum infection is prevalent in human colorectal carcinoma[J].Genome Res，2012，22（2）：299-306.

[8] Buc E, Dubois D, Sauvanet P, et al.High prevalence of mucosa-associated E.coli producing cyclomodulin and genotoxin in colon cancer[J].PLoS One, 2013, 8（2）: e56964.

[9] Ahn J, Sinha R, Pei Z, et al.Human gut microbiome and risk for colorectal cancer[J].J Natl Cancer Inst, 2013, 105（24）: 1907-1911.

[10] Wang T, Cai G, Qiu Y, et al.Structural segregation of gut microbiota between colorectal cancer patients and healthy volunteers[J].ISME J, 2011, 6（2）: 320-329.

[11] Repass J, Maherali N, Owen K;Reproducibility Project: Cancer Biology;Reproducibility Project Cancer Biology.Registered report: Fusobacterium nucleatum infection is prevalent in human colorectal carcinoma[J].Elife, 2016, 5: e10012.

[12] Yu T, Guo F, Yu Y, et al.Fusobacterium nucleatum Promotes Chemoresistance to Colorectal Cancer byModulating Autophagy[J].Cell, 2017, 170（3）: 548-563.

[13] Chen Y, Peng Y, Yu J, et al.Invasive Fusobacterium nucleatum activates beta-catenin signaling in colorectal cancer via a TLR4/P-PAK1 cascade[J].Oncotarget, 2017, 8（19）: 31802-31814.

[14] Kostic AD, Chun E, Robertson L, et al.Fusobacterium nucleatum potentiates intestinal tumorigenesis and modulates the tumor-immune microenvironment[J].Cell Host Microbe, 2013, 14（2）: 207-215.

[15] Gur C, Ibrahim Y, Isaacson B, et al.Binding of the Fap2 protein of Fusobacterium nucleatum to human inhibitory receptor TIGIT protects tumors from immune cell attack[J].Immunity, 2015, 42（2）: 344-355.

[16] Ito M1, Kanno S1, Nosho K1, Sukawa Y2, Association of Fusobacterium nucleatum with clinical and molecular features in colorectal serrated pathway[J].Int J Cancer, 2015, 137（6）: 1258-68.

[17] Park HE, Kim JH, Cho NY, et al, Intratumoral Fusobacterium nucleatum abundance correlates with macrophage infiltration and CDKN2A methylation in microsatellite-unstable colorectal carcinoma[J].Virchows Arch, 2017, 471（3）: 329-336.

[18] Wu Y, Wu J, Chen T, et al.Fusobacterium nucleatum Potentiates Intestinal Tumorigenesis in Mice via a Toll-Like Receptor 4/p21-Activated Kinase 1 Cascade[J].Dig Dis Sci, 2018, 63（5）: 1210-1218.

[19] Castellarin M, Warren RL, Freeman JD, et al.Fusobacterium nucleatum infection is prevalent in human colorectal carcinoma[J].Genome Res, 2012, 22（2）: 299-306.

[20] Ahn J, Sinha R, Pei Z, et al.Human gut microbiome and risk for colorectal cancer[J].J Natl CancerInst, 2013, 105（24）: 1907-1911.

[21] Tunsjø HS, Gundersen G, Rangnes F, et al.Detection of Fusobacterium nucleatum in stool and colonic tissues from Norwegian colorectal cancer patients[J].Eur J Clin Microbiol Infect Dis, 2019, 38（7）: 1367-1376.

[22] Mima K, Nishihara R, Qian ZR, et al.Fusobacterium nucleatum in colorectal carcinoma tissue and patient prognosis[J].Gut, 2016, 65（12）: 1973-1980.

[23] Yan X，Liu L，Li H，et al.Clinical significance of Fusobacterium nucleatum，epithelial-mesenchymaltransition，and cancer stem cell markers in stage III/IV colorectal cancer patients[J].Onco Targets Ther，2017，10：5031-5046.

[24] Bullman S，Pedamallu CS，Sicinska E，et al.Analysis of Fusobacteriumpersistence and antibiotic response in colorectal cancer[J].Science，2017，358（6369）：1443-1448.

[25] Flanagan L，Schmid J，Ebert M，et al.Fusobacterium nucleatum associates with stages of colorectalneoplasia development，colorectal cancer and disease outcome[J].Eur J Clin Microbiol Infect Dis，2014，33（8）：1381-1390.

[26] Saito K，Koido S，Odamaki T，et al.Metagenomic analyses of the gut microbiota associated with colorectal adenoma[J].PLoS One，2019，14（2）：e0212406.

[27] Bundgaard-Nielsen C，Baandrup UT，Nielsen LP，et al.The presence of bacteria varies between colorectal adenocarcinomas，precursor lesions and non-malignant tissue[J].BMC Cancer，2019，19（1）：399.

[28] Yu J，Feng Q，Wong SH，et al，Metagenomic analysis of faecal microbiome as a tool towards targeted non-invasive biomarkers for colorectal cancer[J].Gut，2017，66（1）：70-78.

[29] Yamaoka Y，Suehiro Y，Hashimoto S，et al.Fusobacterium nucleatum as a prognostic marker of colorectal cancer in a Japanese population[J].J Gastroe nterol，2018，53（4）：517-524.

[30] Zhang X，Zhu X，Cao Y，et al.Fecal Fusobacterium nucleatum for the diagnosis of colorectal tumor：A systematic review and meta-analysis[J].Cancer Med，2019，8（2）：480-491.

[31] Peng BJ，Cao CY，Li W，et al.Diagnostic Performance of Intestinal Fusobacterium nucleatum in Colorectal Cancer：A Meta-Analysis[J].Chin Med J（Engl），2018，131（11）：1349-1356.

[32] Kather JN，Halama N，JaegerD.Genomics and emerging biomarkers for immunotherapy of colorectal cancer[J].Semin Cancer Biol，2018，52（Pt2）：189-197.

[33] Yu T，Guo F，Yu Y，et al.Fusobacterium nucleatum Promotes Chemoresistance to Colorectal Cancer by Modulating Autophagy[J].Cell，2017，170（3）：548-563.

[34] Zhang S，Yang Y，Weng W，et al.Fusobacterium nucleatum promotes chemoresistance to 5-fluorouracil by upregulation of BIRC3 expression in colorectal cancer[J].J Exp Clin Cancer Res，2019，38（1）：14.

（本文由刘琼英撰写，刘松江指导，发表于《世界最新医学信息文摘》2019 年第 66 期。）

（刘 业）

刘松江教授治疗结肠癌经验浅谈

结肠癌是指结肠黏膜上皮在环境或遗传等多种致癌因素作用下发生的恶性肿瘤[1]。治疗目前主要以外科手术治疗及化疗等现代医学治疗方法为主[2，3]，但部分患者因肿瘤浸润及转移、腹水量大或高龄等原因无法接受或完成手术及化疗，这类患者的治疗方案仍是目前有待解决的问题。中医药治疗在改善术后状态、化疗减毒增效及保守治疗等方面均有一定优势，配合现代医学治疗可延长生存期，提高生存质量[4，5]。黑龙江省名中医刘松江教授，认为结肠癌的发生与痰、湿、瘀、毒、虚有关，并从症候要素角度进行辨证，调理阴阳，标本兼顾，治疗中强调抓住病机是关键，重视"肝"在结肠癌发生发展中的作用，同时注意地域对疾病及治疗的影响，通过 30 余年临床实践，形成了独特的治疗思路，笔者有幸随师侍诊，对吾师诊治该病的要点进行了总结，现浅述如下。

一、抓住病机是治疗关键

《医宗必读·积聚篇》中描述："积之成也，正气不足而后邪气踞之。"正气亏虚，阴阳失调是结肠癌发生的根本原因，气滞、痰凝、血瘀、毒聚是结肠癌发生发展的重要病理因素[6]，除此之外，情志、地域及饮食在结肠癌的发生发展中起着不可忽视的作用。

（一）正气亏虚，阴阳失调是结肠癌发生发展的根本原因

《景岳全书》中描述："凡脾肾不足及虚弱失调之人多有积聚之病。盖脾虚则中焦不运，肾虚则下焦不化，正气不行则邪气得以踞之。"由此可见，先天亏虚，肾精不足，或后天失养，脾气耗伤，或年老体弱，脾肾亏虚，均可导致元气及水谷精微之气受损。人体的生命活动有赖于气的维持与推动，气血生化乏源，气机升降失常，精、血、津液输布异常，阴阳失调，日久血不运则成瘀，津不运则成湿，痰湿瘀血影响气机，进一步损及正气，破坏阴阳平衡，最终导致肿瘤的形成，故刘师认为正气亏虚，阴阳失调是结肠癌发生发展的根本原因。

（二）"肝"对结肠癌的作用

明代李梴之在《医学入门》中提出"肝与大肠相通"的理论。在调节气机方面，肝主疏泄，调畅全身气机，大肠为诸气之道路，协助肝脏调理全身气机。在调节津血方面，大肠主津，肝主藏血，通过调畅气机以促进血液与津液运行输布，二者在全身津血行与藏中相互协调。周学海在《读医随笔》中提出："凡脏腑十二经之气化，皆必藉肝胆之气化以鼓舞之，始能调畅而不病。"肝主疏泄，疏通畅达全身气血津液，是其他脏腑功能协调有序的重要条件。若疏泄失调，肝气郁结，可影响全身气机，导致精、血、津液输布失常，阴阳失衡，因此"肝"是结肠癌发病的重要影响因素。除此之外，肝郁气滞也是引起结肠癌发生肝转移的重要促动因素，研究表明，肝气郁结可打破机体内环境的平衡及稳定，并以β-AR 信号通路作为桥梁，使各种神经递质及免疫抑制因子与肿瘤细胞相互作用，从而营造出有利于肿瘤侵袭转移的环境[7]。故刘师认为，"肝"与结肠癌的转移也密切联系。

（三）地域及饮食对结肠癌发病的影响

黑龙江地处高寒地区，冬季漫长，为抵御严寒，居民多嗜酒喜肉，饮食结构呈现出高油高盐、多食腌制食物及少食瓜果蔬菜的特点，故痰湿痰瘀体质多见，而痰湿痰瘀正是诱发结肠癌的主要病理因素[8]。

二、辨清症候要素是治疗前提

刘师认为肿瘤病机复杂，常多个症候并见，单纯以某个症型难以完整概括患者的症候特点，故临证时常从症候要素角度进行辨证论治。

（一）虚证

气虚证：症见肛门下坠，脱肛，排便无力，神疲乏力，少气懒言，舌淡胖，苔薄，脉弱。

血虚证：症见腹痛隐隐，面色苍白，头晕心悸，爪甲不荣，舌淡，苔薄，脉细。

阴虚证：症见大便干结，腹部隐痛，口燥咽干，头晕目眩，低热盗汗，五心烦热，舌红少津，苔少，脉细。

阳虚证：症见腹部冷痛，喜温喜按，下腹坠胀，大便稀溏，完谷不化，便下脓血，血色淡红，畏寒肢冷，舌淡，苔白，脉沉弱。

（二）实证

痰湿证：症见大便黏腻，排便不尽，便意频繁，或里急后重，食欲不振，恶心纳呆，神疲乏力，四肢重着，舌淡胖，苔白腻，脉滑。

瘀毒证：症见腹部刺痛，痛有定处，便下黏液脓血，血色紫暗伴有血块，舌质暗红，或伴瘀斑，苔薄白，脉涩。

热毒证：症见大便脓血伴恶臭，里急后重，肛门灼热，身热，舌红，苔黄，脉数。

气滞证：症见排便不畅，腹部胀痛，矢气后缓解，心烦易怒，或情志抑郁，舌淡，苔薄白，脉弦。

寒湿证：症见下利无度，或大便失禁，腹部冷痛，黏液便，或水样便，畏寒神疲，舌淡，苔白，脉弱。

疾病早期，邪气充盛而正气未衰，临床以气滞证、痰湿证、寒湿证、瘀毒证、热毒证为主。随着疾病进展，正气渐衰而邪气更盛，临床可出现虚实夹杂表现。

三、辨治经验

作为龙江医派肿瘤领域的领军专家之一，刘师在遣方用药治疗结肠癌方面地域特色较为鲜明，且具有自己独特的治疗思路。

（一）认为总体治则是调理阴阳

《礼记》有云："阴阳和而万物得。"阴阳对立互根，相互协调，使机体处于"阴平阳秘"状态。前文中已经提过正气亏虚、阴阳失调是结肠癌发生发展的根本原因，故刘师认为治疗肿瘤的总体治则是调理阴阳，这与林洪生教授认为"以平为期"和"致和平"是中医防治疾病的根本法则和目的的观点不谋而合，林洪生教授也曾提到以"调和"为法、以"平和"为期的具体对象，当首先着眼于阴阳[9]。

（二）强调复法大方治肿瘤

刘师认为肿瘤病机十分复杂，常虚实并见，多种病机要素相互兼杂，相互影响，非某一单方能够兼顾，唯复法大方能够顾及周全，故临证时常以症候要素为基础，确定治法，并注意区分不同症候要素之间的主次关系及相互影响。肿瘤产生的根本原因是正气亏虚，阴阳失调，因此扶助正气应贯穿整个疾病治疗的始终，以此原则所组方剂，虽药味较多，药量较大，但思路清晰，主次分明，故常能取得良好的近期及远期疗效。

（三）重视"治未病"思想的应用

1.未病先防——防治癌前病变

现代医学已明确结肠腺瘤、溃疡性结肠炎等疾病与结肠癌的发生存在密切关联，并将其列为结肠癌的癌前疾病，这些疾病不断加重，可能导致癌前病变，进而发展成结肠癌[10]，目前现代医学对结肠癌癌前病变尚缺乏公认有效的内科治疗手段。刘师认为，这类患者通过中医药治疗可能逆转或稳定癌前病变，达到防癌目。《诸病源侯论》曰："诸脏受邪，初未能为积聚，留滞不去，乃成积聚。"癌前病变期虽癌毒未成，但正气始亏，毒邪始聚，阴阳已经失衡，根据中医"未病先防"思想，此期应积极运用中医药扶正祛邪、调理阴阳，避免癌毒形成。扶正以健脾益肾为主，常用药物有：白术、茯苓、白扁豆、补骨脂、巴戟天、淫羊藿、益智仁、狗脊等。祛邪以清热解毒、燥湿化痰、活血化瘀、软坚散结为主，临床常用药物有：败酱草、白头翁、马齿苋、白花蛇舌草、半夏、山慈菇、白英、莪术、桃仁等。

2.既病防变——防止转移

肝脏是结肠癌最易发生转移的脏器之一[11]，结肠癌肝转移属于中医"传舍"范畴，其主要原因是正气亏虚，无力抗击体内积聚的癌毒，因此扶助正气是预防转移的基础。除此之外，肝气郁结是结肠癌发生肝转移的重要原因，《灵枢》曰："肝足厥阴之脉……抵小腹挟胃，属肝络胆。""胃足阳明之脉……下循腹里。"说明肝与胃、肠之间有经络联系，这为结肠癌肝转移提供了直接通路，而且肝主藏血，卧则血归于肝，气为血之帅，气虚则血行不畅，癌毒稽留不去，息而成积。故治疗时需要从中医整体观念出发，扶正培本，疏肝理气，调整阴阳，"先安未受邪之地"，从而阻断肿瘤转移，临床常用药物有：柴胡、郁金、橘核、荔枝核等。

3.瘥后防复——防止复发

刘师从"伏邪理论"的角度认识肿瘤复发，认为肿瘤瘥后复发主要与正气大亏、余毒未清有关，其中正气亏虚是肿瘤复发的根本原因，癌毒残留是复发的关键因素。待正气虚损至一定程度，残留的"伏毒"则发而致病，导致肿瘤复发转移[12]。故刘师认为，手术及放化疗之后，除调理精神、合理饮食、适当运动外，应进行中医药干预，治疗中应以扶正培本为基础，适当加入抗肿瘤中药，使患者恢复"正气存内、邪不可干"的生理状态。临床常用四君子汤类方、六味地黄丸类方等为基础方，酌情加入白英、白花蛇舌草、半枝莲、败酱草等抗肿瘤中药。

四、用药经验

气虚证常用方剂有：四君子汤、香砂六君子汤、补中益气汤、七味白术散；血虚证常用方剂有：八珍汤、归脾汤、当归补血汤；阴虚证常用方剂有：六味地黄丸、一贯煎；阳虚证常用方剂有：四神丸、金匮肾气丸、真人养脏汤、桃花汤、黄土汤等；痰湿证常用方剂有：二陈汤、温胆汤、参苓白术散等；瘀毒证常用方剂有：膈下逐瘀汤、桃红四物汤、鳖甲煎丸等；热毒证常用方剂有：白虎汤、黄连解毒汤、葛根芩连汤、白头翁汤等；气滞证常有方剂有：柴胡疏肝散、逍遥散等；寒湿证常用方剂有：肾着汤、真武汤等。根据症候要素主次特点，进行选方配伍，在所组方剂基础上，常加入莪术、白花蛇舌草、半枝莲、生薏苡仁、夏枯草、菝葜、败酱草、苦参、白英等抗肿瘤药物。据兼症化裁，加减常用药有：便中带血者，加仙鹤草、白及、鸡血藤、女贞子；大便稀溏者，加山药、山茱萸、白扁豆；久泄不止者，加诃子、乌梅；大便干结者，加柏子仁、火麻仁、麦冬、生地黄；排便无力者，加黄芪、升麻；腹部刺痛者，加莪术、土鳖虫、川楝子、元胡；腹胀者，加枳壳、厚朴；腹水者，加车前子、大腹皮、猪苓；胁肋胀痛者，加柴胡、白芍、郁金；恶心呕吐者，加竹茹、半夏、生姜；食欲不振者，加鸡内金、焦山楂、白术；睡眠欠佳者，加酸枣仁、远志、夜交藤、煅龙骨、煅牡蛎；全身酸痛者，加元胡；腰膝酸软者，加狗脊、续断、骨碎补、威灵仙；自汗者，加黄芪、白术、防风、浮小麦、五味子；心胸烦热者，加栀子、淡豆豉。

参考文献

[1] 林洪生.恶性肿瘤中医诊疗指南[M].北京：人民卫生出版社，2014：339.

[2] 胡盛，于恩达.结肠癌治疗方法研究进展[J].结直肠肛门外科，2016，22（06）：673-675.

[3] 韦金磊，张森.结直肠癌的临床治疗进展[J].中国临床新医学，2018，11（02）：202-208.

[4] 孟慧，杨永，孙旭，等.王笑民治疗肠癌经验探析[J].世界中西医结合杂志，2018，13（02）：177-179，228.

[5] 刘宁宁，苗雯蓉，朱惠蓉，等.中医药联合化疗对大肠癌根治术后疗效的系统评价[J].中国医药导报，2017，14（30）：151-156.

[6] 黄旭晖，林举择.王昌俊教授中医辨治肠癌经验撷英[J].现代医院，2017，17（11）：1699-1701.

[7] 马梦雨，杨晓燕，赵璐，等.肝气郁结对结肠癌模型小鼠肝转移的影响[J].环球中医药，2017，10（06）：582-586.

[8] 陶灵佳，任建琳，陈文婷，等.健脾法治疗大肠癌靶点探讨[J].中医药导报，2017，23（16）：66-68.

[9] 庞博，花宝金，刘刚.朴炳奎诊治肿瘤"和合"学术思想述要[J].北京中医药，2016，35（12）：1146-1150.

[10] 李蒙丽，由凤鸣，严然，等.基于逆流挽舟法论结肠癌前病变的干预[J].四川中医，2017，35（11）：27-29.

[11] 张丽霞，黄远良，曹勇.大肠癌肝转移的中医病探析[J].江苏中医药，2016，48（11）：10-12.

[12] 张立华，宁方玲，高丽霞，等.从"伏毒"痰病症结合干预肿瘤转移复发[J].环球中医药，2015，8（11）：1370-1373.

（本文由闫珺撰写，刘松江指导，发表于《现代肿瘤医学》2019年1月第3期。）

（刘　业）

我国省级中医药数据中心发展的思考

目前，我国中医药信息化建设与发展存在着基础差、底子薄、投入不足、应用不深、信息标准缺乏等基础工作薄弱，符合中医药自身特色和规律的应用系统尚未形成、人才缺乏、发展环境亟待改善等突出问题。2015年，习近平总书记在给中国中医科学院成立60周年的贺信中提出"推进中医药现代化，推动中医药走向世界"的要求。在党中央的关怀下，建设与发展中医药信息化是我国推动中医药发展现代化、推动中医药走向世界的必需手段和必要途径。

为了大力发展中医药信息化，提升中医药信息化的服务水平和能力，2015~2016年，中央投资5.3亿元用于实施基层医疗卫生机构中医诊疗区（中医馆）健康信息平台建设项目，其中，省级中医药数据中心建设是该项目的一项重要建设内容。2016年，国家中医药管理局印发实施了《中医药信息化发展"十三五"规划》（国中医药规财发〔2016〕36号），明确提出"到2020年，以国家、省级中医药数据中心建设为核心，建成中医药信息业务平台，与各级人口健康信息平台实现互联互通[1]"。与此同时，为了充分发挥云大物移智在中医药治未病、重大疾病治疗、疾病康复中的技术支撑和保障作用，推进中医药健康大数据应用，我国将从中医药养生、保健、医疗、康复、健康养老、中医药文化、健康旅游等几方面推动互联网与中医药健康服务深度融合发展[2]。

面对我国信息化发展的新要求以及全国智慧医疗、健康医疗大数据加快发展的新态势，信息化建设与发展水平一直处于落后状态的中医药行业要想与时俱进，迎头赶上，必须发挥后发优势，采取跨越式发展方式，抓紧建设以云计算、大数据、物联网、移动互联网等信息技术为基础的省级中医药数据中心[3]，构建起满足中医药行业信息化需要的中医药信息平台，我国的省级中医药数据中心将为推动各省乃至全国中医药信息化发展起到"龙头"和"枢纽"作用。

一、全民健康保障信息化工程中医药部分的实施基地

全民健康保障信息化工程是我国电子政务信息化工程重点任务，着重以城乡居民电子健康档案和中西医电子病历为核心，实现公共卫生、医疗服务、医疗保障（新农合）、药品供应保障、卫生综合管理五大卫生业务应用的互联共享和业务协同[4]，从而提升相关部门的信息共享和业务协同能力，支持各级医院上下联动、医保医药医疗业务协同；提高重大疾病防控能力、妇幼健康服务管理能力、综合监督和公众健康保障能力；提高突发公共卫生事件协作应对能力；提高远程医疗服务能力以及基层医疗卫生服务能力；提升医疗卫生事业行政监督管理能力和科学决策水平。国家中医药管理局承建的全民健康保障信息化工程中医药部分，目前已得到国家发改委批复概算 2076 万元。我国的各省级中医药数据中心作为省级层面应用和数据的重要节点，为推动国家和省级人口健康信息平台建设，推进基于人口健康信息平台的应用，实现国家与省级平台联通全覆盖，承担了必不可缺的重要载体，是全民健康保障信息化工程中医药部分的实施基地。

（一）全民健康保障信息化工程中医药部分总体框架

全民健康保障信息化工程中医药部分总体框架包括中医药业务应用系统、应用支撑系统两大部分，其中中医药业务应用系统包含"中医药综合管理""中药品种基础数据服务""中医临床业务基本信息共享服务""中医预防保健监督与服务""中医药专科专病信息服务""中医药经验传承服务""中医药标准服务"7 个信息子系统业务模块[1]。应用支撑系统包括数据资源、应用支撑模块和公众健康信息模块。数据资源主要包含业务应用库、基础信息库、综合信息库、分析挖掘库、信息公开库、共享交换库（国家、各省相关部门交换数据库、医疗机构前置交换数据库等）。

国家、各省相关部门交换数据库、医疗机构前置交换数据库的共享数据，通过数据交换方式进入共享交换库，与基础信息库一起共同支撑业务应用库的信息需求；国家、省中医药数据中心通过面向主题的抽取形成综合信息库；通过数理统计分析可生成各业务主体的报表，形成分析挖掘库；通过抽取可供共享的信息，推送至共享交换库；通过检索等数据挖掘手段，提供面向社会公众的信息公开库。

应用支撑模块在逻辑上可分为 5 大部分：注册类服务、安全类服务、数据服务类组件、信息共享服务类和通用类服务。公众健康信息模块分别在政务网、因特网、专网建设国家卫健委工作门户、国家中医药管理局工作门户、各省中医药数据中心工作门户和公众健康服务门户系统，在门户主界面中集成应用系统的相关功能实现对应用系统的功能整合。

（二）全民健康保障信息化工程中医药部分应用集成

中医药业务应用系统中七大业务应用系统中的中医药综合管理信息子系统包含中医医疗广告动态监管子业务、中医药政务协同管理子业务、中医药服务项目监管子业务 3 个业务子系统，与中药品种基础数据服务信息子系统、中医临床业务基本信息共享服务信息子系统、中医预防保健监管与服务信息子系统、中医药专科专病信息服务信息子系统、中医药经验传承服务信息子系统和中医药标准服务信息子系统组成 9 个业务子系统。各业务子系统依托于应用支撑系统，基于统一标准规范体系和安全保障体系，在技术路线、技术框架、数据标准、接口规范、用户管理、权限管理和日志管理方面保障一致，实现本系统的业务功能，以独立功能组件的形式集成于业务应用平台。

数据服务总线提供多协议消息通道、消息订阅/发布、日志监控、失败信息重发等功能。平台层提供统一的接口标准、数据规范。平台内部各业务子系统遵循接口标准、数据规范建立各自的数据接口，内部各业务子系统的数据交互和服务调用由服务总线分发处理，数据交换共享组件实现具体的业务处理。平台层通过服务总线和数据交换共享组件提供的数据加工、数据传输、数据监控、数据交换等功能实现内部业务子系统与外部异构系统的互联互通和信息共享。通过服务总线和数据交换共享组件实现平台层与接入层的外部数据交换，实现国家人口健康数据中心、国家中医药数据中心、省级中医药数据中心的互联互通和信息共享，而各省中医药数据中心在业务应用平台中承担着省级数据支撑的重要作用。

二、我国省级中医药数据中心发展的思考

（一）中医药信息统计体系建立的先锋队和践行者

建立健全中医药综合统计调查制度是《中医药信息化发展"十三五"规划》的主要任务之一[1]，同时也是国家中医药管理局下一步信息化建设的工作重点。各地方中医药管理部门负责管理和组织实施本辖区中医药统计工作，对本地中医医疗机构资源的配置情况、辖区内中医医疗服务资源的利用情况、中医医疗服务效率和服务质量情况进行全面的了解，为监测与评价本地区的医疗体制改革进展情况和改革效果、提高中医医疗服务监管能力提供参考依据，为中医药事业发展提供基础信息保障[5]。我国的省级中医药数据中心建成后将成为中医药信息统计体系建立的先锋队和践行者，通过组织开展中医药统计分析和研究，实施中医药改革进展监测与评价，为中医药管理与循证决策提供科学依据。中心还将负责开展中医药统计信息交流与合作，管理和协调中医药统计的业务工作和中医药统计数据，提供中医药统计资料，发布中医药统计信息，开展中医药信息咨询服务[6, 7]。

（二）中医药大数据管理和服务平台建设的中心及产业园

我国省级中医药数据中心建成后将作为推进人口健康信息化行业治理大数据、健康医疗临床和科研大数据以及人口健康信息风险预警决策应用的领导者。率先领导探索"互联网+健康医疗"服务模式，推广各类新兴业态，促进便民惠民，落实医改分级诊疗政策，引导优质医疗资源下沉[8]。

1.中医药健康大数据资源共享开放的集成基地

我国省级中医药数据中心将组织建设中医特色电子病历、中医处方基础数据库，并不断地加以完善。中心将成为各级各类中医医疗机构的电子基础数据仓库，成为从数据的采集、存储、清洗，到数据资源共

享通道打通的中医药健康大数据集成基地。在建成中医药健康大数据集成基地的基础上，中心将带头探索建立统一的中医药信息平台，并把相关的数字化数据资源规范地接入到平台中，使中医健康辨识和干预设备、可穿戴设备、健康医疗移动应用等产生的数据集成为健康医疗大数据。同时，我国省级中医药数据中心还肩负着各自省域内中医药健康大数据资源目录体系建立的重担，在此基础上将有计划地协助开放共享中医药健康医疗大数据[1]。

2.中医临床和科研大数据应用的载体

我国省级中医药数据中心将着力整合与共享中医临床和科研数据资源，推动中医特色生物信息样本库的建立，推广临床科研信息共享系统的建设，从多方面整体提升中医药科研效能[1]。中心还将牵头组织构建中医药大数据研究平台[9-12]，中医药科研资源共享与跨地区的协同合作将在平台的建立后被推广，中医药健康大数据应用示范中的重点、难点问题和相应的关键性技术问题也将得到广泛突破，促使中医药健康服务深度融合大数据技术，进而促进中医药健康大数据产业链更快地构建[1]。

3.中医远程医疗服务网络建设的服务中心

我国省级中医药数据中心作为全省的中医药医疗、科研、教育数据汇集中心，担负着组织实施健康中国云服务计划的重要任务。中心将健全检查检验结果互认共享机制，着力引导各级中医医疗机构运用智能化的信息技术设备，面向基层、偏远地区和经济欠发达地区，开展远程医疗服务[1]。为适应深化医疗改革的政策背景和环境，中心将带头探索建立市场化中医远程医疗的服务模式、运营机制和管理机制，达到促进优质中医医疗资源纵向流动的良性效果[13]。中心将利用互联网、大数据技术建立健全分级诊疗信息系统，延伸放大各级中医医疗机构的服务能力[1]，促进各级中医医院优质医疗资源下沉，提高医疗服务可及性，提升基层医疗服务能力，成为中医远程医疗服务网络建设的服务中心[1]。

（三）中医药政务信息化建设和管理的大脑

我国省级中医药数据中心作为中医药政务信息化建设和管理的大脑，将负责我国各省中医药主管部门电子政务网络建设和应用，推进电子政务网络平台的有效连通[14]。为了推进我国中医药政务公开信息化，各省级中医药数据中心将充分利用各种新媒体技术和手段拓宽政务信息传播渠道，开展基于互联网和移动互联网的政务信息数据服务以及便民服务，推进中医药政务协同办公[1]。

（四）中医药信息化人才培养的培训中心

人才培养是信息化建设的根基，如果没有专业的人才队伍作为基础保障，中医药信息化建设只能是镜中花、水中月。我国省级中医药数据中心建成后，我国各省的中医药信息化的建设基地，必然成为中医药信息化人才培养的培训中心[15]。中心将负责针对省域内各级各类中医药服务机构的管理和技术人员组织开展信息化培训，着力培养一批具备中医药学、信息学、管理学知识的复合型人才[1]，为中医药信息化建设提供人才储备。

（五）中医药信息标准制度建设与执行的保障基地

我国高度重视中医药信息统计工作，2012年起，我国中医药信息标准相继立项，并已完成10项中医药信息国际标准发布。为了规模化、规范化制定中医药信息标准，进一步做好中医药信息标准研制工作，经过 2015 年一年的筹划、项目征集与论证，国家中医药管理局在 2016 年开年出下发了《关于下达 2015 年中医药信息标准研究与制定项目的通知》（国中医药规财函〔2016〕1 号），从电子政务、中医临床（医）、中医临床（药）、中医临床（护技）、医院管理、中医馆 6 个专题分别系统组织研制了共计 101 项中医药信息标准。

国家中医药管理局在《省级中医药数据中心建设基本要求》（国中医药规财便函〔2016〕10 号）中就明确指出：省级中医药数据中心的工作职责包括"执行国家卫生计生、中医药信息统计标准规范，拟订本地区中医药信息化建设的技术规范、管理制度、应用标准及相应信息系统的应用管理办法。"为了更好地建立健全健康医疗大数据基础资源目录索引和国家标准化体系，为加强建立权威统一、互联互通的人口健康信息平台提供强有力的支撑，为健康医疗大数据应用奠定良好的基础，我国省级中医药数据中心应做好标准的规范化管理，成为中医药信息标准制度建设与执行的保障基地。

（六）提升基层信息化服务能力的平台与保障

《中医药信息化发展"十三五"规划》中明确要求："实施中医馆健康信息平台建设项目，加强电子病历、辨证论治、中医药知识库、远程会诊、远程教育、治未病、临床业务监管等信息化服务保障能力，推动各级中医药管理部门加强基层中医药服务管理，提高基层医疗卫生机构中医药服务能力。到 2020 年，所有建成的中医馆具备信息化服务能力[1, 16]。"我国省级中医药数据中心作为该项目的承担载体，对提高基层中医馆信息化服务能力有着不可推卸的责任。不仅如此，下一步，省级中医药数据中心对省、市、县三级中医医院的信息化服务能力的提升也要起到平台与保障作用，这也是作为主要任务写在《规划》中的："依托省级中医药数据中心开展中医云 HIS 建设，应用新一代信息技术，构建标准统一、经济实用、稳定高效、满足基层中医医院需求的省级中医药云平台，为基层中医医院提供高效、可靠的信息化服务[1]。"

（七）中医药信息安全建设的执行者

贯彻国家信息安全等级保护制度、分级保护制度和信息安全审查制度，加强安全防护体系建设是省级中医药数据中心建设中必不可少的承载职责。2018 年 4 月，党的历史上第一次全国网络安全和信息化工作会议在北京召开，习近平总书记深入阐述了网络强国战略思想，强调了网信事业对于我国经济社会发展、人民美好生活的重要意义。会议要求，要落实关键信息基础设施防护责任，行业、企业作为关键信息基础设施运营者承担主体防护责任，主管部门履行好监管责任。

为贯彻落实党的十九大和全国网络安全信息化工作会议精神，我国各省级中医药数据中心将以《网络安全法》《信息安全等级保护管理办法》《信息系统安全等级保护实施指南》《信息系统安全等级保护基本要求》和《关键信息基础设施确定指南》等为依据，采用自查自评与现场检查、技术检测相结合的方式，开展省域内中医药行业相关单位或部门网络信息安全工作落实情况检查，检测查找网络安全重大隐患、漏洞风险和突出问题，及时发现隐患，堵塞漏洞，化解风险，指导本省中医药行业各单位学习《网络安全法》、全国网络安全信息化工作会议精神，检查相关单位和部门信息安全等级保护制度和相关标准规范的制定和执行情况，切实增强中医药行业各级机构网络与信息安全工作责任感和紧迫感，提高网络与信息安全预警、防范水平。

我国省级中医药数据中心将发挥职能作用，指导各级中医医疗机构开展以组织领导、网络安全等级保护工作保障情况、网络安全责任追究制度执行情况、网络与信息安全通报工作情况、应急预案和演练情况、网络安全事件处置情况、网络安全宣传培训情况等内容的自查自评。并在自查自评的基础上，充分利用技术手段，对不同区域、不同级别的中医药机构对外提供服务的信息系统进行远程扫描，检测其风险级别。技术检测过程中发现的网络与信息安全漏洞、隐患、问题和风险，将通过书面形式及时向各级中医药主管部门进行通报，督促其限期整改。

为充分贯彻落实国家信息安全政策，切实提高中医药行业网络安全保障能力和防护水平，我国省级中医药数据中心将定期或不定期地开展网络安全风险评估，进行安全督导检查，组织完善安全保障体系和运行维护方案，进而提高省域内中医药行业整体网络安全事件监测及动态感知能力，加强隐私安全保护，确保网络信息安全，日后将作为各省级中医药数据中心例行工作进行开展。

三、结论

建设省级中医药数据中心是我国整体提升中医药信息化能力与水平的核心保障，建成省级中医药数据中心将全面提升我国基层中医药信息化服务能力与水平，制定出并且实施一批中医药信息标准，为实现我国中医药行业快速发展、弯道超车培养出一支信息化专业队伍，全面提升中医药信息化水平。全国31个省级中医药数据中心，从根本上解决我国中医药信息化工作一直以来没有专门机构负责、没有统一平台运维的瓶颈问题，为构建中医药信息化体系打下坚实的基础。

截至目前，我国已有30个省（区、市）完成省级中医药数据中心的组织机构建设，27个省（区、市）完成数据中心的硬件基础设施建设，16个省（区、市）完成省级平台与国家中医药数据中心平台的互联互通[16]。国家—省级中医药数据中心的两级体系建成后，将覆盖全国31个省、自治区、直辖市，全面建成以推进云计算、大数据、物联网、移动互联网等先进信息技术在中医药领域的运用[17]，满足人民群众、中医药行业从业人员、各级中医药主管部门需求的上下联动、数据互通、监管全面的中医药信息化航母[18]。

参考文献

[1] 国家中医药管理局.中医药信息化发展"十三五"规划.中国中医药报，2017-01-26（3）.

[2] 国家中医药管理局.国家中医药管理局关于推进中医药健康服务与互联网融合发展的指导意见.中国中医药报，2017-12-11（3）.

[3] 李慧.网络虚拟化技术在云计算数据中心的应用.电子技术与软件工程.2018（9）：155.

[4] 国家卫生计生委"十三五"全国人口健康信息化发展规划.2017-1-24.

[5] 胡铁骊，阳赣萍，孙淑贞.构建中医药资源与医疗服务调查制度的研究.第一届中国中医药信息大会论文集.2014.109-112.

[6] 李海燕，于彤，崔蒙.中医药信息标准体系的总体框架研究.世界科学技术-中医药现代化.2014（07）：1593-1596.

[7] 张艺然，朱佳卿.中医药信息标准研究与制定项目组织管理与实施.中国医药导报.2018（14）：157-162.

[8] 阚红星，金力，杨艳，胡继礼.基于信息平台的中医个体化疗效评价指标体系构建.世界科学技术-中医药现代化.2013（02）：192-195.

[9] 邵明义，刘保延，谢琪，张润顺，王斌.中医药临床科研数据的发展现状和趋势探讨.世界科学技术-中医药现代化.2015（08）：1743-1747.

[10] 余海滨，符宇，李卓，李真，王丹妮，胡金亮.基于临床科研信息共享系统开展中医临床研究的探索.中医杂志.2013（24）：2092-2094+2109.

[11] 史华新，刘保延，谢琪，孙塑伦，毛树松，李晓东，余海滨，王斌，刘岩.中医医疗与临床科研信息共享系统数据采集平台服务流构建的思考.中国中医药信息杂志.2013（08）：4-5.

[12] 李金根，姜众会，高铸烨，徐浩.真实世界研究在中医药临床研究中的应用.世界科学技术-中医药现代化.2017（01）：78-82.

[13] 高东平，李伟，秦奕，等.肿瘤大数据中心信息系统建设初探.中国数字医学.2018（3）：19-22+34.

[14] 胡蝶飞.上海市大数据中心揭牌成立.上海法治报，2018-04-13（A01）.

[15] 侯英哲.高校数据中心大数据的应用与拓展研究.才智.2017（36）：25.

[16] 国家中医药管理局.规划财务司在河北省石家庄市组织开展中医馆健康信息平台建设现场经验交流[EB/OL].http://gcs.satcm.gov.cn/gongzuodongtai/2018-04-28/7121.html，2018-04-28/2018-05-11.

[17] 马骥，王梦媛，王荣，刘仍海.信息技术在中医药信息化建设中的创新应用.世界科学技术-中医药现代化.2016（07）：1113-1120.

[18] 冯磊.王国强调研中国中医科学院两中心.中国中医药报，2017-07-28（1）.

（本文由王梦思撰写，刘松江为第二作者，发表于《世界科学技术—中医药现代化》2018年第5期。）

（王　浩）

刘松江从肝脾论治乳腺癌经验浅析

刘松江教授是黑龙江中医药大学附属第一医院肿瘤科主任医师、教授、硕士研究生导师，多年来一直从事肿瘤的临床及基础研究，在治疗乳腺癌方面积累了丰富的经验，临床疗效显著。笔者有幸随师侍诊，现结合临床实践及个人感悟将导师治疗乳腺癌的经验浅析如下。

一、疏肝健脾，　扶助正气

导师认为，乳腺癌病机总属本虚标实，多以肝郁脾虚为本，以痰凝、血瘀、癌毒为标。乳腺癌发病，多由患者忧怒郁闷以致肝郁气滞，思虑伤脾，气滞则津液失布、血行瘀阻，脾虚则失于运化水湿，渐至痰浊内生，久则痰瘀互阻，蕴生癌毒。诚如陈实功于《外科正宗》所言："乳岩乃忧郁伤肝，思虑伤脾，积想在心，所愿不得志者，以致经络痞涩，聚结成核。"可见乳腺癌病机多以肝郁脾虚为本，治病求本，当治以疏肝健脾。

肝主疏泄，畅达气机，"气为血之帅"，气行则血行；痰浊为津液失布、凝结而成，气行则津行，故气行则痰浊得化，如《证治要诀·停饮伏痰》所言："故善治痰者，不治痰而治气，气顺则一身之津液亦随气而顺矣。"故疏肝行气不仅可以使平素郁滞之气机得以畅达，尚可助于机体祛除痰凝、血瘀之病理产物。导师临证常用柴胡、白芍、陈皮、橘核、香附等疏肝行气，其中柴胡素有"劫肝阴"之说，故用量不宜过大。若见患者两胁胀满或胀痛，则酌加川楝子以助行气之力，但导师强调川楝子行气力强，且有小毒，癌病患者不可多用、久用，症除即去；若见患者气血瘀阻较甚，则酌加王不留行以行气行瘀，《长沙药解》

载其："入足厥阴肝经……通经脉而行瘀。"若见患者郁怒较甚者，则酌加郁金以解郁清心；若患者平素便秘者，则常用药物中白芍可重用，因白芍功可养血润肠通便，香附用量亦可酌加，乃因香附一药可行气通腑；反之，若患者平素易出现腹泻，则白芍和香附的量宜小，抑或去掉香附不用。

脾主运化水饮，乳癌患者多见思虑过度，多思伤脾，或肝郁克脾，以致脾虚，脾虚则水液运化失常，酿生痰浊，故通过健脾益气可恢复脾之运化，俾水液运化如常，以杜痰之源；脾乃气血生化之源，脾虚则气血生化乏源，通过健脾益气亦可使气血化生源源不绝，以期缓补其虚，而非直补气血，使气血壅滞而助长痰瘀癌毒等有形实邪。导师临证常用黄芪、太子参、炒白术、茯苓等，为四君子汤之化裁，尤重用黄芪以健脾益气扶正，《长沙药解》载其"味甘微温……入肺胃而补气，走经络而益营"，但导师又强调"气有余便是火"，在益气之时要特别注意有无"化生火热"的征象，黄芪性微温，癌病患者放化疗后若见燥热之象，黄芪量宜酌减。而对于四君子汤中参类的选用，导师多用太子参，因该药性味平和，寒热偏性不显，在益气的同时不易出现燥象，而对于寒象明显者，可酌加红参或易太子参为红参以益气温阳，对于食欲不振、纳呆者可酌加党参以开运脾胃，对于气阴两虚证者可酌加北沙参或易太子参为西洋参。若患者见脾虚泄泻，常重用茯苓利湿健脾，并酌加炒山药健脾止泻，豆蔻、佩兰芳香醒脾以化湿浊之气；若患者见脾虚便秘，常易炒白术为生白术并重用生白术以运利脾气、通腑下行，佐以胡麻仁、柏子仁等润肠通便之品。此外，对于脾虚痰盛的论治，导师尚强调对舌苔的观察：脾虚痰盛者，舌苔多腻，此时重用生薏苡仁健脾利湿往往见到舌苔变薄的现象，此为体内痰浊、湿浊之气减少的征象，若加薏苡仁不效者或见舌苔厚腻者，常为脾气呆滞，导师根据《素问·奇病论篇》"治之以兰，除陈气也"，常常加用佩兰以化湿浊之气，收效甚佳。

二、化痰散结，祛瘀解毒

乳腺癌是在肝郁脾虚为本的基础上所产生的痰凝、血瘀、癌毒等病理产物最终所致的癌病，故需要在疏肝健脾的基础上针对病理产物进行治疗，治以化痰散结，祛瘀解毒。

导师临证常用浙贝母、山慈菇以攻毒化痰散结，以乳香、没药活血行气止痛。浙贝母《医方考》载其"疗郁结之疾"，山慈菇《本草备要》载其"甘微辛，功专清热散结"，二者合用，攻毒散结之功愈显。乳香《本草从新》载其"通行十二经……调气活血"，没药《顾松园医镜》载其"入肝经……通滞消诸肿"，乳香、没药为导师在临床用药时的常用药对，认为此二味药行气散瘀，尤其适用于乳腺癌的治疗。

因癌病的发生不离癌毒、热毒，导师治疗时常常使用半枝莲、白花蛇舌草、薏苡仁三药以清解热毒利湿，临床药理实验证明半枝莲、白花蛇舌草具有诱导肿瘤细胞凋亡的作用和增加机体免疫力的作用，且二者在抗肿瘤方面具有协同作用[1]，薏苡仁甘油三酯能够促进肿瘤细胞凋亡、抑制肿瘤增殖、抗肿瘤血管生成和抑制肿瘤侵袭转移[2]。

以上诸药，较三棱、莪术等破血散结之品性味相对平和而不峻烈，在化痰散结，祛瘀解毒时亦不会攻伐正气过甚。如《杂病广要·积聚》所载"若遽以磨坚破结之药治之，疾似衰而人已衰矣……得药则暂快，药过则依然，气愈消，疾愈大"，若执用攻伐太过、峻烈之品，只会"愈攻愈虚，则不死于积而死于攻矣"。

三、顾护胃气，随症加减

化痰散结、祛瘀解毒之品往往损伤胃气，且临床常见患者放化疗后纳差、纳呆，营养状况不佳，故导师在临证治疗中常常强调顾护胃气的重要性，唯有顾护胃气，使脾胃化生气血源源不绝，方可"留得一分生机"。如《景岳全书·积聚》所言："若积聚渐久，元气日虚，此而攻之，则积气本远，攻不易及，胃气切近，先受其伤……故凡治虚邪者，当从缓治，只宜专培脾胃以固其本……经气日通，则积痞自消。"亦见临证时顾护胃气的重要性。癌病在失去手术治疗的情况下，现代医学提倡癌病患者"荷瘤生存"，即癌病的用药治疗是一个长期的、持续的过程，故在对癌病进行中药治疗时，首先应保证的是患者的胃气不受损伤，能够长期服药。导师临证常以焦三仙、鸡内金等促进脾胃运化。若见反酸者，则去焦山楂，以其味酸，而焦香亦可刺激胃酸分泌，并以竹茹、旋覆花等和降胃气；若见胃灼热者，治以煅瓦楞、海螵蛸，抑或左金丸（黄连、吴茱萸），以和胃止痛，导师强调，左金丸中黄连、吴茱萸药量之比当崇古人方书，为6∶1；若见饥不欲食者，乃胃阴不足耳，当以石斛、玉竹等濡养胃阴，而胃阴不足兼见虚火者，则予北沙参、麦冬养阴清热。

临证时症状多变，用药当灵活加减：兼见腋下或颈部淋巴结转移者，导师多以姜黄、黄药子行气活血、软坚散结，酌用夏枯草以清热散结，但应当注意黄药子有小毒，用量宜小；若见乳腺癌骨转移者可酌用续断、威灵仙等续筋接骨、通利经络；若见心烦、多梦、失眠、腰膝酸软之象，乃心肾不交，可用交泰丸（黄连、肉桂）；若见眠差易醒者，常以珍珠母潜镇安神；若见虚烦不得眠者，多以远志、枣仁养心除烦安神；若见乏力、腰膝酸软兼尺脉虚弱者，常加狗脊、千年健等强健腰膝；若见自汗宜加防风，与健脾之黄芪、白术共成玉屏风散以固表止汗等。

四、典型病例

苏某，女，59岁，2017年8月3日初诊。于2014年3月因自行触及右乳肿物，就诊于哈医大三院行手术治疗，术后病理结果提示为腺癌，术后化疗6个周期（具体化疗药物不详）。2015年3月复查，彩超结果提示左锁骨上淋巴结转移可能，后于该院行化疗6周期（紫杉醇+环磷酰胺+赫赛汀）并行放疗30次。现患者倦怠乏力，易汗出，口干，进餐后偶见胃脘不适，眠差易醒，小便正常，大便不成型，舌质红色略黯、舌苔薄，右脉弦略数，左脉弦略细尺弱。药用：黄芪40g，夜交藤、女贞子各30g，太子参、炒白术、茯苓、莪术、柴胡、白芍、橘核、焦三仙、片姜黄、桔梗、麦冬、豆蔻、佩兰、远志、酸枣仁各15g，鸡血藤、夏枯草各25g，延胡索、浙贝母、鸡内金各20g，防风、狗脊、黄药子各10g，甘草5g。7剂，每日1剂，水煎300mL，早晚分服。

五、结语

综上所述，导师认为乳腺癌病机多以肝郁脾虚为本，以痰凝、血瘀、癌毒为标。治法当以疏肝健脾为主，使肝气条达，气机调畅，气行则津行、血行，痰凝血瘀得以祛除；使脾气健运，以杜生痰之源。在疏肝健脾的同时辅以化痰散结、祛瘀解毒，以治疗病标。用药全程中要始终注重顾护胃气，随症灵活加减，消补兼施，以达到改善患者生活质量、延长患者无症状生存期的目的。

参考文献

[1] 罗金强，刘宏斌.半枝莲、白花蛇舌草抗肿瘤的研究进展[J].现代肿瘤医学，2014，22（2）：481-484.

[2] 姚庆华，郭勇.薏苡仁甘油三酯（康莱特）治疗晚期恶性肿瘤患者机制研究进展[J].中国肿瘤临床，2012，39（16）：1151-1154.

（本文由丁宇斌撰写，刘松江指导，发表于《山西中医》2018年6月第6期。）

（刘　业）

转化医学在中医药研究中的发展分析

中医药转化医学是转化医学（Translational Medicine）领域中一个十分重要的组成部分，其为基础研究与临床应用的共同发展与有效结合带来新的发展契机，使得医学科学逐渐从以疾病研究为主转换成以人类健康研究为主，有效推动了中医药现代化水平的提升，使得中医药学可以更好地为人类健康作出贡献。因此，为了有效地推进中医药学的良好发展，那么就必须要充分重视其与转化医学的有机结合。

一、转化医学概述

作为一种新兴的医学研究模式，转化医学充分关注的内容是从研究到应用，从基础至临床的整个过程。其主要指的是在基础研究和临床医疗彼此间创建更为直接的关联，能够将基础研究的成果逐渐转换成可以应用在临床中的诊疗技术或者是产品，从而有效地填补二者间存在的鸿沟[1]。此医学研究模式主要是以患者为核心，在临床工作的过程中及时、准确地发现并且提出问题，然后开展一系列的基础研究工作，再将研究结果逐渐应用在临床中，在此基础上达到有效提升医疗整体水平的目的，进而更好地医治患者。

二、转化医学在中医药研究中的发展对策

（一）转化医学和中医药疗效评价

作为中医药学获得良好生存与发展的重要基础，疗效具有十分重要的意义与作用。传统的中医药临床疗效评价方法不能够准确、客观地对"中医有效性"作出回答。因此，这也就会影响到中医药的现代化发展。作为转化医学的一个关键组成部分与重要步骤，循证医学也是临床研究证据和临床实践彼此间存在的重要桥梁。因此，在中医药学的转化研究工作中要积极地选择从临床至基础的路径。

（二）加强政策引导和扶持力度

当前，我国在中医药转化医学研究方面的发展速度还较慢，这主要是因为缺乏充足的资金支持。因为将实验室的研究成果逐渐转变为临床应用会耗费大量的成本，而且前期需要投入大量的资金，如此一来就会导致一些有关的医药企业和机构无法承担，难以充分满足科研需求。另外，由于在转化的过程中会涉及到许多不同领域与不同学科，所以在关键环节极易会出现脱节现象[2]。所以，各级政府就要对此提供更多的支持。要对多学科交叉的、有着典型中医药特色的转化型项目给予更多的资金与政策支持。要引导与鼓励更多的大型企业能够对中医药转化研究提供大量的资金支持。此外，还要制定一系列科学的相关规定与制度。加强各个部门与各个学科彼此间的有机配合，努力创建出一支高水平、高效率、高能力的优秀团队。

（三）加强人才队伍建设

长时间以来，在基础研究领域中通常都是根据研究人员的论文对人才进行提拔与奖励，并非是根据其

获得的临床效果优劣。对于临床医生而言，其工作较忙，因此很少有充足时间对相关领域的文献资料进行阅读，如此一来就会大大影响到基础研究和临床彼此间的交流与沟通。因此，为了解决这一问题，就需要强化基础研究人员和临床医生彼此间的交流与互动。目前，我国在中医药基础研究人才队伍建设方面的整体水平还偏低，知识结构也较为单一，整体的科研水平不高，并且在学科渗透与交叉方面的能力相对较差，对国内外医学最新最先进的信息技术缺乏全面的掌握，创新能力较差。所以，必须要积极地培养具有转化医学理念的优秀人才，使其不但可以充分地掌握中医知识，而且还了解现代科学与实验的技术。可以积极创建有关的机构，定期地组织这些人员参与学术讨论。聘请一些具有丰富中药研究经验的学科专家与学者对人才进行指导[3]。另外，还要聘请著名的专家进行讲座，充分介绍中医药转化研究的根本目标与有效的实现途径。

三、讨论

总之，近些年来，伴随我国医药卫生基础研究的不断深入，随着分子生物学有关领域研究的逐渐创新与广泛应用，基础医学也取得巨大的成绩。然而，因为积累了许多基础研究的有关数据，疾病谱也在不断发生变化，这也就使得世界各国卫生领域开始越来越重视基础研究、临床应用和药物开发彼此间的有机结合，并且逐渐提出转化医学研究，充分重视在此方面的发展。在我国，中医药具有深厚的文化底蕴，为我国人民的身体健康作出极大贡献，具有至关重要的作用与意义。因此，为了有效地推动中医药健康的发展，那么就要提升其现代化水平，积极地加强对中医药转化医学的研究。

参考文献

[1] 刘畅，任建琳.中医药转化医学发展存在的问题与对策[J].中医药导报，2016（2）：6-8.

[2] 程海波，沈卫星，吴勉华等.中医药转化医学研究现状与发展述评[J].南京中医药大学学报，2016，32（5）：401-404.

[3] 柳金英，常静玲.从转化医学视角谈中医临床实践指南研究[J].环球中医药，2016，9（1）：83-85.

（本文由谢梁震、刘松江共同撰写，发表于《临床医学文献杂志（电子版）》2017年第63期。）

（付恒财）

火针扬刺法治疗带状疱疹后遗神经痛的临床观察

带状疱疹后遗神经痛（Pos-herpeticNeuralgia，PHN）是由具有亲神经及皮肤的水痘-带状疱疹病毒（VaricellaZosterVirus，VZV）感染后，致周围神经受损（多见于肋间神经或三叉神经、腰骶神经），最终表现疱疹消退区域疼痛剧烈难忍的一类常见疾病。临床治疗PHN的方案各式各样，但如何能简单、快捷地减轻甚或消除疼痛值得思考，笔者基于此考虑采用火针扬刺法治疗PHN，取得满意的疗效，现总结如下。

一、临床资料

（一）一般资料

75例PHN患者均来自2013年1月至2015年1月就诊于黑龙江中医药大学附属第一医院及牡丹江医学院红旗医院中西医结合科门诊及病房。入组75例PHN患者均有VZV感染病史，病程均在28天以上，身体局部疱疹虽已经消退，但仍伴有不同程度的后遗神经痛，其疼痛程度及性质符合《中医病症诊断疗效标准》[1]及国际疼痛协会（IASP）对于慢性疼痛的时间界定。将入组患者按照就诊顺序参照随机数字表随机分为对照组（扶他林组）37 例和治疗组（火针扬刺组）38 例，入组患者在年龄、性别、病程方面比较差异无统计学意义（P > 0.05），具体情况见表1。

表1　两组患者一般情况比较　$(\bar{x} \pm s)$

| 组别 | n | 性别（例） | | 年龄（年） | 病程（天） |
		男	女		
对照组	37	20	17	39.51 ± 11.25	180.41 ± 25.71
治疗组	38	21	17	37.20 ± 12.59	175.50 ± 26.05

（二）纳入标准

（1）入组患者均符合带状疱疹后遗神经痛的诊断标准。

（2）PHN 患者疱疹消退后，仍伴有疼痛且疼痛持续 1 个月以上。

（3）患者意识清楚，能够正常与医生交流。

（4）入组患者近 7 天未采取任何止痛治疗。

（三）排除标准

（1）患有严重心、脑、肾等疾病。

（2）VZV 感染急性期且疱疹尚未消退者。

（3）脑膜带状疱疹及泛发型带状疱疹等特殊类型的带状疱疹患者。

（4）对火针扬刺治疗不能耐受的患者。

（5）火针治疗区内有皮损或其他皮肤病患者。

二、治疗方法

（一）治疗组

患者取坐位或卧位，充分暴露疼痛部位，存在明显痛点处及其 2cm 半径范围内为主要火针行针区域。在选定的火针行针区域内进行常规消毒，选用直径为 0.5mm、长 40mm 的钨锰合金针，在点燃酒精灯的外焰中将针的前中段烧至红白，并快速刺火针行针区域，随即迅速出针，并立即应用碘伏棉球重按针孔 1min，治疗时疼痛中心点火针针刺时仍有一定的深度（不宜大于 5mm）且留针时间稍久（不宜长于 3s），于行针区域外周 12 点、3 点、6 点及 9 点钟 4 个位点火针斜刺且针尖方向均朝向中心痛点。应用此法依次在疼痛带状区域内的明显痛点处应用火针针刺治疗。每日火针针刺治疗 1 次，每周治疗 5 次，连续 2 周为 1 个疗程，2 个疗程后评价疗效。

（二）对照组

患者局部皮肤外用扶他林软膏（北京诺华制药有限公司，国药准字号：H19990291），1 日 4 次外用，2 周为 1 个疗程，2 个疗程后评价疗效。

三、观察指标

（一）患者疼痛评价

采用视觉模拟量表（VAS）评分法：应用中华医学会疼痛学会监制的视觉模拟尺进行疼痛视觉模拟评分即刻度尺法进行疼痛程度的评价。

（二）临床疗效的判断标准

参照《中医病症诊断疗效标准》[1]和《临床疾病诊断依据治愈好转标准》[2]制定评价标准。VAS评分下降率=[（治疗前评分－治疗后评分）/治疗前评分]×100%。VAS评分下降率=100%为痊愈；VAS评分下降率<100%且≥80%为显效；VAS评分下降率<80%且≥20%为有效；VAS评分下降率<20%为无效。总有效为痊愈患者人数、显效患者人数及有效人数三者之和。总有效率=（总有效）÷患者总人数×100%。

四、统计方法

应用SPSS17.0统计软件进行统计学处理，计量资料用t检验，计数资料用χ2分析。

五、治疗结果

（一）治疗组与对照组PHN患者的总疗效比较

见表2。治疗组总有效率及愈显率明显优于对照组（P<0.01），说明针对PHN治疗火针疗法明显优于扶他林软膏治疗。

表2　治疗组与对照组患者治疗后总疗效对比　例（%）

组别	n	痊愈	显效	有效	无效	愈显率	总有效率
治疗组	38	33	2	2	1	92.11%	97.36%
对照组	37	18	7	4	8	67.58%	78.38%

（二）治疗组与对照组PHN患者治疗前后VAS评分对比

见表3。治疗组与对照组治疗前VAS评分比较无明显差异（P>0.05），治疗组与对照组治疗后VAS评分明显优于治疗前（P<0.01），且治疗组治疗后VAS评分明显优于对照组治疗后VAS评分（P<0.01）。说明火针疗法针对PHN患者的止痛效果明显优于扶他林疗法。

表3　治疗组与对照组PHN患者治疗前后VAS评分对比（$\bar{x} \pm s$）

组别	n	治疗前	治疗后	P
治疗组	38	6.21±1.65	1.06±0.87	<0.01
对照组	37	6.35±1.59	3.49±1.26	<0.01
P		>0.05	<0.01	

六讨论

带状疱疹为中医常见的外科疾病，由于其发病时患者皮肤上出现成簇的水疱，水疱状如蛇行，故被称为"蛇串疮"；又因其多缠腰而发，热痛难忍，故又被称为"缠腰火丹"。诚如清代《外科大成·缠腰火丹》

所述："初生于腰，紫赤如疹，或起水疱，痛如火燎。"PHN 中

医认为其多因病程迁延、患者年老体虚或湿热毒盛，致肝经火毒不解，气血瘀滞，故见疼痛剧烈。火针，最早记载于黄帝内经，称为焠针、燔针。《针灸聚英》有火针治疗疾病机理的介绍，如"火针亦行气，火针惟借火力，无补虚泻实之害"及"盖火针大开其针孔，不塞

其门，风邪从此而出"，火针治疗机理与 PHN 中医所认为的病机不谋而合。近年已有文献证实扬刺法治疗神经系统疾病效果显著[3-6]。早在《灵枢·官针》就载有"扬刺者，正内一，傍内四而浮之"。笔者认为"正纳一"即火针针刺时定位的 PHN 痛点，"傍内四而浮之"相当于行针区域外周 12 点、3 点、6 点及 9 点钟 4 个位点火针斜刺且针尖方向均朝向中心痛点，以协同"正"针以达治疗目的，5 个位点的针刺共奏祛肝经火毒、消气血瘀滞、止腠理火燎之效。临床观察数据亦证实以火针扬刺法为主治疗带状疱疹后遗神经痛获得了较好的临床效果。

参考文献

[1] 国家中医药管理局.中医病症诊断疗效标准[S].南京：南京大学出版社，1994：118-144.

[2] 中国人民解放军总后勤部卫生部.临床疾病诊断依据治愈好转标准[S].北京：人民军医出版社，1998：281.

[3] 郭玉怀，孙忠人，王德龙，等.扬刺法治疗神经系统疾病的临床发挥[J].针灸临床杂志，2014，30（8）：84-86.

[4] 荆波雯，侯书伟，HUJing.扬刺法配合隔姜灸治疗股外侧皮神经炎 35 例（英文）[J].World Journal of Acupuncture – Moxibustion，2012，22（4）：53-55.

[5] 孙钰，张文.齐刺、扬刺治疗面肌痉挛疗效观察[J].上海针灸杂志，2015（3）：205-207

[6] 路振华.扬刺法配合推拿治疗臀上皮神经卡压征 48 例临床观察[J].新中医，2015（4）：245-246.

（本文由闫珺撰写，刘松江指导，发表于《针灸临床杂志》第 5 期。）

（郭双双）

简述中西医治疗肿瘤相关性抑郁的现状

肿瘤相关性抑郁即肿瘤抑郁症，是一种精神层面的情绪病理反应，多由肿瘤的诊断、治疗及其合并症导致。它的存在可以使病情加重，使患者与社会隔离，阻碍其完成本有可能完成的工作，严重影响患者的治疗、预后及生存质量，甚至导致死亡。因此，对肿瘤性抑郁的深入认识与研究是必要的。本文就近年肿瘤相关性抑郁的中西医研究状况综述如下。

一、流行病学调查

在中国随着医疗技术的不断进步，肿瘤的病发率上升、死亡率下降，带瘤生存者每年将增加超过 3%。这归功于肿瘤早期诊断率的提高和治疗方法的不断进步，同时人们也愈加关注肿瘤并发抑郁患者的身心健康问题。积极有效地控制肿瘤患者的抑郁状态不仅可以延长其生命，更可以提高其生活质量。研究认为我国人群中抑郁症状发生率在 15.1%～22.5%，肿瘤患者的抑郁可高达 45%～48%，甚至有学者认为几近 90% 的癌症患者长期受到抑郁的折磨。但抑郁症的治疗有效率可高达 80%～90%，且能够提高患者生活质量、延长生存期。

二、抑郁对肿瘤患者的危害

（一）抑制肿瘤患者的免疫功能

目前诸多学者通过多项研究测定外周血象、T 细胞亚群、NK 细胞、CD4+、胰岛素生长因子等指标证明：抑郁会影响肿瘤患者的免疫功能，不仅可以抑制免疫细胞，还能产生促肿瘤生长物质，促进肿瘤的生长、复发和转移，甚至增加疼痛和不良反应的敏感性。病人抑郁的严重程度与抗肿瘤的免疫功能呈负相关[1]。

（二）严重影响肿瘤患者的生活质量

高丽萍等采用简明调查表的形式，发现患者的 Zung 评分与生活质量呈显著负相关，是影响生活质量的主要因素[2]。此外，研究还发现抑郁会降低患者生理机能，出现疲劳、嗜睡、饮食异常、疼痛加重等症状，这些又成为肿瘤患者抑郁加重的诱因。因此抑郁与低生存质量可互为因果，加重病情，甚至部分肿瘤患者的直接死因是肿瘤抑郁症而非肿瘤本身。

三、诊断标准及筛查工具

一直以来对肿瘤抑郁的诊断主要基于医师的判断，然而患者自评和医生临床诊断的一致率很低。美国、英国、加拿大等肿瘤研究中心采用筛查标准化工具进行临床诊断。目前国际通用的一个标准是美国《精神障碍诊断与统计手册第四版》（DSM-IV）[3]，具有配套的定式检查工具，即《DSM-IV 轴 I 障碍用临床定式检查病人版》（SCID-P）[4]。常用的筛查工具主要有四种：CES-D 机构负责鉴定中心流行病学抑郁量表（CES-D）、贝氏忧郁量表（BDI-IA and BDI-II）、HADS 医院焦虑和抑郁量表以及病人健康问卷（PHQ）。其中医院焦虑和抑郁量表（HADS）适用于任何类型的精神疾病及癌症抑郁病人，且较一般精神疾病筛查工具准确性高。

四、西医药物治疗

目前临床使用的抗抑郁药物主要包括三环类抗抑郁药（TCAs）、NE 再摄取抑制药、5-HT 再摄取抑制药及其他抗抑郁药。三环类抗抑郁药物，因其不良反应大，一般不作为首选。选择性 5-HT 再摄取抑制药疗效与 TCAs 相当，且具有不良反应少、对心血管和自主神经系统功能影响小、不损害精神运动功能等优点，但其抗抑郁显效时间较长，约 2~3 周。其代表药物为氟西汀、帕罗西汀。国内外许多学者经研究发现，氟西汀对癌症患者的抑郁治疗有很好的疗效。同时，其免疫功能亦得到了改善。西药治疗抑郁症疗效肯定，但亦造成头痛、血压波动、心律失常等诸多不良反应。加之昂贵的价格及人们对精神药品的担心，从而制约临床使用，造成治疗不彻底的事实。

五、中医对抑郁及肿瘤的认识

抑郁症是西医病名，当属中医学"郁证"之范畴。关于其病机的阐述最早见于《素问·六元正经大论篇》中关于"五郁"的记载。朱丹溪首将郁证列为专篇，他在《丹溪心法·六郁》中提出"气血冲和，万病不生，一有怫郁，诸病生焉......人身诸病，多生于郁"，并指出六郁之中气郁为先，而后湿、痰、热、血、食等诸郁才能形成。可见郁证之初多因情志过极、肝气不舒导致气滞，继发血瘀、火郁、痰结、食滞，经久不愈，由实转虚，虚实夹杂，影响脏腑、耗损气血阴阳，形成五脏亏虚的不同病变，最终导致肿瘤的发生。

六、中医对郁证的治疗

（一）中医汤剂治疗

《证治汇补》提出"郁病虽多，皆因气不周流，法当顺气为先"。因此，疏通气机为郁证总的治则。在临床实践中当以疏肝理气之法治疗肿瘤相关性抑郁，且经诸多专家证实临床疗效显著。邓暖繁等，以疏肝解郁为治法，采用柴胡加龙骨牡蛎汤等为主方加减治疗本病，有效改善了患者的抑郁症状[5]。除中医经典方剂外，一些医家根据自身经验拟定处方，也取得较好疗效。如韩金凤以"补肾安神胶囊"治疗癌症伴抑郁患者，收效颇佳[6]。中药汤剂具有不良反应小、疗效可靠、价格低廉等特点，且配伍上可将抗肿瘤与抗抑郁药科学灵活的融合在一起，达到癌症和抑郁兼治的效果，大大提高了癌症患者的生存质量。

（二）中医外治法

赵远红等采用口服中药汤剂辅以穴位敷贴，使恶性肿瘤患者的抑郁状态得到明显改善。此法用药安全、无明显不良反应，同时实现了持续稳定的心理干预作用[7]。石明晴等采用补肾疏肝法，针刺治疗妇科恶性肿瘤术后及放化疗后有抑郁症状的患者，有效降低其抑郁症状的发生率[8]。黄露等运用中医灸法及耳穴压豆法对患者进行整体调整，结果显示患者抑郁状态改善的同时，失眠、食欲下降等症状也得到改善，且生活质量明显提高[9]。中医外治疗法以其安全、有效、绿色的特点，得到患者的普遍认可。

（三）其他中医疗法

姚俊涛等根据人格特征的不同及病情的差异，合理使用用"以情胜情"法，在中医情志转移治疗肿瘤抑郁症方面收效颇佳[10]。刘松江、闫珺等根据中医理论对患者进行脏腑辨证，采用五行音乐疗法协同自拟抑郁方治疗，使乳腺癌患者的抑郁状态明显改善[11]。另据报道，气功及中医综合康复治疗等疗法，亦为改善肿瘤相关性抑郁行之有效的治疗手段，并在肿瘤抑郁的预防治疗、肿瘤复发转移的预防方面具有很好的优势。上述各中医治法以安全方便、依从性好、有效无创为特点，是对肿瘤患者进行心理干预的新型治疗手段，患者易于接受，可以推广使用。

七、小结

目前国内外对肿瘤相关性抑郁的研究尚不够完善深入。诊断上，缺少统一的诊断标准及筛查工具；治疗上，还没有彻底根治此病的药物及精神疗法；中医药治疗可减轻癌症患者放化疗副反应，提高患者自身免疫力，预防及改善患者的抑郁状态，延长生存期，提高生活质量等，颇具独特优势。

参考文献

[1] 石智勇.对癌症患者抑郁情绪和 T 细胞与 NK 细胞活性关系的研究[J].健康心理学杂志，1998，6（4）：363-365.

[2] 高丽萍，长水，赵宏等.抑郁和焦虑情绪与癌症患者生活质量的关系[J].中国康复理论与实践，2006，12（3）：192-193.

[3] Thangavelu，Rajani.ICD-10 and DSM-IV：Depiction of the diagnostic elephant[J].Psychiatric Annals，1995，25（8）：20-28.

[4] 张海男，胡随瑜，陈泽奇等.抑郁症常见中医症候类型第一轮专家问卷分析[J].湖南医科大学学报，2002，27（6）：519-521.

[5] 邓暖繁.柴胡龙骨牡蛎汤治疗恶性肿瘤化疗后并发抑郁症临床观察[J].光明中医，2012，27（1）：76-78.

[6] 韩金凤，张永乐，王涵等.补肾安神胶囊治疗癌症患者抑郁焦虑症状临床研究[J].吉林中医药，2010，30（10）：864-865.

[7] 赵远红，贾英杰，李培训.扶脾抑肝法穴位敷贴干预恶性肿瘤抑郁状态临床观察[J].时珍国医国药，2010，21（5）：1161-1162.

[8] 石明晴，韩克，夏玉.补肾疏肝法干预妇科恶性肿瘤术后及放化疗后抑郁症状研究[J].辽宁中医药大学学报，2013，15（2）：164-168.

[9] 黄露，梁键等.中西医结合护理对恶性肿瘤患者心理状况干预研究[J].光明中医，2015，3（1）：155-157.

[10] 姚俊涛，许建秦，白新宽等.肿瘤患者的心理治疗初探[J].陕西中医，2005，26（7）：678-679.

[11] 刘松江，闫珺.自拟乳癌抑郁方结合中医五行音乐治疗乳腺癌术后抑郁状态60例回顾分析[J].中国卫生产业，2011，8（6）：100-101.

（本文由刘松江撰写，发表于《生物技术世界》2016年第3期。）

（刘 业）

妇科恶性肿瘤凝血功能回顾性研究

一、引言

正常人体内的凝血与抗凝血系统应处在相对平衡的状态。在诸多研究中发现临床上约有50%的肿瘤患者患者尤其是晚期恶性肿瘤患者，大多存在一项或者多项的凝血功能异常[1]。最常见的主要有纤维蛋白原升高、纤维蛋白降解产物增高、凝血因子水平增加等凝血参数的改变。目前认为肿瘤细胞不仅激活凝血因子，而且还可导致血管内皮细胞的损伤和血小板活性增加、纤维蛋白溶解异常[2]。凝血功能的异常伴随着恶性肿瘤的发生、发展的全过程。肿瘤细胞可直接或间接影响纤维蛋白溶解系统功能，进而引起肿瘤细胞的增值、浸润。对于妇科肿瘤患者，检测FIB、D-D和PLT等项参数对妇科恶性肿瘤患者的病情判断具有重要临床应用价值[3]。

二、纤维蛋白原

纤维蛋白原是一种经肝脏而合成的具有凝血功能的蛋白质。属于纤维蛋白的前体，且是血浆中含量最高的凝血因子。在妇科恶性肿瘤发生过程中，由于肿瘤细胞的浸润、转移以及破坏，会使大量促凝血物质进入到血液中，释放出大量的组织因子，进而启动凝血系统，形成大量的凝血酶使FIB转化成纤维蛋白，从而导致纤维蛋白含量的增加使机体处于高凝的状态。凝血和纤溶系统异常改变而引起的高凝状态是诱发血栓形成的重要因素[4]。纤维蛋白原的变化不仅与凝血功能的障碍，出血性的疾病、DIC有关且与机体应激反应关系较为密切。

纤维蛋白原的含量在预测子宫癌及卵巢癌恶性程度及分期上有重要意义。在妇科临床上纤维蛋白原易于联合其他指标作为病情判断的指标。其水平的升高与肿瘤的进展有关，且为一个有重要价值的预后参数。子宫病变患者 FIB 含量的升高应警惕发生恶性肿瘤的可能，尤其是宫颈癌的发生。并且随着宫颈癌期别的增高，FIB 含量会明显增高，预示高凝程度增加。卵巢癌的患者对血浆纤维蛋白原进行监测对发现病情早期的复发及转移有一定意义。可以正确评估出患者的病情，复发及预后、且为术后治疗方式的选择，提供有力的依据。

三、血小板

血小板是一种功能性较多的血细胞。其内存在着致密体和 a-颗粒等血小板储存的颗粒。PLT 有助于维持血管壁的完整性，可以释放出血管内皮释放的因子和血小板源生长因子，进而促进平滑肌细胞、成纤维细胞和血管内皮细胞的增殖，有助于受损血管自身的恢复。PLT 有聚集、释放、粘附、收缩、吸附以及促凝和血块收缩的多种功能。当血小板数量增多或者血小板聚集功能增强时血液即表现出高凝状态。恶性肿瘤的患者血小板升高机制目前不明确。Bozkurt 等[5]认为能机制是：

（1）恶性肿瘤细胞自身产生的白细胞介素-6、血小板生成素等介质刺激造 PLT 升高，激活后的 PLT 加重血管和组织内皮细胞的损伤，从而促进肿瘤生长、浸润和转移。

（2）PLT 可聚集在肿瘤细胞周围、保护其免受免疫系统吞噬。

肿瘤细胞通过免疫细胞释放出的促凝血物质会使机体止凝血系统失去平衡。反过来，止凝血功能的紊乱又会促使肿瘤细胞的生长浸润、转移。因此可使二者形成逐步恶性循环的状态。据国内报道，随着卵巢癌临床分期级别的升高，特别是伴盆腔、腹腔以及淋巴结转移的患者，PLT 会释放出更多的内皮生长因子与转化生长因子，这两种因子都具有强烈的有丝分裂活性，会加快肿瘤在转移灶的生长。徐峰等人[6]认为，Fib 水平可能与卵巢癌的恶性程度称正相关。

四、D-二聚体

D-二聚体是纤维蛋白原经凝血酶水解、XⅢa 活化形成的交联纤维蛋白，再经纤溶酶水解所产生的特异性降解产物，其增高反映体内血液高凝状态和纤溶活性增强[7]。妇科肿瘤患者血浆 D-二聚体浓度升高原因可能有以下几种：肿瘤细胞具有较高的纤维蛋白溶解活性；肿瘤细胞分泌大量的纤维蛋白原激活物导致局部纤维蛋白的溶解[8]。D-二聚体升高的提示患者，特别是恶性肿瘤晚期的患者，易并发血栓栓塞综合征。例如：弥散性血管内凝血，下肢深静脉血栓形成以及肺栓塞等血栓性的疾病。

血浆 D-二聚体浓度的测定有助于宫颈疾病的良恶性鉴别。陈雪芹等[11]研究表明，宫颈癌患者血浆 D-二聚体浓度明显高于宫颈良性疾病组及健康对照组患者。D-二聚体浓度结合彩色多普勒超声、盆腔 CT、核磁共振及鳞状细胞癌抗原等辅助检查，可对宫颈疾病良恶性进行鉴别，为宫颈疾病的治疗方案提供有力的依据。而对于已经确诊的宫颈癌患者，对血浆 D-二聚体浓度的检测有助于对患者疾病的分期、肿瘤大小、淋巴结状态及患者的预后情况作出充分评估。

五、预防血栓形成的重要性

血流缓慢、静脉壁损伤和血液高凝状态是血栓形成的三大重要因素。其中凝血系统异常改变而引起的高凝状态是易诱发血栓形成的主要因素[9]。而在肿瘤诊断早期出现的血栓栓塞是肿瘤患者死亡的一个重要的预测因子[11]。其妇科恶性肿瘤（例如宫颈癌、卵巢癌、子宫内膜癌等）患者被认为是发生 VTE 和 DIC 等血栓性疾病的高危人群。因此我们首先应该提高对妇科肿瘤患者凝血功能的监测水平，动态监测和分析凝血指标，有利于对患者血栓前的状态作出判断。及时有效的进行药物性的预防，可降低血栓形成的概率以及有利于提高对栓塞治疗的效果，对降低妇科肿瘤患者出现的一系列并发症具有重要意义。可见临床上对妇科恶性肿瘤患者，预防血栓的形成和血栓形成后的如何进行治疗，已成为重要的问题之一。

六、治疗妇科肿瘤血栓形成药物的应用

近年来低分子量的肝素因其药物作用的有效性、相对特异性以及使用的安全性这些优势而受到了高度的关注。目前皮下应用 LwMH 成为急性血栓形成的一线起始治疗方法[11]。TagalakiS 等通过研究大量的文献资料发现 LMWH 具有抗肿瘤的作用，并且能够延长肿瘤患者的生存期，但对于不同的抗凝剂以及不同的肿瘤类型，抗凝治疗的效果却大不相同。因此妇科肿瘤患者的抗凝血治疗，在未得到广泛应用之前，仍需进行大量的动物实验以及大规模临床试验来证实肿瘤与凝血之间的密切关系，进而筛选出和研发出更为有效且安全的抗凝药物，以此来制定出更加合理的治疗方案。因此，如何合理的应用抗凝药物也将成为综合治疗妇科肿瘤患者的措施之一。

综上所述，妇科肿瘤患者存在着明显的凝血功能的异常，使机体处于高凝状态，对患者应给予高度的重视。因此在妇科肿瘤领域，定期监测 FIB、PLT、D-二聚体三者的浓度变化对于妇科肿瘤患者的诊断、鉴别诊断、病情分析、选择出优化的治疗方案、围手术期血栓性疾病的预防及疾病预后评估都具有非常重要的意义。

参考文献

[1] Nands Messmore H.Hemostasis malignancy[J].Am J Haemto，1990，35（1）：45.

[2] AL-MondihiryHv.Tumorinteraction with vaseular endothe lium[J].Hramosta sis，1987，17：245.

[3] 戴庆忠，覃瑜.恶性肿瘤患者凝血指标检测的临床意义[J].检验医学与临床，Lab Med Clin，2009，3（6），5.

[4] 金力，沈铿，朗景和等.妇科肿瘤术后并发深静脉血栓的诊治与预防[J].中华妇科杂志，1999，34（8）：488-490.

[5] Bozkurt N Yuce K，Basaran M et al.Correlation of platelet count with second-look laparotomy results and disease progression in patients With advanced epithet Lial ovarian cancer[J].Obstet Gynecol，2004，103（1）：82-85.

[6] 徐峰等人.卵巢癌与凝血功能变化的相关性分析 2012，9（10）：1215-1216.

[7] Masfernei J L，et al.Antiangiogenic and-tumor activities of cyclooxy-genase-2 inhibitor[J].Cancer Res，2000，60（5）：1306.

[8] Chen WH，et Ai.Influence of overexpressed coagu Iantic and fibrolytic com ponents in tumor tissues on the prognosis of non-small cell Iung Cancer[J].Zhonghua Yi Xue Za Zhi，2007，87（45）：3228-3232.

[9] 张璐芳，赵军.妇科肿瘤合并急性下肢深静脉血栓形成 14 例临床分析[J].实用妇产科杂志，2005，21（3）：162.165.

[10] ChewHK，WunT，Harvey D，et al.Incidence of venous thromboembol ism and itseffct on survival among patients With common cancers.ArChIn temMed，2006，166（4）：458-464.

[11] BRECHOT JM.Thrombosis and lung caneer[J].Bey Mal Respir，2005.22（6Pt2）：8533.as$37.

（本文由丁丽华撰写，刘松江指导，发表于《世界最新医学信息文摘（电子版）》2016 年第 72 期。）

（魏常娟）

恶性肿瘤患者生存质量的评估方法

生存质量（Quality of Life，QOL）又可称作生活质量或生命质量。这一概念在 1958 年由美国经济学家 J.K.加尔布雷思所写的《富裕社会》一书中首次出现。70 年代以后，西欧、东欧、亚洲及欧洲等的多个国家相继对生存质量展开研究，80 年代初期，中国结合自身国情开始对生存质量评估体系及相关问题进行研究。生存质量这一专门术语在广阔的医学研究领域里，重点针对人类心理状态，生理状态，社会功能等几个方面的研究，也就是健康质量的评估。患者接受医疗保健服务时和其他类型的临床结果相同，患者的生存质量也应是一个有效性的重要指标。

近 30 年来，鉴于绝大多数癌症患者几乎很难治愈，不能够用治愈率来评估治疗的效果。又因过度治疗的普遍存在，促使建立晚期癌症患者生存质量评估体系这一重要任务迫在眉睫。因此，癌症患者的生存质量研究已备受国内外广大学者的高度关注，成为医学领域研究的主流并研制出大量的生存质量量表对于癌症患者的评估，形成一国际性研究热潮。癌症患者几种生存质量评估量表如下：

一、FACT-G

是由 Cella 等研制的癌症治疗功能评价系统，又被称为共性模块[1]是一个用来评估恶性肿瘤患者共性部分生存质量的普遍量表系统。四版 FACT-G 主要 4 个方面共 27 个项目构成：分别为生理状态 7 条、社会/家庭状态 7 条、情感状态 6 条和功能状态 7 条。在共性模块基础上，针对某一特定癌症可形成共性模块与特异模块相结合的特异量表，如 FACT-O 采用共性模块和 12 个针对卵巢癌患者条目的特异模块构成的量表群用于对卵巢癌患者生存质量的评估目前 FACT-G 普遍适用于临床中各类癌症患者，其普遍性与特异性能从多方面评估癌症患者的生存质量，使临床医生能够选择最佳的治疗方案来医治。

二、FLIC

由加拿大的 Schipper 于 1984 年研制的癌症病人生活功能指标，包括 5 个领域（22 个条目）每个条目的回答均以一条 1~7 刻度的线段上作标记。用于癌症病人对生命质量的自我测评，或作为特异性功能障碍的筛选工具。此量表比较全面地描述了病人的活动能力、执行角色功能的能力、社会交往能力、情绪状态、症状和七观感受等，因其简便可行在临床中对癌症患者的生存质量评估得到了广泛的应用，较适宜于乳腺癌那样预后较好的癌症病人[2]。

三、CARES-SF

1991 年 Schag 将其癌症康复评价系统（CARES）简化为由 59 个条目构成的简表，广泛应用于癌症患者生存质量的评估，该量表包括生理心理、社会关系、医患关系、婚姻关系、性功能五个维度[3]。各个维度均为 Likert 的式 5 级评分，用于对癌症患者在过去一段时间里所遭遇问题的严重程度的一个评估，此量表的得分越高，意味着病人所存在的问题相对越严重，其生存质量也就越差。总之，CARES-SF 在癌症患者生存质量评估过程中具有良好的各维度内部一致性和重测，平行，区分，结构效度，及良好的信度，但仍需更进一步的开展在中国文化背景下的大规模的测评。由于癌症患者在康复期多采用屈服与回避的方式去应对，其生存质量较低；因此，在癌症患者康复期临床医护人员应针对患者所面对的各种生理心理等问题进行评估，尽可能地去缓解患者患病的压力，从而提高癌症患者康复期的生存质量。

四、EORT CQLQ-C30

由欧洲癌症研究治疗组织研制的癌症患者生存质量评定量表 QLQ 系列[4]。（v3.0）QLQ-C30 由 5 个功能子量表（躯体、角色、认知、情绪和社会功能）、3 个症状子量表（疲劳、疼痛、恶心呕吐）、1 个总体健康状况子量表和 6 个单一条目（气短、失眠、食欲减弱、便秘、腹泻、经济困难）构成。此量表除了共性模块 QLQ-C30 外，针对不同癌症的特异性已开发出肺癌 QLQ-LC13、乳腺癌 QLQ-BR23、卵巢癌 QLQ-OV28、胃癌 QLQ-STO22、胰腺癌 QLQ-PAN26 等等多个特异模块。QLQ-C30 量表目前在国内外广泛应用于癌症患者手术及化疗方案的选择，药物疗效及不良反应的评估等，已经成为国际公认的生存质量评估工具。

除上述几种常用的癌症患者生存质量评估量表外，还存在大量的普适性量表针对癌症患者生存质量的评估，肿瘤学科领域已普遍将患者生存质量作为评估肿瘤患者治疗和康复结局的综合指标而建立在我国文化背景之下、甚至能够更全面的体现中医特色的恶性肿瘤患者生存质量评估量表尚处于空白状态。且每种生存质量评估量表都拥有其明显的民族文化烙印。不可以把国外的量表翻译过来直接去使用，因此，必须研制出能较准确而全面地反映中医治疗恶性肿瘤临床疗效的患者生存质量系列量表，为我国癌症患者生存质量评估研究打下基础[5]。

参考文献

[1] Celia DE，Tulsky DS，Gray G，et al.The FunctionalAssessment of Cancer Therapy scale：development andvalidation of the general measure [J].J Clin Onco1，1993，11（3）：570-579.

[2] 万崇华，方积乾，张灿珍，汤学良，罗艳敏，林颖.FLIC 量表用于肝癌患者生命质量测定的对比研究[J]. 中国行为医学科学，2000，9（05）：6-7.

[3] Schag CAC et al1Oncology，1990，4：135-138.

[4] Aaronson NK et al1J Natl Cancer Inst，1993，85：365-376.

[5] 游捷.研制肿瘤患者生活质量量表中医版的意义及必要性[J].中西医结合学报，2006，14（05）：473-477.

（本文由单诗娜撰写，刘松江指导，发表于《生物技术世界》2016 年第 3 期。）

（孙 矾）

针灸改善化疗后毒副反应的临床研究进展

恶性肿瘤又称"癌症"，随着医学医疗科技与手段的发展，癌症的治疗方法也日趋多样，时至今日，其主要分为三类：手术切除、放疗以及化疗。化疗是一种全身性治疗手段，会导致其在杀灭癌细胞的同时也会无可避免地损伤到正常的人体细胞。祖国医学认为，化疗当属攻邪范畴，依靠中医诊疗手段对抗化疗毒不良反应收效甚佳，其中针灸治疗手段发挥了不可或缺的重要作用，本文将逐一阐述。

一、骨髓抑制

穆美红[1]分别选取了恶性肿瘤化疗后产生骨髓抑制的患者 68 例，并将其随机分成隔姜灸组与药物组两组，对隔姜灸组患者分别取背部大椎穴、双侧膈俞、胃俞、肾俞、脾俞施以隔姜灸；次日取气海、关元、双侧足三里、三阴交施以隔姜灸。两组穴位隔日交替施灸，每日一次；给药物组患者服用地榆升白片，每次 3 粒，每日 3 次，连续口服 14 天。结果表明隔姜灸组的总有效率为 88.24%，大大高于药物组的 67.65%，这充分说明了隔姜灸疗法较口服地榆升白片可以有效提升白细胞数目，治疗恶性肿瘤化疗后白细胞减少。

杨茜等[2]选取恶性肿瘤化疗后产生骨髓抑制的患者 62 例，其中对照组共 30 例患者，只接受化疗和常规应用预防化疗毒不良反应的西药；而治疗组共 32 例患者，在实施与对照组完全相同的疗法的基础上，对患者选取神阙、双侧足三里施以温和灸。结果治疗组在化疗后第 30 天时，白细胞抑制和粒细胞抑制发生率较对照组有明显减小。近年来，外国医学学者也在不断探究针灸疗法在治疗癌症及相关病症方面的作用。相关研究显示，对化疗中的癌症患者施以针灸疗法，可以提升机体免疫力以及骨髓造血细胞活力从而提高抗癌能力。

二、免疫抑制

汪军等[3]选取肿瘤患者 14 例，分为化疗组与电针组。两组患者采取相同的化疗方案---术中化疗。对电针组患者在手术后立即取双侧足三里、三阴交、合谷、内关为主穴进行电针治疗，而化疗组患者则仅施以术中化疗。结果在术后第 10 天，电针组患者的 CD3+细胞百分率、CD4+细胞百分率及 CD4+/CD8+比值均高于化疗组，但统计学上无显著差异。与实施术中化疗治疗方案前自身比较，电针治疗可提高患者的淋巴细胞转化功能，这说明了电针疗法能对抗由化疗引起的免疫功能降低，有效缓解免疫抑制。

叶芳等[4]选取 139 例肿瘤患者，随机取 48 例患者设置为治疗组，在对治疗组使用电针疗法 4 个疗程后，发现患者的 T 细胞亚群、NK 细胞活性、体液免疫及白细胞计数较治疗前无明显变化，而未施以电针疗法的对照组患者相关计数均有不同程度的降低，由此说明电针

疗法能够对抗化疗药物导致的细胞免疫和体液免疫功能下降，可以有效减轻化疗后的免疫抑制程度。

三、胃肠道反应

崔俊玲[5]分别将接受化疗的 60 例恶性肿瘤患者随机分为观察组与对照组，其研究结果显示，对照组的 30 例仅采用了常规化疗手段的患者，先后有 26 例出现了恶心、呕吐等症状，发生率高达 85%以上；而观察组患者均在化疗前被施以针灸法进行防治，化疗后出现恶心、呕吐等症状的仅有 13 例，发生率仅为 43.3%，远远小于对照组。智明等[6]选取了 138 例恶性肿瘤患者，所有患者在进行化疗前均施以针灸疗法进行防治。

取患者双侧的足三里与三阴交穴位采用温和悬灸法，经过针灸防治后，再对 138 例患者进行常规化疗，结果显示，治愈出现恶心呕吐症状的患者高达 93 例，明显好转的患者为 39 例，基本好转的患者为 5 例，而治疗无效的患者仅为 1 例，临床治疗的总有效率高达 99.28%。这充分说明了针灸疗法可以有效预防化疗后的胃肠道不良反应。

另外，针灸疗法在癌症护理方面也有妙用，有学者指出，当癌症患者出现疼痛、恶心、发热、乏力等症状时，对他们施以针灸疗法能快速减轻症状，减少患者痛苦，临床有效率高。

四、问题与展望

近年来，随着祖国医学学者们深入研究，针灸在治疗化疗毒、不良反应方面的功效逐渐被开发、运用，其优点有：相对药物治疗更加安全便捷、无毒不良反应、不良反应甚小，见效快。然而，这方面临床研究相对还属少数，由于其样本量少，且在对临床试验进行设计时又有深度不够等原因，使得针灸疗法目前并不能独当一面，仅能作为一种辅助治疗手段，且其疗效评价标准尚缺乏公众认可。因此，我们在今后的研究中，应该尽量扩大样本数量，对实验进行周密且科学合理的设计，使得结论更具有科学性以及说服力，相信在不久的将来，针灸疗法必定会广受认可，发挥其功效，为更多处于化疗中的肿瘤患者减轻痛苦，带去福音。

参考文献

[1] 穆美红.隔姜灸治疗恶性肿瘤化疗所致骨髓抑制的临床观察[D].山西中医学院，2013.

[2] 杨茜.温和灸治疗肿瘤化疗患者骨髓抑制的临床观察[D].南京中医药大学，2014.

[3] 汪军，姜建伟，蔡三军，彭惠婷，高艳琴，曹小定，吴根诚.电针对消化道肿瘤患者围手术及围化疗期T 淋巴细胞亚群和淋巴细胞转化功能的影响[J].上海针灸杂志，2004，23（11）：5-8.

[4] 叶芳，刘德山，王淑丽，徐兰.电针疗法对化疗患者 T 细胞亚群、NK 细胞活性、体液免疫及白细胞计数的影响[J].南京中医药大学学报，2004，20（04）：212-213+216.

[5] 崔俊玲.针灸防治恶性肿瘤化疗后恶心、呕吐的效果观察[J].中国医药指南，2013，11（01）：259-260.

[6] 智明，由德辉.针灸防治肿瘤化疗后恶心、呕吐 138 例[J].中国中医药现代远程教育，2013，11（23）：83.

（本文由李金荣撰写，刘松江指导，发表于《生物技术世界》2016 年第 1 期）

（邱美玲）

国家中医临床研究基地业务建设及运行模式的内容及体会

一、建设背景

国家中医临床研究基地项目是一个创新型项目，在中医药行业具有里程碑式的意义。这个计划被纳入了国家"十一五"总体发展规划，是迄今为止中央投入最大的中医专项。究其建设的背景，依旧是中医界所面临的固有难题，如基础理论没有重大突破，中医特色诊疗手段没有很好的运用和发展，在临床研究和基础研究中都没有形成稳定的、合理的专业化团队，地方和国家都没有形成完善的、良好的运行机制。这些诟病严重制约了中医的发展。针对目前中医的发展状况，从 2004 年开始，经过 3 年多的反复论证及一年多的遴选，最终由国家发展改革委和国家中医药管理局于 2008 年 12 月共同确定了 16 家中医临床研究基地建设单位。

随后，国家中医药管理局下发了《中医临床研究基地建设指导意见》[1]。在《意见》中明确要求，基地要建成具有国内一流的中医临床科研人才队伍、一流的科研条件与环境、一流的中医药重点学科群、一流的中医专科（专病）网络，中医临床与科研有机结合，在中医药继承与创新方面发挥龙头作用的新型现代化的综合性中医医院。基地要完成中医临床研究重大项目的设计、组织、实施和质量控制，中医临床诊疗技术和方法筛选、评价、规范和标准研究推广，中药新药的临床研究与开发，优秀中医临床人才和高层次中医临床科研人才的培训，中医临床信息的采集、整理和分析，中医药对外交流与合作的窗口等任务。

为了确保基地建设能够有序、高效的开展，我基地共成立了四级领导小组：黑龙江省政府国家中医临床研究基地建设工作领导小组，主要负责组织制定国家中医临床研究基地建设项目总体建设方案，协调有关部门落实配套资金、立项等工作；黑龙江中医药管理局国家中医临床研究基地推进工作指导小组，主要负责协调发改委和医院，论证项目可行性报告、建设方案、协调项目资金、检查项目进展情况，及时解决运行中的各种问题；黑龙江中医药大学国家中医临床研究基地建设工作领导小组，主要负责协助医院与省发改委、财政厅、中医局等有关上级部门的沟通，检查指导国家中医临床研究基地项目的具体实施；黑龙江中医药大学附属第一医院国家中医临床研究基地建设管理委员会，主要负责基地的建设规划、确定重点病种及研究方向，审批基地建设项目、基地经费管理和使用等。同时，还专门成立了 4 个部门以具体落实基地建设的实际工作：基地项目办公室，负责基地发展规划，部门之间协调工作等；临床研究中心，负责对研究病房和研究门诊管理和临床疗效评价等工作；实验中心，负责中心实验室的建设和管理，为临床科研提供实验数据；信息中心，负责数据处理、分析、统计和网络管理工作，建立医疗、科研、教学、管理等数据库。

合理的组织机构设置给予基地建设有力的保障，而充足及时的经费保障是基地建设得以顺利进行的前提。我院的国家基地从申报之日起就得到了各级组织的大力支持。黑龙江省政府承诺分两年全额拨付 2.5 亿配套资金，黑龙江省人事编制委员会专门为基地下达 60 个全额事业编制，黑龙江省财政厅从 2009 年开始，每年拨款 300 万元用于研究人员工资及奖金。我院自筹 300 万元用于承担 2010～2011 年基地科研专项的经费和支持相关科研协作。

二、业务建设的内容

人才培养、网络构建、科研条件与环境规划等建设是今后基地开展各项工作的基础。我院基于此设计思路，整合全院资源，围绕我基地的临床研究基础和优势，在基地建设方面加大了投入的力度，重点体现在人才培养、中医转化医学研究中心、网络中心、检验中心、影像中心、伦理平台、实验室建设等方面。

（一）人才培养是基地发展的重要要素之一

我基地在建设之初就设计了人才培养方案，分为基础人才培养、专业人才培养、专家培养等 3 个层面。

基础人才培养包括重点病种研究团队在内的全院人员医疗和科研素质的培养。我院的继续教育科承担着此项工作任务。定期聘请知名专家针对医疗、护理、科研等方面进行医护人员的培训，增加对医疗科研前沿的了解，促进整体素质的提高，为基地储备了大量的优秀人才。

专业人才培养主要是针对新组建的临床研究方法学团队、新药研发团队、重点病种研究团队、科研管理团队4个队伍，通过走出去，请进来等多种方式，不断加强学习和交流，及时跟进国际前沿，扩大知识领域，重点在"精、深、专"方面有所突破。通过3年的团队建设，为基地完成了大量的工作，取得了丰硕的成果。

专家培养包括科研领军人物培养及名中医培养两个方面。我基地为科研领军人物提供资金、人员和设备的支持，使其能够快速地扩大学术影响力，领衔完成国家重大课题，所带领的团队短时期内迅速在本专业取得领先地位。对于名中医的培养主要体现在中医功底及临床疗效上。对于中医功底深厚、疗效切实的医师，我基地重点培养，优先举荐，使省、校名中医及全国优秀研修人才和全国名老中医经验继承学员的人数由原来的25人增加到现在的56人。

（二）网络中心建设是取得临床研究一手资料的重要保障

基地建设之初我院正在进行全院网络设施的改造，与国家中医药管理局推进的临床科研信息共享系统建设不谋而合。在全院网络改造的同时，重点在妇科多囊卵巢综合征及其他4个妇科病种方面进行了术语规范集、结构化病例及采集系统等建设。力争实现中医临床实践数据和科研数据的共享共用，提升中医临床科研的数字化、信息化和网络化程度，推进中医"真实世界"的临床研究。

（三）中医转化医学研究中心是科技成果转化、临床疗效评价和质量控制的重要阵地

转化医学是近几年新出现的医学发展方向，主要的目的是缩短周期，快速地将基础研究的成果在临床中验证并应用。近些年中医界新的技术、方法和新药需要快速的在临床中得到验证，尤其是基地重点病种新药及新技术成果，能否得到国内外医学界的认可，严谨科学的临床试验必不可少。基于此考虑，我基地从基地建设之初就着力培养科研方法学、循证医学、临床疗效评价和质量控制等方面的人才，并设置病房，打造相对"独立"的临床研究环境，避免其他的人为干扰，促进成果的快速产出。

（四）检验中心、影像中心和实验室建设是取得客观结果的重要保障

检验、影像及实验室结果的准确和清晰是证明临床研究疗效的客观指标。我院借助基地建设之机，加大了资金投入，加强了人员培训，引进了先进设备，提高了报告结果的质量要求。尤其是检验中心，为其扩大了工作空间，重新进行了改造，设备、人员、制度等方面都按照ISO15189标准完善。主管院领导还多次召开专门会议，听取工作进度报告，现场解决疑难问题，保证检验中心改造的顺利进行。

（五）伦理平台建设是受试者权益和健康得以保障的重要组织机构

为加强伦理审查平台建设，保护受试者的权益和健康，保证高质量的临床研究，根据卫生部《涉及人的生物医学研究伦理审查办法（试行）》（2007）[2]，国家中医药管理局《中医药临床研究伦理审查管理规范》（2010）[3]，国家食品药品监督管理局《药物临床试验质量管理规范》（2003）[4]、《药物临床试验伦理审查工作指导原则》（2010）[5]、《赫尔辛基宣言》（2008）[6]、国际医学科学组织理事会《人体生物医学研究国际伦理指南》（2002）[7]，我院重新组建了伦理委员会，制定了章程，配备了办公场所、设备、人员和经费，制定了培训计划，组织了多次的院内和院外培训，并顺利通过了国家中医药管理局组织的伦理平台

验收。

三、运行制度及机制的建设

业务建设是根本，但若要能够良好的运作，进行可持续发展，那么科学、合理的组织运行模式和机制就是关键要素和基本保障。由于基地建设属于创新项目，也无与之匹配的运行模式先例，因此我院围绕基地的定位和目标，从组织结构体系、运行机制、协调机制、管理制度等方面，开展一系列探索式研究，从而形成一个符合国情的、具有核心能力和优势资源、充分开发、高效运行的基地组织模式。

（一）临床科研协调机制

1.建立基地建设管理委员会负责制

将基地作为一个相对独立的研究实体，实行基地建设管理委员会负责制。财政单列，专款专用。其主要职能是负责基地建设规划，确定重点病种及其研究方向，审批基地建设项目；负责基地组织管理、科研管理、财务管理等各项具体工作制度并能够严格执行；负责临床科研整体协调，保证基地建设项目顺利进行。

2.建立重点病种研究项目首席专家负责制

负责重点病种研究项目的设计、资金预算、组织、协调与实施等工作，并对团队能否实现预期目标、科研绩效是否达到考核标准负责。重点病种研究项目首席专家与基地签订项目责任书，明确双方权利、责任和义务等。

（二）临床科研协作机制

以重点研究病种为纽带，与5家以上相关领域单位开展实质性合作与交流，如共建实验室、研究室，建立人才流动机制等，以进一步利用基地平台组合相关领域的科技资源，共同促进基地建设。重点病种的研究项目从方案优化、实施过程、治疗控制、数据统计和论文产出等全过程都有相关国内外专家合作，并且所有涉及到的文件资料都是中英文双语。成立方案优化委员会，该委员会是项目研究"图纸"的设计团队，由黑龙江省特聘教授"龙江学者"、享有国际声誉的妇科病专家、美国宾夕法尼亚州立大学理查德教授担任；成立方案执行委员会，是该项目的决策组织，由项目负责人、方案优化委员会专家以及全国21家分中心共25个医院分中心负责人组成；成立数据管理委员会，由美国耶鲁大学张和平教授培训和主导，职能为用规范的美国NIH的临床试验管理规则，对本项目分中心试验质量进行管理和督察，收集和处理试验数据和各种方案偏离违反报告，报告严重不良事件等；成立数据安全和监测委员会，为独立的第三方，代表"出资方"项目自身的公益性和公众利益朝向，是项目实施中"受试者保护神"。

（三）临床科研激励机制

1.完善工资奖金的分配制度

保证专职科研人员的岗位工资，奖金不低于同级别的临床人员。

2.建立科研奖励制度

对有特殊贡献或业绩突出的个人，在科研项目申报和政府津贴待遇等方面可享有特殊政策。实行课题中标奖、课题组津贴补助、重大课题院内配套经费和成果再奖励等措施，支持、鼓励科研人员从事临床科学研究。

3.建立优秀临床科研人员选拔和培养制度

制定科学的选拔和培养人才方案，按需定岗，优选人才，重点培养中医临床及应用基础、中医基础理论、临床科研方法、文献信息、新药研发、标准规范及科研管理等方面的人才，设立优秀创新人才支持计划。充分调动广大科研人员的积极性，不断提高公共研究平台团队和临床专业研究团队的研究水平。

4.完善科研人员人事编制制度

对科研系列岗位，在人事编制上给予优惠政策，如同等条件下优先进入事业编制，优先晋级高级职称岗位，从而稳定优秀的专职科研人员队伍。

5.加强科研人员继续教育制度

加强实验室、研究室专职科研人员的继续教育工作，鼓励参加各种科研技能的学习；支持科研人员在职攻读博士学位，提高整体学历水平。

（四）完善管理制度

完善和细化各种管理制度也是基地顺利运行的保障，例如基地管理制度、基地科研项目管理制度、基地研究人员管理制度、经费管理制度、考核、奖励制度等。

四、基地建设的体会

（一）顶层设计

任何工作的开展都需要事先确定目标和关键步骤，以避免走弯路，浪费资源，基地平台建设尤其如此。在确定 16 家基地建设单位之初，国家中医药管理局即下发了《中医临床研究基地建设指导意见》，明确了建设目标、内容和要求。随后，卫生部副部长、国家中医药管理局局长王国强又在《中医临床研究基地建设工作会议上的讲话》[8]中明确了平台建设的具体内容。经过一年半的筹备，各基地在业务建设方案的撰写和专家反复论证中逐步理清了建设思路，根据各自医院的特色和优势设计了符合自身发展需求的顶层设计。事实证明，顶层设计是非常必要的。

（二）领导重视

基地建设受到了国家中医药管理局、省、市、校等各级领导的高度重视。不仅成立了各级领导小组，专门做出批示，定期听取汇报，而且在资金落实、政策倾斜方面开辟绿色通道，特事特办，保证了基地建设的顺利进行。院领导在平台建设内容及资金方面多次召开论证会议，听取意见，组织参观学习，从各方面保证平台建设的完成。正因为各级主管部门领导的高度重视，才能使我基地在验收之际完成既定的工作任务。

（三）经费支持

基地建设有许多环节，无论是构建检验中心、实验室、购置先进设备，还是优秀人才的引进与培养，重点学科、专科、科研团队的建设，都需要充足的资金投入。这方面国家给予了高度重视。基地项目的经费来源，除了中央财政投资，及黑龙江省政府配套外，我院还自筹投入1亿元，用以满足软硬件建设所需的各项经费。得益于此，我院基地才能够多次派送人员到国外进修深造，各中心才能够购置先进的设备以满足基地需要。可以说，充足的资金支持，不仅是基地建设顺利进行的推动力，也是今后能够持续发展的必要保障。

（四）团结协作

受到"木桶理论"的启示，我基地对于各部门，各团队之间的协同工作尤为重视，院领导也多次在全院会议上强调团结协作的重要性。科研出成果不难，但若想要产出学界认可，有一定学术影响力的高水平成果，就需要各个环节高标准严要求，各个部门通力协作。为了培养科研人才，我基地一直不吝付出，不仅为各团队创造深造的机会，而且在奖金分配、职称晋级等方面优先考虑。科研项目上，伦理审查审核认真；检验中心、实验室也以先进设备、国际标准为基础，提供高质量报告数据；科研过程中，以GCP为标准，全程实施多级质控，确保临床试验所得结论真实可靠；其他部门也为科研提供便利，优先对待。在这样的大环境下，科研人员的工作热情高涨，产出成果丰硕。仅围绕妇科重点病种就发表SCI论文19篇、出版专著8部、申请专利14项、获得国家级及省部级科研课题14项。这都得益于我基地上下一心，通力合作。可以说，在基地建设及发展过程中，只有团结协作才能成功。基地业务建设的过程是艰辛的，成果是显著的。在国家中医药管理局的全力支持下，全院上下团结一心，我院基地业务建设正在朝着胜利的目标前进。

参考文献

[1] 国家中医药管理局.中医临床研究基地建设指导意见.2008.

[2] 中国卫生部.涉及人的生物医学研究伦理审查办法（试行）.2007.

[3] 国家中医药管理局.中医药临床研究伦理审查管理规范.2010.

[4] 国家食品药品监督管理局.药物临床试验质量管理规范.2003.

[5] 国家食品药品监督管理局.药物临床试验伦理审查工作指导原则.2010.

[6] 第59届世界医学协会联合大会.赫尔辛基宣言.2008.

[7] 国际医学科学组织理事会.人体生物医学研究国际伦理指南.2002.

[8] 王国强.中医临床研究基地建设工作会议上的讲话.2008.

（本文由王玲姝撰写，刘松江指导，发表于《世界科学技术：中医药现代化》2013年第6期。）

（刘　业）

脾动脉栓塞治疗脾功能亢进引起的上消化道出血

我院自1994年起采用脾动脉栓塞治疗脾大、脾功能亢进引起的上消化道出血病人64例，疗效满意，现报道如下。

一、资料与方法

（一）临床资料

64 例均为我院住院的脾大、脾功能亢进病人，其中原发性脾功能亢进 2 例，肝癌并门静脉高压 24 例，肝硬化并门静脉高压 38 例。男 35 例，女 29 例，年龄 18～72 岁（平均 44 岁）；病史 2～25a（平均 14a）；近期均有呕血及黑便史；术前、术后均行血常规、生化、肝脾 B 超及 CT 扫描检查。术前平均脾体积是正常脾的 1.5～2.5 倍。

（二）方法

采用 Seldinger 技术，经皮股动脉穿刺插管（用 4、5 或 6F 导管），超选择至胰动脉发出部位以远或脾下极动脉分枝，经造影证实后，给予推注明胶海棉颗粒（20～30 粒）或明胶海棉条（4～7 条）致血流速度明显减慢或短暂停顿，其中 24 例肝癌患者同时行肝动脉灌注或栓塞治疗。栓塞术前 8～12h 开始使用广谱抗生素（如庆大霉素、青霉素或头孢唑啉钠）持续 1～2 周；术中及术后疼痛时给予强痛定或杜冷丁止痛；术后发热对症解热治疗。

二、结果

治疗前 64 例病人全部血小板减少，术后第 3 天至第 6 天血小板计数迅速上升到正常水平并逐渐稳定；治疗前 33 例白细胞减少病人，术后第 3 天即恢复至正常水平以上（见表 1）；43 例病人出现发热，经对症或加用地塞米松治疗后缓解；64 例病人全部出现不同程度疼痛，经对症治疗（平均 12d）缓解；无 1 例出现脾脓肿；病人术后平均住院 4 周，术后无 1 例出现呕血及黑便；出院时经 B 超及 CT 扫描，脾脏均有不同程度缩小，53 例病人 0.5a 内复查脾脏体积缩小了 30%～60%

三、讨论

临床中多种原因致脾大、脾功能亢进时，脾静脉窦扩大，网状内皮细胞增多，脾脏破坏脆弱血小板和吞噬血小板的数量增加[1]，而致血小板计数减少，出现凝血机制障碍；门静脉高压时病人增加了消化道出血的机会，脾切除手术是治疗许多血液系统疾病及各种原因所致脾功能亢进的一种成熟方法，然而，因为脾是产生抗体和非特异性免疫球蛋白的部位，它在全身防卫机制中起着重要的作用，保留足够体积的脾脏以保持机体的免疫功能成为治疗脾功能亢进不可忽视的内容。我们通过观察发现，介入栓塞治疗后的病人门脉系统血流重新分布，门静脉压力可以不同程度地降低，同时血小板计数增加，凝血机制改善，病人的消化道出血机会减少，机体免疫功能增强，这与许多学者的研究是一致的[2]，我们认为，脾栓塞治疗可作为脾切除手术的替代疗法，在上消化道出血的病人治疗中可起到很重要的作用。

参考文献

[1] 张金山.现代腹部介入放射学[M].北京：科学技术出版社，2000.5.

[2] 刘福全，王淑霞，殷其潭，等.双介入栓塞治疗门静脉高压食管、胃底曲张静脉出血及脾功能亢进[J].中华放射学杂志，1995，29（11）：773.

（本文由刘松江撰写，发表于《中医急救医学》2003 年第 6 期。）

（吴凌峰）

单次介入加中药与多次介入对原发性肝癌远期疗效的影响

超选择进行肝动脉栓塞化疗，简称介入治疗，是目前治疗原发性肝癌的有效方法，国内外已有广泛报道，但关于介入次数对肝功能的影响和远期疗效的关系报道甚少[1-2]。本文对 1995 年 7 月至 1996 年 7 月收治的 158 例原发性肝癌患者进行了单次介入加中药与多次介入治疗的对比观察，以探讨其对远期疗效的影响，结果如下：

一、临床资料

原发性肝癌患者 158 例，男 112 例，女 46 例；年龄 35 ~ 78 岁，平均 50.2 岁；所有患者均按全国肝癌研究协会制定的诊断标准[3]确诊。入院后用随机抽签的方法分为单次介入加中药组（以下称 I 组）80 例，多次介入治疗组（以下称 II 组）78 例；术前经 CT 和 B 超检查：病灶 1 个或多个，直径为 1.5 ~ 10.0cm，无腹水，实验室检查肝功基本正常。

二、治疗方法

采用 Seldinger 技术经皮股动脉穿刺插管，至肝固有动脉或左、右肝动脉，灌入 5-Fu100mg，丝裂霉素 20mg，将表阿霉素 $30mg/m^2$ 与碘油充分混合，注入肝动脉，尽量使肿瘤充满，后加栓明胶海棉。II 组每次间隔 4 ~ 5 周，治疗 3 次者 54 例，4 次者 20 例，5 次者 4 例。中药：强肝丸：炙马钱子 1.5g，炒白术 30g，土茯苓 25g，研末做蜜丸，10g/丸，每日 3 次，每次 1 丸，口服。60 天为 1 疗程，共服 3 个疗程。观察介入后 6 个月内的肝功情况和 1a、2a、3a 的生存率（用生命表法）。

三、治疗结果

（一）经过治疗 6 个月内两组的肝功变化

介入治疗后 I 组的肝功等指标明显优于 II 组，两组比较有非常显著性差异，P < 0.01，见表 1。

表 1 I、II 组治疗后肝功的变化

组别	例数	转氨酶增高	AFP 增高	腹水	急性肝坏死
I 组	80	9(11.29)	3(3.75)	2(2.50)	0(0.00)
II 组	78	34(43.58)	18(22.50)	15(19.23)	9(11.53)
P 值		<0.01	<0.01	<0.01	<0.01

（二）生存率

全组病例随访至 1999 年 7 月，失访 8 例（I 组 5 例，II 组 3 例）均按死亡计算，随访率 94.9%。两组的 1a、2a、3a 生存率比较有显著性差异，见表 2。

表 2 不同治疗组生存率比较

组别	例数	1a	2a	3a
I 组	80	82.50(66/80)	40.00(32/80)	26.25(21/80)
II 组	78	60.34(47/78)	28.20(22/78)	19.23(15/78)
P 值		<0.01	<0.01	<0.05

四、讨论

超选择肝动脉栓塞化疗治疗原发性肝癌和转移性肝癌，在国内已开展多年，其疗效是确切的，但关于最佳治疗次数，目前尚未有统一的观点，大多数采取多次治疗的方法[4]。我们通过对 158 例原发性肝癌的单次介入加中药与多次介入治疗的对比观察，发现肝功的损害程度与治疗次数成正比，即介入次数越多，其损害程度愈大。

众所周知，肝癌患者保护肝脏功能为首要任务，而化疗药物及碘油均能明显损害肝细胞，故随着介入次数的增加，必然导致肝功降低，甚至衰竭，我们见到许多患者不是死于肝癌末期，而是死于急性肝坏死和大量腹水形成。在 78 例多次介入者中就有 9 例死于急性肝坏死，而 I 组却无 1 例发生。并且，使用中药-强肝丸，在充分发挥介入作用的同时，可长时间维持抗肿瘤疗效。中医学认为肝癌主要由气血瘀滞，脾虚湿聚，热毒内蕴所致，而马钱子具有消结散肿通经络之功效，入肝脾经；土茯苓性甘平，入肝胃经，清热解毒；白术甘苦温，入脾胃经，补脾益气，燥湿利水，三药合用，互相协调，祛瘤而不伤正，且现代药理研究已证实三药均有抗肿瘤作用。

经随访，I 组的 1a、2a、3a 生存率均比 II 组为高，I、II 组的 3a 生存率分别为 26.25% 和 19.23%，两组比较有显著性差异（$P < 0.05$）。由此说明，单次介入中药治疗原发性肝癌对避免肝功能损害、提高生存率具有重要意义，并且减少了患者许多经济负担和不必要的痛苦，值得推广。

参考文献

[1] Yanashita Y，Takahashi M kogay，et al.Prognostic factors in thetreatment of hepatocellular carcinoma with transcatheter arterialembolization and arterial infusion，Cancer.1991（67）：385.

[2]唐勇.影响肝癌动脉灌注药物和栓塞治疗效果的因素分析.实用癌症杂志，1997，12（4）：278-279.

[3] 汤钊猷.原发性肝癌.上海：上海科技出版社，1982.223.

[4] 陈晓明.经导管肝动脉栓塞化疗肝癌的远期疗效观察.中国肿瘤临床，1997（11）：841.

（本文由宋爱英撰写，刘松江指导，发表于《中医药学报》2000 年第 2 期。）

（乔　虎）

第七章　生平记事

刘松江，男，1963 年 04 月 10 日出生

1970.07-1971.07　五七小学读小学；

1971.09-1976.07　哈尔滨市香坊区第二小学读小学；

1976.09-1979.07　哈尔滨市第六中学读初中；

1979.09-1981.07　哈尔滨市第六中学读高中；

1981.09-1986.07　黑龙江中医学院（现黑龙江中医药大学）就读于中医学专业；

1986.07-1989.10　黑龙江中医学院（现黑龙江中医药大学）附属医院肛肠科医生；

1989.10-1993.03　黑龙江中医学院附属医院（现黑龙江中医药大学附属第一医院）医务科干事；

1992.09　晋升为主治医师；

1993.03-1994.10　黑龙江中医学院附属医院（现黑龙江中医药大学附属第一医院）医务科副科长；

1994.03-1997.06 黑龙江中医学院（现黑龙江中医药大学）中西医结合临床专业攻读医学硕士学位，师从于呼吸科主任张迪教授；

1994.10-1997.03　黑龙江中医学院附属医院（现黑龙江中医药大学附属第一医院）介入科主治医师；

1997.03-1999.03　饶河县小佳河镇党委副书记（支教）；

1997.09　晋升为副主任医师；

1999.03-2005.06　黑龙江中医药大学附属第一医院介入综合科副主任；

2000.09-2001.03　北京大学医学部放射医师进修班学习；

2002.01　荣获黑龙江省科技技术奖三等奖（位次第六）；

2002.08　黑龙江省科技技术奖三等奖（位次第五）；

2005.06-2007.04　黑龙江中医药大学附属第一医院医务部主任兼介入综合科副主任

2005.09　晋升为主任医师；

2006.09　评为硕士研究生指导教师；

2006.12　黑龙江省中医药科学技术奖二等奖（位次第一）；

2007.04-2013.04　黑龙江中医药大学附属第一医院纪委书记；

2010.09　晋升为教授；

2011.09-2014.06 黑龙江中医药大学方剂学专业在职学习攻读医学博士学位，师从于国医大师段富津教授；

2012.02　黑龙江省中医药科学技术奖二等奖（位次第三）；

2012.07　被评为黑龙江中医药大学名中医；

2013.04-2016.04　黑龙江中医药大学附属第一医院医疗副院长；

2014.06　被评为国家中医药管理局中医药科技成果推广项目推广专家；

2015.04　全国卫生产业企业管理协会治未病分会第一届理事会副会长

（2019年6月连任第二届理事会副会长）；

2015.09　世界中医药学会联合会肿瘤经方治疗研究专业委员会第一届理事会副会长

（2019年10月连任第二届理事会副会长）；

2015.11　黑龙江省中西医结合学会第四届肿瘤分会会长（2018年9月连任第五届会长）；

2015.11　中国民族医药学会肝病分会副会长（2019年5月连任肝病分会副会长）；

2016.04至今　黑龙江中医药大学附属第一医院科研副院长；

2016.07　被评为黑龙江省第五批名中医；

2016.07　中国中医药信息学会中医药健康大数据分会第一届常务理事；

2017.06　被评为黑龙江省卫生计生专业技术高层次优秀人才；

2017.12　中国中西医结合学会科学技术奖一等奖（位次第二）；

2018.06　世界中医药学会联合会满医委员会第一届理事会副会长；

2018.08　被评为首届省级"龙江名医"；

2018.09　世界中医药学会联合会肿瘤康复专业委员会第一届理事会副会长；

2018.12　被评为第一批全省名中医学术经验继承工作指导教师；

2019.01　被评为黑龙江省卫生健康系统突出贡献中青年专家；

2019.04　中国中医药研究促进会中西医结合工作委员会副主任委员；

2019.07　北京中西医慢病防治促进会中医肺癌防治全国专家委员会副主任委员；

2019.08　黑龙江省民族医药学会常务副会长。

（刘　业）